妇产科常见疾病诊断与治疗

法 静 李 艳 杨 莉 主编

中国出版集团公司

世界图书出版公司

广州·上海·西安·北京

图书在版编目（CIP）数据

妇产科常见疾病诊断与治疗 / 法静，李艳，杨莉主编.—— 广州：世界图书出版广东有限公司，2021.8
ISBN 978-7-5192-8937-9

Ⅰ．①妇… Ⅱ．①法… ②李… ③杨… Ⅲ．①妇产科病 – 常见病 – 诊疗 Ⅳ．①R71

中国版本图书馆 CIP 数据核字（2021）第 178603 号

书　　名	妇产科常见疾病诊断与治疗
	FUCHANKE CHANGJIAN JIBING ZHENDUAN YU ZHILIAO
主　　编	法　静　李　艳　杨　莉
责任编辑	曹桔方
装帧设计	天顿设计
责任技编	刘上锦
出版发行	世界图书出版有限公司　世界图书出版广东有限公司
地　　址	广州市新港西路大江冲 25 号
邮　　编	510300
电　　话	020-84460408
网　　址	http://www.gdst.com.cn
邮　　箱	wpc_gdst@163.com
经　　销	各地新华书店
印　　刷	三河市嵩川印刷有限公司
开　　本	787mm×1092mm　1/16
印　　张	28.25
字　　数	683 千字
版　　次	2021 年 8 月第 1 版　2021 年 8 月第 1 次印刷
国际书号	ISBN 978-7-5192-8937-9
定　　价	198.00 元

主编简介

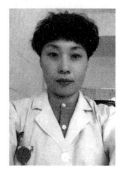

法静，1969年出生，毕业于山东大学临床医学专业，本科学历，医学学士学位。山东省临沂市肿瘤医院妇科主治医师，从事临床妇科肿瘤工作近30年。

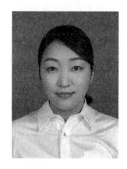

李艳，1981年出生，毕业于大连医科大学，医学博士，江苏省盐城市第一人民医院副主任医师。承担市级课题1项，市级新技术项目引进1项。撰写发表论文10余篇，其中SCI收录4篇，主编专著1部。

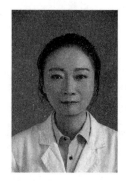

杨莉，1978年出生，毕业于贵州医科大学妇幼卫生专业，医学学士学位。贵阳市第二人民医院妇产科副主任医师。曾获贵阳市"母婴安全卫士"称号。

编 委 会

主　编

法　静　李　艳　杨　莉

副主编

曹春艳　练　慧　吴媛霞　王　萍
章　赛　于凌翔　张新颖　陈明芳

编　者（以姓氏笔画为序）

于凌翔　新疆生产建设兵团第六师奇台医院

王　萍　济南市章丘区人民医院

李　艳　盐城市第一人民医院

李　湘　东莞市滨海湾中心医院

李娜娜　山东第一医科大学附属济南妇幼保健院
　　　　（济南市妇幼保健院）

吴媛霞　山西省儿童医院（山西省妇幼保健院）

杨　莉　贵阳市第二人民医院

张新颖　河南中医药大学第一附属医院

陈明芳　普宁市中医医院

法　静　临沂市肿瘤医院

房　华　山东第一医科大学附属济南妇幼保健院

练　慧　贵州省德江县民族中医院

章　赛　崇阳县人民医院

曹春艳　中国人民解放军联勤保障部队第九二〇医院

前　　言

　　随着科学技术的飞速发展,妇产科学的基础和临床都取得了长足的进步,病因学、发病机制、诊断与治疗等各个方面都得到了前所未有的深入研究和广泛实践。随着医学模式的转变与传统医学观念的更新,妇产科学的许多诊疗技术和原则也发生了日新月异的变化。因此,编撰一本融汇妇产科学新进展、新信息和新观念的参考书籍,势在必行。

　　本书在编撰过程中参阅了大量国内外权威专著及近年来的相关文献资料,主要介绍了妇产科常见病、多发病的诊断和治疗方法,并对其病因、发病机制和鉴别诊断等内容进行了系统的归纳与总结。本书体例新颖,条理清晰,层次分明,内容详实,特点鲜明,集科学性、先进性、实用性于一体,适合各级妇产科医师、实习医生及医学院校师生参考阅读。

　　由于编者知识水平有限,本书若有不妥之处,敬盼诸位同道及广大读者指正,不胜感激。

目　　录

妇科篇

第一章　生殖系统炎症 ……………………………………………………（ 1 ）

第一节　外阴炎 …………………………………………………………（ 1 ）

第二节　阴道炎 …………………………………………………………（ 2 ）

第三节　子宫颈炎症 ……………………………………………………（ 9 ）

第四节　盆腔炎性疾病 …………………………………………………（ 12 ）

第五节　生殖器结核 ……………………………………………………（ 18 ）

第二章　生殖内分泌疾病 …………………………………………………（ 21 ）

第一节　异常子宫出血 …………………………………………………（ 21 ）

第二节　痛经 ……………………………………………………………（ 40 ）

第三节　经前综合征 ……………………………………………………（ 43 ）

第四节　闭经 ……………………………………………………………（ 46 ）

第五节　多囊卵巢综合征 ………………………………………………（ 62 ）

第六节　围绝经期综合征 ………………………………………………（ 76 ）

第七节　高催乳素血症 …………………………………………………（ 94 ）

第三章　生殖系统肿瘤 ……………………………………………………（ 99 ）

第一节　外阴癌 …………………………………………………………（ 99 ）

第二节　阴道癌 …………………………………………………………（ 106 ）

第三节　子宫颈上皮瘤样病变 …………………………………………（ 116 ）

第四节　子宫颈癌 ………………………………………………………（ 121 ）

第五节　子宫内膜癌 ……………………………………………………（ 144 ）

第六节　子宫肉瘤 ………………………………………………………（ 158 ）

第七节　子宫肌瘤 ………………………………………………………（ 163 ）

第八节　上皮性卵巢癌 …………………………………………………（ 179 ）

第九节　卵巢生殖细胞肿瘤 ……………………………………………（ 185 ）

第十节　卵巢性索间质肿瘤 ……………………………………………（ 189 ）

第十一节　输卵管肿瘤 …………………………………………………（ 193 ）

第四章　妊娠滋养细胞疾病 ………………………………………………（ 197 ）

第一节　葡萄胎 …………………………………………………………（ 197 ）

第二节　妊娠滋养细胞肿瘤 …………………………………………………（202）

第三节　胎盘部位滋养细胞肿瘤 ……………………………………………（211）

第五章　子宫内膜异位症与子宫腺肌病 …………………………………………（214）

第一节　子宫内膜异位症 ……………………………………………………（214）

第二节　子宫腺肌病 …………………………………………………………（231）

第六章　不孕症 ……………………………………………………………………（234）

第一节　输卵管性不孕 ………………………………………………………（234）

第二节　子宫内膜异位症性不孕 ……………………………………………（241）

第三节　排卵障碍性不孕 ……………………………………………………（255）

第四节　多囊卵巢综合征与不孕症 …………………………………………（258）

第七章　宫腔镜诊疗技术 …………………………………………………………（273）

第一节　宫腔镜检查 …………………………………………………………（273）

第二节　宫腔镜并发症防治 …………………………………………………（281）

第三节　B超介入宫腔镜下输卵管插管通液术 ……………………………（283）

第四节　宫腔镜在不孕症中的应用 …………………………………………（283）

第五节　宫腔镜子宫内膜切除术 ……………………………………………（286）

第六节　宫腔镜微创治疗子宫内膜息肉 ……………………………………（294）

第七节　宫腔镜在子宫内膜癌中的应用 ……………………………………（296）

第八节　宫腔镜子宫异物取出术 ……………………………………………（301）

第九节　宫腔镜子宫肌瘤切除术 ……………………………………………（303）

产科篇

第八章　妊娠期并发症与合并症 …………………………………………………（309）

第一节　流产 …………………………………………………………………（309）

第二节　早产 …………………………………………………………………（313）

第三节　异位妊娠 ……………………………………………………………（316）

第四节　过期妊娠 ……………………………………………………………（331）

第五节　妊娠期高血压疾病 …………………………………………………（333）

第六节　妊娠期肝内胆汁淤积症 ……………………………………………（348）

第七节　妊娠合并糖尿病 ……………………………………………………（354）

第八节　妊娠合并病毒性肝炎 ………………………………………………（362）

第九节　妊娠合并贫血 ………………………………………………………（368）

第十节　妊娠合并甲状腺功能亢进症 ………………………………………（376）

第十一节　妊娠合并子宫肌瘤 ………………………………………………（382）

第九章　胎儿相关疾病 ……………………………………………………………（387）

第一节　胎儿生长受限 ………………………………………………………（387）

第二节　巨大胎儿 ……………………………………………………………（389）

第三节　胎儿窘迫 ……………………………………………………………（390）

第四节　多胎妊娠 ……………………………………………………………（393）

第十章　异常分娩 ………………………………………………………………（398）

第一节　产力异常 ……………………………………………………………（398）

第二节　产道异常 ……………………………………………………………（400）

第三节　胎头位置异常 ………………………………………………………（403）

第四节　臀先露 ………………………………………………………………（407）

第五节　肩难产 ………………………………………………………………（411）

第十一章　分娩期并发症 ………………………………………………………（414）

第一节　子宫破裂 ……………………………………………………………（414）

第二节　羊水栓塞 ……………………………………………………………（416）

第三节　前置胎盘 ……………………………………………………………（422）

第四节　胎盘早剥 ……………………………………………………………（427）

第五节　产后出血 ……………………………………………………………（433）

参考文献 …………………………………………………………………………（437）

妇科篇

第一章　生殖系统炎症

第一节　外阴炎

由于解剖学的特点,外阴部与尿道、阴道、肛门邻近,经常受尿液及阴道分泌物的浸渍,行动时又受大腿的摩擦,因而为炎症的好发部位。外阴部皮肤或黏膜发炎时统称外阴炎,以真菌、滴虫、葡萄球菌、大肠埃希菌感染为主。

一、诊断

(一)临床表现

外阴皮肤瘙痒、疼痛或灼热感,白带多、脓性,局部发红、肿胀,重者可发生溃疡,导致双侧小阴唇粘连,引起排尿疼痛或困难。有时也可引起体温升高及白细胞增多。

(二)辅助检查

外阴炎症的致病原因或病原体仅仅局限于外阴的机会比较少,多数来自于阴道,因此在检查时除了要进行外阴分泌物的检查以外,还要重点对阴道和宫颈进行检查。

(1)对阴道分泌物检查,了解是否有滴虫、真菌等病原体的存在。

(2)对阴道和宫颈部分泌物进行检查,了解是否有衣原体、支原体、淋球菌。

(3)如果外阴部溃疡长期不愈合,或是怀疑有恶变的可能时,应做活体组织检查。

(4)对于炎症反复发作的患者,要考虑糖尿病的可能,要检查尿糖及血糖。

(5)如果怀疑是直肠阴道瘘或膀胱阴道瘘,可以进行亚甲蓝试验:在阴道内塞入干净的纱布后向直肠或膀胱注入亚甲蓝稀释液,过数分钟后取出纱布,观察是否有亚甲蓝的颜色,如果纱布上有相应颜色,就证明存在直肠阴道瘘或膀胱阴道瘘。

(三)诊断要点

(1)外阴瘙痒、疼痛、有烧灼感,于活动、性交、排尿、排便时加重。

(2)检查见外阴局部充血、肿胀、糜烂,常有抓痕,严重者形成溃疡或湿疹。阴道口黏膜充血,分泌物增多,呈泡沫状或凝乳块状或呈脓性。

(3)阴道或外阴分泌物培养可以发现细菌、衣原体、支原体、淋球菌等病原体;对反复发生的外阴阴道念珠菌病必须检查血糖和尿糖。

(四)鉴别诊断

本病应与慢性湿疹和相关皮肤疾病相鉴别:外阴皮肤的慢性湿疹往往与阴道炎的外阴充

血混淆,一般感染阴道炎时可以发现大量的分泌物从阴道内流出,反复刺激外阴,且经扩阴器检查可发现阴道壁充血,大量分泌物存在于阴道内;而外阴湿疹时一般无阴道分泌物增多,外阴相对比较干燥。

二、治疗

(1)注意个人卫生,勤换内裤,保持外阴清洁、干燥。

(2)积极寻找病因,若发现糖尿病,应及时治疗糖尿病;若有尿瘘、粪瘘,应及时行修补术。

(3)药物治疗。

①0.1%聚维酮碘或1:5000高锰酸钾溶液坐浴,每天2次,每次15~30min,也可选用其他具有抗菌消炎作用的药物外用。坐浴后涂抗生素软膏或紫草油。急性期还可选用红外线局部物理治疗。

②中药:无论急慢性期,可用清热利湿、解热止痒的中药内服或熏洗。

第二节　阴道炎

一、念珠菌阴道炎

念珠菌阴道炎是一种常见的阴道炎,过去被误称为真菌阴道炎。阴道内糖原增加、酸度增高、局部细胞免疫力下降,适合念珠菌繁殖则引起炎症,故本病多见于孕妇、糖尿病患者及接受大量雌激素治疗者。此外,长期应用抗生素,改变了阴道内微生物之间的相互制约关系;应用糖皮质激素或罹患免疫缺陷综合征,使机体的抵抗力降低;穿紧身化纤内裤、肥胖而使会阴局部的温度及湿度增加,也易使白念珠菌得以繁殖而引起感染。

(一)诊断

1.症状

主要表现为外阴瘙痒、灼痛,严重时坐卧不宁,异常痛苦,还可伴有尿频、尿痛及性交疼痛。急性期白带增多,白带特征是白色稠厚早凝乳或豆腐渣样。

2.体征

检查见外阴抓痕,小阴唇内侧及阴道黏膜附有白色膜状物,去除后露出红肿黏膜面,急性期还可能见到糜烂及浅表溃疡。

3.辅助检查

(1)直接镜检:用悬滴法在光镜下寻找白念珠菌孢子和假菌丝。假菌丝是白念珠菌致病的特征形态,芽生孢子则是其共生菌形态。用革兰染色后镜检,其阳性发现率比较高。

(2)培养法:适用于有症状而多次悬滴法检查均为阴性,或顽固复发的病例。此法可以明确诊断是哪一种念珠菌造成的感染,是最可靠的检查方法。

（3）尿糖及血糖检查：经常复发的顽固病例应检查尿糖及血糖,以了解是否有糖尿病。

4.诊断要点

（1）外阴、阴道瘙痒、灼痛,可伴有尿频、尿痛及性交痛。

（2）典型白带为白色质稠、豆渣样或乳状,有时较稀薄,白带增多,内含有白色片状物。

（3）妇科检查：小阴唇内侧及阴道黏膜上附着白色膜状物。擦除后露出红肿黏膜面,急性期基底部出现受损的糜烂面或表浅溃疡。

（4）阴道分泌物检查（悬滴法）：在高倍镜下可找到芽孢和假菌丝,可靠性为 60%;如涂片后用革兰染色镜检,其可靠性可提高到 80%;最可靠为真菌培养。

5.鉴别诊断

主要须与滴虫阴道炎鉴别：两者都有白带多和外阴瘙痒的临床表现,但两者在阴道分泌物的质和量上有显著不同,念珠菌阴道炎患者的阴道分泌物呈白色凝乳状而量不甚多,滴虫阴道炎患者的阴道分泌物呈脓性且量甚多。妇科检查时阴道壁的表现也不同,念珠菌阴道炎有白色膜状物形成,有红斑似鹅口疮;而滴虫阴道炎则呈点状充血和乳头状增生,似杨梅。在实验室诊断上,分泌物涂片革兰染色鉴别意义较大。临床此两种病混合存在者非常少见。

（二）治疗

1.一般治疗

若有糖尿病,应积极治疗,及时应用广谱抗生素、雌激素、糖皮质激素。勤换内裤,盆及毛巾均应烫洗。

2.药物治疗

（1）局部用药：可选用下列药物之一。①咪康唑栓剂,每日 1 粒（200mg）,放于阴道内,连用 7 日。②克霉唑栓剂,每晚 1 粒（150mg）,放于阴道内;或片剂,1 片（250mg）,口服;连用 7日。③制霉菌素栓剂,每晚 1 粒（100 000U）,放于阴道内;或片剂,1 片（500 000U）,口服;连用10～15 日。

（2）全身用药：若局部用药效果差或病情较顽固,可选用下列药物之一。①伊曲康唑,每次200mg,每日 1 次,口服,连用 3～5 日。②氟康唑,150mg,顿服。③酮康唑,每次 200～400mg,每日 1 次,口服,连用 5 日,由于酮康唑损害肝脏,用药前及用药中应监测肝功能,有肝炎病史者禁用,孕妇禁用。

（3）复发病例的治疗：念珠菌阴道炎治疗后容易在月经前复发,故治疗后应在月经前复查白带。念珠菌阴道炎治疗后有 5%～10%复发,对复发病例应检查原因,如是否有糖尿病,有无长期应用抗生素、雌激素或糖皮质激素,有无穿紧身化纤内裤,是否受局部药物的刺激等,有者应消除这些诱因。性伴侣应进行念珠菌的检查及治疗。由于肠道念珠菌及阴道深层念珠菌是重复感染的重要来源,故治疗时应全身使用配合局部使用抗真菌药为主,加大抗真菌药的剂量及应用时间,如氟康唑,150mg,每日 1 次,口服,连用 5 日,然后每 2 周或每月单次给予150mg,连用 3～6 个月。

二、滴虫阴道炎

滴虫阴道炎是由鞭毛原虫即阴道毛滴虫引起的性传播疾病之一。本病病原体分布于世界各地、各种气候和不同人群中,女性发病率为 $10\%\sim25\%$。常与其他性传播疾病同时存在,如 50% 的淋球菌病患者合并有滴虫病。滴虫病还可通过浴室、厕所马桶、内衣裤及各种卫生用具间接传染。新生儿可以从患病母亲产道中得到隐性感染,儿童可通过被污染的衣物、幼儿园的玩具及被污染的工作人员的手间接感染。

(一)诊断

1.临床表现

(1)外阴瘙痒,主要部位为阴道口及外阴,或有灼热、疼痛、性交疼痛等。如尿道口有感染,可有尿频、尿痛,有时可见血尿。

(2)阴道分泌物增多,呈灰黄色稀薄泡沫状,若有其他细菌合并感染则排出物呈脓性,可有臭味。阴道及宫颈黏膜充血,常见散在红色斑点,黏膜乳头增生呈杨梅状。

2.辅助检查

用阴道分泌物生理盐水悬滴液检查滴虫。此方法敏感性 $60\%\sim70\%$,阴道分泌物滴虫培养,阳性率可达 98% 以上。

3.诊断要点

(1)有外阴瘙痒,白带增多呈泡沫状。

(2)阴道及宫颈黏膜红肿,常有散在红色斑点,后穹窿有多量液性或脓性泡沫状分泌物。

(3)白带中找到滴虫可明确诊断。

4.鉴别诊断

(1)下生殖道淋球菌感染:白带为脓性,阴道充血多不明显,宫颈外口充血明显,有脓性白带流出。分泌物涂片可在白细胞内找到革兰阴性双球菌。

(2)老年性阴道炎:绝经老年患者,白带增多,为脓性或血性,常有阴道灼热、疼痛感,严重者阴道呈点片状出血点,但阴道分泌物找不到滴虫。

(二)治疗

1.全身用药

甲硝唑(灭滴灵),每次 200mg,口服,每天 3 次,7 天为 1 个疗程;或每次 400mg,口服,每天 2 次,共 5 天;或大剂量疗法,即每次 2g,口服。服药后个别患者可出现食欲缺乏、恶心、呕吐等胃肠道反应,偶出现头痛、皮疹、白细胞减少等反应,可对症处理或停药。甲硝唑能通过乳汁排泄,用药期间及用药后 24h 内不宜哺乳。另外,妊娠期滴虫阴道炎是否用甲硝唑治疗,尚存在争议,国内妊娠期禁用。

2.局部治疗

(1)清除阴道分泌物,改变阴道内环境,提高阴道防御功能。用 1% 乳酸或 0.5% 醋酸或 $1:5000$ 高锰酸钾溶液,亦可于 500mL 水中加食醋 $1\sim2$ 汤匙,灌洗阴道或坐浴,每天 1 次。

(2)阴道上药。在灌洗阴道或坐浴后,取甲硝唑泡腾片 200mg 放入阴道,每天 1 次,10 天为 1 个疗程。亦可选用乙酰胂胺(滴维净)或卡巴胂等。

三、老年性阴道炎

老年性阴道炎,又名萎缩性阴道炎,是一种非特异性阴道炎,因卵巢功能衰退,体内雌激素水平低落或缺乏,阴道上皮细胞糖原减少,阴道内 pH 呈碱性,杀灭病原菌能力降低。同时,由于阴道黏膜萎缩,上皮菲薄,血运不足,阴道免疫力降低,便于细菌侵入繁殖引起炎症病变。多发生在绝经期后的妇女,但是,双侧卵巢切除后、卵巢功能早衰、盆腔放疗后、长期闭经或长期哺乳的妇女也可出现。

(一)诊断

1.症状

白带增多,呈黄水样或血性或脓性。常伴有臭味。外阴有瘙痒或灼热感,有时盆腔坠胀不适。炎症波及前庭及尿道口周围黏膜时,可有尿频、尿急等症状。

2.体征

妇科检查时见外阴萎缩,双小阴唇内侧面可有充血;阴道黏膜菲薄,皱襞消失,充血并有散在的小出血点或可见表浅的溃疡。如果阴道炎症久治不愈,有可能引起阴道粘连,重者引起阴道闭锁,炎性分泌物不能排出,又会发生阴道积脓或宫腔积脓。同样,溃疡面如果与对侧粘连,也可以引起上述阴道粘连等病症。

3.辅助检查

(1)阴道分泌物常规检查:可以发现白带中有脓细胞的存在。

(2)宫颈刮片:对于血性的白带应当进行宫颈刮片的细胞学检查,以初步排除宫颈癌的存在。如果排除了宫颈癌的存在,依然有血性的白带,需要进行诊断性刮宫来排除子宫其他恶性疾病的存在。

4.诊断要点

(1)阴道分泌物增多及外阴瘙痒、灼热感。阴道分泌物稀薄,呈淡黄色,严重者呈血样脓性白带。

(2)检查见阴道呈老年性改变,上皮萎缩,皱襞消失,上皮变平滑、菲薄;阴道黏膜充血,有小出血点,有时见表浅溃疡。

(3)排除其他器质性疾病后,根据患者的症状和体征来做出诊断。白带常规检查可以为诊断提供帮助。

5.鉴别诊断

(1)真菌性阴道炎及滴虫阴道炎:阴道分泌物做悬滴涂片镜检,可见滴虫、芽孢和假菌丝。

(2)子宫恶性肿瘤:可行阴道细胞学、宫颈活组织检查及子宫内膜活组织检查。

(二)治疗

1.一般治疗

(1)治疗原则:为增加阴道免疫力及抑制细菌的生长,可以用1%乳酸液或0.1%～0.5%醋酸液冲洗阴道,每日 1 次,以增加阴道酸度,抑制细菌生长繁殖。

(2)阴道放置活的阴道乳酸杆菌,以恢复其正常的生理状态,减少阴道炎症的发生。

2.药物治疗

(1)己烯雌酚:每次 0.05～0.1mg,每日 1 次,口服,连续 7 日,以后改为隔日 1 次,再服 1 周。

(2)尼尔雌醇:每月 2.5～5mg,口服,连续 2～3 个月。

四、外阴阴道假丝酵母菌病

外阴阴道假丝酵母菌病(VVC)是由假丝酵母菌感染引起的阴道炎症。VVC分为单纯性VVC和复杂性VVC。单纯性VVC是指正常非孕宿主发生的散发的由白念珠菌所致的轻度VVC。复杂性VVC包括复发性VVC、重度VVC、妊娠期VVC、非白念珠菌所致的VVC或宿主为未控制的糖尿病、免疫低下者。重度VVC是指临床症状严重,外阴或阴道皮肤黏膜有破损,按VVC评分标准(表1-2-1),评分≥7分为重度VVC。复发性外阴阴道假丝酵母菌病(RVVC)是指一年内有症状性VVC发作≥4次。

表1-2-1 VVC的评分标准

评分项目	0	1	2	3
瘙痒	无	偶有发作,可被忽略	能引起重视	持续发作,坐立不安
疼痛	无	轻	中	重
充血、水肿	无	<1/3阴道充血	1/3~2/3阴道壁充血	>2/3阴道壁充血
抓痕、皲裂、糜烂	无	—	—	有
分泌物量	无	较正常稍多	量多,无溢出	量多,有溢出

(一)诊断

1.临床表现

(1)外阴痒,可伴有外阴、阴道烧灼感。

(2)白带增多,呈白色豆渣样或凝乳样。

(3)妇科检查外阴局部充血、肿胀,小阴唇内侧及阴道黏膜表面有白色片状薄膜或凝乳状物覆盖。

2.辅助检查

(1)悬滴法:10% KOH镜检,菌丝阳性率70%~80%。生理盐水法阳性率低,不推荐。

(2)涂片法:革兰染色法镜检,菌丝阳性率70%~80%。

(3)培养法:RVVC或有症状但多次显微镜检查阴性者,应采用培养法,同时进行药物敏感试验。

(二)治疗

1.基本原则

(1)积极去除VVC的诱因。

(2)规范化应用抗真菌药物,首次发作或首次就诊是规范化治疗的关键时期。

(3)性伴侣无需常规治疗;RVVC患者的性伴侣应同时检查,必要时给予治疗。

(4)不常规进行阴道冲洗。

(5)VVC急性期间避免性生活或性交时使用安全套。

(6)同时治疗其他性传播疾病。

(7)强调治疗的个体化。

(8)长期口服抗真菌药物要注意监测肝、肾功能及其他相关不良反应。

2.抗真菌治疗

(1)治疗方法包括阴道用药和口服用药两种。

(2)治疗方案

①单纯性VVC:下列方案任选一种,具体方案如下。

a.阴道用药

咪康唑软胶囊1200mg,单次用药。

咪康唑栓/软胶囊400mg,每晚1次,共3日。

咪康唑栓200mg,每晚1次,共7日。

克霉唑栓/片500mg,单次用药。

克霉唑栓100mg,每晚1次,共7日。

制霉菌素泡腾片100 000U,每晚1次,共14日。

制霉菌素片500 000U,每晚1次,共14日。

b.口服用药:氟康唑,150mg,顿服,共1次。

②重度VVC:应在治疗单纯性VVC方案基础上,延长疗程。症状严重者,局部应用低浓度糖皮质激素软膏或唑类栓剂。氟康唑:150mg,顿服,第1、4天应用。其他可以选择的药物还有伊曲康唑等,但在治疗重度VVC时,建议5~7天的疗程。

③妊娠期VVC:早孕期权衡利弊,慎用药物。选择对胎儿无害的唑类阴道用药,而不选用口服抗真菌药物治疗。具体方案同单纯性VVC,但长疗程方案疗效会优于短疗程方案。

④复发性VVC:治疗原则包括强化治疗和巩固治疗。根据培养和药物敏感试验选择药物。在强化治疗达到真菌学治愈后,给予巩固治疗半年。

a.强化治疗:治疗至真菌学转阴。具体方案如下。

口服用药,氟康唑150mg,顿服,第1,4,7天应用。

阴道用药,咪康唑栓/软胶囊400mg,每晚1次,共6日。咪康唑栓1200mg,第1、4、7天应用。克霉唑栓/片500mg,第1、4、7天应用。克霉唑栓100mg,每晚1次,7~14日。

b.巩固治疗:目前国内外没有较为成熟的方案,建议对每月规律性发作一次者,可在每次发作前预防用药一次,连续6个月。对无规律发作者,可采用每周用药一次,预防发作,连续6个月。对于长期应用抗真菌药物者,应监测肝肾功能。

3.随访

症状持续存在或2个月内再发作者应进行随访。对RVVC在治疗结束后7~14天、1个月、3个月和6个月各随访一次,3个月以及6个月时建议同时进行真菌培养。

五、细菌性阴道病

细菌性阴道病(BV)是以阴道乳杆菌减少或消失,相关微生物增多为特征的临床症候群。与BV发病相关的微生物包括阴道加德纳菌、普雷沃菌属、动弯杆菌、拟杆菌、消化链球菌、阴道阿托普菌和人型支原体等。

(一)诊断

大约半数BV患者无临床症状,而有症状者可表现为白带增多伴腥臭味,体检见外阴阴道黏膜无明显充血等炎性反应,阴道分泌物均质稀薄。

BV 主要根据临床诊断(Amsel 标准),下列 4 项临床特征中至少 3 项阳性可诊断为 BV:①线索细胞阳性;②氨试验阳性;③阴道 pH 大于 4.5;④阴道均质稀薄分泌物。其中线索细胞阳性是必备条件。

有条件者可采用阴道涂片 Nugent 评分诊断。

(二)治疗

1.治疗指征

有症状患者、妇科和产科手术前患者、无症状孕妇。

2.具体方案

(1)首选方案:甲硝唑,400mg,口服,每日 2 次,共 7 天;或甲硝唑阴道栓(片),200mg,每日 1 次,共 5～7 天;或 2%氯洁霉素膏(5g),阴道上药,每晚 1 次,共 7 天。

(2)替换方案:氯洁霉素,300mg,口服,每日 2 次,共 7 天。

(3)可选用用于恢复阴道正常菌群的微生态制剂。

3.性伴侣的治疗

无需常规治疗性伴侣。

4.随访

治疗后若症状消失,无需随访。对妊娠合并 BV 则需要随访治疗效果。

六、幼女性阴道炎

幼女性阴道炎常与外阴炎并存,多见于 1～5 岁幼女。常见病原体有葡萄球菌、链球菌、大肠埃希菌、变形杆菌等。可因外阴不洁或直接接触污物引起,也可由阴道异物所致。

(一)诊断

1.病史

有接触污物史或有阴道异物史。

2.临床表现

(1)患儿因外阴痒痛而哭闹不安,常用手抓外阴。

(2)妇科检查

①外阴红肿,前庭黏膜充血,有脓性分泌物自阴道口流出。有时可见小阴唇相互粘连,严重者甚至可致阴道闭锁。

②用小指做肛指或用鼻镜、宫腔镜、B 超检查,注意有无阴道异物,如有血性分泌物时应排除生殖道恶性肿瘤。任何阴道排出物都应送病理检查。

3.辅助检查

(1)取分泌物找滴虫、真菌、蛲虫卵。

(2)分泌物涂片染色找致病菌。

(3)必要时取分泌物做细菌、衣原体、淋病奈瑟球菌等培养,并做药物敏感试验。

(二)治疗

(1)去除病因,如有阴道异物应取出。保持外阴清洁、干燥。

（2）使用0.5%～1%乳酸溶液通过小号导尿管清洗外阴,局部敷以红霉素软膏。

（3）久治不愈或反复发作者,可在外敷软膏内加入少量己烯雌酚(0.05mg以下)。

（4）根据致病菌及药物敏感试验,选用敏感抗生素口服或肌内注射。

第三节　子宫颈炎症

一、急性子宫颈炎

急性子宫颈炎,指子宫颈发生急性炎症,包括局部充血、水肿,上皮变性、坏死,黏膜、黏膜下组织、腺体周围见大量中性粒细胞浸润,腺腔中可有脓性分泌物。急性子宫颈炎可由多种病原体引起,也可由物理因素、化学因素刺激或机械性子宫颈损伤、子宫颈异物伴发感染所致。

(一)病因及病原体

急性子宫颈炎的病原体:①性传播疾病病原体。淋病奈瑟球菌及沙眼衣原体,主要见于性传播疾病的高危人群;②内源性病原体。部分子宫颈炎发病与细菌性阴道病病原体、生殖道支原体感染有关。但也有部分患者的病原体不清楚。沙眼衣原体及淋病奈瑟球菌均感染子宫颈管柱状上皮,沿黏膜面扩散引起浅层感染,病变以子宫颈管明显。除子宫颈管柱状上皮外,淋病奈瑟球菌还常侵袭尿道移行上皮、尿道旁腺及前庭大腺。

(二)临床表现

大部分患者无症状。有症状者主要表现为阴道分泌物增多,呈黏液脓性,阴道分泌物刺激可引起外阴瘙痒及灼热感。此外,可出现经间期出血、性交后出血等症状。若合并尿路感染,可出现尿急、尿频、尿痛。妇科检查见子宫颈充血、水肿、黏膜外翻,有黏液脓性分泌物附着甚至从子宫颈管流出,子宫颈管黏膜质脆,容易诱发出血。若为淋病奈瑟球菌感染,因尿道旁腺、前庭大腺受累,可见尿道口、阴道口黏膜充血、水肿以及多量脓性分泌物。

(三)诊断

出现两个特征性体征之一、显微镜检查子宫颈或阴道分泌物白细胞增多,可做出急性子宫颈炎症的初步诊断。子宫颈炎症诊断后,需进一步做沙眼衣原体和淋病奈瑟球菌的检测。

（1）两个特征性体征,具备一个或两个同时具备:

①于子宫颈管或子宫颈管棉拭子标本上,肉眼见到脓性或黏液脓性分泌物。

②用棉拭子擦拭子宫颈管时,容易诱发子宫颈管内出血。

（2）白细胞检测:子宫颈管分泌物或阴道分泌物中白细胞增多,后者需排除引起白细胞增多的阴道炎症。

①子宫颈管脓性分泌物涂片做革兰染色,中性粒细胞>30/高倍视野。

②阴道分泌物湿片检查白细胞>10/高倍视野。

（3）病原体检测:应作沙眼衣原体和淋病奈瑟球菌的检测,以及有无细菌性阴道病及滴虫阴道炎。检测淋病奈瑟菌常用的方法:①分泌物涂片革兰染色,查找中性粒细胞中有无革兰阴性双球菌,由于子宫颈分泌物涂片的敏感性、特异性差,不推荐用于女性淋病的诊断方法;②淋病奈瑟球菌培养,为诊断淋病的"金标准"方法;③核酸检测,包括核酸杂交及核酸扩增,尤其核酸扩增方法诊断淋病奈瑟球菌感染的敏感性、特异性高。检测沙眼衣原体常用的方法:①衣原体培养,因其方法复杂,临床少用;②酶联免疫吸附试验检测沙眼衣原体抗原,为临床常用的方法;③核酸检测,包括核酸杂交及核酸扩增,尤以后者为检测沙眼衣原体感染敏感、特异的方法。但应做好质量控制,避免污染。

若子宫颈炎症进一步加重,可导致上行感染,因此,对子宫颈炎患者应注意有无上生殖道感染。

(四)治疗

主要为抗生素药物治疗。可根据不同情况采用经验性抗生素治疗及针对病原体的抗生素治疗。

1.经验性抗生素治疗

对有性传播疾病高危因素的患者(如年龄小于 25 岁,多性伴侣或新性伴侣,并且为无保护性性交或性伴侣患性传播疾病),在未获得病原体检测结果前,可采用经验性抗生素治疗,方案为阿奇霉素 1g,单次顿服;或多西环素 100mg,每日 2 次,连服 7 日。

2.针对病原体的抗生素治疗

对于获得病原体者,选择针对病原体的抗生素治疗。

(1)单纯急性淋病奈瑟球菌性子宫颈炎:主张大剂量、单次给药,常用药物有头孢菌素及头霉素类药物,前者如头孢曲松钠 250mg,单次肌内注射,或头孢克肟 400mg,单次口服,也可选择头孢唑肟 500mg,肌内注射,头孢噻肟钠 500mg,肌内注射;后者如头孢西丁 2g,肌内注射,加用丙磺舒 1g,口服;另可选择氨基糖苷类抗生素中的大观霉素 4g,单次肌内注射。

(2)沙眼衣原体感染所致子宫颈炎:治疗药物主要有以下三类。①四环素类,如多西环素 100mg,每日 2 次,连服 7 日;米诺环素 0.1g,每日 2 次,连服 7~10 日;②大环内酯类,主要有阿奇霉素 1g,单次顿服;克拉霉素 0.25g,每日 2 次,连服 7~10 日;红霉素 500mg,每日 4 次,连服 7 日;③氟喹诺酮类,主要有氧氟沙星 300mg,每日 2 次,连服 7 日;左氧氟沙星 500mg,每日 1 次,连服 7 日;莫西沙星 400mg,每日 1 次,连服 7 日。

由于淋病奈瑟球菌感染常伴有衣原体感染,因此,若为淋菌性子宫颈炎,治疗时除选用抗淋病奈瑟球菌药物外,同时应用抗衣原体感染药物。

(3)合并细菌性阴道病:同时治疗细菌性阴道病,否则将导致子宫颈炎持续存在。

3.性伴侣的处理

若子宫颈炎患者的病原体为淋病奈瑟球菌或沙眼衣原体,应对其性伴侣进行相应的检查及治疗。

二、慢性子宫颈炎

慢性子宫颈炎是妇科疾病中最常见的一种,多由急性子宫颈炎未治疗或治疗不彻底转变而来,或由于各种原因所致的宫颈裂伤造成宫口变形,病原体侵入而引起感染。

（一）诊断

1.症状

白带增多是慢性子宫颈炎最常见的症状,白带呈乳白色黏液状,有时呈淡黄色脓性,可有血性白带或性交后出血。可继发外阴瘙痒,腰酸及下腹坠痛。此外还有尿频、尿急、尿痛等泌尿系感染症状。

2.体征

(1)宫颈柱状上皮异位(宫颈糜烂):宫颈外口处的宫颈阴道部分,外观呈颗粒状的红色糜烂。在炎症初期,糜烂面表面平坦,为单纯型糜烂;后由于腺上皮过度增生,并伴有间质增生,糜烂面凹凸不平,呈颗粒状;如间质增生明显,表面凹凸不平更明显而呈乳突状糜烂。

(2)宫颈肥大:宫颈组织在长期慢性炎症的刺激下充血、水肿,宫颈呈不同程度的肥大,可比正常大2～4倍。宫颈表面可表现为糜烂或光滑。宫颈纤维结缔组织的增生,使宫颈质地变硬。

(3)宫颈息肉:息肉根部多附着于宫颈外口或在颈管内。一个或多个不等,直径一般在1cm以下,色红、舌形、质软而脆,易出血,蒂细长。

(4)宫颈腺体囊肿(纳博特囊肿):宫颈表面突出多个青白色小囊泡,内含无色黏液。若囊肿感染,则外观呈白色或淡黄色小囊泡。这种囊肿一般约如米粒大小,也可长大至1cm直径大小。

(5)宫颈内膜炎:检查时可见子宫颈口有脓性分泌物堵塞,有时可见子宫颈口发红充血。

(6)宫颈裂伤或宫颈外翻。

3.辅助检查

(1)取阴道分泌物找滴虫、念珠菌、衣原体、淋菌,进行细菌培养及药物敏感试验。

(2)宫颈柱状上皮异位与早期宫颈癌从外观上难以鉴别,需常规做宫颈刮片检查,必要时在阴道镜下取活组织检查,以明确诊断。也可通过固有荧光诊断仪进行检测,若有阳性征象,则做定位活组织检查。

4.诊断要点

(1)阴道分泌物增多伴接触性出血及腰骶部疼痛。

(2)宫颈有不同程度糜烂、肥大。

(3)对阴道分泌物进行病原学检查、细菌培养及药物敏感试验,与宫颈癌鉴别需行宫颈刮片、阴道镜检查或宫颈活组织检查。

5.鉴别诊断

(1)宫颈癌:肉眼不易与宫颈柱状上皮异位鉴别,但宫颈癌一般质地较硬、脆,极易出血,宫颈刮片或宫颈活组织检查可帮助诊断。

(2)陈旧性宫颈裂伤:阴道检查时,可因将裂伤的宫颈内膜牵引外翻而误认为慢性子宫颈炎,如用窥阴器轻撑开,外翻的组织即可复原。

(3)宫颈湿疣:宫颈表面乳头状凸起与宫颈息肉相似,内生型的表现为白带多而腥臭,通过宫颈活组织检查能鉴别。

(4)阿米巴性宫颈炎:早期临床检查可见宫颈外口呈表浅糜烂。但本病常继发于肠道阿米巴性疾患后。镜检宫颈组织无特殊性改变,宫颈渗出物内可找到阿米巴滋养体。

(5)放线菌性宫颈炎:宫颈亦呈慢性炎症,继发于子宫颈疾病放射治疗后。宫颈涂片巴氏染色可发现放线菌感染病变特征。

(二)治疗

本病治疗以局部治疗为主,可采用物理治疗、药物治疗及手术治疗,而以物理治疗最常用。

1.药物治疗

适用于糜烂面积较小,炎症浸润较浅者。药物治疗的目的是以消炎、促使上皮生长为主。

(1)阴道冲洗:常用的冲洗药物有 1:5000 高锰酸钾溶液,1:1000 苯扎溴铵溶液,1%醋酸溶液,0.5%~1%乳酸溶液,可选用其中任何一种每日冲洗阴道 1~2 次。

(2)硝酸银腐蚀:棉球蘸 10%~20%硝酸银液涂于糜烂面,直至出现灰白色痂膜为止,然后用生理盐水棉球或棉签轻轻涂抹去多余的硝酸银液,每周 1 次,2~4 次为 1 个疗程。

(3)铬酸腐蚀:棉球蘸 5%重铬酸钾液,涂于子宫颈糜烂处,至出现灰白色痂膜为止,然后用 75%乙醇棉球轻轻吸去多余的铬酸,再于下次月经净后涂 1 次,共 2 次。

(4)氯己定(洗必泰)栓剂:每日 1 次,每次 1 枚。将药紧贴糜烂处,用带线棉球固定,次日晨患者自行取出棉球,10 次为 1 个疗程。

2.物理疗法

适用于糜烂面积较大,炎症浸润较深的病例,是治疗宫颈柱状上皮异位较好的方法,一般 1 次即可治愈,2 个月左右伤口可痊愈。

(1)宫颈电熨术:适用于已有子女的经产妇。将电熨斗直接接触宫颈柱状上皮异位处并略加压,电熨后创面涂以 1%甲紫或呋喃西林粉,术后 2~3 日分泌物增多,7~10 日阴道有少量阴道出血,术后 2 周结痂脱落。术后每月复查 1 次,如有宫颈狭窄可用探针扩张。

(2)激光治疗:多采用二氧化碳激光器。术后 3 周痂皮脱落。

(3)冷冻治疗:适用于未产或尚无子女患者。术后 6 周后坏死组织脱落,8 周痊愈,术后很少出血,愈合后很少发生宫颈狭窄。

3.手术治疗

(1)适应证:保守治疗无效;宫颈肥大糜烂面深广且颈管受累者。

(2)手术方式:①锥切法,可选用电刀锥切或手术刀锥切;②子宫全切术;③宫颈撕裂修补术;④子宫颈切除术;⑤子宫颈息肉摘除术。

第四节　盆腔炎性疾病

一、急性盆腔炎

盆腔炎(PID)指女性内生殖器及其周围的组织、盆腔腹膜发生的炎症,主要包括子宫内膜炎、输卵管卵巢炎、盆腔腹膜及结缔组织炎。有急性、慢性两类。急性者发病危急,症状重,可因败血症危及生命。近年来,性传播疾病增多,急性盆腔炎仍为妇科主要常见病。急性盆腔炎如治疗不及时,可出现盆腔脓肿,并可发展为慢性盆腔炎,严重影响妇女健康。

(一)诊断

1.症状

(1)发热:病情严重者可有高热、寒战、头痛、食欲缺乏。

(2)下腹疼痛。

(3)恶心、呕吐、腹胀、腹泻:如有腹膜炎时出现消化系统症状。

(4)下腹包块及局部压迫刺激症状:包块位于前方时可有膀胱刺激症状,如排尿困难、尿频,若引起膀胱肌炎还可有尿痛等;包块位于后方可有直肠刺激症状,如在腹膜外可致腹泻及里急后重感和排便困难。

2.体征

(1)体检时会发现患者有下腹腔压痛、反跳痛等腹膜刺激症状。多数患者都有压痛,但是反跳痛开始可以不明显。病变发展到腹膜炎时,反跳痛才变得明显。妇科检查可见阴道内有大量脓性白带,呈黄色或绿色。

(2)双合诊检查时多数可以发现患者下腹腔正中或附件区压痛,表示子宫内膜或输卵管急性炎症。肿块不常见,但是绝大多数患者可以发现附件区增厚。肿块可见于少数形成了脓肿或慢性炎症急性发作的患者。三合诊检查更有助于对盆腔炎性疾病的诊断,应该常规进行。

3.辅助检查

(1)实验室检查:白细胞及中性粒细胞升高,红细胞沉降率增快。考虑性传播疾病时,应进行尿道口分泌物及颈管分泌物淋菌涂片及培养,衣原体、支原体培养,细菌培养及药物敏感试验等。考虑宫腔感染可能性比较大时,应进行宫腔内膜分泌物培养及药物敏感试验,血培养及药物敏感试验。

(2)特殊检查

①后穹窿穿刺有助于盆腔炎诊断。正常情况下白细胞$\leqslant 1 \times 10^9 / L$,盆腔炎常$\geqslant 3 \times 10^9 / L$。盆腔积脓时吸出物均为脓液,可送细菌培养(包括厌氧菌)及药物敏感试验。

②B超对输卵管卵巢脓肿、盆腔积脓的诊断有价值,可以发现盆腔不同部位的囊肿。

③为了明确诊断,或考虑手术治疗时,可进行腹腔镜检查。

4.诊断要点

(1)根据病史、症状和体征可做出初步诊断。但还需做必要的化验,如血常规、尿常规、宫颈管分泌物及后穹窿穿刺物检查等。

(2)急性盆腔炎的临床诊断需同时具备下列 3 项:①下腹压痛伴或不伴反跳痛;②宫颈或宫体举痛或摇摆痛;③附件区压痛。下列标准可增加诊断的特异性:①宫颈分泌物培养或革兰染色涂片淋病奈瑟球菌阳性或沙眼衣原体阳性;②体温超过 38℃;③血白细胞总数$> 10 \times 10^9 / L$;④后穹窿穿刺抽出脓性液体;⑤双合诊或 B 超检查发现盆腔脓肿或炎性包块。

(3)临床诊断急性输卵管炎有一定的误诊率,腹腔镜检查则能提高确诊率。腹腔镜的肉眼诊断标准:①输卵管表面明显充血;②输卵管壁水肿;③输卵管伞端或浆膜面有脓性渗出物。在做出急性盆腔炎的诊断后,要明确感染的病原体,通过剖腹探查或腹腔镜直接采取感染部位的分泌物做细菌培养及药物敏感试验结果最准确,但临床应用有一定的局限性。

(4)宫颈管分泌物及后穹窿穿刺液的涂片、培养及免疫荧光检测虽不如直接采取感染部位的分泌物做培养及药物敏感试验准确,但对明确病原体有帮助,涂片做革兰染色,若找到淋病奈瑟球菌可确诊,除查找淋病奈瑟球菌外,可以根据细菌形态及革兰染色,为选用抗生素及时提供线索。最可靠的方法是分泌物培养,培养检查阳性率高,可明确病原体。除病原体的检查外,还可根据病史、临床症状及体征特点做出病原体的初步判断。

5.鉴别诊断

(1)急性阑尾炎:主要是麦氏点的疼痛,一般局限在右下腹,通常不会有双下侧腹痛。

(2)输卵管妊娠流产或破裂:往往有停经史,尿妊娠试验绝大多数情况下为阳性。

(3)卵巢囊肿蒂扭转或破裂:多数有卵巢囊肿病史,然后突然出现腹痛。一般疼痛局限在一侧下腹部,在初期多缺乏炎症所具有的体温升高和外周血白细胞升高的特点。

(二)治疗

1.一般治疗

(1)患者卧床休息,应取半卧位,以便盆腔脓液聚集于子宫直肠陷凹处,便于吸收。

(2)加强营养,不能进食的患者给予静脉补充葡萄糖、维生素 C、电解质。必要时输血加强全身抵抗力。

2.针对病原体治疗

因急性子宫内膜炎易发展为急性盆腔炎或转为慢性盆腔炎,故应及时、彻底治疗。根据宫腔排出液或后穹窿穿刺液培养并做药物敏感试验,选用敏感药物。因常有需氧菌和厌氧菌同时感染,应选用广谱抗生素。可首先采用大剂量青霉素或氨苄西林、头孢类霉素与甲硝唑等联合静脉滴注。治疗 48～72h 后体温仍高者,应改换抗生素。严重者,加用肾上腺糖皮质激素,如氢化可的松 500mg,静脉滴注;地塞米松 20mg,静脉滴注,防止感染性休克。

3.手术治疗

(1)手术指征:①药物治疗无效;②体温持续不降;③盆腔包块持续增大,为防止发生脓肿破裂,应手术治疗;④患者突然出现下腹部剧痛、寒战、高热、恶心、腹胀,甚至出现中毒性休克表现,疑有脓肿破裂,应立即剖腹探查;⑤输卵管、卵巢脓肿虽经药物治疗控制,肿块受到局限,但仍未消失,为防止复发,应行手术切除病灶。

(2)手术范围:原则上应切除病灶,但实际上应根据患者年龄病变范围、全身条件具体对待。①年轻的处于生育年龄的妇女,应尽可能保留卵巢、输卵管、子宫;②年龄大、附件脓肿反复发作或双侧附件受累者,可切除子宫及附件。手术切除脓肿后,应于术毕放置腹腔引流管,如引流液不多,于术后 48h 拔除腹腔引流管。盆腔脓肿位置低,可行后穹窿穿刺引流或行后穹窿切开引流术,同时向脓腔内注入抗生素。除紧急情况外,应于手术前应用大剂量抗生素 3日,控制感染后再手术,且术后继续应用抗生素。

二、盆腔炎症后遗症

(一)概述

若盆腔炎性疾病未得到及时、正确的诊断或治疗,可能会发生盆腔炎症后遗症,既往称慢性盆腔炎。

（二）临床表现

（1）不孕。

（2）异位妊娠。

（3）慢性盆腔痛。

（4）盆腔炎性疾病反复发作。

（5）妇科检查：若为输卵管病变，则在子宫一侧或两侧触到呈条索状增粗输卵管，并有轻度压痛；若为输卵管积水或输卵管卵巢囊肿，则在盆腔一侧或两侧触及囊性肿物，活动多受限；若为盆腔结缔组织病变，子宫常呈后倾后屈，活动受限或粘连固定，子宫一侧或两侧有片状增厚、压痛，宫骶韧带常增粗、变硬，有触痛。

（三）诊断要点

（1）有急性盆腔炎史。

（2）慢性盆腔痛：下腹部坠胀、疼痛及腰骶部酸痛，常在劳累、性交后及月经前后加剧。

（3）不孕及异位妊娠史。

（4）月经异常：月经量增多，月经失调或月经不规则。

（5）全身症状：可有低热、易疲倦。病程较长，部分患者可有精神不振、失眠、周身不适等神经衰弱症状。

（6）妇科检查：宫颈可有举痛，子宫大小正常或稍大、压痛、活动度受限。附件区压痛明显，有时可扪及肿物。子宫旁结缔组织炎时，可扪及下腹一侧或两侧有片状增厚，严重时呈冰冻样骨盆。有盆腔脓肿形成时，则可在子宫直肠陷凹处触到有波动的包块。

（7）B型超声检查：对输卵管卵巢脓肿、盆腔积脓的诊断有价值，可以在盆腔不同部位发现囊肿。

（四）治疗

盆腔炎症后遗症需根据不同情况选择治疗方案。不孕患者多需要辅助生育技术协助受孕。

1.一般治疗

加强患者心理治疗，解除思想顾虑，增强治疗信心，鼓励患者增加营养，加强体质锻炼，避免重体力劳动，以提高机体抵抗力。

2.物理治疗

激光疗法、超短波疗法、微波疗法、中波直流电离子透入法、紫外线疗法等。

3.手术治疗

长期治疗无效，患者症状重，特别是盆腔已形成包块，如输卵管积水或输卵管卵巢囊肿等，可考虑手术治疗。

（五）注意事项

盆腔炎症后遗症是妇科常见疾病，如不能及时明确诊断，延误治疗，将给患者的生活和工作带来严重影响。由于目前尚无单个或联合的诊断指标能可靠地预报盆腔炎症后遗症，因此，要求每一名基层临床医师能认真地询问病史，详细地进行体格检查，并采取必要的辅助检查以明确诊断，减轻患者的痛苦。

三、慢性盆腔痛

（一）概述

慢性盆腔痛（CPP）是指非月经期的盆腔痛持续 6 个月或 6 个月以上，产生功能障碍或需要药物或手术治疗。慢性盆腔痛不是一种诊断名称，而是一种临床症状的描述。慢性盆腔痛可能是由妇科生殖系统疾病、泌尿系统疾病、消化系统疾病、肌肉骨骼系统疾病、神经精神疾病引起。妇科恶性肿瘤、子宫内膜异位症、盆腔静脉淤血综合征、盆腔炎性疾病、盆腔粘连、结核性输卵管炎等妇科疾病均可引起慢性盆腔痛。

（二）临床表现

1.妇科原因所致慢性盆腔痛

（1）子宫内膜异位症：是指出现具有子宫内膜组织结构和功能的异位组织，即子宫内膜位于宫腔之外。子宫内膜异位症相关疼痛的典型症状包括周期性的盆腔痛、痛经及性交疼痛，疼痛多以痛经开始，一般是在青春期或壮年期即有经痛，而且这种经期腹痛具有进行性加重的特点。子宫内膜异位症另一个特点是有性交疼痛的表现。

（2）盆腔静脉淤血综合征：是因为盆腔静脉曲张或淤血所造成的疼痛。盆腔淤血所致的疼痛为钝痛和隐痛，持久站立时疼痛加重，卧位休息时可缓解，疼痛涉及整个盆腔部位。多数患者有痛经现象，一般在经前就开始疼痛，常为充血性痛经。

（3）盆腔炎症后遗症：下腹部坠胀、疼痛及腰骶部酸痛，常伴乏力、白带多等，常在劳累、性交后及月经前后加剧。慢性盆腔痛常发生在盆腔炎性疾病急性发作后的 4～8 周。妇科查体时可有附件区增厚或可触及肿物，可有压痛。

（4）盆腔粘连：是盆腔结构经纤维组织非正常地连接在一起，其引起的盆腔疼痛一般在突然活动、性交或某些体育活动后加剧。

（5）妇科恶性肿瘤：如卵巢癌、宫颈癌等，晚期肿瘤组织浸润周围组织或压迫神经等可引起下腹部或腰骶部疼痛。

2.非妇科原因所致的慢性盆腔痛

（1）肛提肌痉挛：这是较易被忽视的慢性盆腔痛病因之一，患者多诉下腹痛和下坠感，尤其是每天的下午和晚上，常向后背和腰骶部放射，月经前可加重，但周期性加重不如子宫内膜异位症和盆腔静脉淤血综合征典型。症状在排便时加重，卧位时缓解。体格检查时，可触及有肛提肌疼痛，疼痛在嘱患者收缩肛提肌时加重。

（2）梨状肌痉挛：梨状肌的作用是外旋大腿，梨状肌痉挛多表现为外旋大腿时，如休息后迈步时或上楼、骑车时出现疼痛，无明显周期性；体检时，大腿外旋或触及梨状肌时疼痛加重。

（3）尿道综合征：临床表现为一组下尿路激惹征及膀胱刺激症状，常无特异性病理改变，常见的症状有会阴部激惹征、性交疼痛及耻骨上痛，易误诊为尿路感染。行膀胱尿道镜检查，部分患者可诊断为慢性尿道炎，若无异常发现，而症状又较明显，可考虑为尿路痉挛。

（4）肠易激综合征：由胃肠道疾病引起，是一种常见的以腹痛/腹部不适伴排便习惯改变为特征的功能性肠病，缺乏形态学和生化改变的生物学标志。其盆腔痛的特点是进食后加重，肠蠕动后减轻,常有便意而又大便不尽的感觉,可伴有慢性便秘,这些症状常伴有精神因素,如精神抑郁、紧张、焦虑时加重。妇科三合诊:乙状结肠部位常有压痛,但无其他肠道炎症的体征,腹部平片可排除其他急慢性肠道疾病。

(5)过重体力劳动及性过度:有研究发现慢性盆腔痛与年轻时过重体力劳动有关,也有人发现有性过度史的妇女患慢性盆腔痛较多。

(6)自主神经紊乱:该类患者常伴有不同程度的焦虑、抑郁、敌对心理及其他心理症状。但精神心理异常是疼痛的原因还是疼痛的结果,尚不清楚。

(三)诊断要点

慢性盆腔痛是临床上比较难诊断的疾病,其病因复杂,病情反复发作,单凭临床症状和体征尚不能确诊。B型超声和腹腔镜检查是慢性盆腔痛诊断的常规方法,特别是腹腔镜的广泛应用,使之成为了目前诊断慢性盆腔痛的金标准。一些腹痛症状不符合某一特定疾病的诊断且持续半年以上,可诊断为慢性盆腔痛。了解慢性盆腔痛的病因和疾病的相关情况对治疗非常有用。有下腹部坠胀、疼痛及腰骶部酸痛等临床表现,常有急性盆腔炎发作及反复发作史,性交后、月经初、劳累后及机体抵抗力降低后症状加重等可能为慢性盆腔炎所致慢性盆腔痛。例如有些患者有严重的痛经(尤其是既往痛经不严重的患者),有深部性交疼痛,有随经期加重的腰骶部疼痛,有排便痛,不孕不育,那么可能有子宫内膜异位症;盆腔手术或盆腔注射或宫内节育器的使用可导致盆腔粘连;久站或性交后下腹痛或低位腰痛,仰卧后缓解可能和盆腔淤血综合征有关。

(四)治疗

在治疗慢性盆腔痛的循证医学中,大多数方法只能缓解疼痛,包括躯体治疗,心理治疗,饮食调整,环境因素等。非麻醉类的止痛药,包括对乙酰氨基酚(扑热息痛),乙酰水杨酸,非类固醇类抗炎药被认为是治疗慢性盆腔痛的一线用药。如果疼痛是周期性的(子宫内膜异位症),那么激素治疗是有效的。激素疗法包括口服避孕药、口服长效孕激素,或促性腺激素释放激动药(GnRHa)的治疗。盆腔炎症后遗症导致的慢性盆腔痛目前尚无有效的治疗方法,主要以物理治疗、中药治疗为主,对于再次急性发作者需用抗生素治疗,对经保守治疗无效的严重盆腔痛,可选择手术治疗,手术以彻底去除病灶为原则。输卵管积水者需行手术治疗。如对于明确子宫内膜异位症的患者的治疗应根据患者的年龄、症状、病变部位和范围、生育要求等全面考虑,制订个体化方案,症状及病变均严重的年长患者可行根治性手术;对于顽固性慢性盆腔痛患者,现妇科医生多采用手术治疗,目前临床上常采用的手术方法有腹腔镜下骶神经切断术和骶前神经切断术。

(五)注意事项

子宫内膜异位症引起的不育患者,不论病情轻重,宜手术去除病灶,创造条件早日妊娠,病情重者术后可采用助孕技术。年轻、无生育要求的重症患者可行保留卵巢功能的手术,术后辅以激素治疗。

慢性盆腔痛的产生是多系统、多因素共同作用的结果,妇科、消化系统、泌尿系统、肌肉骨骼系统、神经系统疾病或是心理疾病均可能导致慢性盆腔痛,慢性盆腔痛的治疗应由多学科医生联合协作才能取得较好的疗效,应针对不同年龄、不同病因采用不同个体化心理指导、药物、手术和其他相关方法,并以缓解患者疼痛症状和提高生活质量为主要目的。

第五节 生殖器结核

生殖器结核由结核分枝杆菌(简称结核杆菌)引起,又称结核性盆腔炎。多见于 20~40 岁的妇女,以血行传播最多见,上行感染者较为罕见。常继发于身体其他部位结核,如肺结核、肠结核、盆腔腹膜结核等。

一、病理

(1)输卵管结核占女性生殖器结核的 90%~100%,多为双侧性。外观可有不同表现:少数浆膜层可见粟粒结节,输卵管增粗肥大,其伞端外翻如烟斗嘴状,管腔内有干酪样物质,管壁内有结核结节;有的输卵管僵直变硬,峡部有多个结节隆起。输卵管常与其邻近器官(如卵巢、子宫、肠曲)粘连。

(2)子宫内膜结核由输卵管结核蔓延而来,占生殖器结核的 50%~80%。由于子宫内膜受到不同程度的破坏,最后代以瘢痕组织,可使管腔粘连变形、缩小。

(3)子宫颈结核、卵巢结核较少见,前者由子宫内膜结核蔓延而来,或经淋巴、血循环传播,病变表现为乳头状增生或为溃疡;后者由输卵管结核蔓延或血循环传播,在卵巢深部形成结节及干酪样坏死脓肿。

(4)盆腔腹膜结核多合并输卵管结核,可分为渗出型和粘连型两种,前者以渗出为主,渗出物为浆液性草黄色液体,积聚于盆腔,有时因粘连形成多个包囊性囊肿;后者以粘连为主,特点为腹膜增厚,与邻近脏器发生紧密粘连,粘连组织发生干酪样坏死,形成瘘管。

二、诊断

(一)临床表现

1.病史

有结核接触史及本人曾患肺结核、肠结核或胸膜炎。

2.症状

(1)症状轻重不一,若为活动期,可有结核病的一般症状,如发热、盗汗、乏力、食欲缺乏、体重减轻等。

(2)早期因子宫内膜充血及溃疡,可有月经过多;子宫内膜遭受破坏后,表现为月经稀少或闭经。

(3)下腹坠痛及不孕:由于盆腔炎症和粘连,可有下腹坠痛,经期加重。因输卵管的病理改变影响受精及受精卵的输送,同时由于结核病变破坏了子宫内膜,妨碍受精卵着床和发育而致不孕。在原发不孕症患者中,生殖器结核为患病主要原因之一。

3.体征

妇科检查时,子宫一般发育较差,因周围有粘连,活动受限;有时在子宫两侧可触及大小不等、形状不规则的肿块,质硬,表面不平,呈结节或乳头状突起。当盆腔腹膜受累形成结核性腹膜炎时,腹部可有揉面感或腹水征,形成包裹积液时,可触及囊性肿块。

(二)特殊检查

1.子宫内膜病理检查

通过诊断性刮宫术诊断子宫内膜结核,应选择在经前1周或月经来潮6h内行刮宫术。术前3日及术后4日应每日肌内注射链霉素0.75g及口服异烟肼0.3g,以预防刮宫引起结核病灶扩散。刮宫时间以月经来潮1～2天或月经来潮12h内为宜。应全面刮取子宫内膜,尤其注意子宫角部,刮取标本送病检。

2.X线检查

胸部、盆腔X线透视或摄片,子宫输卵管碘油造影,以发现原发灶及了解盆腔是否有钙化点及内生殖器是否有结核病变情况。

3.腹腔镜检查

了解盆腔及内生殖器情况,观察是否有干酪样坏死,并可取活体组织做病理检查或取液做结核菌培养。

(三)鉴别诊断

应与慢性盆腔炎、子宫内膜异位症及卵巢肿瘤、宫颈癌等相鉴别。

三、治疗

(1)急性期至少应休息3个月。

(2)抗结核药物的选择原则:

①临床表现为活动期时,常需两三种抗结核药物联合应用,如链霉素＋异烟肼,治疗半年到1年以后停链霉素,改为对氨基水杨酸和异烟肼合用4～6个月,然后再单用异烟肼半年,总疗程2年左右。病情严重时也可用3种药物联合治疗。

②生殖器结核已稳定者,可口服异烟肼1年。

③如果对第一线药物产生耐药,或因不良反应不能继续用药时,则可选用利福平或乙胺丁醇。目前常用异烟肼、利福平、乙胺丁醇联用1年的方法。

(3)用药剂量:考虑到目前结核杆菌的耐药问题,建议在应用联合方案中考虑新药的使用,如氟喹诺酮等。

(4)孕妇用药:按孕妇用药等级,乙胺丁醇属B,异烟肼属C,利福平属C,而链霉素属D。早孕期未治疗结核对孕妇及胎儿危害大于药物危害时,应考虑药物治疗。

(5)手术治疗指征:

①盆腔包块,经药物治疗后有缩小,但不能完全消退者。

②抗结核治疗无效或治疗后又有反复发作者。

③子宫内膜抗结核药物治疗无效者。

④久治不愈的结核性瘘管患者。

⑤术前、术后抗结核治疗：为避免手术时感染扩散及减轻粘连以利于手术，术前应用抗结核药物1～2个月，术后根据结核活动情况，病灶是否切净，继续用药6～12个月，以期彻底治愈。

⑥手术以全子宫及双附件切除为宜，年轻妇女尽量保留卵巢功能，但手术不易彻底，有观点认为做卵巢切除，术后应用激素代替疗法(HRT)治疗。

第二章 生殖内分泌疾病

第一节 异常子宫出血

一、原因和分类

(一)子宫内膜息肉、宫颈息肉——AUB-P

1.定义

子宫内膜息肉或宫颈息肉是局部子宫内膜或宫颈管黏膜过度增生形成的有蒂或无蒂的赘生物,内含血管、纤维结缔组织、腺体或纤维肌细胞。是内膜息肉还是宫颈息肉,主要看息肉蒂部所在的位置。内膜息肉在人群中的发病率为8%～25%,不孕女性内膜息肉发生率可高达34.9%。

2.发病机制

主要有两种假说:一种为炎症刺激学说;另一种为激素刺激学说。子宫内膜息肉的形成可能受雌激素、口服他莫昔芬及米非司酮的影响,亦与雌孕激素受体、某些细胞因子及细胞增殖、凋亡有关。宫颈息肉是慢性子宫颈炎的表现形式之一。

3.临床表现

临床表现多无明显症状,也可表现为异常子宫出血,出现经量增多、经期延长、排卵期出血、不规则流血、绝经后阴道流血、不孕等,蒂部位于宫腔的内膜息肉脱落于宫颈口时,可被诊断为宫颈息肉,可有接触性出血。小的内膜息肉(直径小于1cm)可以没有症状。宫颈息肉可表现为阴道不规则流血,尤其是接触性出血、阴道分泌物增多等,但很少引起月经紊乱和月经量过多。

(二)子宫腺肌病——AUB-A

1.定义

具有生长功能的子宫内膜腺体及间质侵入子宫肌层引起的病变称为子宫腺肌病,目前病因不清,可能与高雌激素或高催乳素刺激有关,也可能与子宫内膜异常有关。全世界范围内医院报道的发病率波动于5%～70%。我国的发病率明显升高且高于发达国家。

2.子宫腺肌病的病因和发病机制

目前尚不明确,主要有以下观点:①子宫内膜干细胞学说;②遗传学说;③子宫内膜损伤学说;④前列腺素-芳香化酶-雌激素-环氧合酶-2(COX-2)学说。

3.发病机制

子宫腺肌病的发生可能与子宫内膜-肌层交界区内环境稳定性遭到破坏,基底层防御功能减退,子宫内膜-肌层交界区不正常收缩有关。临床表现痛经,可进行性加重(25%)、经量增多和经期延长(40%~50%)、慢性盆腔痛、腰骶部不适、尿频等,查体子宫均匀性增大,质硬。经阴道B超和磁共振成像(MRI)有助于诊断。病理诊断是金标准。

4.临床表现

临床上约1/2的子宫腺肌病患者有月经异常,主要表现为经量增多、经期延长。可能与子宫内膜面积增大,子宫内膜增生过长及子宫收缩不良有关。围绝经期女性异常子宫出血行子宫切除者,子宫腺肌病往往是首要原因。但子宫腺肌病与异常子宫出血的关系尚不明确,这方面需要进一步研究。

(三)子宫肌瘤——AUB-L

1.定义

子宫肌瘤是女性生殖系统最常见的良性肿瘤,发病率占育龄妇女的20%~80%。

2.发病机制

子宫肌瘤的病因不明,发病机制与遗传因素、雌孕激素、生长因子、免疫因素等关系密切,此外,吸烟、肥胖、10岁前初潮也是危险因素。一项研究表明40%的子宫肌瘤细胞有染色体异常。

3.临床表现

子宫肌瘤可无症状,临床症状取决于肌瘤的部位和大小。主要有月经紊乱、经量过多及继发性贫血,增大的肌瘤在子宫外易引起压迫症状,如尿频、便秘等。肌瘤使宫腔面积增大并影响子宫收缩,可能影响子宫静脉的回流,导致子宫内膜静脉丛扩张,月经过多。小于3cm的肌壁间肌瘤对月经影响不大。多发肌瘤更容易出现异常子宫出血。依据肌瘤位置与内膜的关系,可分为黏膜下肌瘤和其他类型肌瘤。肌瘤导致的异常子宫出血与肌瘤位置密切相关,多见于大的肌壁间肌瘤和黏膜下肌瘤。

黏膜下肌瘤指所有宫腔内的或使宫腔形态改变的肌瘤,包括肌瘤的0型、1型和2型。0型是指肌瘤全部位于宫腔内,有明显的蒂;1型指肌瘤在宫腔内体积超过肌瘤的50%;2型指肌瘤在宫腔内体积小于50%。肌壁间肌瘤指肌瘤整体位于肌壁间,但不影响宫腔形态,包括3型、4型和5型。3型指在宫腔外但是贴近内膜;4型指全部在肌层内,不邻近子宫内膜且不邻近子宫表面;5型指大部分位于肌壁间,至少50%位于肌壁间。浆膜下肌瘤指肌瘤大部分位于肌层外浆膜下,包括6型和7型。6型指肌瘤有小于50%体积位于肌壁间;7型指带蒂浆膜下肌瘤。

(四)子宫内膜不典型增生和恶变、卵巢非良性疾病——AUB-M

包括子宫内膜不典型增生、子宫内膜癌、子宫肉瘤、宫颈不典型增生、宫颈癌、卵巢肿瘤等。本部分属于妇科肿瘤范畴,故仅做简单论述。

1.子宫内膜病变

子宫内膜增生是指发生在子宫内膜的一组增生性病变,是一种非正常表现,不同于正常月经的子宫内膜增殖,其组织病理特征为,腺上皮细胞和(或)腺体结构有不同程度改变,但无间质浸润。以病变中有无腺上皮细胞的异型性作为分类的基础,凡无细胞异型性,则命名为单纯增生或复杂增生;凡组织学上具有细胞异型性的增生,命名为不典型增生,按腺体结构和细胞变化的程度不同,又将不典型增生分为轻、中、重三度。子宫内膜不典型增生属激素依赖型子宫内膜癌的癌前病变。病变的产生与长期无对抗雌激素过度刺激密切相关。子宫内膜不典型增生和子宫内膜癌导致的异常子宫出血,多表现为异常子宫出血,量一般不多。子宫内膜增生组织形态学的诊断重复性较差,不仅不同病理学家报告差异很大,甚至同一个人在不同时间阅片,其结果也会有出入,因此强调病理的复核审定。单纯增生癌变率为1%,复合增生癌变率为3%,不典型增生癌变率为23%。不典型增生在诊断时,往往有1/2术后病理证实为子宫内膜癌。子宫内膜癌占女性肿瘤的第四位,是美国最常见的生殖道肿瘤。尚未绝经者可表现为经量增多、经期延长或月经紊乱。

子宫内膜不典型增生、子宫内膜癌可发生于任何年龄女性,常见于50岁后。总的来说,诊刮没有年龄限制,没有限制多少岁以上必须刮宫,但青春期异常子宫出血恶性概率极低,一般不诊刮。有子宫内膜癌高危因素者建议刮宫。45岁以上异常子宫出血者,如持续经间期出血或不规则流血,或治疗效果不好时,应行诊刮,有高危因素(肥胖、晚绝经、从未生育、长期无排卵、糖尿病、高血压、有家族史、长期口服他莫昔芬、长期补充雌激素)的任何年龄的患者均建议刮宫,也有研究建议大于40岁的月经周期不规则者行诊断性刮宫术。绝经期异常子宫出血,子宫内膜厚度超过0.5cm的建议刮宫。除刮宫外,子宫内膜取样器也逐渐被证明在诊断子宫内膜癌方面与诊刮效果相当。诊断依赖于诊断性刮宫病理检查。诊刮常见病理类型是增生期和分泌期子宫内膜,诊刮正常者占80%左右。异常病理结果常见于绝经后、未孕者、高血压、糖尿病、甲状腺功能减退、多囊卵巢者。

2.子宫颈病变

宫颈不典型增生和宫颈癌常表现为接触性出血,后期表现为不规则阴道流血。年轻患者也可表现为经期延长和经量增多。人乳头瘤病毒(HPV),特别是高危型HPV持续感染,是引起宫颈不典型增生和宫颈癌的基本原因。另外,宫颈癌高危因素有过早性生活(早于20岁)、过早生育(早于20岁),多产,不洁性生活,机体免疫抑制等。液基薄层细胞学检查、HPV检测和宫颈活检有助于诊断。

3.其他

子宫肉瘤表现为阴道不规则流血,子宫增大迅速。分泌雌激素的卵巢颗粒细胞瘤、卵泡膜细胞瘤,可表现为月经紊乱和绝经后阴道流血,有时可合并子宫内膜癌。绒癌、卵巢性索间质瘤、输卵管癌等也可表现为异常子宫出血,不再赘述。

(五)凝血功能异常——AUB-C

1.概述

凝血功能异常可分为先天性、获得性、医源性,主要包括缺乏各种凝血因子、血小板减少或功能异常、血管收缩功能异常等。许多患者由遗传性、获得性或医源性因素所致凝血功能障碍引起,尤其以青春期少女多见。此类疾病常被低估,美国疾病预防控制中心(CDC)一项研究显示其患病率约占10%,低于英国、瑞典所报道的17%和34%。13%的月经过多(HMB)患者生化检查发现凝血障碍,常见疾病有白血病、再生障碍性贫血、血管性血友病(vWD)、特发性血小板减少性紫癜(ITP)、慢性肝病、慢性肾衰、系统性红斑狼疮(SLE)等。常合并其他部位出血,如鼻出血、淤斑等。一项对青少年异常子宫出血的研究显示,ITP 最常见,其次是 vWD 综合征。

2.vWD 综合征

vWD 综合征是最常见的遗传性凝血功能障碍,约占排卵性子宫出血的 13%,青春期月经量多的比例更高。发病时可仅表现为月经过多,月经周期尚规律,常自初潮开始就月经过多。获得性 vWD 可发生于 SLE 者,产生了Ⅷ因子抗体。典型病例的表现:①出血时间延长;②血小板对玻璃珠的黏附性减低及对瑞斯托霉素聚集功能减弱或不聚集;③血浆凝血Ⅷ因子有关抗原(ⅧR:Ag)及凝血活性(Ⅷ:C)减低或血管性血友病因子(vWF)活性(ⅧR:vWF)降低。vWD 者可应用口服避孕药减少经量。有一项研究显示,vWD 约占所有月经量多女性的 13%。

青春期异常子宫出血之月经量过多者应排除凝血功能障碍。需要考虑既往史、家族史等。出现以下高危因素应警惕是否有凝血功能异常:产后、流产后、手术后、拔牙后流血较多,不好止血,有家族性凝血异常史、贫血治疗史,经期长于 7 天,经量多以致影响正常活动。如果患者自初潮就有月经量多、产后出血、手术或拔牙时易出血、经常有身体淤斑、有家族性出血史等情况,就要考虑凝血功能障碍的情况,需要进行凝血功能的筛查。对于病史的询问可以作为一个筛查手段,敏感性可达 90%。如果有上述病史,建议做实验室检查。如发现异常,可咨询血液科医师。

3.其他原因

长期应用头孢药物而引起肠道大肠埃希菌减少,维生素 K 缺乏,口服抗凝剂或灭鼠药物等为医源性因素所致。维生素 K 缺乏相关出血与肝衰竭相关出血最佳的鉴别方法是测定凝血因子 V 的含量。凝血因子 V 由肝脏合成,不依赖维生素 K。重症肝病患者,凝血因子 V 和依赖维生素 K 的凝血因子全部减少;而维生素 K 缺乏症患者,凝血因子 V 的水平正常。

(六)排卵障碍或卵巢功能障碍——AUB-O

卵巢功能异常包括无排卵、稀发排卵、黄体功能不足、黄体萎缩不足等。排卵异常可表现为各式各样的月经异常,包括闭经、少量或多量不规则流血等。一些是由于周期性孕激素产生障碍而引起,一些是由于排卵时相障碍而引起。青春期和绝经过渡期常有排卵障碍。

1.有排卵型异常子宫出血

卵巢虽有排卵,但往往合并其他因素,如甲状腺功能减退、凝血功能障碍、晚期肝病、黏膜下子宫肌瘤、子宫内膜息肉等,但有 1/2 找不到明确原因。有排卵型功能失调性子宫出血包括黄体功能不足、黄体萎缩不全、排卵期出血。可能由于卵泡发育、排卵或黄体功能不同程度的不健全,排卵功能的轻微异常,或内膜局部止血功能缺陷所致。有人认为围排卵期出血可由一批发育中的卵泡夭折引起血雌激素波动所致,即患者实际为稀发排卵,该出血周期为一次无排卵出血;经前出血可由黄体功能不足或过早退化,不能维持内膜完整性所致。月经期长可能因卵泡发育过缓,分泌雌激素不足,内膜修复不良;或黄体萎缩不全,引起子宫内膜脱落不全。

2.无排卵型异常子宫出血

(1)原因:无排卵型异常子宫出血,是由下丘脑-垂体-卵巢轴发育不完善或受其他因素影响导致功能异常,或卵巢功能下降导致无周期性排卵所致。卵巢无排卵会导致子宫内膜缺乏孕激素拮抗,而孕激素可以合成子宫内膜止血的关键因子,如前列腺素 F2α、内皮素-1,并周期性撤退引起月经来潮。多数无排卵妇女的月经紊乱,卵巢内卵泡有不定时、不同程度的发育,持续分泌不等量的雌激素,血雌激素水平不规律波动,但不诱导血 LH 峰;无优势卵泡及黄体形成,孕酮水平低下,子宫内膜持续增殖甚至增生,出现不规律(部位、深度、范围及时机)、不同步脱落,发生雌激素撤退或突破性出血。

无排卵的原因主要是下丘脑-垂体-卵巢轴不成熟,还包括其他原因,归纳起来可以分为以下几类:

①内分泌代谢因素:包括多囊卵巢综合征(PCOS)、甲状腺功能减退,肾上腺疾病如迟发性 21-羟化酶缺乏症、库欣综合征、艾迪生病、高泌乳素血症、饮食改变、饮食睡眠紊乱、体重骤降或骤增、厌食、贫血、营养不良等。PCOS 可能是最常见原因,表现为月经失调,如月经稀发、月经量少或闭经,少数患者表现为月经过多或不规则阴道流血。高泌乳素血症是继发性闭经的常见原因,也可导致异常子宫出血,占 21~30 岁女性异常子宫出血的 9.4%,显著高于 11~20 岁患者所占比例(2.4%)。高泌乳素血症可导致闭经,不严重时也可以有无排卵或黄体期缩短而出现不规则出血。卵巢早衰者在闭经前也可以有不规则出血。此外,还有一个不常见的原因,在生育年龄的后期,比如 40 多岁时尤其常见,卵巢里面即便已经有了黄体存在,卵泡会因为卵泡刺激素(FSH)持续存在而发育,称为黄体的相位周期(LOOP),此类患者流血量往往会较多。

②社会心理因素:包括情绪紧张、情绪波动、应激状态、过度劳累、环境改变等。月经异常可增加精神负担,尤其是青春期女孩,精神紧张又能加重月经异常。

③医源性:包括使用外源性激素、促性腺激素(Gn),服用影响多巴胺代谢的药物如吩噻嗪类药物和三环类抗抑郁药等。服用紧急避孕药、米非司酮等也可抑制排卵,影响下次月经。

(2)分类:本部分按照年龄顺序,进行分类叙述。

①青春期前的幼女:可能因为性早熟出现缺乏第二性征的异常出血,但乳腺芽状突起和阴毛的生长一般会早于阴道出血。

②青春期女孩:初潮两年内大多数月经是无排卵的,尽管如此,其也有一定规律的,周期约 21~42 天,标准与成年女性不同。2/3 的女孩会在初潮两年内建立规律月经。初潮年龄越小,规律月经建立越快。有研究统计了自初潮到半数研究对象建立规律月经所需的时间与初潮年龄的相关性,初潮年龄小于 12 岁需 1 年,而大于 13 岁平均需要 4.5 年。月经初潮后的几年内,由无排卵月经逐渐过渡到有排卵月经,是下丘脑-垂体-卵巢轴成熟的结果,其特征是雌激素正反馈的建立,雌激素升高启动 LH 峰诱发排卵。如果月经一直不正常,或由正常变为不正常,则应寻找原因。异常子宫出血的青少年都应排除妊娠问题,必要时行妊娠试验检查,不论她们是否承认有性生活史。青春期的常见异常子宫出血原因是雌激素正反馈调节反应迟迟未能建立。

③育龄期:有两种未排卵的原因。一种可能是暂时的无排卵,可以有内外环境的一些刺激,比如劳累、应激、流产、手术或疾病等,可以引起短时间的无排卵。但是也有一种是长期的因素,比如肥胖、胰岛素抵抗、高泌乳素血症等引起持久的无排卵。

④绝经过渡期则是由于卵泡储备减少，对 FSH 敏感性下降，卵泡发育及排卵不规则，最终无排卵。当 FSH -卵巢颗粒细胞轴功能减退时，卵巢募集卵泡和发育卵泡减少，颗粒细胞芳香化酶活性下降，雌激素生成减少，不能形成雌二醇高峰、LH 高峰和排卵。LH -卵泡膜细胞轴功能亢进，17α-羟基孕酮和雄烯二酮合成增加，引起高雄激素血症、肥胖和胰岛素抵抗。可因内、外环境刺激（劳累、应激、流产、手术或疾病等）引起短暂无排卵；也可因肥胖、胰岛素抵抗、高催乳素等长期因素引起持续无排卵。月经可完全不规则（周期，经期，经量），病程缠绵，可有贫血、多毛、肥胖、泌乳、不育等，精神负担大，一般无痛经，盆腔检查正常。

3.排卵型和无排卵型的鉴别诊断

鉴别有无排卵及无排卵的病因直接决定后续的处理。通过耐心、细致、准确地采集病史，仔细询问患者的月经情况、既往病史，了解不正常月经的出血类型，鉴别异常子宫出血的病因类型。不同出血模式的病因、鉴别诊断、处理都不同，不难进行准确分类。有排卵型功能失调性子宫出血月经虽紊乱，但仍有规律可循，所以要详细询问出血的起止时间及出血量的多少。

根据子宫出血特点、基础体温（BBT）、女性激素检测、超声影像检查、宫颈黏液检查等方法鉴别有无排卵，了解无排卵的病因及排卵者的黄体功能和卵泡发育是否正常。无排卵型者基础体温呈单相型。血清 E_2 浓度相当于中、晚卵泡期水平，无周期性变化；在出血前 5～9 天抽血检查，相当于黄体的中期孕酮测定孕酮浓度＜3ng/mL。经前宫颈黏液检查查出羊齿状结晶提示无排卵。

（七）子宫内膜功能异常——AUB - E

如果有规律月经周期，只是经量较多，很可能存在调节子宫内膜止血机制的局部异常，包括以下几种情况。

1.子宫内膜局部生成不同前列腺素（PG）的比例失衡

$PGE_2/PGF_{2\alpha}$ 量的比值增高，子宫内膜局部血管收缩物质内皮素-1 和 $PGF_{2\alpha}$ 缺乏；组织型纤溶酶原激活物（tPA）产生过量，纤维蛋白原溶解亢进，致低纤维蛋白原血症，引起子宫内膜螺旋小动脉顶端和血管湖形成大量出血；血管扩张物质 PGE_2 和前列环素产生过多。经量大于 90mL 的女性子宫内膜黄体期 $PGE_2/PGF_{2\alpha}$ 比例显著增加，前列环素（PGI_2）及血栓素（TXA_2）的各自代谢产物——6 -酮 $PG1\alpha/TXB_2$ 比值也升高，导致血管扩张、血小板聚集受抑制的倾向而引起月经过多。子宫内膜微循环功能异常，包括螺旋小动脉异常、血管周围纤维化、血管内膜下玻璃样变等，干扰正常子宫内膜功能层脱落，剥离创面血管和上皮修复过程。HMB 者子宫内膜 PGI 合成增加，COX - 1、2 合成增加，PGI 可以抑制血小板聚集，刺激血管舒张，内膜局部纤溶亢进：经期内膜及经血中组织型纤溶酶原激活物（tPA）及Ⅰ型纤溶酶原激活抑制物（PAI-Ⅰ）活性高于正常，引起血栓不稳定或再通，内膜剥脱广泛持久。

2.血管结构异常

如果是经间期出血（IMB）或经期延长，可能由子宫内膜修复机制异常引起，可能继发于子宫内膜炎症、子宫内膜血管生成异常、血管结构异常、血管平滑肌细胞缺乏而导致血管收缩障碍。围月经期缺氧状态可启动内膜修复，血管收缩障碍导致内膜血供较好，缓解了缺氧，延迟了内膜修复的启动，故经期延长。

3.血管生成障碍

血管紧张素1和血管紧张素2(Ang1/Ang2)比值下降,血管内皮生长因子(VEGF)表达下降,延迟血管修复。

4.糖皮质激素局部代谢异常

11β-羟化酶受抑制,导致糖皮质激素合成下降。糖皮质激素通过糖皮质激素受体抑制血管生成。糖皮质激素可以选择性诱导抗血管生成因子——凝血酶敏感蛋白1(TSP-1)表达。

5.感染

目前尚无证据证明子宫内膜炎症与异常子宫出血有关,但有证据表明异常子宫出血与衣原体亚临床感染有关。

(八)医源性因素——AUB-I

包括宫内节育器(IUD)、复方口服避孕药(COC),其他药物包括使用外源性Gn,服用影响多巴胺代谢的药物如吩噻嗪类药物和三环类抗抑郁药等抗凝药物的使用等。减肥药物也可能是医源性的,紧急避孕药可引起异常子宫出血。治疗异常子宫出血过程中,服用药物不恰当、不及时,乱投医改变治疗方案等均可导致持续异常子宫出血。服用口服避孕药可导致突破性出血,服用的第一周期中,有30%~40%女性出现突破性的出血。漏服也可导致不规则出血。口服避孕药停用后可导致撤退性出血。几乎所有避孕方式,从宫内节育器到复合口服避孕药到单剂量口服避孕药、紧急口服避孕药,都可能导致异常子宫出血。

(九)未分类——AUB-N

指文献报道的某些因素,可能与个别案例有关,但并没有结论性的证据支持,较少遇见的类型。如慢性子宫内膜炎、动静脉畸形(AVMs)、子宫肌肥大等。

1.慢性子宫内膜炎

92例异常子宫出血者,48%子宫内膜活检免疫组化分析提示有衣原体感染,衣原体感染被严重低估,巨噬细胞可能是衣原体感染的很好的标志物。慢性子宫内膜炎时,内膜培养常见病原体是普通细菌(占1/2多)和解脲支原体,宫颈存在衣原体感染时,子宫内膜往往也有衣原体感染,宫颈炎、衣原体或支原体感染等也可引起经间出血。

2.动静脉畸形

少见病,占子宫出血2%,包括血管腔异常增大和动静脉瘘管形成,包括先天性的和获得性的动脉畸形,先天性的很少。

获得性的主要是刮宫或子宫手术后引起的,其他因素有内膜癌、内膜异位症、肌瘤、子宫感染、胎儿时暴露于己烯雌酚、放宫内节育器、滋养细胞疾病、瘢痕妊娠等。

先天性的动静脉畸形常有多处血管连接,并侵入周围组织。获得性动静脉畸形局限于子宫肌层和(或)子宫内膜,表现为子宫肌层内动静脉直接交通。常见于生育年龄,典型症状是间断性的、大量的、突发的出血,有贫血症状和盆腔痛,有时候表现为盆腔包块。超声表现,局部内膜或肌层增厚,多处低回声或无回声包块,血流频谱显示高流低阻。如果超声怀疑动静脉畸形,可行MRI检查,表现为子宫增大,没有包块,肌层内血管匍行扩张,磁共振血管成像(MRA)显示子宫动脉旁的静脉过早显影。血管造影是金标准,显示由扩张的子宫动脉供血的不规则的血管团。治疗包括选择性子宫动脉栓塞(首选)、子宫切除、动静脉局部切除、腹腔镜髂内动脉结扎等。

3.子宫肥大

是指子宫均匀增大,肌层厚度超过2.5cm以上,伴有不等程度子宫出血的一种疾病。子宫肥大的基本病理改变是子宫肌层内平滑肌细胞及血管壁的变化。子宫肥大是子宫肌层内平滑肌细胞及血管壁的增大。主要症状为月经量过多,持续天数延长;亦有表现为周期缩短至20天左右,经量及持续天数无明显改变,或表现为月经期延长,但经量不多。患者多为经产妇,且多数为3产以上。患病时间长、流血量多者呈贫血貌。妇科检查子宫均匀增大,一般为6周妊娠大小,少数超过8周妊娠大小,质地较坚韧。双侧卵巢可稍增大,有多发性滤泡囊肿。雄激素治疗可减小流血量。保守治疗无效者,可考虑全子宫切除术。

4.剖宫产瘢痕缺损

导致AUB的高危因素包括剖宫产切口位置不当、子宫下段形成前行剖宫产手术及手术操作不当等,常表现为经期延长。推荐的诊断方法为经阴道超声检查或宫腔镜检查。治疗上,无生育要求者使用口服短效避孕药治疗,可缩短出血时间;药物治疗效果不佳,可考虑手术治疗。对于有生育要求者,孕前应充分告知有妊娠期子宫破裂风险。手术治疗包括宫腔镜下、腹腔镜下、开腹或经阴道行剖宫产切口憩室及周围瘢痕切除和修补术。

二、无排卵性异常子宫出血

(一)病因及病理生理

正常月经的发生是基于排卵后黄体生命期结束,雌激素和孕激素撤退,使子宫内膜功能层皱缩坏死而脱落出血。正常月经的周期、持续时间和血量,表现为明显的规律性和自限性。当机体受内部和外界各种因素,如精神紧张、营养不良、代谢紊乱、慢性疾病、环境及气候骤变、饮食紊乱、过度运动、酗酒以及其他药物等影响时,可通过大脑皮层和中枢神经系统,引起下丘脑-垂体-卵巢轴功能调节或靶器官效应异常而导致月经失调。

无排卵性异常子宫出血常见于青春期、绝经过渡期,生育期也可发生。在青春期,下丘脑-垂体-卵巢轴激素间的反馈调节尚未成熟,大脑中枢对雌激素的正反馈作用存在缺陷,下丘脑和垂体与卵巢间尚未建立稳定的周期性调节,FSH呈持续低水平,无促排卵性LH峰形成,卵巢虽有卵泡生长,但卵泡发育到一定程度即发生退行性变,形成闭锁卵泡,无排卵发生;在绝经过渡期,卵巢功能不断衰退,卵泡近于耗尽,剩余卵泡往往对垂体Gn的反应性低下,故雌激素分泌量锐减,以致Gn水平升高,FSH常比LH更高,不形成排卵期前LH高峰,故不排卵。生育期妇女有时因应激、肥胖或PCOS等因素影响,也可发生无排卵。各种原因引起的无排卵均可导致子宫内膜受单一雌激素作用而无孕酮对抗,从而引起雌激素突破性出血。雌激素突破性出血有两种类型:①雌激素缓慢累积维持在阈值水平,可发生间断性少量出血,内膜修复慢,出血时间长;②雌激素累积维持在较高水平,子宫内膜持续增厚,但因无孕激素作用,脆弱脱落而局部修复困难,临床表现为少量出血,淋漓不断,或一段时间闭经后的大量出血。无排卵性异常子宫出血的另一出血机制是雌激素撤退性出血,即在单一雌激素的持久刺激下,子宫内膜持续增生。此时,若有一批卵泡闭锁,或由于大量雌激素对FSH的负反馈作用,使雌激素水平突然下降,内膜因失去雌激素支持而剥脱,其表现与外源性雌激素撤药所引起的出血相似。

另外,无排卵性异常子宫出血还与子宫内膜出血自限机制缺陷有关。主要表现为:①组织脆性增加:在单纯雌激素的作用下,子宫内膜间质缺乏孕激素作用反应不足,致使子宫内膜组织脆弱,容易自发破溃出血;②子宫内膜脱落不完全:由于雌激素波动子宫内膜脱落不规则和不完整,子宫内膜某一区域在雌激素作用下修复,而另一区域发生脱落和出血,这种持续性增生子宫内膜的局灶性脱落缺乏足够的组织丢失量,使内膜的再生和修复困难;③血管结构与功能异常:单一雌激素的持续作用,子宫内膜破裂的毛细血管密度增加,小血管多处断裂,加之缺乏螺旋化,收缩不力造成流血时间延长,流血量增多。多次组织破损活化纤溶酶,引起更多的纤维蛋白裂解,子宫内膜纤溶亢进。另外增殖期子宫内膜前列腺素 E_2(PGE$_2$)含量高于 PGF$_{2\alpha}$过度增生的子宫内膜组织中 PGE$_2$ 含量和敏感性更高,血管易于扩张,出血增加。

(二)子宫内膜病理改变

无排卵性异常子宫出血,根据体内雌激素水平的高低和持续作用时间长短,以及子宫内膜对雌激素反应的敏感性,子宫内膜可表现出不同程度的增生性变化,少数可呈萎缩性改变。

1.增殖期子宫内膜

子宫内膜所见与正常月经周期的增殖内膜无区别,只是在月经周期后半期甚至月经期仍表现为增殖期形态。

2.子宫内膜增生

根据世界卫生组织(WHO)女性生殖器官肿瘤学分类,分为以下两种。

(1)不伴有不典型的增生:指子宫内膜腺体过度增生,大小和形态不规则,腺体和间质比例高于增殖期子宫内膜,但无明显的细胞不典型。包括既往所称的单纯型增生和复杂型增生,是长期雌激素作用而无孕激素拮抗所致,发生子宫内膜癌的风险极低。

(2)不典型增生(AH)/子宫内膜上皮内瘤变(EIN):指子宫内膜增生伴有细胞不典型,镜下表现为管状或分支腺体排列拥挤,并伴有细胞不典型(包括细胞核增大、多形性、圆形、极性丧失和核仁增大),病变区域内腺体比例超过间质,腺体拥挤,仅有少量间质分隔。发生子宫内膜癌的风险较高,属于癌前病变。

3.萎缩型子宫内膜

内膜萎缩菲薄,腺体少而小,腺管狭而直,腺上皮为单层立方形或矮柱状细胞,间质少而致密,胶原纤维相对增多。

(三)临床表现

少数无排卵妇女可有规律的月经周期,临床上称“无排卵月经”,但多数不排卵女性表现为月经紊乱,即失去正常周期和出血自限性,出血间隔长短不一,短者几日,长者数月,常被误诊为闭经;出血量多少不一,出血量少者只有点滴出血,多者大量出血,不能自止,而导致贫血或休克。出血的类型取决于血雌激素水平及其下降速度、雌激素对子宫内膜持续作用的时间及子宫内膜的厚度。

(四)诊断

诊断前必须首先排除为生殖道或全身器质性病变所致。

1.病史

应注意患者年龄、月经史、婚育史及避孕措施;排除妊娠;是否存在引起异常子宫出血的器质性疾病,包括生殖器肿瘤、感染、血液系统及肝、肾、甲状腺疾病等;了解疾病经过和诊疗情况,如近期有无服用干扰排卵的药物等;通过详细询问病史,确认其特异的出血模式。

2.体格检查

包括妇科检查和全身检查,及时发现相关体征。妇科检查应排除阴道、宫颈及子宫结构异常和器质性病变,确定出血来源。

3.辅助检查

主要目的是鉴别诊断和确定病情的严重程度及是否有合并症。

(1)全血细胞计数、凝血功能检查。

(2)尿妊娠试验或血人绒毛膜促性腺激素(HCG)检测:排除妊娠相关疾病。

(3)超声检查:了解子宫内膜厚度及回声,以明确有无腔占位性病变及其他生殖道器质性病变等。

(4)基础体温测定:是诊断无排卵性异常子宫出血最常用的手段,无排卵性基础体温呈单相型。

(5)生殖内分泌测定:通过测定下次月经前 5~9 日(相当于黄体中期)血孕酮水平,估计有无排卵,孕酮浓度<3ng/mL 提示无排卵。同时应在早卵泡期测定血 LH、FSH、催乳素(PRL)、雌二醇(E_2)、睾酮(T)、促甲状腺素(TSH)水平,以了解无排卵的病因。

(6)刮宫或子宫内膜活组织检查:以明确子宫内膜病理诊断,且刮宫兼有诊断和止血双重作用。适用于年龄>35 岁、药物治疗无效或存在子宫内膜癌高危因素的异常子宫出血患者。为确定有无排卵或黄体功能,应在月经来潮月经前 1~2 日或月经来潮 6h 内刮宫;为尽快减少大量出血、排除器质性疾病,可随时刮宫;为确定是否子宫内膜不规则脱落,需在月经第5~7 日刮宫。

(7)腔镜检查:可直接观察到颈管、子宫内膜的生理和病理情况,直视下活检的诊断准确率显著高于盲取。

(8)宫颈黏液结晶检查:根据羊齿植物叶状结晶的出现与否判断有无排卵,月经前仍可见羊齿状结晶表示无排卵。目前已较少应用。

(五)鉴别诊断

(1)全身性疾病:如血液病、肝功能损害、甲状腺功能亢进或减退等。通过检查血常规、肝功能和甲状腺激素等得以鉴别。

(2)异常妊娠或妊娠并发症:如流产、异位妊娠、葡萄胎、子宫复旧不全、胎盘残留等。

(3)生殖器感染:如急性或慢性子宫内膜炎、子宫肌炎等。

(4)生殖器肿瘤:如子宫内膜癌、宫颈癌、子宫肌瘤、卵巢肿瘤、滋养细胞肿瘤等。

(5)生殖道损伤:如阴道裂伤出血、阴道异物等。

(6)性激素类药物使用不当、宫内节育器或异物引起的异常子宫出血。

(六)治疗

无排卵型子宫出血以青春期及绝经过渡期常见。临床表现为子宫出血失去规律性(周期性),间隔时长时短,出血量不能预计,一般出血时间长,不易自止。出血频繁或出血多者可引起严重贫血、休克、感染等。

1.青春期异常子宫出血的治疗

对于青春期少女发生的异常子宫出血,首先要根据异常子宫出血的诊断流程,确定属于无排卵型功能失调性子宫出血,再根据贫血程度确定相应治疗。基本原则包括止血、纠正贫血、调整周期、促进恢复生理功能、防止复发。初潮后即出现月经量多,应筛查遗传性凝血功能障碍。

(1)一般治疗:急性大量出血时应监测生命体征,建立静脉通道,补液,少量出血时应加强营养,避免剧烈运动。

(2)止血

①激素止血治疗:总的来讲,不推荐大量的雌激素疗法,不推荐孕激素药物性刮宫。相对来讲,COC治疗更受推崇。

a.内膜萎缩法:应用口服COC或大剂量孕激素使增生的子宫内膜转化为稳定性假蜕膜组织而止血。有相当多证据表明,血流动力学稳定者,口服大剂量COC与大剂量孕激素效果相当。

COC治疗:包括去氧孕烯炔雌醇片(妈富隆)、复方孕二烯酮片(敏定偶)、炔雌醇环丙孕酮片(达英35)等。一项随机对照试验(RCT)证明,多剂量单相联合口服COC治疗是有效的,用法是1片,每天3次×1周,改1片,每天1次×3周,平均3天即可血止,耐受性好,没有明显的恶心呕吐。达英35中,炔雌醇含量$35\mu g$,止血效果好,用法为1片,每天3次×3~7天,1片,每天2次×3~7天,1片,每天1次×7~21天。停药7天开始下一周期。如果流血不多,可用1片,每天1次,血止后连服21天。COC可连续应用3个月。大剂量孕激素治疗:一项研究显示,24例青春期功能失调性子宫出血伴贫血的住院患者,第一天给予甲羟孕酮总量60~120mg,后10天20mg/d,第4天时出血全部停止,表明大剂量孕激素治疗是非常有效快速的方法。国内常用250毫克/片包装的醋酸甲羟孕酮(MPA),可以应用1/2片/天,一般用7~10天,血止后停药即可,注意监测肝功能。炔诺酮雄激素作用较明显,一般青春期功能失调性子宫出血不用。

b.内膜修复法:1982年,DeVore GR报道了一项RCT,静脉应用结合雌激素起到了良好的治疗效果。大剂量雌激素可促进内膜修复,提高纤维蛋白原水平,降低毛细血管通透性,增强凝血功能,适用于出血时间长、量多而致血红蛋白<80g/L的青春期患者。用法如下:戊酸雌二醇(补佳乐)4~6毫克/次,口服,4~6h 1次,血止3天后按每3天减量1/3,一般维持剂量为2mg/d,应用至血止后21天。雌激素疗法在血红蛋白增加至100g/L以上或者患者可以承受一次月经样的出血后均必须用孕激素撤退,可用甲羟孕酮10mg或黄体酮胶丸200mg,口服,每天1次×10~14天,停药后出现撤退性出血。由于雌激素本身会在修复子宫内膜的同时促进内膜生长,可能增加撤退性出血量,另外有增加血栓形成的风险,适用于青春期及无血栓风险的生育期异常子宫出血。

c.孕激素内膜脱落法:青春期功能失调性子宫出血多为无排卵型功能失调性子宫出血,子宫内膜长期受雌激素刺激而无孕激素拮抗,出现子宫内膜增生过长。而孕激素内膜脱落法,或称为药物性刮宫，是给予促使子宫内膜分泌化剂量的孕激素（黄体酮50～100毫克/周期），促进增生期子宫内膜转化为分泌期，停药后将出现撤退性出血。出血第1天开始服用COC治疗。用法是采用黄体酮肌内注射20mg/d，3～5天，或一次性肌内注射黄体酮60mg；或者MPA 6～10mg/d，10天，或地屈孕酮片（达芙通）20mg/d，10天，或口服微粒化孕酮（琪宁），每天200～300mg，10天。用药以后有一次撤退性出血，会造成进一步的失血，所以须用于血红蛋白＞80g/L的患者。一般停药1～2天后发生撤退性出血，此时莫要以为止血效果不好而再次应用孕激素。撤退性出血第1天，相当于下次月经来潮的第一天。如果子宫内膜偏厚，则孕激素用量相对大，时间相对长，如果撤退性出血较多，可加用丙酸睾酮，25～50mg/d，肌内注射，3天。

②其他止血药物：正常的月经子宫出血本身就有纤维蛋白溶解（纤溶）的激活，异常子宫出血者会有纤溶的亢进，因此抗纤溶药物对于减少出血量是有效的。激素药物配伍应用止血药物可增加疗效。如果患者不接受激素治疗或存在激素治疗的禁忌证，可选择氨甲环酸（止血环酸）、非甾体类消炎药（NSAIDs），止血中药如云南白药、宫血宁、独一味等。

a.氨甲环酸：氨甲环酸不影响血小板数目和聚集，没有证据表明其有增加血栓形成的风险，即使是对血栓高危患者，尤其适用于有生育要求但有凝血功能障碍者、有口服COC禁忌者。美国食品药品监督管理局（FDA）已批准该药用于异常子宫出血的治疗。口服用法是1g，每天3次×4天，静脉滴注用法是静脉注射或滴注，一次0.25～0.5g，一天0.75～2g，每次经期口服氨甲环酸2～4.5g/d，4～7天，月经量减少40％～50％。静脉注射液以25％葡萄糖液稀释，静脉滴注液以5％～10％葡萄糖液稀释，说明书中没有提到可用生理盐水稀释。不良反应发生率约12％，以消化道症状为主，包括恶心、呕吐、腹泻、消化不良等。氨甲环酸不能调节月经，不能缓解痛经，不能避孕。

b.NSAIDs：可抑制前列腺素合成，可减少20％～49％月经量，效果逊色于达那唑或氨甲环酸，不良反应轻，价格较低。由于是周期性服用而非每天服用，长期服用的不良反应如消化道溃疡等可以减少。因为NSAIDs可影响肝脏凝血因子合成，可影响血小板聚集，禁用于凝血功能异常、血小板功能异常者导致的异常子宫出血。

c.酚磺乙胺（止血敏）：可通过促进凝血过程而发挥作用，能够增加血液中血小板数量，增强其聚集性和黏附性，促进凝血物质的释放，增强毛细血管抵抗力，降低毛细血管通透性，以加速凝血。本品能使月经量减少约13％，出血后开始用，可与维生素K注射液混合使用，但不可与氨基己酸注射液混合使用。静脉滴注，一次0.25～0.75g，一天2～3次，稀释后滴注。因疗效不显著，不推荐应用该药物。

d.醋酸去氨加压素：静脉或皮下给予醋酸去氨加压素0.3μg/kg体重，可使血浆中凝血因子Ⅷ的活力增加2～4倍；也可使vWD因子抗原的含量增加。用法是按0.3μg/kg体重的剂量，用生理盐水稀释至50～100mL，在15～30min静脉滴注。

e.注射用尖吻蝮蛇血凝酶：每次2U（2瓶），每瓶用1mL注射用水溶解，静脉注射。虽无本品引起血栓的报道，为安全起见，有血栓病史者禁用。

③纠正贫血：根据血常规、凝血五项指标结果，补充凝血因子、新鲜冰冻血浆、冷沉淀、纤维蛋白原、重组凝血Ⅷ因子、重组vWD因子。血红蛋白低于70g/L建议住院治疗，低于60g/L

建议输血。对中重度贫血患者在上述治疗的同时给予铁剂和叶酸治疗,口服硫酸亚铁、枸橼酸铁、右旋糖酐铁,与维生素 C 一并服用效果好。也可静脉注射蔗糖铁,必要时输血。

④其他情况:如果怀疑恶性,可抽血查肿瘤标志物,联合其他检查方法,必要时也可在知情同意下行诊刮或宫腔镜检查术。对未婚无性生活史青少年除非要除外内膜病变,不轻易做刮宫术,仅适于大量出血且药物治疗无效而需立即止血或检查子宫内膜组织病理的情况。

(3)调整周期治疗:血止后,因仍有无排卵情况的存在,停药后绝大多数会再次出现无排卵功能失调性子宫出血,因此血止后紧跟周期调节治疗是十分重要的。调经方法包括:

①口服避孕药:一项研究显示,含 $30\mu g$ 炔雌醇的 COC 可减少月经量 43%,优于萘普生,略低于达那唑。COC 有除避孕之外的益处,如调经、缓解乳房疼痛和痛经。突破性出血、水钠潴留等问题是患者不能坚持口服避孕药的主要原因。青春期 PCOS 多应用达英 35 治疗。

②孕激素周期疗法:月经后半周期服孕激素治疗,模拟排卵情况下的孕激素分泌。可于撤退性出血第 15 天起,使用地屈孕酮 $10\sim20\text{mg/d}\times10$ 天或黄体酮胶丸 $200\sim300\text{mg/d}\times10$ 天,或甲羟孕酮 $4\sim12\text{mg/d}$,每天分 2 次服用,连用 $10\sim14$ 天。停药后出血撤退性出血,第 15 天再开始服下一周期,可酌情应用 $3\sim6$ 个周期。如果患者病情不严重,可应用 3 个周期,如果治疗效果差,反复发作,可应用 6 个周期甚至更长。单用孕激素虽然有效,但可能因依从性和耐受性差等原因在临床使用受限。

(4)教育和心理治疗:初潮是儿童转向青春期的里程碑,青春期异常子宫出血,患者往往很恐惧,并牵涉整个家庭,这不仅是临床问题,也是社会问题。除了药物,应同时给予教育和心理治疗。

①教育:英国女性和儿童健康国家协作中心指南发展小组(GDG)认为教育具有重要意义。不但教育的内容重要,教育的地点、提供形式和提供者也相当重要。教育和信息提供,患者的知情选择和授权,在现代医疗中日益重要。应充分告知患者如何正确使用药物,避免漏服。使患者充分了解风险和收益,选择最佳治疗方案。充分沟通,使医师对患者治疗的迫切性有所了解,增加患者的自主性和自我管理。自主选择后,患者的依从性将增加,对治疗的风险、时间、有无并发症等的关注度增加,患者控制的决定数目增加,医师决定的减少,也能减少医患纠纷。

②心理治疗:减轻体重,精神因素,月经恢复后嘱生活规律,减轻压力,缓解疲劳,注意环境和气候的改变。

2.生育期和绝经过渡期异常子宫出血的治疗

生育年龄异常子宫出血,以排卵型多见,无排卵型少见。绝经过渡期(每人年龄段不同,一般都在 40 岁以后)又以无排卵型为主。虽然吸烟和肥胖等是异常子宫出血的危险因素,但是尚无有关生活方式治疗 HMB 的研究。生育年龄急性异常子宫出血者,首先排除妊娠。典型的无排卵或黄体的相位周期,是阴道流血时间和流血量均无法预计,前者常有短期闭经。

药物治疗的选项顺序:左炔诺孕酮宫内节育系统(曼月乐),氨甲环酸,NSAIDs,COC,炔诺酮(15mg qd,月经第 $5\sim26$ 天),注射用长效孕激素。不推荐常规应用达那唑,不推荐酚磺乙胺。不推荐仅黄体期口服孕激素治疗急性大量子宫出血。

(1)止血:多种方法同青春期异常子宫出血,但手术治疗方法明显增多。

①孕激素内膜萎缩法:假孕疗法,用蜕膜化剂量的孕激素(>1000 毫克/周期)促进增生期

子宫内膜转化为类蜕膜组织而快速止血(一般 2～3 天血止),止血后逐渐减少剂量至维持不流血的最小剂量。

a.甲羟孕酮口服:非首选方案,可给 250mg,口服,每天 1 次,或甲羟孕酮 10～20 毫克/次,4～6h 1 次,止血后 3 天开始减量,每 3 天减量 1/3,维持量维持到血止后 21 天停药。出现撤退性出血的第一天起,用 COC 周期治疗。单用甲羟孕酮应用过程中,可能有点滴出血。目前尚无有关孕激素对血栓形成有确切影响的证据。2006 年有一项 RCT,比较了大量 MPA 和 OC(含 1mg 炔诺酮和 35μg 炔雌醇),1 片的治疗效果,证明了大剂量 MPA 的有效性。40 例血流动力学稳定的急性子宫出血患者随机分为两组,一组给予 MPA 20mg,每天 3 次,一周后改 20mg,每天 1 次,一组给予 OC 1 片,每天 3 次,一周后改为 1 片,每天 1 次。平均 3 天血止,MPA 组耐受性优于 OC,但恶心呕吐发生率无统计学差异。注射用 MPA 肌内注射避孕效果持续 3 个月。为了避孕,长效 MPA 必须是月经第 5 天内急性第一次注射。一项 RCT 研究显示(n=3172),注射用 MPA 的闭经率高于庚酸炔诺酮,另一项 RCT(n=1216)显示,应用注射用 MPA 100～150mg/3 个月,1 年后的闭经率可达 41%～47%。

b.COC:用法同青春期异常子宫出血所述,但对于围绝经期异常子宫出血非首选方案。第三代口服避孕药的孕激素均为高选择性孕激素,包括去氧孕烯(妈富隆、美欣乐)、孕二烯酮(敏定偶)、屈螺酮(优思明)等。服用 COC 的妇女,卵巢癌发生率降低 40%,子宫内膜癌降低 50%,子宫肌瘤降低 31%,黄体囊肿降低 78%,功能性卵巢囊肿降低 49%。研究表明,阴道应用 COC 可减少胃肠道不良反应,并且与口服具有相当的疗效。应用 COC 治疗。如果 1 年内有妊娠计划,不建议用 COC,而可用 NSAIDs 或周期性孕激素。

2010 年 5 月,FDA 批准了一种新型口服避孕药,地诺孕素/戊酸雌二醇在美国上市。该避孕药已于 2009 年 5 月在欧盟获得批准,商品名为 Qlaira。2012 年 FDA 批准该药用于治疗急性子宫出血,成了 COC 里面的首选药物。地诺孕素/戊酸雌二醇片应用 6 个月显著减少平均月经量约 65%,其中 1/2 患者可达到减少 80% 月经量的疗效,贫血指标大大改善,补佳乐 2mg,相当于炔雌醇 20μg;地诺孕素是 19C-去甲睾酮衍生物,与孕激素受体有很强亲和力,同时又类似炔诺酮,吸收快,生物利用度 90%,血浆半衰期 10h,无明显累积效应,能抑制卵巢功能及子宫内膜细胞的增殖。与其他 COC 或曼月乐比较,对糖脂代谢影响较小,血栓性疾病的发生率和严重程度均略低,其他常见不良反应与其他 COC 类似。不愿放曼月乐,无雌激素禁忌证,又要求避孕者,首选地诺孕素/戊酸雌二醇片。目前还没有曼月乐和戊酸雌二醇、地诺孕素的比较研究。

COC 的应用应注意安全性问题。WHO 对关于长期服用 COC 安全性的报道证明,COC 降低子宫内膜癌、卵巢癌的发生,对是否增加宫颈癌尚有争议,总体乳腺癌不增加。应用 COC 的第一年,血栓风险增加 4 倍。应用 COC 的潜在风险应予注意,有高龄、肿瘤、高血压、血栓性疾病史、易栓症(比如蛋白 C、蛋白 S、Leiden factor V 缺乏)、心脑血管疾病高危人群及 40 岁以上吸烟的女性不宜应用。有乳腺癌病史的患者应十分慎用。

②孕激素内膜脱落法:适用于血红蛋白>80g/L 的患者,用法同青春期无排卵型异常子宫出血。撤退性出血的时候,如果量多的话,应该卧床休息,用止血剂,必要的时候输血,这个时候不能再用性激素。撤退性出血如果多于 10 天不干净,应该怀疑有器质性的病变。

③雄激素治疗：雄激素可对抗雌激素，增加子宫和血管平滑肌收缩力，减轻盆腔充血。达那唑可抗雌抗孕，抑制子宫内膜增生，抑制排卵。孕三烯酮(内美通)与达那唑有相似的疗效和不良反应，一周 2 次。达那唑在减少月经量方面(大约减少 1/2)可能优于单一孕激素和NSAIDs，但雄性化不良反应也相当明显，没有足够证据显示可以推荐该疗法。孕激素减少月经量的机制尚不明确，单纯黄体期单用孕激素对月经量无明显改变。

④其他止血药物：氨甲环酸，有一定治疗作用，尤其是那些需要保留子宫生育能力但面临切子宫风险者。如果效果良好，NSAIDs 和氨甲环酸可以继续周期性应用，如果治疗 3 个周期效果不明显，应停用。

(2)调周期：抑制卵巢功能或黄体功能替代。

如果偶尔一次无排卵型功能失调性子宫出血，此次治疗后可不用调周期，观察下一自然周期月经情况。无生育要求者调周期最好用 COC，其中目前最好的是复方地诺孕素；也可月经后半期周期性应用孕激素，如果子宫内膜有复杂性增生，可于卵泡期开始应用孕激素，如炔诺酮 15mg/d，月经第 5～26 天应用。如果周期性服用孕激素无撤退性出血或者出血很少，说明内源性雌激素水平较低，可以人工周期疗法，可于月经第 3 天开始口服克龄蒙或芬吗通，或补佳乐 1mg/d，连用 21～28 天，后 10～14 天加用甲羟孕酮 4～8mg/d 或加黄体酮治疗。有生育要求者调周期可用促排卵治疗。

(3)有生育要求的采用促排卵治疗：常用方法包括氯米芬法、来曲唑法、HMG－HCG 法、促性腺激素释放激素激动剂(GnRHa)脱敏＋控制性卵巢高刺激疗法等。氯米芬可通过与内源性雌激素受体竞争性结合，促进垂体释放 FSH 和 LH，促进卵泡发育，但有子宫内膜薄等不良反应，不利于胚胎着床，可同时补充补佳乐。氯米芬一般是月经第 2～5 天开始，每天 50～150mg，共 5 天。监测卵泡成熟时(1.8cm 以上)，应用绒促性素 5000～10 000IU，肌内注射，立即，促进排卵和黄体形成。应用 3 个周期后停药观察其恢复情况。

(4)GnRHa 垂体降调节：GnRHa 通过耗竭 GnRH 受体和垂体脱敏作用，减少 FSH 和 LH 的生成和释放，从而抑制卵巢功能，引起低雌激素血症，为可逆性药物性"去势"，适用于不能耐受药物治疗、肝肾功能不良、出血性疾病和器官移植(如肝、肾移植)后月经过多的绝经过渡期妇女，尤其适用于合并子宫腺肌病、子宫肌瘤、子宫内膜异位症者。目前还没有关于 GnRHa 治疗急性子宫出血的报道，手术前 GnRHa 诱导闭经，以便提高血红蛋白，应用后 5～14 天会有"点火"效应。尤其适用于合并子宫肌瘤又不手术者，可以说是最佳方案。为防止长期 GnRHa 治疗引起的低雌激素反应和骨丢失，可于 3～6 个月反向添加性激素。用法是月经第一天，长效 GnRHa，如戈舍瑞林(诺雷德)3.6 毫克/支，或曲普瑞林(达必佳)3.75 毫克/支，皮下注射，28 天 1 支。反向添加方法有单一孕激素(甲羟孕酮 4～6mg/d)，单一雌激素(补佳乐 1mg/d)，雌孕激素联合或序贯，组织选择性雌激素活性调节剂利维爱等。

(5)抗感染治疗：出血时间长，贫血严重，抵抗力差者易合并感染，可监测体温、血常规、C 反应蛋白、降钙素原等，留取血培养，有感染的临床征象时应及时应用抗生素。当严重细菌、真菌、寄生虫感染以及脓毒症时血降钙素原升高，自身免疫、过敏和病毒感染时降钙素原不会升高。一般应用头孢二代抗菌药。

(6)手术或操作治疗：适用于有药物禁忌，药物反应不佳，合并其他疾病的内在需要，同时要考虑出血的严重程度和患者的稳定性。手术或操作方法包括放置曼月乐,宫腔球囊压迫止血,诊刮,子宫内膜去除,子宫动脉栓塞和子宫切除。心脏换瓣术后服用抗凝药物,可有异常子宫出血,应用内膜消融或曼月乐可起到持续的治疗作用,子宫切除术出血风险大,如合并其他疾病,不得已时才采用。较少采用。

①曼月乐放置:曼月乐在欧洲国家已经应用了十余年,得到了广泛认可。曼月乐为 T 型塑料支架,内含 52mg 左炔诺孕酮,以每天 20μg 的剂量释放入宫腔内,有效期是 5 年,月经量可以减少 70%～95%。推荐在放置以前应排除子宫内膜病变的情况。曼月乐可以治疗子宫内膜单纯性增生和复杂性增生。2007 年英国指南就推荐了曼月乐治疗月经过多,应用 3 个月月经量可减少 95%。曼月乐是治疗 35 岁以后异常子宫出血女性的可选的有效方法,治疗满意率可达 80%,治疗 3 个月时点滴出血是常见的症状,1/2 女性在治疗 6 个月时无出血症状,部分在应用 1.5 年后会出现闭经。Eclipse 试验是一个大规模多中心的随机对照试验,采用该试验方法比较曼月乐和其他药物的治疗效果,研究对象为 25～50 岁,MMAS 表格定量评价值作为首要结局,结果显示曼月乐组比常规药物组更能提高治疗的生活质量。在放置曼月乐后前 6 个月中不规则出血、经量减少、月经稀发、点滴出血、乳房胀痛等很常见,一般不需要特殊处理。建议曼月乐至少带 6 个月。

②诊断性刮宫:临床医师认为患者不适合药物或药物效果欠佳,可用诊刮止血,并推荐一并使用宫腔镜检查。诊刮具有诊断和治疗的双重意义。诊刮需彻底全面,尤其注意两侧宫角部。诊刮只能减少本周期的流血量,对后续周期无改善作用,不推荐诊刮作为常规止血方法。诊刮常见病理类型是增生期和分泌期子宫内膜,诊刮正常者占 80% 左右。诊刮没有年龄限制。年龄＞40 岁,有子宫内膜癌高危因素或子宫内膜厚度＞12mm 者,首选刮宫,除外子宫内膜病变;对于绝经过渡期及病程长的育龄期患者应首先考虑使用刮宫术,为了止血,诊刮应相对彻底;对于 B 超提示宫腔内异常者可在宫腔镜指导下刮宫或活检,以提高诊断率。欲确定异常子宫出血的类型,鉴别是否排卵,一般于月经第 5 天后或异常子宫出血时随机性刮宫。一般诊刮有效时期是 6 个月。

③宫腔球囊压迫止血:26F Foley 尿管置入宫腔,注入约 30mL 盐水,压迫止血。先于导尿管球囊内注入 1mL 气体,使球囊膨胀,剪去球囊顶端的部分导管,抽出球囊内气体后,将球囊导尿管置入宫腔内,在 B 超引导下向球囊内注入灭菌生理盐水适量,至 B 超下可见宫腔明显分离,推注时手感有阻力为止,双腔导尿管的一端连接出血收集袋,收集宫腔出血并计量。一般球囊放置 4～8h,如压力不大,必要时可放置 12h。取出球囊时测定球囊内压力,并注意放出的液体量是否与注入的液体量相等。

④子宫内膜去除术:

a.适应证和禁忌证:目前资料显示,子宫内膜去除术治疗异常子宫出血是有效的,是 AUB－E 和 AUB－O 的手术首选治疗方法。适应证包括激素或其他药物治疗无效、相对禁忌或复发者,尤其适用于无生育要求的有排卵型月经过多患者,已排除子宫内膜恶性疾病者;由于创伤小,尤其对合并严重内科疾患如肝肾衰竭、心脑血管疾病、血液病,不能耐受子宫切除手术者。经充分与患者沟通风险、收益等,子宫内膜去除术可以作为首选治疗方案。严重影响生活质量,无生育要求,子宫正常或伴有肌壁间肌瘤 3cm 以下,可考虑子宫内膜去除术。行子宫内膜去除术之前都要进行内膜活检,只有组织病理学检查未提示异常时才可进行手术。子宫内膜不典型增生和子宫癌患者不能行子宫内膜去除术。FDA批准的五个非电切镜子宫内膜去除术仪器均有引起子宫穿孔和肠道热损伤的可能。

b.技术简介:子宫内膜去除术有两代技术,第一代是宫腔镜可视,第二代是非电切镜系统的,降低了子宫穿孔、出血、低钠血症等风险。第一代包括滚珠子宫内膜切除术,经宫颈子宫内膜切除术(TCRE)。第二代非电切镜子宫内膜去除术是指那些不需要子宫电切镜,直接放置到子宫腔就能够破坏子宫内膜的仪器或设备,FDA批准了五类,包括冷冻治疗、自由流体热子宫内膜切除术、阻抗控制子宫内膜去除术(诺舒)、充满液体的热球子宫内膜去除、微波内膜去除。两代手术方式的适应证、手术疗效、满意度相似,而二代的内膜去除术具有简单、易行、并发症少的优点,因此相对而言是更好的选择。但目前除了对热球技术研究较深入外,其他方法尚需大样本、长时间的随访研究,以期对各项技术的安全性和有效性进行较为全面、系统的比较和评价,关于重复治疗的时间间隔、参数设置和疗效等也需要进一步研究。下面主要对常用的热球技术和诺舒技术做进一步介绍。

热球系统简介:Therma Choice 系统含有一个一次性使用的热球导杆,一根连接线和一个专门的控制器。导杆的直径是 5.5mm,加热装置包含在球囊内,微处理系统决定治疗时间为持续 10min。暴露宫颈后,扩张到需要的大小,将顶端带有球囊的导杆通过宫颈管置入宫腔。手术医师首先使用一个注射器将 5% 葡萄糖水注入球囊内,使球囊内的压力达到 160～180mmHg,然后启动专门的控制器,加热球囊中的热元件和液体。控制器中的微处理器监视球囊内压力参数和液体温度,并自动控制加热时间。

诺舒系统简介:利用阻抗控制,使用电射频技术,能够自动切除子宫内膜。在手术前不需要像传统的宫腔镜电切术或者热球技术进行内膜预处理,且不受经期和出血限制,平均90s就能完成手术,立竿见影。该系统由一个以微处理控制器为基础的控制器及一个直径约 7.2mm的简易一次性电极组成,电极远端连着一个金属网状双极。该电极装置经过宫颈插入宫腔,随着外鞘的撤出,金属网状电极打开并与宫腔形态相符合。术毕使用宫腔镜检查手术效果。

c.效果及注意事项:对于宫腔正常的女性,行电切镜子宫内膜去除术或非电切镜子宫内膜去除术,在术后1年的月经减少量和患者满意度方面是相当的,与使用曼月乐的患者相似,在依从性和效果方面优于药物治疗。选择子宫内膜去除术的患者必须能接受术后仍有可能有月经来潮,而不是绝对的闭经。绝经前女性接受子宫内膜去除术后仍需要采取合适的避孕措施。非电切镜子宫内膜去除术不推荐用于内膜腔过大、超过器械限制的患者。有经典剖宫产史的患者行非电切镜子宫内膜去除术时,损伤周围器官的风险可能增加。这部分患者行内膜去除术时,最好在腹腔镜监测下行电切镜子宫内膜去除术。子宫下段横切口分娩的患者行非电切镜子宫内膜去除术的风险仍未进行充分研究。

⑤子宫动脉栓塞术:药物治疗反应欠佳或禁忌,又需要保留子宫者,可选择子宫动脉栓塞术,但是该手术对生育力的影响尚不知晓。因此应告知患者关于子宫动脉栓塞术的生育力影响问题潜在的不良反应。子宫血供主要来自髂内动脉的分支——子宫动脉,手术时通过插管到髂内动脉,造影显示出血部位,将出血动脉远侧和近侧支同时栓塞,不仅使近侧供血终止,而且将侧支供血也阻断,达到立即止血和长期止血的目的。即使栓塞髂内动脉也不至于引起严

重并发症。栓塞剂常采用明胶海绵,明胶海绵颗粒为中期栓塞剂,一般 2 周后血管可再通,不影响栓塞器官。但如果栓塞不彻底,可能导致复发性出血。

⑥宫腔镜检查:宫腔镜检查是鉴别子宫出血原因非常重要的手段,比较敏感,同时可以在直视下选点活检,比盲目刮宫敏感性高。但是它的可靠性跟术者的知识、经验有关,同时宫腔镜不能代替病理检查。宫腔镜的优势还在于它可以同时进行一些治疗,包括前述的一代子宫内膜去除术。

⑦子宫切除术:对于药物治疗疗效不佳或不宜用药、无生育要求的患者,尤其是不易随访的年龄较大的患者及病理为癌前期病变或癌变者,应考虑手术治疗。全子宫切除术,子宫切除首选经阴,然后经腹。子宫小于 10 周大小者,为了治疗急性子宫异常出血,子宫切除不是首选治疗。子宫切除术不是 HMB 的一线治疗方法,当充分知情后,患者要求子宫切除,或经药物治疗无效,或不想保留子宫或生育力,有闭经的要求时可以做。应告知子宫切除可能对卵巢功能有影响,如果患者病理性肥胖或需要切除附件,经阴手术应行腹腔镜辅助。45 岁以下女性,如果合并其他可疑卵巢功能异常导致的疾病,如经前期综合征,可用药物抑制卵巢功能 3 个月看症状是否消失,以协助决定是否切除卵巢。

三、排卵性异常子宫出血

排卵性异常子宫出血(排卵性月经失调)较无排卵性少见,多发生于生育期女性。患者有周期性排卵,因此临床上有可辨认的月经周期。主要包含黄体功能不足、子宫内膜不规则脱落和子宫内膜局部异常所致的异常子宫出血。

(一)黄体功能不足

月经周期中有卵泡发育及排卵,但黄体期孕激素分泌不足或黄体过早衰退,导致子宫内膜分泌反应不良和黄体期缩短。

1.发病机制

足够水平的 FSH 和 LH 及卵巢对 LH 良好的反应,是黄体健全发育的必要前提。黄体功能不足可由多种因素造成,如卵泡期 FSH 缺乏,使卵泡发育缓慢,雌激素分泌减少,从而对垂体及下丘脑正反馈不足;LH 脉冲峰值不高及排卵峰后 LH 低脉冲缺陷,使排卵后黄体发育不全,孕激素分泌减少;卵巢本身发育不良,排卵后颗粒细胞黄素化不良,孕激素分泌减少。此外,生理性因素如初潮、分娩后、绝经过渡期等也可导致黄体功能不足。

2.病理

子宫内膜形态一般表现为分泌期内膜,腺体分泌不良,间质水肿不明显或腺体与间质发育不同步。内膜活检显示分泌反应落后 2 日。

3.临床表现

常表现为月经周期缩短。有时月经周期虽在正常范围内,但卵泡期延长、黄体期缩短,以致患者不易受孕或在妊娠早期流产。

4.诊断

根据病史、妇科检查,确认无引起异常子宫出血的生殖器器质性病变;基础体温双相型,但高温相小于 11 日;子宫内膜活检显示分泌反应至少落后 2 日,可做出诊断。

(二)子宫内膜不规则脱落

月经周期有排卵,黄体发育良好,但萎缩过程延长,导致子宫内膜不规则脱落。

1.发病机制

由于下丘脑-垂体-卵巢轴调节功能紊乱,或溶黄体机制失常,引起黄体萎缩不全,内膜持续受孕激素影响,以致不能如期完整脱落。

2.病理

正常月经第 3~4 日时,分泌期子宫内膜已全部脱落。黄体萎缩不全时,月经期第 5~6 日仍能见到呈分泌反应的子宫内膜。常表现为混合型子宫内膜,即残留的分泌期内膜与出血坏死组织及新增生的内膜混合共存。

3.临床表现

表现为月经周期正常,但经期延长,长达 9~10 日,且出血量多。基础体温呈双相型,但下降缓慢。在月经第 5~7 日行诊断性刮宫,病理检查作为确诊依据。

(三)子宫内膜局部异常所致异常子宫出血(AUB-E)

当异常子宫出血发生在有规律且有排卵的周期,特别是经排查未发现其他原因可解释时,则可能是原发于子宫内膜局部异常所致的异常子宫出血。

1.临床表现

可表现为月经过多(>80mL)、经间期出血或经期延长,而周期、经期持续时间正常。其机制可能涉及子宫内膜局部凝血纤溶调节机制异常、子宫内膜修复机制异常如子宫内膜炎症、感染、炎性反应及子宫内膜血管生成异常等。

2.诊断

目前尚无特异方法诊断子宫内膜局部异常,主要基于在有排卵月经的基础上排除其他明确异常后而确定。

(四)治疗

1.止血治疗

针对 HMB 和 IMB 两类型,分别进行处理。

(1)HMB 的治疗:首先评估生命体征和血流动力学状态,如果不稳定,比如休克状态,应集中精力维持生命体征,建立静脉通道,交叉配血,准备输血,补液治疗,病史、查体、完善辅助检查明确诊断。若确认是子宫出血,月经周期尚规律的(24~32 天),常是有排卵异常子宫出血。美国一项调查表明,有排卵型急性阴道大量流血的一线治疗,由多到少依次是口服避孕药,曼月乐,NSIADS,口服黄体酮,口服甲羟孕酮,手术(刮宫、内膜去除、子宫切除等)。生育期妇女异常子宫出血首先应该排除妊娠并发症。常选择诊刮术,刮宫后根据子宫内膜病理指导临床治疗,在尚未明确诊断之前不主张应用任何激素类药物止血。止血方法参考无排卵型功能失调性子宫出血治疗。其他方法包括应用曼月乐、NSAIDs、氨甲环酸、云南白药等,效果不佳也可采用手术治疗。

(2)IMB 的治疗:建议先对患者进行 1~2 个周期的观察,测定基础体温,明确出血类型,排除器质性病变,再进行干预。

①黄体功能不足的治疗——黄体功能辅助治疗

a.促进卵泡发育:黄体功能不足往往是卵泡发育不良的表现,促进卵泡发育和排卵便可提高黄体功能。促排卵首选氯米芬,同上所述。无生育要求者不促排。

b.促进排卵:监测卵泡,即超声检测卵泡成熟(直径≥18mm)后,一次注射 HCG 5000～10 000U,促排卵。

c.黄体刺激疗法:于排卵后 4、6、8、10 天,分别注射 HCG 2000U,辅助黄体功能。HCG 在血浆中的第 1 个半衰期约 6h,第 2 个半衰期较缓慢为 24h。

d.黄体功能替代疗法:方法是排卵后第 1～2 天或下次月经前 10～14 天开始,每天口服甲羟孕酮 10mg×10 天,有生育要求者可服用微粒化黄体酮胶丸或肌内注射黄体酮。或于基础体温升高后第 3 天开始,每天 2 次,阴道放置孕酮 25mg,直至月经来潮或妊娠。

②黄体萎缩不全的治疗:表现为经期较长至 8～10 天,甚至淋漓不尽,月经第 5～6 天仍可见分泌期子宫内膜,治疗方法同黄体功能替代疗法或黄体刺激疗法。即黄体期用孕激素,使黄体及时萎缩,促内膜脱落,或用绒促性素。

③排卵期出血的治疗:某种意义上说,排卵期出血也是黄体功能不足的表现。有生育要求者应用上述黄体功能辅助疗法,无生育要求者可应用一般止血药物如氨甲环酸、云南白药等,也可应用下述调经治疗,如不影响生活质量可不处理。

2.调经治疗

(1)COC:适用于已生育子女、需要避孕的妇女,可选用低剂量 COC,包括妈富隆、敏定偶和美欣乐。PCOS 妇女推荐应用达英-35。月经第 5 天开始服用,1 片,每天 1 次,连用 21 天为 1 周期,一般连续 3 个周期。COC 可减少月经量,但在有排卵性功能失调性子宫出血方面缺乏专门研究。

(2)雌、孕激素周期序贯疗法:适用于生育期后半期,年龄≥35 岁妇女。可用人工周期,或克龄蒙、芬吗通。

(3)后半周期雌+孕激素疗法:排卵后月经后期第 15 天开始,服用补佳乐 1mg/d,甲羟孕酮 4mg/d,连服 14 天;或服用联合型口服避孕药 1 片/天,连服 14 天,连续 3 个月。

第二节　痛经

痛经是指与月经相关的,出现于行经前后或月经期的下腹部疼痛、坠胀,伴有腰酸或其他不适,严重影响生活和工作的症状。痛经分为原发性痛经和继发性痛经两类。原发性痛经是盆腔无器质性病变的痛经,占痛经 90% 以上,仅存在于有排卵周期,通常在月经初潮后 6～12 个月,绝大多数在初潮后 2 年内,排卵周期建立后发病。继发性痛经是盆腔器质性疾病引起的痛经,常见病因有子宫内膜异位症、子宫腺肌病、子宫肌瘤、子宫内膜息肉、宫腔粘连、宫内节育器放置后、宫颈狭窄、卵巢囊肿、副中肾管先天发育异常以及盆腔炎性疾病,其中以子宫内膜异位症所致痛经最为常见。疼痛常表现为"充血性疼痛",可伴盆腔沉重感、背痛,常于晚黄体期逐渐加重,月经来潮达高峰。并伴有其他妇科症状,如性交疼痛、接触性出血、不规则阴道出血以及异常白带等。疼痛出现于初潮后数年(副中肾管先天发育异常所致者,疼痛出现较早)可能是继发性痛经的重要特征,在无排卵周期发生的痛经也应考虑继发性痛经。妇科检查有异常发现,必要时可借助于宫腔镜、腹腔镜以及影像学检查辅助诊断并对因治疗。

一、病因和发病机制

原发性痛经的病因尚未完全明确,其发生可能与子宫收缩异常有关。在通常情况下,整个月经周期中,受性激素、前列腺素和其他子宫收缩物质的调控,子宫存在良好的收缩模式,这种子宫收缩不影响子宫血流。原发性痛经女性存在四种形式的收缩异常,包括最常见的子宫基础紧张度升高(超过 10mmHg);子宫收缩高峰时压力升高(超过 120mmHg,常超过 150～180mmHg);子宫收缩次数增加(每 10min 超过 4 或 5 次)以及不同步、不协调的子宫收缩。这四种收缩异常可单独或同时存在,当一种以上的收缩异常同时存在时,其作用倾向于彼此加强。子宫收缩异常,导致子宫血流量减少,影响子宫再灌注和氧合,子宫缺血、组织缺氧导致疼痛。

$PGF_{2\alpha}$ 是一种强的子宫平滑肌兴奋剂和血管收缩剂。先前的研究显示,绝大多数原发性痛经女性,子宫前列腺素的产生和释放增加或存在异常,引起异常的子宫活动和缺血、缺氧,进而引发痛经。Pickles 和他的同事首次在经血中测定了前列腺素的含量,证实原发性痛经女性的前列腺素 F 较非痛经女性多 8～13 倍,大多数前列腺素的产生和释放发生于行经的最初 48h,所以剧痛常发生于月经第 1～2 天。前列腺素合成酶抑制剂,非甾体类抗炎药如布洛芬、萘普生等的应用可抑制经血中前列腺素含量、缓解痛经症状,也支持前列腺素在原发性痛经发生中的作用。

孕激素对维持溶酶体的稳定性发挥重要作用,高水平的孕激素可稳定溶酶体。若卵母细胞未受精,黄体在排卵后 9～10 天开始退化,孕激素水平在晚黄体期下降,溶酶体不稳定,磷脂酶释放,溶解细胞膜磷脂生成花生四烯酸,成为环氧合酶和脂氧合酶途径的前体物质。可通过环氧合酶途径生成前列腺素,还可通过脂氧合酶途径生成白三烯。白三烯可刺激子宫收缩,子宫内白三烯的增加可能与原发性痛经的某些形式有关。这可以解释某些原发性痛经女性使用前列腺素合成酶抑制剂无效的病例。

此外,垂体后叶加压素、缩宫素可能也参与了原发性痛经的发生。原发性痛经可能还受到遗传、精神、心理因素以及运动的影响。

二、诊断

(一)临床表现

1.经期下腹痛

原发性痛经大多数发生于年轻的妇女中,因月经初潮 2 年以内往往无排卵,所以刚来月经时少有痛经。待到排卵型月经建立后才开始有痛经。痛经多在月经来潮前的 1～2 天开始,持续 2～3 天,一般在月经的第 1～2 天最痛。疼痛的部位位于下腹部,多为痉挛性疼痛。轻者仅表现为下腹坠胀不适,重者可伴有呕吐,影响工作和生活。原发性痛经一般在有怀孕经历后缓解。继发性痛经患者的发病年龄较大,子宫肌瘤、盆腔粘连和盆腔静脉淤血引起的痛经症状较轻,而子宫内膜异位症引起的痛经症状往往较重,且呈进行性加重的趋势。

2.性交疼痛

部分患者除了腹痛还伴有性交痛。

3.其他症状

原发性痛经可有恶心、呕吐、面色苍白等伴随症状;继发性痛经的伴随症状与原发疾病有关,子宫肌瘤可有月经增多、白带增多等症状。如盆腔子宫内膜异位症病灶累及直肠可有便秘等症状。慢性盆腔炎的特点是平时有下腹部隐痛,经期症状加剧,部分患者可伴有低热。

(二)辅助检查

1.盆腔超声检查

原发性痛经患者盆腔 B 超检查无异常情况发生。继发性痛经患者盆腔 B 超检查可发现子宫畸形、子宫均匀增大或不规则增大、盆腔包块等病变。

2.宫腔镜检查

宫腔镜检查可以发现黏膜下子宫肌瘤及双子宫、双角子宫、纵隔子宫等子宫畸形。

3.腹腔镜检查

腹腔镜检查可明确盆腔有无内膜异位病变、炎症和粘连等情况。

4.CT 和 MRI 检查

可以了解盆腔包块的大小、部位、边界及质地。

(三)诊断要点

本病以伴随月经周期出现下腹疼痛为特征诊断。

1.病史

了解患者年龄、发病诱因、发病过程、症状出现时间与月经关系、疼痛部位及性质、有无进行性加重、有无组织样物随经血排出等。

2.体格检查

注意发育与营养状况。妇科检查排除生殖器质性病变。

(四)鉴别诊断

根据经期腹痛的特点,妇科检查无阳性体征,临床即可诊断,但必须除外下列疾病。

1.子宫内膜异位症

本病表现为继发性痛经,多发生在人工流产术后或上宫内节育器后,疼痛剧烈,妇科检查可触及子宫直肠陷凹内触痛结节或卵巢囊肿,腹腔镜检查是最有价值的辅助检查方法。

2.子宫腺肌病

本病多发生在 30～50 岁经产妇,痛经进行性加重,可伴有经量增多及经期延长。妇科检查时子宫均匀增大或有局限性突起,质硬有压痛。B 超可见腺肌症或腺肌瘤的典型回声。

3.盆腔炎

本病在非经期也有下腹痛,经期可加重,疼痛呈持续性。妇科检查有附件区增厚或包块,压痛明显。抗生素治疗有效。

4.异位妊娠破裂或流产

本病无痛经史,有停经、少量阴道出血及突发下腹痛等症状。妇科检查可触及一侧附件区的小包块,有压痛,有时伴贫血或内出血体征。尿和血 β-HCG 阳性,B 超检查常发现宫腔外妊娠囊和盆腔游离液。

三、治疗

(一)一般治疗

重视精神心理治疗,阐明月经时轻度不适属生理反应,消除紧张和顾虑有助于缓解症状。适当的运动如瑜伽,对某些患者可能有帮助二腹部温热等治疗也可缓解疼痛。

(二)药物治疗

1.前列腺素合成酶抑制剂

通过抑制前列腺素合成酶的活性减少前列腺素产生,防止过强子宫收缩和痉挛,从而达到治疗目的,有效率可达 80%~85%。月经来潮或痛经开始即服药,连服 2~3 天。常用药物:布洛芬 200~400mg,每天 3~4 次;或酮洛芬 50mg,每天 3 次;或选择甲氯芬那酸、双氯芬酸、甲芬那酸、萘普生。胃、十二指肠溃疡或对此类药物过敏者禁用。环氧合酶Ⅱ抑制剂通过抑制环氧合酶,也可有效缓解原发性痛经,而且由于其高选择性,减少了胃肠道不良反应,但是,成本问题限制了其应用。

2.连续联合复方口服避孕药

可减少经血中前列腺素含量,缓解痛经。可能主要通过以下机制:①抑制子宫内膜生长,降低前列腺素水平;②抑制排卵,造成一个无排卵的激素环境,使子宫内膜前列腺素水平接近于卵泡期的较低水平一此外,还可能通过降低垂体后叶加压素水平,减弱过强子宫收缩缓解原发性痛经,疗效达 90%以上,适用于有避孕要求的原发性痛经患者,不同口服避孕药制剂间疗效差别仍有待于进一步研究。

(三)手术治疗

对于顽固的原发性痛经或合并用药禁忌,权衡利弊可考虑手术治疗,如经腹腔镜骶前神经切除手术。

(四)其他

其他的治疗方法包括中医中药、钙拮抗剂以及维生素 E 等。穴位治疗近年研究较多,但目前尚无明确的临床研究证据。

总之,痛经的主要原因是子宫局部前列腺素和白三烯合成异常,主要是过多。目前的治疗方法就是针对这一原因进行的,通常采用前列腺素合成酶抑制剂和连续联合复方口服避孕药。

第三节　经前综合征

经前综合征(PMS)是指反复的、周期性的、在黄体期出现的影响女性日常生活和工作,涉及躯体、精神及行为的症状群,月经来潮后症状自然消失。流行病学调查显示,本症多见于

25～45岁女性。由于采用不同的问卷、诊断标准及方法学,较难得到确切的发病率。估计发病率为 20%～32%。

对 PMS 的记载已有 2000 多年的历史。1931 年 Frank 发表了第一篇有关 PMS 的论文,对 PMS 与月经的关系做了详尽的科学的描述。由于本病的精神、情绪障碍更为突出,以往曾命名为"经前紧张症"、"经前期紧张综合征"。但是本病症状波及范围广泛,除精神症状外还涉及躯体、行为包括 200 种以上的器质性和功能性症状。1953 年,Greene 和 Dalton 首先提出 PMS 的命名。

一、病因和发病机制

尚不明确,可能与以下因素有关:

1.精神社会因素

PMS 患者病史中常有较明显的精神刺激。情绪紧张可使原有症状加重,工作压力和责任增加可导致和加剧 PMS。临床上 PMS 患者对安慰剂治疗的反应率可达 30%～50%,有的反应率高达 80%,心理、精神干预可帮助患者克服、战胜这种周期不适,改善生活质量。提示社会环境与患者精神心理因素间的相互作用,参与 PMS 的发生。

2.卵巢激素影响

PMS 的症状与月经周期相关,无排卵周期、卵巢全切及应用排卵抑制剂时 PMS 症状消失;应用外源性性激素可使 PMS 症状重现。这些现象让人们很早就提出卵巢产生的性激素与 PMS 的病理生理有关。

最初认为,雌、孕激素比例失调是 PMS 的发病原因,患者孕激素不足或组织对孕激素敏感性失常,雌激素水平相对过高,引起水钠潴留,致使体重增加。后续研究发现,PMS 患者体内并不存在孕激素绝对或相对不足,应用孕激素治疗对 PMS 无效。目前认为,PMS 与正常女性月经周期雌、孕激素水平并无差别,月经周期中正常的性激素波动导致易感女性异常的血清素反应。有研究显示,孕酮的代谢产物四氢孕酮与巴比妥类和苯二氮䓬类相似,可以调节 γ-氨基丁酸受体功能,并具有相似的抗焦虑作用。PMS 患者体内四氢孕酮水平可能与症状严重程度有关。性激素在 PMS 发生中的作用和孕激素治疗受限这种表面上的矛盾可能与孕酮代谢为四氢孕酮的变化有关。

3.神经递质参与

精神和行为症状是 PMS 的关键特征,推测 PMS 的发生机制必定涉及大脑。性激素可以很容易通过血脑屏障,脑内调节行为和情绪的区域如杏仁核、下丘脑存在丰富的性激素受体。许多研究已证明性激素通过神经递质影响情感变化及对应激的行为反应,在易感人群中引起 PMS,因此有学者提出神经递质学说。

(1)5-羟色胺:目前研究较多的神经递质是 5-羟色胺。中枢的 5-羟色胺能系统在调节食欲、体温、活动能力、情感等方面都起了很重要的作用。5-羟色胺能神经元的神经传递功能缺陷可能涉及数种神经精神性疾病的发生,特别是内源性抑郁症。先前的研究证据支持 5-羟色胺在 PMS 发病中的重要作用:①正常女性在黄体中期 5-羟色胺水平开始升高,PMS 患者此时无5-羟色胺升高表现,PMS患者在黄体中期和晚期及月经前全血5-羟色胺水平与非PMS正常妇女有明显差别。②选择性5-羟色胺重吸收抑制剂可有效缓解PMS症状。③食物中缺乏色氨酸(5-羟色胺前体),或体内色氨酸的耗竭使5-羟色胺生成减少以及5-羟色胺受体拮抗剂的应用可激发和加重PMS症状。相反,补充色氨酸可缓解PMS的症状。

(2)阿片肽、单胺类神经递质:与应激反应和控制情感有关,在月经周期中对性激素变化敏感,可能参与了PMS的发生。

4.其他因素

前列腺素、维生素、微量元素等可能参与了PMS的发生。有学者提出PMS的发生还与遗传有关。

二、临床表现

多见于25~45岁妇女,症状出现于月经前1~2周,月经来潮后迅速减轻直至消失。主要症状归纳为:①躯体症状,如头痛、背痛、乳房胀痛、腹部胀满、便秘、肢体水肿、体重增加、运动协调功能减退;②精神症状,如易怒、焦虑、抑郁、情绪不稳定、疲乏以及饮食、睡眠、性欲改变,而易怒是其主要症状;③行为改变,如注意力不集中、工作效率低、记忆力减退、神经质、易激动等。周期性反复出现为其临床表现特点。

三、诊断与鉴别诊断

根据经前期出现的周期性典型症状,诊断多不困难。诊断时一般需考虑下述3个因素:一是PMS的症状;二是黄体晚期持续反复发生;三是对日常工作、学习产生负面影响。诊断时需与轻度精神障碍及心、肝、肾等疾病引起的水肿相鉴别。必要时可同时记录基础体温,以了解症状出现与卵巢功能的关系。

四、治疗

由于PMS病因不清,所以缓解症状是主要的治疗目标,并强调个体化原则。

(一)一般治疗

正确的诊断是有效治疗的第一步。通常先采用心理疏导,调整心理状态,消除顾虑和不必要的精神负担,减轻压力对缓解症状有重要作用。认识疾病、建立勇气及自信心。这种精神安慰治疗对相当一部分患者有效。

生活方式的调整对于缓解症状也很重要。限制盐、酒精、咖啡因和尼古丁的摄入。有研究显示,适当补钙可以缓解PMS患者经前的抑郁、疲劳、疼痛和水肿。其他如补充微量元素镁、维生素E和维生素B_6也有助于缓解症状。碳水化合物的摄入对PMS的影响研究颇多,但至今尚无定论。此外,规律的有氧运动也很重要,可以改善情绪,缓解症状,可能与增加脑内β-内啡肽水平有关。若一般治疗无效,可给予药物治疗。

(二)药物治疗

1.抗抑郁药

选择性5-羟色胺重摄取抑制剂是治疗PMS的一线药物,尤其适用于重度PMS患者。给药时间为月经开始前 14 天至月经来潮或经后停用,也可全月经周期连续服用,常用药物为氟西汀,20mg,每天一次,口服,无明显不良反应。对缓解精神症状及行为改变效果明显,对躯体症状疗效欠佳。其他还可选择舍曲林、帕罗西汀、西酞普兰和氯米帕明等。

2.抗焦虑药

适用于明显焦虑及易怒的患者。常用药物:阿普唑仑,由于潜在的药物依赖性,通常作为选择性 5-羟色胺重摄取抑制剂、无效时的二线用药。经前用药,起始剂量为 0.25mg,每天 2～3 次,口服。逐渐递增,最大剂量为每天 4mg,一直用至月经来潮的第 2～3 天。

3.抑制排卵

由于认为卵巢产生的性激素与 PMS 的病理生理有关,所以很早就提出了这种治疗方法。①GnRHa,通过降调节抑制垂体促性腺激素分泌,抑制排卵,造成低促性腺激素状态、低雌激素状态,缓解症状。但其价格昂贵,且相关的低雌激素症状,尤其是骨质疏松,限制了它的长期应用。低剂量雌激素反相添加治疗虽可防止部分不良反应,但长期应用的有效性仍有待证实。有研究显示,替勃龙(组织选择性雌激素活性调节剂)可保护骨丢失,且不影响 GnRHa 的治疗作用。②连续联合复方口服避孕药,可以抑制排卵,减少月经周期中激素的波动,主要用于改善躯体症状,如头痛、乳房胀痛、腹痛等。但其疗效尚不确定。新型含屈螺酮的口服避孕药可能更有助于症状改善。

4.醛固酮受体拮抗剂

螺内酯(安体舒通)可减轻水钠潴留,明显改善乳房胀痛、腹胀和体重增加,还可改善抑郁情绪,缓解精神症状。20～40mg,每天 2～3 次,口服,每天或黄体期给药。

5.其他

前列腺素抑制剂可缓解头痛、腹痛;溴隐亭对乳房疼痛有效;适量的维生素 B_6 也可改善症状。此外,中医中药和针灸对 PMS 的治疗也在研究中。

总之,PMS 是周期性发生,黄体晚期加重的一类以神经和精神系统症状为主的疾患。目前病因不清,多归咎为与抑郁障碍相类似的问题。目前的治疗主要采用连续联合复方口服避孕药和抗抑郁药等方法。

第四节　闭经

一、闭经的分类及其病理生理特点

(一)生理性闭经

闭经是临床上一种常见的症状,首先要排除生理性闭经的可能性,才能对病理性闭经进行病因鉴别和处理。以下介绍 4 个生理性闭经期的内分泌基础,以助于临床上对病理性闭经的鉴别诊断。

1.青春前期

下丘脑-垂体-卵巢(HPO)轴功能的启动始于胎儿期,并持续到新生儿期。儿童期由于中枢某些抑制物质的影响,HPO轴功能处于静寂状态,内外生殖器官呈幼稚型。青春前期中枢抑制因素被解除,下丘脑GnRH脉冲式分泌启动,促进了垂体FSH、LH的合成与分泌,从而刺激卵巢内卵泡的发育及分泌雌激素;在雌激素的作用下,女童的第二性征及内外生殖器官开始发育,并逐渐发育成熟。

月经的初次来潮称月经初潮,是当卵巢内卵泡发育产生的雌激素足以刺激子宫内膜增殖到一定程度,并在卵泡闭锁时出现雌激素的波动或撤退时,增殖的子宫内膜剥脱时出现。月经初潮前的青春前期-青春期发育阶段未有月经来潮属于生理现象。

2.妊娠期

一旦胚泡着床,胚胎滋养细胞分泌HCG支持卵巢黄体,使其继续发育为妊娠黄体,并持续分泌大量雌、孕激素,支持子宫内膜从分泌期内膜转化成蜕膜组织,以支持早期胚胎的发育,所以不再有子宫内膜脱落与月经。妊娠3个月后胎盘形成,分泌大量雌、孕激素和蛋白激素,抑制下丘脑GnRH和垂体Gn分泌,卵巢功能处于抑制状态。一旦妊娠结束,当重新建立下丘脑-垂体-卵巢之间的正常关系时,月经即再现。妊娠期的月经闭止属生理现象。

3.哺乳期

分娩以后,若母乳喂养,定时哺乳时婴儿吸吮乳头的刺激可导致垂体PRL大量并规律地分泌,使血中PRL水平呈规律的间断性升高,从而抑制了下丘脑GnRH和垂体Gn的分泌,并且血中PRL的升高还可降低卵巢对Gn的敏感性,使分娩后卵巢功能仍处抑制状态,故在分娩以后若定时规律地哺乳一般仍维持闭经,属生理性。但若哺乳不规律或哺乳次数减少时,血中PRL不足以抑制卵巢功能时,仍可能出现不规则月经。通常不哺乳的妇女在产后1～2个月由于血中PRL下降,对下丘脑GnRH的抑制解除,月经即逐渐恢复正常;若超过6个月未见月经来潮应检查原因。

4.绝经过渡期及绝经后

有研究显示,女性37岁后卵巢内原始卵泡数随年龄增长闭锁的速率加快,这是一个不可逆、渐进、累积的过程。卵巢内卵泡减少将导致早卵泡期血INH-B降低,继而FSH水平升高,故卵巢功能衰退的早期,由于FSH水平升高对卵巢内剩余卵泡的刺激,常出现黄体不健或不规则的卵泡发育和闭锁交替,可导致月经频发或月经不规则;随着卵巢内卵泡数的进一步减少到耗竭,FSH水平进一步升高,起初卵泡对FSH的敏感性降低而停止发育,继而由于卵巢内卵泡的耗竭,卵巢分泌雌激素的功能完全停止,子宫内膜因失去雌激素的刺激而月经闭止,此因卵巢功能衰退引起的月经闭止称绝经。

(二)病理性闭经的分类

1.按病变解剖部位分类

可以将引起闭经的病因分为四个区域。

第一区:生殖道引流障碍或子宫靶器官病变引起的闭经,称下生殖道发育异常性或子宫性闭经。

第二区:卵巢病变引起的闭经,称卵巢性闭经。

第三区:垂体病变引起的闭经,称垂体性闭经。

第四区:中枢神经-下丘脑分泌GnRH缺陷或功能失调引起的闭经,称下丘脑性闭经。

2.按照促性腺素水平分类

包括高促性腺激素性闭经和低促性腺激素性闭经,由于两者性腺功能均处低落状态,故亦称高促性腺素性腺功能低落和低促性腺素性腺功能低落。

高促性腺激素性腺功能低落:指 FSH≥30IU/L 的性腺功能低落者,提示病变环节在卵巢。

低促性腺激素性腺功能低落:主要指 LH 低于 5IU/L 的性腺功能低落者,提示病变环节在中枢(下丘脑或垂体)。

3.按闭经严重程度分类

可以将闭经分为Ⅰ度闭经及Ⅱ度闭经。

Ⅰ度闭经:卵巢具有分泌雌激素功能,体内有一定雌激素水平,给孕激素有药物撤退性月经。

Ⅱ度闭经:卵巢分泌雌激素功能缺陷或停止,体内雌激素水平低落,给孕激素不出现药物撤退性月经。

4.按生理、病理原因分类

包括生理性闭经及病理性闭经。

生理性闭经:发生在青春发育早期、妊娠期、哺乳期和绝经期的闭经称为生理性闭经,属于正常现象。

病理性闭经:排除上述生理性闭经外的闭经,称为病理性闭经。

(三)病理性闭经的病理生理特点

1.下丘脑性闭经

下丘脑位于大脑基底部,为"激素控制中心",控制了包括生殖及卵巢功能在内的多种生物学功能及活性。下丘脑性闭经(HA)是指下丘脑病变或功能失调引起垂体促性腺激素分泌降低或失调所引起的闭经。

下丘脑性闭经病因非常复杂,有先天性基因缺陷或炎症或创伤、肿瘤等器质性病变,及内科疾病干扰下丘脑功能或下丘脑本身功能失调引起的功能性下丘脑性闭经;常引起青春期发育停止及青春期骨量蓄积降低及骨质疏松症等,到育龄期常引起不育,严重影响女性健康。

(1)器质性病变:如肿瘤,颅咽管肿瘤是最常见的下丘脑肿瘤,发生于蝶鞍上垂体柄漏斗部前方的颅颊囊皱褶。该肿瘤沿垂体柄生长可压迫垂体柄,影响下丘脑 GnRH 和多巴胺向垂体的转运,从而导致低促性腺激素性闭经伴垂体催乳素分泌的增加。催乳素的增加又加重了对生殖轴功能的抑制。颅咽管肿瘤患者临床表现为Ⅱ度闭经可伴溢乳;原发闭经者性征缺如。该肿瘤属良性,生长缓慢;肿瘤引起颅内压迫症状时则应手术。

(2)先天性基因缺陷:如卡尔曼综合征,1944 年由卡尔曼首先报道一种下丘脑 GnRH 先天性分泌缺陷同时伴嗅觉丧失或嗅觉减退的综合征,临床表现为低促性腺激素性腺功能低落,原发闭经,性征发育缺如,称无嗅觉综合征,也称卡尔曼综合征。这是一种胚胎发生时由于神经元移行所需的 KAL 蛋白表达缺陷所致疾病;由于嗅神经元的轴突移行终止于筛板与前脑之间,未达嗅球,从而使伴随嗅神经元轴突移行的 GnRH 神经元也终止于此,不能到达下丘脑而发生 GnRH 分泌缺陷。

（3）功能性闭经：下丘脑本身功能失调引起的闭经称功能性下丘脑性闭经（FHA）。在功能性下丘脑性闭经中，下丘脑 GnRH 脉冲分泌损害在该病的发病中起关键作用。FHA 患者的 GnRH－LH 的异常谱很广，包括 LH 脉冲频率低、LH 完全缺如、LH 分泌表现正常及 LH 脉冲高频率。GnRH 脉冲分泌损害的程度不同，生殖轴抑制的程度也不同。关于 FHA 病理生理的精确的机制尚未阐明，许多神经递质和神经受体对 GnRH 脉冲分泌的频率的生理调节起重要的作用。临床常见的 FHA 有三种类型：应激性闭经、体重下降性闭经及运动相关的闭经。FHA 在初潮后青春期及整个育龄期的发生概率并无明显差异。①精神应激性：环境改变、过度紧张或精神打击等应激引起的，应激反应最重要的是促肾上腺皮质素释放素（CRH）和皮质素分泌的增加。有实验证据指出，CRH 可能通过增加内源性阿片肽分泌，从而抑制垂体促性腺素分泌而导致闭经。也有证据表明某些下丘脑闭经患者还存在多巴胺分泌增加对 GnRH 脉冲分泌的抑制。②体重下降和神经性厌食：神经性厌食起源于强烈惧怕肥胖而有意节制饮食。体重骤然下降导致促性腺素低下状态的原因尚不很清楚。当体重下降至正常体重的 10％～15％以上时，即出现闭经，继而出现进食障碍和进行性消瘦及多种激素改变，促性腺素逆转至青春期前水平，血皮质素水平升高，尽管促肾上腺皮质激素（ACTH）水平正常，但 ACTH 对外源性 CRH 反应迟钝，循环中 T3 水平降低。患者不能耐受冷和热，体毛增多，低血压，心动过缓，皮肤发黄（维生素 A 代谢改变使血浆胡萝卜素水平升高）。此病症多发生于 25 岁以下年轻女性，是一种威胁生命的疾患，死亡率高达 9％。③运动性闭经：人们一直到 20 世纪才意识到竞争性的体育运动以及强运动和其他形式的训练，如芭蕾和现代舞蹈，可引起闭经，称运动性闭经。运动性闭经主要是由于体脂的下降及应激本身引起的下丘脑 GnRH 分泌受抑制。最近的研究还提示强运动的同时不适当地限制能量摄入（低能量摄入）比体脂减少更易引起闭经。现认为，体脂下降及营养低下引起瘦素下降是生殖轴功能抑制的机制之一。

（4）药物性闭经：长期使用一些抑制中枢或下丘脑的药物，如抗精神病、抗抑郁药物、口服避孕药、甲氧氯普胺等药物亦可抑制 GnRH 的分泌而致闭经；但一般停药后可恢复月经。

2.垂体性闭经

指垂体病变使垂体促性腺激素分泌降低引起的闭经。垂体性闭经为中枢性闭经，主要致病部位在垂体前叶。

（1）希恩综合征：希恩综合征于 1939 年由 Sheehan 首先描述。该病是由于分娩期或产后大出血，特别是伴有较长时间低血容量性休克，影响垂体前叶血供，在腺体内部或漏斗部形成血栓，引起梗死、缺血性坏死，纤维性萎缩，而造成垂体功能不全，继发垂体前叶多种激素分泌减退或缺乏而引起一系列症状。据报道，希恩综合征的发生率至少占产后出血性休克患者的 25％。

该病是由于产时或产后大出血引起垂体前叶功能减退，但其机制尚不清楚，一般认为与以下几个方面有关：

①妊娠期垂体呈生理性增生肥大，较非孕期大 2～3 倍，主要由于 PRL 分泌细胞增生肥大所致。需氧量相应增多，尤其在分娩时需氧量约增加 3 倍，因此对缺氧更加敏感。此时若有全身循环衰竭，垂体前叶血流量锐减，易于引起梗死、坏死。

②垂体前叶血运 80％来源于垂体上动脉和门脉丛，10％～20％来源于颈内动脉分支，当

休克时动脉和门脉循环血量皆骤减,反射性引起血管痉挛,更加重缺血缺氧。缺血缺氧首先从垂体柄水平开始向垂体前叶延伸,缺血时间越长,垂体坏死和功能损害越严重。垂体后叶血供不依赖门脉系统,故不一定累及后叶,但也有极少病例可发生抗利尿激素分泌异常及尿崩症状。

③垂体前叶功能有较强的代偿能力,但若垂体组织破坏超过 $50\% \sim 79\%$,则难以满意地代偿。一般当垂体坏死面积达 50% 时临床才出现症状;坏死面积为 75% 以上,则症状明显;坏死面积超过 90%,则症状严重。

④由于垂体前叶可分泌调节甲状腺激素、肾上腺激素、性腺激素等多种激素,因此,垂体缺血坏死及萎缩,致垂体功能低下,可使垂体分泌的各种激素减少,可为单一激素或两种或多种激素分泌功能的缺陷。各种垂体激素分泌障碍出现的时间和频率顺序为促性腺激素(FSH、LH)→生长激素(GH)→TSH→ACTH,受其调节的靶腺,如卵巢、甲状腺、肾上腺皮质等也随之呈萎缩性变化,功能低下,其他脏器组织也可随之发生不同程度的萎缩,从而使本征表现为多系统、多脏器的变化。

(2)先天性垂体 Gn 缺乏症:本症指垂体其他功能均正常,仅促性腺激素分泌功能低下的疾病,即单一性促性腺激素分泌功能低下的疾病和垂体生长激素缺乏症;前者可能是 LH 或 FSH 分子,α、β 亚单位或其受体异常所致,后者是脑垂体前叶生长激素分泌不足所致。

该病病因未明。近年的研究表明,该病可能涉及 FSH 和 LH 分泌的下丘脑-垂体通路的基因突变,如 GnRHR、GnRH1、KISS1R/GPR54、TAC3、TACR3 等。

(3)垂体肿瘤:垂体肿瘤约占颅内肿瘤的 10%,按其分泌功能分为催乳素瘤、生长激素分泌细胞瘤、促肾上腺皮质激素分泌细胞瘤和促甲状腺激素分泌细胞瘤,不同类型的肿瘤所分泌的激素不同可出现不同症状,但多有闭经的表现。

垂体肿瘤多发于成年人,儿童少见。垂体肿瘤的发病原因至今不清,由于垂体激素的合成和分泌受下丘脑激素释放和抑制激素调控,因此,早期认为,下丘脑激素分泌失调是垂体肿瘤的发病原因。催乳素瘤(PRL 瘤)是垂体前叶有功能的腺瘤,是最常见的垂体肿瘤,占垂体瘤的 75% 左右,占闭经患者的 15%。属良性,生长速度缓慢。该瘤是引起闭经最常见的器质性病因之一。成年人发病率为 $1/10\,000$,男女发病比例为 $1:10$,在 $20 \sim 50$ 岁女性发病率最高。占闭经妇女的 15% 左右。PRL 瘤按大小分为大腺瘤和微腺瘤,直径 $>1\mathrm{cm}$ 为大腺瘤,$\leqslant 1\mathrm{cm}$ 为微腺瘤。90% 以上的 PRL 瘤为小的鞍内肿瘤,大腺瘤较少见。极少数 PRL 瘤具有侵略性或局部侵袭,引起重要结构的受压。恶性 PRL 瘤非常罕见,治疗困难,可在中枢神经系统内外播散转移。

该病病因至今尚未完全清楚,通常认为其发病涉及 PRL 调节因素的异常或垂体 PRL 分泌细胞本身的缺陷。分子生物学研究表明,部分患者有多巴胺 D2 受体基因表达的缺陷和垂体 PRL 分泌细胞的原发缺陷,这是复杂的多步骤改变的结果。可能是 PRL 细胞内部的突变及生长因子的参与,引起了细胞复制机制的异常,也可能是在下丘脑多巴胺抑制作用减弱的情况下,增殖加速的 PRL 分泌细胞易发生突变。此二者的结果均是异常 PRL 克隆化增殖。关于催乳素瘤产生高 PRL 血症的可能原因:①PRL 瘤细胞自主分泌 PRL 而不受催乳素释放抑制因子(PIF)的抑制;②肿瘤增大压迫垂体柄,阻断门脉供血,使下丘脑产生的 PIF 进入垂体数量减少,以致垂体分泌 PRL 增多。

(4)空蝶鞍综合征:由于蝶鞍隔先天性发育不全,或肿瘤及手术破坏蝶鞍隔,使充满脑脊液的蛛网膜下隙向垂体窝(蝶鞍)延伸,压迫腺垂体,使下丘脑 GnRH 和多巴胺经垂体门脉循环向垂体的转运受阻,从而导致闭经,可伴 PRL 升高和溢乳。

本病的发生机制迄今不清,但认为蝶鞍不全或完全缺失是本病形成的先决条件。研究发现:①妊娠妇女的垂体有生理性增大,多胎妊娠时更明显,肥大的垂体使垂体窝和鞍隔孔增大,妊娠结束后,垂体恢复正常,但垂体鞍隔孔不能恢复,导致蛛网膜下隙脑积液流入垂体窝;②一些原发性甲状腺功能减退妇女常显示蝶鞍扩大;③由于先天性或后天性原因(垂体腺瘤手术和放射治疗)导致鞍隔不完整,使蛛网膜下隙疝入垂体窝内,疝囊内聚集的脑脊液压迫,使垂体变成扁平,位于鞍后底部,酷似空泡状,而鞍底和前后床突因压迫而脱钙和破坏,如果垂体柄被压迫,阻碍下丘脑 PIF 进入垂体而发生高催乳素血症。

3.卵巢性闭经

卵巢性闭经是由于卵巢本身原因引起的闭经,这类闭经存在促性腺激素升高,属高促性腺素性闭经,有先天性性腺发育不全、酶缺陷、卵巢抵抗综合征及后天各种原因引起卵巢功能衰退。

(1)先天性性腺发育不全:患者性腺呈条索状,有染色体异常和染色体正常两种类型。

①染色体正常

单纯性性腺发育不全:患者性腺呈条索状,性幼稚,染色体核型为 46,XX 或 46,XY。条索状性腺发生机制仍无定论,性染色体决定性腺发育的基因失活或突变,则导致性腺发育不全。有报道发现,多个家族姐妹中有 2 个以上的 46,XX 单纯性腺发育不全患者,父母有近亲史,认为 46,XX 单纯性腺发育不全可能是一种常染色体隐性遗传病。46,XY 单纯性腺发育不全患者发育不良的性腺恶变率较高,为 25%～30%。最常见的是性腺母细胞瘤和(或)无性细胞瘤。

该病孕激素撤退试验阴性,生殖激素测定显示卵巢激素水平低下,垂体激素的 FSH 和 LH 升高。腹腔镜探查时可见由纤维结缔组织组成的条索状性腺。绝大多数性腺活检均无生殖细胞和各级卵泡存在。

②染色体异常

a.特纳综合征:Turner 综合征,又称先天性卵巢发育不全。该综合征于 1938 年由 Turner 首先描述。1959 年,Ford 等发现本征患者的染色体核型为 45,XO,是缺失一条性染色体的原因可能是生殖细胞减数分裂时,性染色体不分离所致。从 Xg 血型的研究证实,缺失的 X 染色体 75% 系父源性,25% 系母源性。

本征发生率为新生儿的 10.7/100 000 或女婴的 22.2/100 000。占流产胚胎的 3%～10%。仅 0.2% 的 45,XO 胎儿达足月,其余在孕 10～15 周死亡。特纳综合征是一种最为常见的性发育异常。其性染色体异常主要有以下几种核型。a.X 单体型(45,XO):无染色质。具有典型的本综合征表型,最多见。b.X 染色体缺失:46,Xdel(Xp)、46,Xdel(Xq)。c.等臂染色体:46,X(Xqi),其表型与 XO 相似,但约有 1/5 伴发甲状腺炎和糖尿病。d.嵌合体:核型为 XO/XX、XO/XXX 或 XO/XY。表型有很大差异,可从完全正常到典型的 XO 表型。

卵巢不发育是本征患者的主要病变,患者就诊的主诉为原发性闭经、第二性征不发育、子宫发育不良等。本征患者原发性闭经发生率约 97%,原发性不育占 99%。

相对于那些有正常细胞株的嵌合型(45,X/46,XX 或 45,X/46,XY)来说,45,XO 核型的个体临床症状更加严重。而有 Y 染色体嵌合的特纳综合征患者发生性腺母细胞瘤及其他生殖细胞肿瘤的风险更高。

b.多 X 综合征:该征患者一个细胞至少含 3 个 X 染色体。1959 年,Jacobs 首先描述 47,XXX 综合征;两年后,Carr 发现 48,XXXX 综合征;而 49,XXXXX 由 Kesaree 和 Wooley 首次描述。女性具有 2 个以上的 X 染色体,被定义为超雌。其发生原因系生殖细胞在减数分裂中染色体不分离。其影响因素不详,或许与母亲高龄有一定关系。

(2)酶缺陷

①17α-羟化酶/17,20-碳裂解酶缺陷症:17α-羟化酶/17,20-碳裂解酶缺陷症是先天性肾上腺皮质增生症的少见类型。为 CYP17 基因变异造成的常染色体隐性遗传疾病。

17α-羟化酶/17,20-碳裂解酶是细胞色素 P450 酶的一种,主要分布在睾丸、卵巢、肾上腺束状带和网状带,是肾上腺类固醇激素合成的关键酶之一,具有羟化酶和裂解酶两种活性。羟化酶的作用是将孕烯醇酮/孕酮转化为皮质醇的前体物质 17-羟孕烯醇酮/孕酮。裂解酶的作用是将 17 和 20 位碳链裂解,产生雌激素和肾上腺雄激素的前体物质。17α-羟化酶/17,20-碳裂解酶的编码基因是 CYP17,位于染色体 10q24,含 8 个外显子;编码 508 个氨基酸、分子量约 57kDa 的蛋白质。CYP17 基因的变异导致 17α-羟化酶/17,20-碳裂解酶缺陷症。17α-羟化酶/17,20-碳裂解酶缺陷导致雌激素和雄激素合成障碍,皮质醇合成显著减少,ACTH 反应性分泌增加,酶的底物及其前体物质积聚,盐皮质激素产生通路中脱氧皮质酮(DOC)大量增加。因此,17α-羟化酶/17,20-碳裂解酶缺陷症患者的主要内分泌特征是血清雌二醇、睾酮、皮质醇降低,FSH、LH、皮质酮、DOC 增高。雌激素和雄激素合成障碍的临床表现为女性第二性征缺失、原发性闭经。多数患者无腋毛和阴毛,体毛稀少,面部皮肤皱纹增多并呈衰老表现,乳房不发育,幼儿型子宫,卵巢小,但外阴无畸形,骨龄延迟。皮质醇合成减少、ACTH 分泌增加主要表现为疲乏,显著肌肉无力,精神萎靡,语音低,皮肤色素沉着,肢体麻木、刺痛等。DOC 对盐代谢的影响则表现为水钠潴留,血容量增加,出现高血压、低血钾等表现,进而肾素活性显著受抑,醛固酮合成下降,出现低醛固酮血症。

绝大多数 17α-羟化酶/17,20-碳裂解酶缺陷症患者的酶活性完全丧失,存在典型的临床表现。但是,有少数的患者 17α-羟化酶/17,20-碳裂解酶仍有部分活性,临床表现不典型或轻微。此类患者称为不完全型 17α-羟化酶/17,20-碳裂解酶缺陷症。患者多以不育症就诊,ACTH 和肾素活性测定有助于临床诊断和鉴别诊断。

②芳香化酶缺陷症:芳香化酶缺陷症是一种少见的常染色体隐性遗传疾病,由 CYP19 基因变异,导致内源性雌激素合成障碍。女性缺乏芳香化酶可以导致原发性闭经。

芳香化酶是微粒体酶复合物,由细胞色素 P450 芳香化酶和还原型烟酰胺腺嘌呤二核苷酸磷酸(NADPH)-细胞色素 P450 还原酶组成。主要分布在卵巢、睾丸、胎盘、下丘脑、骨骼、脂肪等器官和组织。细胞色素 P450 芳香化酶是雌激素合成的关键酶,将雄烯二酮、睾酮、16α-硫酸脱氢表雄酮(DHEAS)转化为雌激素。

芳香化酶缺陷症的临床表现根据不同的发育阶段而不同。胎儿缺乏芳香化酶,造成胎盘雌激素转化障碍,DHEAS 转化成睾酮,导致胎儿和母亲的男性化。新生女婴可以出现假两性畸形。在女性的儿童期和青春期,芳香化酶缺乏多表现为原发性闭经、多囊卵巢、骨成熟延迟、乳房不发育、男性化等。芳香化酶缺乏的内分泌特征是雌二醇水平低下、睾酮水平升高、FSH 明显升高。

(3)抵抗性卵巢综合征:抵抗性卵巢综合征又称卵巢不敏感综合征或 Savage 综合征,由 Moraes－Ruehsen 等首次命名。患者卵巢内有众多原始卵泡,但对高水平的促性腺激素缺乏反应,仅极少数能发育到窦状卵泡期,几乎不能达到成熟期,多数卵泡在窦状卵泡前期呈局灶或弥散性透明变性。本综合征较少见,占高促性腺激素型闭经的 11%～20%。

该综合征的发病原因迄今还不完全清楚,可能系卵巢缺乏促性腺激素受体或促性腺激素受体变异,或因卵巢局部调节因子异常,卵巢对内源性和外源性促性腺激素缺乏有效反应,或体内产生一种对抗自身卵巢颗粒细胞促性腺激素受体位点的抗体,可能与免疫功能异常有关。患者多表现为原发性闭经,也可见继发性闭经。B 超检查显示卵巢大小基本正常,有小卵泡,皮髓质回声均匀,比例基本正常。腹腔镜探查见卵巢形态饱满,表面光滑,包膜较厚,卵巢活检见始基卵泡多,但窦状卵泡少有。内分泌激素测定显示卵巢激素水平低下,促性腺激素水平明显增高,使用外源性促性腺激素很难使卵泡发育。

(4)卵巢早衰:卵巢早衰(POF)指女性 40 岁前由于卵巢功能衰竭引发的闭经,伴有雌激素缺乏症状;激素特征为高促性腺激素水平,特别是 FSH 升高,FSH>40IU/L,伴雌激素水平下降。POF 是一种临床高度异质、病因混杂性疾病,超过半数患者临床上找不到明确的病因。研究资料显示,染色体核型异常、基因突变、免疫性因素、代谢异常或药物作用、手术及放化疗损伤、病毒感染等都可能导致 POF。这些因素可影响卵泡发育各阶段,导致原始卵泡池过小、卵泡募集异常,或影响卵泡闭锁、破坏加速,致卵泡过早耗竭,最终引起卵巢功能衰竭;但大多数患者病因不清,属特发性。

①染色体异常:染色体异常是 POF 最主要的病因之一(10%～15%),最常见的是 X 染色体异常。两条结构完整的 X 染色体对卵巢功能的维持至关重要。对于卵巢发育及其功能极具重要性的基因聚集于 X 染色体的关键区域,区域内逃避 X 染色体失活的基因单倍剂量不足,重排对邻近基因的"位置效应",或非特异性扰乱减数分裂同源染色体配对从而导致卵泡闭锁加速,是 X 染色体畸变导致 POF 发生的主要致病机制。

②相关基因突变:X 染色体相关基因、常染色体的候选基因的突变可导致 POF。X 染色体相关基因包括泛素蛋白酶 9X 基因(USP9X)、X 连锁锌指基因(ZFX)、骨形态生成蛋白 15 (BMP15)、位于 POF2 关键区域的人类同源黑腹果蝇透明基因(DIAPH2)、达克斯猎犬同源物 2(DACH2)和 POF1B,及 POF1 区的脆性 X 智力低下基因 1(FMR1)和脆性 X 智力低下基因 2(FMR2)。常染色体的候选基因,包括卵泡发生相关基因,如卵母细胞特异性的同源核转录因子(NOBOX)、F1GLA、POU5F1、WNT4、生长分化因子 9(GDF9)、趋化因子(CXCL12)、FOXO3A、细胞周期蛋白依赖性激酶抑制剂 1B 基因(CDKN1B)及 NR5A1 等,以及与生殖内分泌功能相关的基因,包括抑制素 α(INHA)、雌激素受体基因(ER－a)、甲状腺球蛋白基因 (TG)、孕激素受体膜蛋白 1(PGRMC1)等。

③线粒体 DNA(mtDNA)多聚酶 gamma 基因突变:成熟卵子是人体内 mtDNA 含量最丰富的细胞,mtDNA 多聚酶 gamma 基因突变是进行性眼外肌麻痹(PEO)的致病原因。已发现 PEO 系伴发 POF,并携带相同的错义突变;该基因复合杂合突变(N468D/A1105T)也被证实与 POF 发病存在相关性。

④先天性酶缺乏:在性激素合成过程中,17α-羟化酶、17,20-碳链裂解酶等缺乏,雌激素合成障碍,可出现原发性闭经或 POF。半乳糖-1-磷酸尿苷转移酶缺乏使血半乳糖升高,过多的半乳糖能影响生殖细胞向生殖嵴迁移,减少卵子数目,即使在出生后限制半乳糖摄入,也易发生 POF。

⑤医源性因素:近年来,随着医疗手段的改善,乳腺癌、白血病、淋巴瘤及其他恶性疾病的生存率和治愈率显著提升,但放射治疗(放疗)、化学治疗(化疗)导致的卵巢早衰发生率亦增加。

放疗对卵巢的影响取决于放疗的范围,盆腔放疗发生 POF 的概率相对较高。同时患者年龄及放疗剂量也是重要风险因素。放射剂量超过 8Gy(800rad)时,所有年龄的妇女卵巢功能出现衰竭。放射线照射后,卵巢出现卵泡丢失,间质纤维化和玻璃样变,血管硬化和门细胞潴留。

化疗药物对卵巢的损害与患者年龄、化疗药物种类、剂量、用药长短相关。以烷化剂明显,如环磷酰胺、白消安、左旋苯丙氨酸、氮芥等属于高风险性腺毒性药物。化疗药物可通过影响卵泡成熟,促进原始卵泡耗竭而损害卵巢。目前认为加用 GnRHa 可降低化疗药物对卵巢的性腺毒性作用,但仍需大样本的循证医学的证实。

盆腔手术,如单/双侧卵巢切除术、卵巢楔切术、打孔术、囊肿剥除术、输卵管结扎等,均可能破坏卵巢血供或皮质,引起炎症反应,对卵巢功能造成不可逆性损伤。长时间服用抗类风湿药物如雷公藤,也可能引起 POF。

⑥免疫性损害:约 30% 的 POF 与卵巢自身免疫性损害有关,因此认为 POF 是一种自身免疫性疾病或全身自身免疫性疾病累及卵巢后的表现。其可能的临床依据:a.卵巢活检发现卵泡周围存在淋巴细胞、浆细胞浸润;b.循环血中发现抗卵巢细胞抗体;c.患者出现大量的免疫细胞异常;d.循环血中发现与自身免疫性疾病相关的抗原或抗体;e.免疫抑制剂治疗对部分 POF 患者显效;f.2%~40% POF 常伴或继发下列自身免疫性疾病,如桥本甲状腺炎,系统性红斑狼疮,Addison 病,重症肌无力,慢性活动性肝炎,类风湿关节炎,克罗恩病,特发性血小板减少性紫癜,肾小球肾炎,原发性胆汁性肝硬化,1 型糖尿病,吸收障碍综合征。

正常妇女血中可发现抗卵巢及其组分抗体,但滴度较低。POF 患者外周血中可检测出高滴度抗卵巢抗体、抗颗粒细胞膜抗体、抗卵浆抗体、抗透明带抗体。但是抗卵巢抗体特异性较低,且其致病作用尚不明确,目前无一项能够证实自身免疫性卵巢衰竭的临床诊断。

⑦其他因素:吸烟或被动吸烟,大量流行病学数据显示吸烟女性绝经年龄较非吸烟人群提前 1~2 年。烟草中的二甲基苯丙蒽能够与颗粒细胞和卵母细胞的多环芳烃受体结合,激活促凋亡因子;另外,尼古丁具有抑制芳香化酶的活性,影响雌激素的合成。烟草中的多环烃对生殖细胞有毒性作用,可导致卵泡耗竭。

此外,病毒感染也可导致 POF 发生。3%~7% 流行性腮腺炎感染者发生 POF,乙型脑炎、腮腺炎病毒等均可损伤卵巢组织。

4.子宫性及下生殖道发育异常导致的闭经

(1)子宫性闭经:分为原发性和继发性子宫性闭经两种。

①原发性子宫性闭经:由子宫的发育异常和初潮前的子宫内膜病理性破坏导致的闭经,称为原发性子宫性闭经。

a.米勒管发育不全:子宫是米勒管中段及下段发育形成的。若米勒管未发育或在其发育早期停止,可形成先天性无子宫,常合并无阴道。国外文献报道该病发病率为 1/5000～1/4000。该病患者卵巢发育正常,第二性征表现正常,临床表现为原发性闭经,肛腹诊扪不到子宫,B 超、CT 及 MRI 亦不能探及子宫的存在。两侧米勒管早期发育正常,因受胚胎外环境的影响,进入中期会合后不久即停止发育,留下一个由纤维和肌肉组织形成的细窄条索状结构,多无管腔,称为始基子宫,又称痕迹子宫,常合并先天性无阴道。患者表现为原发性闭经,肛诊及 B 超等影像学检查可发现一小子宫,仅 2～3cm 长,腹腔镜检或剖腹手术时可见一扁平实心,0.5～1cm 厚的子宫痕迹。早期的米勒管发育正常,进入中期后停止发育或发育不同步而形成米勒管发育不全综合征。Mayer 于 1829 年首次报道,后来 Rokitansky 等对本征进行了深入研究,故又称为 Mayer－Rokitansky－Kuster－Hauser(MRKH)综合征。本征发病率很低,为 1/10 000～1/4000,约占妇科住院患者的 0.05‰。该征患者卵巢发育及功能均正常,因此第二性征发育正常。

b.雄激素不敏感综合征:雄激素不敏感综合征是一类主要与雄激素受体基因突变密切相关的 X－连锁隐性遗传病,是性发育异常中常见的类型。患者的染色体核型为 46,XY,其发病的关键在于与男性化有关的雄激素靶器官受体缺陷,导致靶组织对雄激素不敏感,从而使雄激素的正常生物学效应全部或部分丧失。发病率为出生男孩的(16～50)/100 000。受体的缺陷程度不同使临床表现差异很大,包括完全性雄激素不敏感综合征和部分性雄激素不敏感综合征。完全性雄激素不敏感症是由于雄激素受体基因异常,导致胚胎组织对雄激素不敏感,Wolff 管及泌尿生殖窦分化为男性生殖管道受阻,但由于胚胎时期睾丸发育正常,Stertoli 细胞分泌米勒管抑制因子(MIF)促使米勒管退化,故患者表现为男性内生殖器和女性外生殖器,出生时多表现为正常女婴,常伴有单侧或双侧腹股沟疝,仔细检查疝囊可发现睾丸,多无子宫和输卵管。部分性雄激素不敏感综合征的表现型可从类似于女性外生殖器到正常男性表型仅伴不育症或男性乳房发育,不敏感程度严重者可表现出女性外生殖器和青春期闭经。

c.初潮前子宫内膜破坏:子宫内膜的后天性破坏可以发生于初潮前,由此导致的闭经亦属于原发性子宫性闭经,常见的原因是结核。幼年感染结核分枝杆菌后,通过血液和淋巴系统扩散至盆腔造成盆腔结核。多发于输卵管,随后侵及子宫内膜。青春期前常无症状,不易发觉,至青春期因无月经就诊时发现,但结核造成的内膜破坏常已经到达晚期。

②继发性子宫性闭经:继发性子宫性闭经多由于初潮后宫腔的创伤性操作导致的宫腔粘连或感染,恶性肿瘤放疗造成的子宫内膜破坏,某些妇产科疾病为治疗需要切除子宫等因素导致。其中最为常见的是创伤性宫腔粘连。

a.创伤:任何造成子宫内膜损伤,使肌层裸露的创伤均可能造成宫腔粘连,如人工流产、药物流产后清宫、中期引产或足月产后清宫,非妊娠子宫诊断性刮宫,子宫肌瘤剔除术,黏膜下肌瘤摘除术,宫腔镜下子宫内膜切除术等。在我国以人工流产术中操作为最常见的原因,如刮宫时操作过于粗暴,吸宫时间过长,负压过高,搔刮过度;负压吸宫时金属吸管进出宫颈管时带有负压,吸管口吸住宫颈管壁,损伤颈管黏膜,可引起颈管粘连。刮宫次数越多,发生宫腔粘连的可能性越大,粘连程度也越严重。此外,重度宫颈糜烂患者接受物理治疗时损伤过重,宫颈妊娠行刮出后纱布压迫等皆可引起颈管完全粘连闭锁。

b.感染:感染可能是宫腔粘连的重要原因之一。宫腔内损伤性手术后继发感染,严重的产褥期感染,包括子宫内膜炎、急性盆腔炎、子宫内膜结核等均可引起宫腔粘连。结核分枝杆菌是常见的病因之一,且由此导致的宫腔粘连,会引起宫腔内膜的完全破坏和瘢痕形成。

近年来,支原体和衣原体感染已成为子宫局部感染的主要病原体之一,其临床表现多为隐匿性。

c.子宫内膜修复障碍:子宫内膜创伤后的修复机制有二,一是内膜及相应小血管再生修复;另一是纤维组织增生,瘢痕组织形成覆盖创面。若子宫受创伤后内膜中成纤维细胞溶解酶活性降低,出现暂时性胶原纤维过度增生,而子宫内膜增生被抑制,则导致瘢痕形成,粘连发生。宫腔粘连的发生也存在个体差异。

(2)下生殖道发育异常导致的闭经:包括宫颈闭锁、阴道横隔、阴道闭锁及处女膜无孔等。宫颈闭锁可因先天发育异常和后天宫颈损伤后粘连所致,常引起宫腔和输卵管积血。阴道横隔是由两侧米勒管会合后的尾端-尿生殖窦相接处未贯通或部分贯通所致,可分为完全性横隔及不全性横隔。阴道闭锁常位于阴道下段,其上 2/3 段为正常阴道,系由泌尿生殖窦未形成阴道下段所致;经血积聚在阴道上段。处女膜无孔系尿生殖窦上皮未能贯穿前庭部所致,由于处女膜无孔而致经血无法排出。

①处女膜无孔:处女膜位于阴道与外阴前庭的界面上,为阴道腔化后残留的薄膜状结构。在女胎出生后处女膜仍未穿破,称为先天性处女膜无孔,又称先天性处女膜闭锁。若已穿孔的处女膜因炎症等原因形成粘连,将孔封闭,也可形成后天性处女膜无孔,后者常伴有阴唇粘连。后天性处女膜无孔在人群中的发生率约为 0.015‰。

②阴道闭锁:有先天性和获得性之分。

先天性阴道闭锁发生原因之一为,泌尿生殖窦未能形成阴道下段,而米勒管发育正常。发生率为 1/50 000～1/60 000。可分为两种类型,Ⅰ型者闭锁位于阴道下段距外阴约 3cm,上段阴道、宫颈、子宫正常,常合并外生殖器发育不良;Ⅱ型者阴道完全闭锁,可伴有宫颈部分或完全闭锁,宫体发育可正常或畸形。

获得性阴道闭锁发生的原因为,严重的阴道感染、外伤、腐蚀性药物灼伤、放射以及手术损伤,可导致阴道粘连闭锁。按照损伤的范围,可表现为全阴道或部分阴道腔的粘连封闭,可为完全性或不全性。完全性阴道粘连闭锁,可出现闭经。合并子宫内膜的完全性损伤,仅表现为闭经;无子宫内膜损伤或子宫内膜损伤不完全,则表现周期性腹痛。

③阴道横隔:阴道横隔,是两侧米勒管会合后的尾端与尿生殖窦相接处未贯通或部分贯通所致。横隔不留孔隙的称完全性横隔,较为罕见,否则称不完全横隔,此较多见。其形成的原因尚不清楚,可因胚胎发育期阴道板的腔化障碍或不全,或已腔化的阴道壁局部过度增生,突入阴道腔而形成。

④宫颈闭锁:宫颈闭锁可因先天发育异常和后天宫颈损伤后粘连所致。先天性宫颈闭锁的患者若子宫无内膜,仅表现为原发性闭经;若子宫有内膜,则引起宫腔积血,甚至经血返流至输卵管。此外,宫颈烧灼、冷冻、药物腐蚀、放疗、人工流产、分段诊断性刮宫等均可导致宫颈管内膜的损伤,使之粘连闭锁。

5.其他

(1)雄激素增高的疾病:包括多囊卵巢综合征、先天性肾上腺皮质增生症、分泌雄激素的卵巢肿瘤及卵泡膜细胞增殖症等。

①多囊卵巢综合征:多囊卵巢综合征(PCOS)的基本特征是排卵障碍及雄激素过多;常伴有卵巢多囊改变,普遍存在胰岛素抵抗,病因尚未完全明确,目前认为是一种遗传与环境因素相互作用的疾病。由于 PCOS 以下丘脑-垂体-卵巢轴调节紊乱为主要表现,而其发病与糖脂代谢紊乱等密切相关,多因素相互作用形成恶性循环,成为一个从青春期起始的、持续存在的卵泡成熟发育障碍,故导致闭经。

②分泌雄激素的卵巢肿瘤:主要有卵巢性索间质肿瘤,包括卵巢支持-间质细胞瘤、卵巢卵泡膜细胞瘤等;临床表现为明显的高雄激素体征,呈进行性加重。

③卵泡膜细胞增殖症:卵泡膜细胞增殖症是一种少见的卵巢间质的增殖,其主要的病理特征是结节或弥散性的卵巢间质增生,间质内含有散在或巢状的黄素化的卵泡膜细胞,后者称为间质泡膜增殖。严重的卵泡膜细胞增殖症可伴有广泛而密集的成纤维细胞生长,导致卵巢增大及纤维化。卵泡膜细胞增殖症的病因和发病机制尚不清楚。有研究认为,卵泡膜细胞增殖症的卵泡膜组织对促性腺激素的敏感性增加与卵巢泡膜或间质增生相关。卵巢的间质增生和泡膜增生均造成卵巢产生雄激素增多,出现高雄激素血症,导致卵泡成熟发育障碍,故导致闭经。

④先天性肾上腺皮质增生症(CAH):CAH 属常染色体隐性遗传病,常见的有 21-羟化酶和 11β-羟化酶缺陷。由于上述酶缺乏,皮质醇的合成减少,使 ACTH 反应性增加,刺激肾上腺皮质增生和肾上腺合成雄激素增加,故严重的先天性 CAH 患者可导致女性出生时外生殖器男性化畸形,轻者青春期发病可表现为与 PCOS 患者相似的高雄激素体征及闭经。21-羟化酶、11β-羟化酶缺陷使醛固酮和皮质醇合成受阻,其前体堆积,向雄激素转化,过多的雄激素使女胚外生殖器男性化,若为酶完全缺陷,尚可出现失盐症状。3β-类固醇脱氢酶缺陷使孕酮和 17α-羟孕酮合成障碍,皮质醇、醛固酮及 Δ4 途径的雄激素合成受阻,但 Δ5 途径的 17α-羟孕烯醇酮仍可向脱氢表雄酮转化,故其最终临床表现与 21-羟化酶和 11β-羟化酶缺陷相近,但患儿几乎恒定地出现失盐症状。17α-羟化酶缺陷使性激素及皮质醇合成受阻,男婴可出现女性外生殖器畸形,对女性性分化影响不大,但进入青春期后,因雌激素水平低下,女性表现为原发性闭经、子宫发育不良及第二性征发育差及 FSH 升高。

(2)甲状腺疾病:常见的甲状腺疾病为桥本甲状腺炎及 Graves 病;常因自身免疫抗体引起甲状腺功能减退或亢进,并抑制 GnRH 的分泌而引起闭经;也有发现抗体的交叉免疫破坏卵巢组织而引起闭经。

甲状腺功能亢进症(甲亢)的病因复杂,人群中两者的合计发生率为 0.4%~3%,发生机制与自身免疫、细胞免疫、遗传因素以及神经精神等因素有关。女性与男性的发病之比为 4:1,

女性多于青春期和更年期发病。轻度甲亢在起病之初垂体 FSH 与 LH 水平尚在正常范围内，月经周期多无改变；中、重度甲亢患者，对 TRH、TSII、GnRH 等的分泌功能反馈性抑制，导致无排卵月经或闭经。其发生机制尚不清楚，可能与以下因素有关：①甲亢时血总 E_2 水平较正常增高 2～3 倍，可能是由肝脏合成性激素结合球蛋白（SHBG）增加及 E_2 外周转换率增加所致；②血总 T 水平升高，但游离 T 不变，游离 E_2 及 E_1 增多，形成异常反馈信号，引起血 LH 水平升高及无排卵闭经；③甲亢时 E_2 的 2 位羟化代谢增强，生成无活性的儿茶酚雌激素较多，也可能与闭经发生有关。

甲状腺功能减退（甲减）由体内甲状腺激素不足或缺乏所致。幼年发病者称呆小病，可由母亲孕期缺碘或服用抗甲状腺药物引起，也可由常染色体隐性遗传致甲状腺素合成相关酶缺陷或性染色体结构或数目异常所致。甲减时，血 TRH、TSH 水平升高，TRH 可促进垂体 PRL 分泌过多，从而抑制卵巢功能而引起闭经与泌乳；此外，甲减时血 SHBG 水平降低，使睾酮代谢加速以维持游离睾酮水平不变，但雄烯二酮代谢变慢，血雌酮水平升高。E_2 的 16 位羟化途径增强，生成 E_3 增多。这些对垂体形成异常的反馈信号，引起无排卵型功能失调性子宫出血或闭经。

二、诊断

（一）临床表现
闭经是主要的症状。

（二）辅助检查

1.诊断性刮宫
适用于已婚妇女，用以了解宫颈管或宫腔有无粘连、宫腔深度及宽度。刮取子宫内膜送病理检查以了解内膜对卵巢激素的反应，排除子宫内膜结核等。

2.子宫、输卵管碘油造影
了解子宫腔大小与形态、输卵管形态及通畅情况，有助于诊断子宫、输卵管结核，子宫畸形，宫腔粘连等病变。

3.内镜检查
宫腔镜可观察子宫腔及其内膜，取内膜组织做病理检查。腹腔镜检查可直接观察子宫、输卵管、卵巢形态及盆腔、腹腔病灶，并可取活组织检查，有助于诊断 POF、发育不良、肿瘤及PCOS。

4.卵巢功能检查
（1）基础体温测定：基础体温呈双相型，提示卵巢内有排卵和黄体形成，卵巢功能正常。

（2）阴道脱落细胞涂片检查：脱落细胞出现周期性改变提示卵巢有排卵，观察表层、中层、底层细胞的百分比，表层细胞百分率越高提示雌激素水平越高。

（3）宫颈黏液结晶检查：根据涂片上羊齿状结晶及椭圆体的周期变化，判断卵巢功能。

（4）血甾体激素测定：测定雌激素及孕激素的含量及周期性变化。

5.垂体功能检查

雌激素试验阳性提示患者体内雌激素水平低落,为确定病因,需做以下检查。

(1)血 FSH、LH 放射免疫测定:FSH、LH 均低于正常水平表示垂体功能减退,病变可能在垂体或下丘脑。如高于正常水平提示卵巢功能不足。

(2)垂体兴奋试验:当患者 FSH 与 LH 含量均低时,应进行垂体兴奋试验,以区别病变在垂体还是在下丘脑。用促黄体素释放素(LHRH)50μg 溶于生理盐水 5mL,静脉推注,于注射前及注射后 15、30、60、120min 各取血 2mL,用放射免疫法测定血中 LH 含量变化,一般于注射后 15～30min LH 高于注射前的 2～4 倍,提示垂体功能正常,闭经原因在下丘脑。如不升高或升高很少则为垂体性闭经。

(3)蝶鞍检查:疑有垂体肿瘤可进行蝶鞍 X 线摄片或多向断层摄片,有助于诊断垂体肿瘤。

6.药物试验

(1)孕激素试验:黄体酮 20mg 肌内注射,每天 1 次,共 5 天,停药后 1 周内出现撤退性出血者为阳性,说明子宫内膜已受到一定水平雌激素的影响,对孕激素反应功能正常。

(2)雌激素试验:如孕激素试验阴性,可做雌激素试验,口服己烯雌酚,每天 1mg,连服 20 天,停药后 1 周内出现撤退性出血为阳性,提示子宫内膜对雌激素有反应,闭经是由于缺乏雌激素,病变部位在卵巢、垂体或下丘脑。无撤退性出血者为阴性,可诊断子宫性闭经。

7.其他检查

包括染色体检查、甲状腺功能检查、肾上腺功能检查、B超检查等。

(三)诊断

1.子宫性闭经

(1)先天性无子宫或子宫发育不良或多次刮宫史、全身结核或盆腔结核史。

(2)基础体温双相型,阴道细胞涂片或宫颈黏液结晶检查均提示有排卵。

(3)行人工周期后无撤退性出血。

(4)诊断性刮宫时无子宫内膜或发现宫腔有粘连。

2.卵巢性闭经

(1)基础体温单相型,阴道细胞涂片或宫颈黏液结晶检查提示无排卵及雌激素水平低落。

(2)行人工周期后有撤退性出血。

(3)血尿、FSH、IH 高于正常,E_2 降低。

3.垂体性闭经

(1)有产后大出血或感染史,有头痛或视力减退、肢端肥大或肥胖、多毛及泌乳等症。

(2)基础体温单相,阴道细胞涂片及宫颈黏液结晶检查提示雌激素水平低落。

(3)人工周期后有撤退性出血。

(4)血尿、FSH、LH 水平低下,肌内注射 LHRH 100μg 后仍低下。E_2 降低,PRL＞20ng/mL。

(5)如有垂体肿瘤可出现视野偏盲。颅骨蝶鞍区 X 线片气脑与脑血管造影及 CT 检查可协助诊断。

4.下丘脑性闭经

(1)有精神紧张、消耗性疾病、服用特殊性药物及其他内分泌功能异常史等。

(2)阴道细胞涂片、宫颈黏液素水平低落。

(3)血尿、FSH、LH 水平低下,但肌内注射 LHRH 100μg 后能升高。E$_2$ 降低。

(4)人工周期后有撤退性出血。

(四)鉴别诊断

诊断时根据病史、体检,排除生理性闭经如妊娠期、哺乳期和绝经期。另外,还需排除由米勒管发育异常引起的下生殖道梗阻,如处女膜无孔、阴道畸形等造成经血不能排出体外的假性闭经。

三、治疗

(一)全身治疗

占重要地位,包括积极治疗全身性疾病,提高机体体质,供给足够营养,保持标准体重。运动性闭经者应适当减少运动量。应激或精神因素所致闭经,应进行耐心的心理治疗,消除精神紧张和焦虑。肿瘤、PCOS 等引起的闭经,应对因治疗。

(二)激素治疗

明确病变环节及病因后,给予相应激素治疗以补充体内激素不足或拮抗激素过多,达到治疗目的。

1.性激素补充治疗

目的:①维持女性全身健康及生殖健康,包括心血管系统、骨骼及骨代谢、神经系统等;②促进和维持第二性征和月经。

主要治疗方法:

(1)雌激素补充治疗:适用于无子宫者。戊酸雌二醇 1mg/d,妊马雌酮 0.625mg/d 或微粒化 17-β 雌二醇 1mg/d,连用 21 日,停药 1 周后重复给药。

(2)雌孕激素人工周期疗法:适用于有子宫者。上述雌激素连服 21 日,最后 10 日同时给予地屈孕酮 10~20mg/d 或醋酸甲羟孕酮 6~10mg/d。

(3)孕激素疗法:适用于体内有一定内源性雌激素水平的 I 度闭经患者,可于月经周期后半期(或撤退性出血第 16~25 日)口服地屈孕酮 10~20mg/d 或醋酸甲羟孕酮 6~10mg/d。

2.促排卵

适用于有生育要求的患者。对于低 Gn 闭经患者,在采用雌激素治疗促进生殖器发育,子宫内膜已获得对雌孕激素的反应后,可采用人绝经期促性腺激素(hMG)联合人绒毛膜促性腺激素(HCG)促进卵泡发育及诱发排卵,由于可能导致卵巢过度刺激综合征(OHSS),严重者可危及生命,故使用促性腺素诱发排卵必须由有经验的医师在有超声和激素水平监测的条件下用药;对于 FSH 和 PRL 正常的闭经患者,由于患者体内有一定内源性雌激素,可首选氯米芬作为促排卵药物;对于 FSH 升高的闭经患者,由于其卵巢功能衰竭,不建议采用促排卵药物治疗。

（1）氯米芬：是最常用的促排卵药物，适用于有一定内源性雌激素水平的无排卵者。作用机制是通过竞争性结合下丘脑细胞内的雌激素受体，以阻断内源性雌激素对下丘脑的负反馈作用，促使下丘脑分泌更多的 GnRH 及垂体促性腺激素。给药方法为月经第 5 日始，每日 $50\sim100\text{mg}$，连用 5 日，治疗剂量选择主要根据体重或体重指数（BMI）、女性年龄和不孕原因，卵泡或孕酮监测不增加治疗妊娠率。不良反应主要包括黄体功能不足、对宫颈黏液的抗雌激素影响、未破卵泡黄素化综合征（LUFS）及卵子质量欠佳。

（2）促性腺激素：适用于低促性腺激素闭经及氯米芬促排卵失败者，促卵泡发育的制剂：①hMG，内含 FSH 和 LH 各 75U；②FSH，包括尿提取 FSH、纯化 FSH、基因重组 FSH。促成熟卵泡排卵的制剂为 HCG。常用 hMG 或 FSH 和 HCG 联合用药促排卵。hMG 或 FSH 一般每日剂量 $75\sim150\text{U}$，于撤退性出血第 3~5 日开始，卵巢无反应，每隔 7~14 日增加半支（37.5IU），直至超声下见优势卵泡，最大 225IU/d，待优势卵泡达成熟标准时，再使用 HCG $5000\sim10\,000\text{U}$ 促排卵。并发症为多胎妊娠和 OHSS。

（3）促性腺激素释放激素（GnRH）：利用其天然制品促排卵，用脉冲皮下注射或静脉给药，适用于下丘脑性闭经。

3.溴隐亭

为多巴胺受体激动剂。通过与垂体多巴胺受体结合，直接抑制垂体 PRL 分泌，恢复排卵；溴隐亭还可直接抑制分泌 PRL 的垂体肿瘤细胞生长。单纯高 PRL 血症患者，每日 $2.5\sim5\text{mg}$，一般在服药的第 5~6 周能使月经恢复。垂体催乳素瘤患者，每日 $5\sim7.5\text{mg}$，敏感者在服药 3 个月后肿瘤明显缩小，较少采用手术。

4.其他激素治疗

（1）肾上腺皮质激素：适用于 CAH 所致的闭经，一般用泼尼松或地塞米松。

（2）甲状腺素：如甲状腺片，适用于甲减引起的闭经。

（三）辅助生殖技术

对于有生育要求，诱发排卵后未成功妊娠、合并输卵管问题的闭经患者或男方因素不孕者可采用辅助生殖技术治疗。

（四）手术治疗

针对各种器质性病因，采用相应的手术治疗。

1.生殖器畸形

如处女膜无孔、阴道横隔或阴道闭锁，均可通过手术切开或成形，使经血流畅。宫颈发育不良若无法手术矫正，则应行子宫切除术。

2.子宫腔粘连综合征

多采用宫腔镜直视下分离粘连，随后加用大剂量雌激素和放置宫腔内支撑的治疗方法。术后宫腔内支撑放置 7~10 日，每日口服妊马雌酮 2.5mg，第 3 周始用醋酸甲羟孕酮每日 10mg，共 7 日，根据撤药出血量，重复上述用药 3~6 个月。宫颈狭窄和粘连可通过宫颈扩张治疗。

3.肿瘤

卵巢肿瘤一经确诊,应予手术治疗。垂体肿瘤患者,应根据肿瘤部位、大小及性质确定治疗方案。对于催乳素瘤,常采用药物治疗,手术多用于药物治疗无效或巨腺瘤产生压迫症状者。其他中枢神经系统肿瘤,多采用手术和(或)放疗。含 Y 染色体的高促性腺激素闭经者,性腺易发生肿瘤,应行手术治疗。

第五节　多囊卵巢综合征

一、临床特征及病因学研究

(一)临床特征

多囊卵巢综合征(PCOS)是育龄期女性最常见的生殖内分泌疾病,是引起无排卵性不孕和高雄激素血症的主要原因,其发病率高达 5%～10%。1935 年,Stein 和 Leventhal 首先描述了 PCOS。随着研究进展,人们认识到 PCOS 是一种多基因相关疾病,表现为一种复杂的遗传方式,其基本特征包括雄激素过多、排卵功能异常、卵巢多囊样改变。此外,PCOS 患者的内分泌和代谢异常还表现在血浆 LH 水平增高、LH/FSH 值增高、高胰岛素血症、胰岛素抵抗、肥胖以及异常脂质血症等,其发生代谢综合征、糖耐量减低、2 型糖尿病、高脂血症、高血压和心血管疾病的风险显著增加。

1.临床和(或)生化表现为高雄激素血症

高雄激素血症的主要临床表现为多毛和痤疮,极少数会出现雄激素依赖性脱发,然而亚洲或青春期的 PCOS 女性以及经过治疗的 PCOS 患者,多毛症状多不典型。有学者组织的我国多省大样本流行病学调查结果显示,育龄女性多毛评分(Femman - Gallwev 评分)＞4 分即可以诊断为多毛症,也可以采用简便评分标准,即上唇、下腹和大腿内侧三部位中有两个部位出现性毛生长即可诊断多毛症。生化上的高雄激素血症又称为高雄激素症,有些高雄激素血症并不表明患者游离雄激素水平升高。由于雄激素成分多样,目前对高雄激素血症尚无统一的诊断标准,常用的评价高雄激素血症的生化指标主要依靠游离睾酮(FT)或游离雄激素指数(FAI＝T×100/SHBG)的测定以及其他雄激素的测定,如脱氢表雄酮(DHEA)、硫酸脱氢表雄酮(DHEAS)、雄烯二酮(AD)。正常人群的雄激素水平变异大,雄激素测定缺乏正常参考值,特别是青春期妇女;雄激素水平易受其他因素的影响,如年龄、体重指数(BMI)。外源性激素类药物治疗也可以很快对自身雄激素合成产生抑制作用,例如口服避孕药可使雄激素水平降低。

2.稀发排卵和(或)无排卵

PCOS 患者经常伴有月经不规律。月经周期是临床评价月经不规律的主要指标,稀发排卵的定义为每年少于 8 次的排卵,同时月经周期超过 35 天;无排卵定义为无月经来潮超过 6 个月;月经周期不足 21 天或多于 35 天都是异常的。目前尚无设计良好的排卵周期及正常月经量的研究,一些月经稀发的妇女随着年龄增长有月经周期趋向正常的倾向。

3.卵巢多囊样改变

根据 2003 年的诊断标准,卵巢多囊样改变是一侧或双侧卵巢内有≥12 个直径为 2～9mm 的小卵泡(直径＜10mm 的卵泡应测量卵泡的两个径线后取平均直径)和(或)卵巢体积＞10mL,卵巢体积的测量一般采用公式:$0.5×长×宽×厚(cm^3)$,与小卵泡的分布、间质回声增强和间质体积无关。测量不能在服用口服避孕药期间进行。推荐在早卵泡期(月经周期的第 3～5 天)经阴道或直肠超声检查进行诊断,因为卵巢形态可随着月经周期而改变,月经不规律的妇女可以在黄体酮撤退性出血后进行检查,而卵泡要在对卵巢进行垂直和横扫后才能进行计数。

4.PCOS 的其他临床特征

(1)黄体生成素增加:PCOS 患者的血清 FSH 水平增高是正常的,而 LH 水平升高者占 PCOS患者的 30％～50％。血清 LH 水平高于 95％者出现在 60％的 PCOS 患者中。单纯 LH 测定很难评估,主要是因为自然 LH 呈脉冲式释放,很难掌握取血的时机。另外,LH 水平可能因自发性或黄体酮撤退性出血造成垂体负反馈调节而降低。LH 分泌过多可能导致高胰岛素血症。然而,由于高胰岛素血症的肥胖妇女亦与高雄激素血症和 LH 水平升高有关,所以雄激素分泌可能与 LH 过多分泌有关。最近的研究表明 LH 分泌的卵巢反馈调节异常及下丘脑缺陷可能是导致 LH 分泌增加的原因。虽然血清 LH 增加可能导致流产率增加,但其对卵母细胞、胚胎质量和妊娠率的影响还有争议。LH 水平升高可能是一种与 PCOS 相关的临床表现,但对于 LH 水平升高是否构成 PCOS 患者的亚群尚有异论,所以不需要将 LH 升高纳入 PCOS 诊断标准中。

(2)胰岛素抵抗:胰岛素抵抗与 PCOS 患者病情轻重直接相关,即使是体重正常的 PCOS 患者也存在一定程度的高胰岛素血症和餐后血糖异常或糖耐量受损。50％～70％的 PCOS 患者存在胰岛素抵抗,说明胰岛素抵抗与 PCOS 患者生殖功能异常关系密切。据文献报道,胰岛素抵抗患病率与其评估方法的敏感性有关,改善生活方式和药物治疗均可以有效改善胰岛素抵抗的状态。国际对其评价尚无统一标准,通常采用空腹血糖胰岛素比值进行测定,其与胰岛素动态试验相关性较好;然而,此法也有不足,主要是由于胰岛 β 细胞功能的差异、生理胰岛素水平的波动及标准胰岛素分析的缺乏,因而这种方法的临床广泛应用受到限制。口服葡萄糖耐量试验(OGTT)和胰岛素释放试验是一种更好地评估糖耐量和胰岛素抵抗的方法。尽管 PCOS 患者存在糖耐量受损和 2 型糖尿病的高患病风险,但目前尚无可靠的胰岛素抵抗的预测值。

(3)肥胖及脂代谢异常:PCOS 妇女中肥胖的发生率因种族和饮食习惯不同而不同,占 PCOS患者的 30％～60％。在美国,50％ PCOS 患者存在超重或肥胖,而亚洲人群中这一比例较低。PCOS 肥胖表现为向心性肥胖(也称腹部肥胖),即腰臀比例增加、腹围增大明显,主要由于内脏脂肪沉积。PCOS 患者常伴随脂代谢异常,高三酰甘油血症、低密度脂蛋白胆固醇浓度增高和高密度脂蛋白胆固醇降低在 PCOS 患者中均非常常见,特别是在肥胖的 PCOS 患者中。

(4)其他:代谢方面,PCOS 患者 2 型糖尿病发病风险增加 5～10 倍,同时糖耐量受损的风险也增加。PCOS 妇女耐糖量受损的患病率为 31%～35%，2 型糖尿病的患病率为 7.5%～10%，这些都远高于正常人群中的患病率。生殖方面，由于排卵功能障碍使 PCOS 患者受孕率降低、不孕症发生率高。此外，妊娠期糖尿病、妊娠高血压疾病的发生率均显著高于正常对照组。由于长期无排卵和持续的雌激素作用，且缺乏足够的孕激素拮抗，子宫内膜癌的发病风险也明显增加。

（二）病因学研究

由于 PCOS 的临床异质性表型，对 PCOS 的临床诊断和发病机制研究一直是该领域的热点。目前认为，PCOS 临床表现的复杂性和生化特征的多样性是遗传因素和环境因素共同作用的结果。PCOS 是一种复杂的多态性紊乱，大多数临床及生化特点可以用卵巢雄激素分泌引起的发育紊乱来解释。胎儿和（或）青春期过多的雄激素作用于下丘脑-垂体，控制 LH 激素，提高内脏脂肪分布（从而诱发胰岛素抵抗和无排卵），并且在成年期引起高雄激素血症的临床表现。其他辅助因素还包括遗传和环境（尤其是饮食）因素，它们共同作用从而改变表型和产生多态性表现。这样，病因学的界定和发展为 PCOS 提供了临床治疗途径，这些治疗不仅可以减轻显性的表达，而且还可改善与此疾病相关的代谢紊乱。

1.遗传因素

PCOS 具有明显的家族聚集性。在 PCOS 女性的直系亲属中，其母亲和姐妹的 PCOS 患病率远高于一般人群的发病率。但目前对 PCOS 的遗传方式仍有争议，其主要原因是研究 PCOS 家系有一定的难度。第一，PCOS 女性青春期前和绝经后临床表现不明显，而主要影响育龄女性，从而造成跨代家系研究的困难；第二，确定 PCOS 患者的男性亲属表型尚有分歧；第三，临床表现的多样性和缺乏普遍接受的诊断标准以及种族的差异性等；第四，家系研究需要较多的家庭样本量方能开展，而 PCOS 患者多患有不孕症，这就使得研究很难有进展。既往认为 PCOS 的遗传方式有常染色体显性遗传特征，然而目前流行病学研究认为，PCOS 的遗传模式可能比以常染色体为主的遗传模式更复杂，即该疾病可能是性染色体或多基因遗传模式。

（1）PCOS 易感基因研究：目前已经利用连锁分析、候选基因关联分析等发现了七十余个与 PCOS 相关的基因，这些基因主要与甾体激素的合成、促性腺激素的作用和调节、胰岛素抵抗的发生、慢性炎症通路和转化生长因子 β（TGF-β）通路相关。

①胰岛素抵抗相关基因：胰岛素抵抗和高胰岛素血症是 PCOS 患者的重要特征之一。胰岛素抵抗不仅直接影响患者的排卵功能，并通过多种机制刺激卵巢分泌雄激素，引起高雄激素血症。胰岛素抵抗发生机制复杂，受体前、受体和受体后任何一个环节缺陷皆可导致胰岛素抵抗。胰岛素抵抗及其相关代谢异常在 PCOS 患者家族中具有聚集性，提示胰岛素相关基因可能是 PCOS 的候选基因，这些基因主要包括胰岛素（INS）基因、胰岛素受体（INSR）基因和胰岛素受体底物（IRS）基因。

INS 基因：定位于染色体 11p15.5，其 5′端的可变数目串联重复顺序（VNTR）构成一种微卫星重复多态性，其变异能调节 INS 基因转录，因此与胰岛素水平、高胰岛素血症、2 型糖尿病和出生体重有关。既往研究认为该位点的Ⅲ类等位基因与 PCOS 关系密切，然而后续大样本以及不同种族的研究并未与其有很好的一致性。因此有关 INS 与 PCOS 发病之间的关系仍需进一步研究。

INSR 基因:定位于染色体 19p13.3 区域内。既往有研究认为 INSR - HIS 1058 位点处的 C/T 多态性与 PCOS 有关。然而,近期荟萃分析发现,C/T 多态性与 PCOS 患病风险的比值比为 1.28,提示 HIS 1058 很可能不是 PCOS 发病的主要基因。

IRS-1 基因:研究发现,Gly972Arg 型 IRS-1 在 PCOS 患者中出现频率较高。Arg972 多态性可能通过升高空腹胰岛素水平而诱发 PCOS。

②甾体激素生物合成、转运及促性腺激素调控相关基因:下丘脑-垂体-卵巢轴的遗传改变可导致 PCOS。因此,研究性腺轴的基因多态性变化有助于了解 PCOS 的发病机制。目前相关的基因研究很多,包括 CYP11A1、CYP17、CYP19、CYP21、SHBG、LH-β、FSHR 和 4R 等。

CYP11A1:位于 15q24,其编码产物是胆固醇侧链裂解酶,催化胆固醇转化为孕烯醇酮(为类固醇激素合成的第一步)。有研究发现,CYP11A1 基因的 rs4077582 位点与汉族妇女 PCOS 发病密切相关,其作用机制可能是通过调控 LH 的表达而影响雄激素水平。

CYP17:编码产物为芳香化酶,可催化雄激素转化为雌激素。既往研究认为,CYP17 的 T/C 多态性与 PCOS 有关。然而,近期荟萃分析发现,CYP17 T/C 多态性与 PCOS 发病风险并无相关性,以往研究所得阳性结果可能与其小样本偏倚有关。

SHBG:编码产物为性激素结合球蛋白。SHBG 是双氢睾酮、睾酮及雌二醇的转运蛋白,可调节进入靶组织的睾酮和雌二醇的量。SHBG 的编码基因位于 17p12 - p13。有研究发现,SHBG 基因启动子区的(TAAAA)n VNTR 多态性与 PCOS 相关。该多态性可能与 PCOS 患者的低 SHBG 水平相关,从而使更多的游离雄激素作用于靶组织。

AR:雄激素受体,有研究认为 AR 基因 CAG 重复多态性与 PCOS 发病相关,然而荟萃分析表明,CAG 长度与 PCOS 睾酮水平有关,但未发现与 PCOS 发病风险有关。

LH 和 LHR:PCOS 患者 LH 水平明显升高,LH 基因多态性可能与高 LH、高雄激素有关。有研究发现,LHG1052A 多态性与汉族 PCOS 发生有关。

③TGF - β 通路相关基因:目前关注较多的是 Fibrillin - 3(FBN3),位于 19p13.2(D19S884)。FBN3 的功能是参与调控 TGF - β 信号通路,而 TGF - β 信号通路成员因其在组织分化、细胞增殖、激素调控等方面的作用而成为 PCOS 的易感基因之一。对汉族妇女进行的研究表明,携带 D19S884A8 等位基因能够增加患 PCOS 的风险。研究表明,FBN3 在胎儿卵巢组织的基质细胞中表达,并且在胎儿卵泡形成的关键阶段(母体妊娠前 3 个月)表达,而随后表达则迅速降低。这表明 FBN3 可能早在胎儿期即能够影响卵泡发育,可能与成年后 PCOS 发病有关。

④炎症相关基因:研究较多的包括肿瘤坏死因子(TNF)、白介素(IL)等相关基因。有学者研究发现,IL-1β 基因启动子区域的 T 等位基因和 IL-受体拮抗剂(IL-1ra)基因区域的 V 等位基因与 PCOS 的肥胖有关,也有研究认为其与 PCOS 的不孕发生有关。Kim 等人对韩国 PCOS 妇女研究发现,IL-18 137G 等位基因与其糖耐量受损有关。

⑤其他基因:已发现的 PCOS 候选基因还包括转录因子 7 类似物 2(TCF7L2)、抵抗素、瘦素、纤溶酶原激活物抑制因子 1(PAI-1)、钙激活酶 10(CAPN-10)、过氧化物酶体增殖物活化受体(PPAR)、肥胖相关基因(FTO)等。研究结果显示这些基因中某些位点与 PCOS 的发

生有一定相关性,但因结果缺乏一致性仍需要验证。

(2)全基因组关联研究(GWAS):有学者率先采用 GWAS 方法对 PCOS 进行了研究。结果表明,2p16.3、2p21、9q33.3 三个区域内的多个 SNP 位点均与 PCOS 具有强相关性,其中最显著的相关基因位点包括 LhCGR、THADA 和 DENND1A。研究团队随后进行的家系研究进一步证实了 THADA 基因区 rs13429458 位点与 PCOS 发病显著相关。研究还发现,THA-DA 和 DENND1A 区的基因位点与 PCOS 妇女的高 LH、高雄激素、高胰岛素和低密度脂蛋白水平升高等内分泌紊乱有关。研究人员在第一次 GWAS 研究的基础上,又进一步对 1510 名 PCOS 患者和 2016 名对照组进行了第二次 GWAS 研究,新发现另外 8 个与 PCOS 相关的基因区域,分别位于 9q22.32(C9orf3)、11q22.1(YAP1)、12q13.2(RAB5B 和 SUOX 间)、12q14.3(HMGA2)、16q12.1(TOX3)、19p13.3(INSR)、20q13.2(SUMO1P1)和 2p16.3(FSHR)。这些相关基因与胰岛素信号通路、性激素功能、2 型糖尿病、钙信号通路和细胞内吞等有关,为 PCOS 的遗传学研究提供了新靶点。

欧美学者也对 GWAS 检测出的相关基因区域的多态性位点开展了研究,然而结论并不一致。Goodarzi 等人的研究发现,欧洲人群中 DENND1A 区 rs10818854 位点与 PCOS 发病高度相关,同时 THADA 区的 rs12468394、rs6544661 和 rs11891936 三个位点也与 PCOS 发病显著相关。研究认为 THADA 和 DENND1A 在 PCOS 的发病中有重要作用,且与种族无关。该研究未发现 LhCGR 区 rs13405728 和 rs6732721 位点与 PCOS 有相关性。Mutharasan 等人对 2p16.3 区的多个 SNP 位点进行了基因型分析,发现该区域 rs7562215 和 rs10495960 多态性与 PCOS 发病密切相关,而与种族无关。然而,汉族人群中所报道的最主要的 rs13405728 位点与 PCOS 的相关性在该研究中未被证实。Lerchbaum 等人在高加索妇女中对 rs13405728、rs13429458 和 rs2479106 三个主要位点进行了研究,结果发现,rs13405728 和 rs13429458 的基因型分布在 PCOS 妇女和对照组中无差异,rs2479106 位点多态性与 PCOS 易感性可能有关,rs2479106G 等位基因携带者发生 PCOS 的易感风险降低。

根据目前研究,在 LhCGR、THADA 和 DENND1A 三个主要相关基因中,尽管目前各研究报道的 DENND1A 相关的 SNP 位点并不完全一致,但是 DENND1A 作为 GJWAS 首次发现并报道的基因类型在 PCOS 易感性方面的关联已经得到认可,而其他两个基因以及所包括的 SNP 位点在不同种族 PCOS 人群中的作用仍需要进一步验证。

尽管 PCOS 的遗传学研究取得了较大进展,然而迄今为止,我们尚不能确定 PCOS 的任何一种致病基因。目前所有报道的基因及其 SNP 位点,仅可能与 PCOS 易感性或者某种表型特征有关,并且结果尚缺乏一致性,并不能解释 PCOS 的发病机制。究其原因,主要包括 PCOS 疾病本身的复杂性和异质性、种族背景的差异性和诊断标准的不统一性等。新一代基因测序技术为我们全面了解复杂疾病的易感基因提供了新方法,能够对一些罕见变异位点进行识别,并且使常见变异位点的检测更为便利。然而,基因测序技术检测出的大量易感基因区域以及所包括的多个 SNP 位点在不同国家和种族人群中也存在异质性,因此有待进一步验证。同时,这些基因位点与 PCOS 多种复杂的生殖内分泌特征之间的关系有待明确。此外,PCOS的遗传学研究尚处于结构基因组学研究阶段,缺乏对相关基因的功能研究。

2.环境因素

(1)胎儿期环境因素的影响:PCOS的体征和症状通常在或接近青春期初期出现。有证据表明,这些在青春期表现出来的卵泡和雄激素生成异常,在儿童期甚或胎儿发育的过程中就已经存在并开始了。子宫内激素环境影响成年后个体的内分泌状态,孕期暴露于高浓度雄激素的雌性大鼠,成年后会发生不排卵和多囊卵巢。恒河猴或绵羊出生前暴露于高雄激素环境的动物模型数据表明,PCOS源于胎儿时期:当雌性成年恒河猴出生前被暴露于相当于男性胎儿的高睾酮水平的子宫内时,这些恒河猴表现出PCOS的许多临床和生化特征,特别是表现为高LH,胰岛素分泌或利用异常,在肥胖及高胰岛素血症个体还表现为高雄激素性无排卵;当怀孕母羊被暴露在大剂量睾酮激素环境中时,会引起雌性后代促黄体生成素分泌增加和不正常的卵巢周期。这些异常的促黄体生成素和雄激素的分泌、月经周期异常及胰岛素分泌和利用异常标志雌性胎儿暴露在高雄激素水平的环境,提示人类从胎儿到青春期卵巢开始发育的任一时期暴露于过高的雄激素环境可导致发生PCOS的临床特征,包括LH异常分泌和胰岛素抵抗,推测人类PCOS表型是由胚胎时期卵巢雄激素分泌过高的遗传易感性造成的。此外,孕期高脂低纤维饮食、久坐的生活方式、吸烟、饮酒等都可能导致胎儿生长受限,使胎儿小于孕周,出现节俭表型。这些婴儿容易出现胰岛素抵抗,今后易患高血压、糖耐量异常、肾上腺轴功能亢进、功能性雄激素增高和PCOS,尤其当她们接触一些不良的环境因素时,如久坐的生活方式和高饱和脂肪酸饮食。这些环境因素有家族聚集现象,因为患者在生活和饮食习惯很大程度上受到父母的影响。然而,人类母体环境因素是否直接影响子代PCOS的发生尚不明确。胎儿生长受限也有可能由遗传变异所致,最可能的解释就是不良环境因素与某种遗传变异的相互作用。

(2)青春期环境因素的影响:青春期患有贪食等饮食障碍的女性常发生PCOS。有研究发现,PCOS患者的女儿青春期前的血清抗米勒管激素(AMH)浓度升高,提示这些女孩可能在幼年和儿童期就有卵巢发育改变。AMH可影响卵巢内分泌功能,抑制芳香化酶活性,进而抑制雌激素合成,可能通过促进小卵泡快速生长进而加快原始卵泡的起始生长。青春期后,早期暴露于雄激素过多的环境,类固醇激素对垂体LH的负反馈减少,引起LH异常分泌;同时使脂肪首先堆积于腹部,加重了胰岛素抵抗,由此产生的高胰岛素血症与高LH分泌协同作用,增加了卵巢类固醇的产生,诱导卵泡发育过早停止和停止排卵。

(3)肥胖和饮食:PCOS的发生率和病理生理表型具有明显的种族差异性,这种差异性可能与妇女饮食、锻炼、生活方式等环境因素相关。饮食在性激素代谢方面发挥着重要的调节作用。研究表明,饮食中单不饱和脂肪酸和多不饱和脂肪酸的含量会影响PCOS的临床表现,高脂低纤维素饮食与雄激素水平相关。肥胖可能通过加重女性既有的胰岛素抵抗促成PCOS的发生。

3.PCOS卵泡发育障碍机制研究

PCOS卵巢功能的失调,具体体现在卵泡的数量增多和功能亢进,其发病基础是卵泡的程序化发育发生改变,即窦前卵泡生成过多和窦卵泡发育停滞。人类卵泡生成和成熟是一个复杂的发育过程,在这一过程中,始基卵泡在生长因子(如GDF-9和BMP-15)的刺激下发育为原始卵泡,其后,FSH调节卵泡发育向优势卵泡的选择方向进行,随后增多的雌激素可负反馈抑制 FSH 的产生,使 FSH 水平降低,进而导致其他发育卵泡的闭锁,使得最终只有一个卵泡发育成熟并排卵,释放出一个成熟卵母细胞。PCOS 患者卵泡发育障碍包括早期卵泡生长加速和优势卵泡选择障碍两方面,是由一系列异常的卵巢内外因素共同导致的。

(1)高水平的 LH 和相对缺乏的 FSH:FSH 可刺激卵巢卵泡的生长和募集,在卵泡的募集与闭锁间存在着精细的平衡,而 FSH 在其中起着决定性作用。人类窦卵泡生长达到 2～5mm 时开始对 FSH 起反应,直径在 6～8mm 的卵泡则获得芳香化酶活性并具有增高雌二醇(E_2)水平的能力。随着 E_2 和抑制素 B 的增高,FSH 水平在卵泡后期开始下降,最终只有最高级成熟的卵泡被选择继续发育并排卵。研究报道,与正常月经周期相比,PCOS 患者卵泡期通常显示有高水平的 LH 和相对较低的 FSH 水平,而高 LH 与显著降低的卵细胞成熟率和受精率直接相关。此外,在正常情况下,卵泡直径达到 9.5～10mm 时其颗粒细胞上才出现 LHR,而 PCOS患者卵泡直径为 4mm 时即出现 LHR,小窦卵泡高表达的 LHR 可能使得其颗粒细胞提早对 LH 获得反应性。卵泡生成过程中过多 LH 的分泌可抑制 FSH 的功能,导致 PCOS 患者颗粒细胞功能异常,促使小窦卵泡颗粒细胞的提前黄素化和卵泡闭锁,并通过抑制卵泡成熟抑制因子而使卵母细胞过早成熟。此外,LH 亦可能通过受体耦联的信号转导通路过早激活减数分裂过程而损害卵细胞核,进而导致细胞凋亡。总之,PCOS 颗粒细胞这种不合时宜的、放大的 LH 作用参与了卵泡成熟障碍的发生。

(2)高雄激素血症:甾体激素的合成是卵泡的内分泌功能的体现,受垂体促性腺激素的调节。PCOS 的甾体激素合成,主要表现为雄激素水平升高,同时伴有相应底物浓度的升高,是患者临床表现多毛、痤疮、男性脱发的生化基础。PCOS 患者增高的雄激素主要来源于卵巢,其次是肾上腺和少量脂肪组织。近来学者多认为卵巢局部的高雄激素与 PCOS 患者卵泡发育障碍直接相关,过多的雄激素可通过刺激小卵泡生长和阻断卵泡向优势卵泡阶段发育成熟两方面损害卵泡生长。雄激素对颗粒细胞的影响具有双重性。早期卵泡雄激素受体的出现早于其他受体(如 FSH 受体、AMH 受体),因此雄激素在卵泡发育非促性腺激素依赖期即可发生作用,并与其他生长因子一起促使早期卵泡生长的加速。此外,在卵泡发育的 FSH 依赖期,雄激素可促进 FSH 受体的表达,加强 FSH 诱导的卵泡分化。然而,在卵泡发育较高级阶段,与对早期卵泡生长的促进作用相反,雄激素对卵泡的成熟产生阻碍作用。有研究显示,过多的雄激素可阻断 Gn 诱导的 PCOS 卵泡雌孕激素的合成,芳香化酶活性的抑制促使卵泡发育晚期阶段失常,进而使优势卵泡选择失败。此外,过多的雄激素可作为底物在外周脂肪组织转化为 E_1,E_1 的增加使垂体分泌的 FSH 负反馈下降,卵泡缺乏 FSH 的刺激,生长速度缓慢,发育到一定程度即停滞,导致多囊卵巢的形成。

(3)胰岛素抵抗与高胰岛素血症:胰岛素抵抗是指外周组织对胰岛素敏感性降低,使胰岛素的生物效能低于正常。胰岛素通过细胞内的信号转导途径发挥对卵巢的作用,包括调节葡萄糖代谢的促代谢途径和引起卵巢细胞分裂增殖的促分裂途径。胰岛素和胰岛素样生长因子(IGF)通过共享细胞内蛋白激酶或信号蛋白机制,实现作用的相互交叉。

40%～60% PCOS 患者(特别是肥胖者)存在胰岛素抵抗,其原因包括胰岛素受体丝氨酸残基的过度磷酸化而减弱了信号转导,或胰岛素受体基因突变、受体底物-Ⅰ或受体后葡萄糖转运的缺陷。胰岛素抵抗因促代谢作用途径受损,机体代偿性升高胰岛素水平而形成高胰岛素血症,细胞内胰岛素/类胰岛素样生长因子的促分裂途径的作用因而放大,胰岛素与位于卵泡膜细胞上的胰岛素受体结合,可增加卵泡的募集,并导致卵泡膜细胞和间质细胞的过度增殖,促进卵泡膜细胞和颗粒细胞类固醇激素的合成,加重高雄激素血症。同时,高胰岛素血症又通过抑制肝脏的性激素结合球蛋白合成,使体内游离睾酮增加,促进其生物学作用。PCOS患者增高的胰岛素可使窦前卵泡对FSH的敏感性增加,导致卵泡募集过多,同时可诱导颗粒细胞上LH受体的表达和提前黄素化,导致大量窦卵泡积聚,形成无排卵和多囊卵巢的形态。

(4)转化生长因子-β(TGF-β)家族:转化生长因子-β(TGF-β)家族成员参与调控卵泡发育,主要包括抗米勒管激素(AMH)、激活素、抑制素、生长分化因子-9(GDF9)和骨形成蛋白-15(BMP-15)等。这些成员大部分由卵母细胞(如GDF-9、BMP-15)和其周围颗粒细胞(如AMH)产生并相互作用,以调节卵母细胞和颗粒细胞之间的信号通路。

AMH是由卵巢颗粒细胞产生的具有抑制雄性米勒管发育、调节两性生殖细胞和性腺发育重要作用的糖蛋白,其基因表达及调控对卵泡发育有重要影响。有研究显示,在卵泡发育过程中AMH可降低生长卵泡对FSH的反应性并抑制原始卵泡发育为生长卵泡。多囊卵巢卵泡内增高的AMH水平可能在一定程度上抑制FSH对卵泡生成和颗粒细胞类固醇激素合成的作用,进而参与PCOS患者卵泡发育停滞的病理生理学过程。

卵母细胞分泌的GDF-9和BMP-15是卵泡正常生长发育所必需的细胞因子,对窦前期卵泡的正常生长、卵母细胞的有丝分裂、颗粒细胞的增殖、卵泡膜的形成等均有促进作用。编码GDF-9和BMP-15的基因发生突变而失活后,卵泡发育在原始阶段即被阻断,表明CDF-9和BMP-15在卵泡生成过程中有着不可替代的作用。有研究显示,PCOS患者初级卵母细胞及卵丘颗粒细胞上GDF-9水平较排卵正常者显著下降,可能扰乱PCOS患者的卵泡生长,使其发育不良、提前黄素化及降低卵细胞发育潜能。

抑制素和激活素是由颗粒细胞衍生的由两部分糖蛋白组成的多肽。激活素主要由小卵泡产生,通过提高颗粒细胞对FSH的反应性而促进卵泡生长、减少雄激素的合成并促进卵母细胞成熟。而抑制素则与之相反,主要由优势卵泡产生,刺激卵泡膜细胞产生雄激素,为E_2的合成提供底物。卵泡抑素是由卵巢颗粒细胞产生的激活素/抑制素结合蛋白,可通过自分泌/旁分泌途径调节生长分化。研究显示,卵泡抑素的高表达与卵泡闭锁增加和卵细胞发育潜能降低有关,卵泡抑素/激活素比例增高(高卵泡抑素和低激活素A)在PCOS的发生发展中起重要作用。此外,增高的抑制素B水平与PCOS发生高风险亦紧密相关。总之,激活素、卵泡抑素以及抑制素通过旁分泌/自分泌途径在卵巢内对维持卵泡生成具有重要作用,其水平失衡与PCOS的发生直接相关。

(5)表皮生长因子家族:在人类卵巢,表皮生长因子(EGF)存在于卵泡液中,通过卵丘颗粒细胞上的EGF受体信号转导通路调节卵泡的生长和卵细胞减数分裂成熟。有研究报道,与正常排卵妇女相比,PCOS患者卵泡液中EGF水平显著增高,且可抑制颗粒细胞雌激素的合成。这可能是EGF阻断PCOS患者窦卵泡生长,致使卵泡闭锁的原因。

(6)其他:卵巢内因素除了上述全身和局部因素外,炎症因子、血管内皮生长因子、成纤维细胞生长因子、瘦素、氧化应激等卵巢局部微环境的改变也越来越受到广大学者的关注,认为其在 PCOS 患者卵泡发育障碍的发生发展中起一定作用,但这些因素在 PCOS 患者中的水平变化及其作用机制各研究报道不一,仍然需要更多的研究证实。

二、诊断要点

(一)诊断标准

中华医学会妇产科分会推荐采用 2003 年欧洲人类生殖和胚胎与美国生殖医学学会的(ESHRE/ASRM)鹿特丹专家会议推荐的标准。

(1)稀发排卵或无排卵:临床表现为闭经、月经稀发、初潮 2～3 年不能建立规律月经以及基础体温呈现单相。有时,月经规律者却并非为有排卵性月经。

(2)高雄激素的临床表现和(或)高雄激素血症临床表现有痤疮、多毛。高雄激素血症者血清总睾酮、游离睾酮指数或游离睾酮高于检测单位实验室参考正常值。

(3)卵巢多囊性改变 B 型超声检查可见一侧或双侧卵巢直径 2～9mm 的卵泡≥12 个,和(或)卵巢体积≥10cm³。

符合上述 3 项中任何 2 项者,除外高雄激素血症的其他原因即可诊断 PCOS。

(二)辅助检查

若疑 PCOS 时,可采用以下辅助检查,以便正确诊断、恰当治疗(表 2-5-1)。

表 2-5-1 PCOS 的检验项目

诊断项目	FSH,LH
	T,FT,DHEAS,SHBG
鉴别诊断项目	PRL,17-OHP,TSH
	皮质醇
并发症检测项目	血脂
	空腹血糖,糖负荷后两小时血糖

FT:游离睾酮;DHEAS:硫酸脱氢表雄酮;SHBG:性激素结合球蛋白;17-OHP:17-羟孕酮;TSH:促甲状腺素。

1.体格检查

测定血压、确定 BMI、腰围,了解有无高血压和肥胖,确定肥胖类型。

2.实验室测定

了解是否存在生化高雄激素血症、代谢综合征以及下丘脑性闭经。

(1)总睾酮、生物活性睾酮或游离睾酮、性激素结合蛋白测定:PCOS 患者血清睾酮、双氢睾酮、雄烯二酮水平升高,性激素结合蛋白(SHBG)水平下降,部分患者表现为血清总睾酮水平不高,但血清游离睾酮升高。由肾上腺产生的脱氢表雄酮或硫酸脱氢表雄酮正常或轻度升高。

(2)TSH、PRL,以排除甲状腺功能异常和高催乳素血症引起的排卵障碍;17-羟孕酮测定以排除先天性肾上腺皮质增生症(CAH)引起的高雄激素血症。

(3)2h 口服葡萄糖耐量试验:糖尿病及糖尿病前期的诊断标准见表 2-5-2。

表 2-5-2 糖尿病及糖尿病前期的诊断标准

糖尿病	
空腹血糖	≥7.0mmol/L(126mg/dL)
	或
	≥11.1mmol/L(200mg/dL)
糖耐量异常	
空腹血糖	<7.0mmol/L(126mg/dL)
	或
糖负荷 2h 血糖*	≥7.8mmol/L 并且<11.1mmol/L(140mg/dL~200mg/dL)
空腹血糖异常	
空腹血糖	6.1~6.9mmol/L(110mg/dL~125mg/dL)
	和(如果有测定)
糖负荷 2h 血糖*	<7.8mmol/L(140mg/dL)

* 口服 75g 葡萄糖后 2h 静脉血糖水平

* 如果为测定 2h 血糖,则由于糖尿病或糖耐量异常不能排除而情况不确定

糖尿病前期:IFC and IGT

(4)空腹血脂、脂蛋白测定:

正常者:高密度脂蛋白>50mg,甘油三酯<150mg。

根据患者情况,可选择以下测定:①促性腺激素测定 FSH、LH 升高,LH/FSH≥2;②空腹胰岛素水平或胰岛素释放试验。

3.B 型超声检查

卵巢多囊性改变为一侧或双侧卵巢中见≥12 个 2~9mm 直径卵泡,卵巢>10cm³。一侧卵巢见上述改变也可诊断。阴道超声检查较为准确,无性生活史的患者应经直肠超声检查。宜选择在卵泡早期(月经规律者)或无优势卵泡状态下做超声检查。卵巢体积计算(cm³):0.5×长(cm)×宽(cm)×厚(cm);卵泡数目测量应包括横面与纵面扫描;若卵泡直径<10mm,则可取卵泡横径与纵径的平均数。

(三)鉴别诊断

1.多囊卵巢

虽然患者的卵巢皮质内见多个小卵泡,呈多囊改变。但患者的月经规则,有排卵,内分泌测定无异常发现。

2.库欣综合征

由于肾上腺皮质增生,肾上腺皮质分泌大量的皮质醇和雄激素。临床上表现为月经失调、向心性肥胖、紫纹和多毛等症状。内分泌测定:LH 在正常范围,皮质醇水平升高,小剂量地塞米松试验无抑制作用。

3.迟发性 21-羟化酶缺陷症

临床表现与 PCOS 非常相似,诊断的依据是 17-羟孕酮的升高和有昼夜规律的 ACTH-皮质醇分泌。

4.卵巢雄激素肿瘤

患者体内的雄激素水平更高,睾酮多大于 0.1nmol/L(3ng/mL),男性化体征也更显著。超声检查可协助诊断。

5.高催乳素血症

患者虽有月经稀发或闭经,可是她们常伴有溢乳。内分泌测定除发现催乳素水平升高外,余无特殊。

三、治疗

PCOS病因尚未阐明,目前尚难根治。由于 PCOS 患者不同的年龄和治疗需求,临床表现的高度异质性,因此临床处理应该根据患者主诉、治疗需求、代谢改变,采取个体化的对症治疗措施,以达到缓解临床症状、满足生育要求、维护健康和提高生活质量的目的。

PCOS 患者无论是否有生育要求,首先均应进行生活方式调整,主要为控制饮食、运动和戒烟、戒酒。肥胖患者通过低热量饮食和耗能锻炼,降低全部体重的 5% 或更多,就可能改变或减轻月经紊乱、多毛、痤疮等症状,并有利于不孕的治疗。减轻体重至正常范围可以改善胰岛素抵抗,阻止 PCOS 长期发展的不良后果,如糖尿病、高血压、高血脂和心血管疾病等代谢综合征。PCOS 主要的治疗原则是调整月经周期、降低高雄激素的表现、恢复排卵解决生育问题、尽早预防远期并发症的发生发展。

(一)调整月经周期

目的是保护子宫内膜,减少子宫内膜癌的发生。

1.周期性孕激素治疗

对无明显雄激素水平升高的临床和实验室表现,且无明显胰岛素抵抗的无排卵患者,可周期性应用孕激素对抗雌激素的作用,诱导人工月经,预防子宫内膜增生。常用的孕激素制剂及用法有地屈孕酮 10～20mg/d,10 天;微粒化黄体酮 200mg/d,10 天;醋酸甲羟孕酮 4～6mg/d,10 天。用药的时间和剂量应根据患者月经紊乱的类型、体内雌激素水平的高低、子宫内膜的厚度决定。若为长期用药,每周期应至少用药 10 天。孕激素治疗的优点是对卵巢轴功能不抑制或抑制较轻,更适合于青春期患者,对代谢影响小。

2.低剂量短效口服避孕药

短效口服避孕药不仅可调整月经周期,改善子宫内膜状态,预防子宫内膜癌的发生,还可使高雄激素症状减轻,适用于有避孕要求或为改善临床治疗效果做预处理的患者。常规用药方法为在用孕激素撤退出血第 5 天开始服用,每天 1 片,共服 21 天;停药撤血的第 5 天起或停药第 8 天起重复。应用口服避孕药前须对 PCOS 患者的代谢情况进行评估。排除使用口服避孕药的禁忌证。有重度肥胖、糖耐量受损的患者长期服用口服避孕药可能加重糖耐量损害程度。强调改善饮食结构、增加运动量,必要时可与胰岛素增敏剂联合使用。

(二)缓解高雄激素症状

PCOS 是一种高度异质性的疾病,可累及多个年龄段的妇女,高雄激素血症是其代表性的内分泌病理生理特征,持续的高雄激素血症,一方面可导致多毛、痤疮、脱发、男性化改变等;另一方面,高雄激素的状态抑止卵泡的发育,与无规则排卵或促排卵结果差有关。针对患者不同年龄段以及不同的诊治诉求,应制定不同的诊疗策略:对于无生育要求的妇女或者青春期少女,其治疗目的应当以恢复月经周期,调整内分泌状态,改善多毛、痤疮症状、缓解心理压力、预防远期并发症为目的;而对于以生育为目的来诊者,则应在改善内分泌环境的基础上,施以进一步的促排卵治疗,以达到受孕的目的。

对于 PCOS 高雄激素血症的治疗,可以分为生活方式的改变、药物治疗、物理治疗改善多毛症状以及痤疮的治疗四个部分。

各种短效口服避孕药均可用于高雄激素血症的治疗,其可通过抑制下丘脑-垂体 LH 分泌抑制卵泡膜细胞高水平雄激素的生成,改善多毛和粉刺。治疗痤疮,一般用药 3~6 个月可见效,治疗多毛,服药至少需 6 个月后才显效,这是由于体毛的生长有其固有的周期。停药后雄激素水平升高的症状可能复发。

(三)胰岛素抵抗的治疗

由于认识到胰岛素抵抗在 PCOS 病理生理变化中有关键的作用,诞生了用胰岛素增敏剂治疗 PCOS 的新疗法。由于胰岛素敏感性增高,血胰岛素水平降低;PCOS 患者的高雄激素状态随之而减轻,月经及排卵得以恢复。不仅如此,胰岛素增敏剂还能纠正与胰岛素抵抗相关的某些代谢紊乱。药物有二甲双胍、噻唑烷二酮类(TZD)、D-chiro-inositol 等。

1.二甲双胍

适用于伴胰岛素抵抗的 PCOS 患者。二甲双胍通过增强周围组织对葡萄糖的摄入、抑制肝糖原产生,并在受体后水平增强胰岛素敏感性、减少餐后胰岛素分泌,改善胰岛素抵抗,预防代谢综合征的发生。为减少胃肠道反应,可选择渐进式服药:0.5g 晚餐中服,持续 1 周;0.5g 早晚餐中各 1 次,持续 1 周;0.5g 早餐、中餐、晚餐中各 1 次,持续服用。每 3~6 个月随诊 1 次,记录月经,定期监测肝肾功能、血胰岛素和睾酮水平,必要时测基础体温或血清孕酮观察排卵。二甲双胍可长期服用。最常见的不良反应是胃肠道症状,如腹胀、恶心、呕吐及腹泻,可适当补充维生素和叶酸;严重的不良反应是可能发生肾功能损害和乳酸性酸中毒。二甲双胍为妊娠 B 类药,原则上孕期应停药或加强监测。

2.噻唑烷二酮类(TZD)

胰岛素增敏剂,包括曲格列酮、罗格列酮和吡格列酮类胰岛素增敏剂,是过氧化物酶体增殖物激活受体(PPARγ),高度选择性和强力的激动剂,能通过结合 PPARγ,引起调节胰岛素效应有关的多种基因的转录,如增加 IRS-2、GLUT-4、脂蛋白酯酶的表达以及降低肿瘤坏死因子 α(TNF-α)和瘦素的表达,从而提高了胰岛素的敏感性。第一个 TZD 药物——曲格列酮曾被用于治疗 PCOS 的研究,显示可使胰岛素、LH、雄烯二酮(A2)下降,与氯米芬合用提高了排卵率。但因对肝有毒性引起死亡已于 1999 年退出市场。同年,比较安全的罗格列酮被批准在美国上市。罗格列酮也可纠正脂代谢紊乱,保护血管内皮细胞,预防动脉粥样硬化、糖尿病、心血管事件的发生。RouziAA 等的研究发现应用罗格列酮 3 个月可以显著降低 PCOS 患者的空腹胰岛素、总 T、游离 T、LH、DHEAS 和 IGF-1 水平,增加血清 SHBG 和 IGFBP-1 浓度。联用罗格列酮和 CC 组排卵率显著高于联用二甲双胍和 CC 组,前者妊娠率也较高但无统计学意义,还需大样本研究进一步证实。Lam PM 等的 RCT 研究纳入了 70 例中国 PCOS

患者,结果发现应用罗格列酮12个月可以显著改善患者的月经情况,但对痤疮及高雄激素表现并无明显作用。罗格列酮不适用于肝功不良、2型糖尿病或酸中毒和心功能不良水肿患者。TZD属于C类药物,动物实验能使胎儿发育延迟,故妊娠哺乳妇女及18岁以下患者不推荐服用。不良反应有轻中度贫血和水肿,与二甲双胍合用贫血发生率更高,故不建议合用。

3.D-chiro-inositol

为人工合成的肌醇磷脂酰聚糖,1988年Larner首先描述能激活非经典的胰岛素信号系统。早年用于治疗糖尿病时发现能提高胰岛素的敏感性。有RCT研究表明肥胖PCOS患者应用D-chiro-inositol治疗6～8周,其游离睾酮及甘油三酯水平显著低于安慰剂组,排卵率显著提高。但其降胰岛素及血压方面的疗效并不显著,还需大样本RCT进一步确定。目前该药尚未上市。

虽然胰岛素增敏剂的上述效果令人欣慰,但在推荐其作为临床一线治疗前,仍然需要进行多中心更大样本的前瞻性随机对照研究,以进一步确认其疗效、适应证及安全性。

(四)促排卵治疗

经过前述的调整月经周期、肥胖和胰岛素抵抗的一系列治疗后,有部分患者能恢复排卵或成功受孕,有较好的疗效。但很多患者仍不能自发排卵,还需要进行促排卵治疗。

1.枸橼酸氯米芬(CC)

CC仍然是PCOS诱导排卵的首选促排卵药,因其安全性和有效性已得到充分证明。平均每周期的临床妊娠率是22%,累计6个周期的妊娠率是50%,累计9个周期的妊娠率是75%。CC的促排卵机制为其具有较强的抗雌激素和较弱的雌激素双重作用,能与内源性强雌激素-雌二醇竞争结合靶器官雌激素受体,解除其对下丘脑垂体的负反馈抑制,促使下丘脑GnRH及垂体FSH、LH的分泌,进而刺激卵泡发育。因此,在一个高雌激素环境中氯米芬有抗雌激素作用,相反,在低雌激素环境中氯米芬却有雌激素样作用。

用法:常规首次剂量为50mg/d,在月经周期第3～5天或孕激素/口服避孕药(如妈富隆或达英-35等)撤退性出血的第3～5天起共用5天,排卵多发生在停药7～10天,于停药后的2～3天开始进行系列B超或尿LH定性检查,同时测BBT,检出排卵日应嘱患者及时性交争取妊娠。B超、尿LH和BBT严密监测有无排卵,也有助于发现早期妊娠,以便及时保胎,避免误用其他药物或流产。若BBT无双相或B超监测无优势卵泡发育,根据月经周期可用黄体酮、醋酸甲羟孕酮或地屈孕酮撤退性出血第5天起再递加至100～150mg/d,共5天,以观察疗效。国外文献报道,CC对大部分PCOS患者的最有效剂量为100～150mg/d,其排卵率大于75%。国外也有加至250mg/d或延长疗程者,可按最低有效剂量连服3个周期。若用3个周期或用至最大剂量250mg/d仍无排卵,可作为耐CC者。

一般情况下不主张应用大剂量CC,因不良反应大。用高于150mg/d的剂量时,仅26%的患者偶然有排卵,200～250mg/d时11.8%排卵。

用药前应了解患者的雌激素水平,行孕激素撤药试验以排除妊娠。若雄激素过高,CC的治疗效果较差,可以先给抗雄激素或口服避孕药治疗3个月,再给CC,疗效较好。

2.芳香化酶抑制剂

芳香化酶抑制剂,如来曲唑(LE),近年来也广泛用于促排卵,但其安全性尚未完全证实,因此多用于氯米芬抵抗的患者;LE 最早主要用于绝经期乳腺癌的治疗,自1997 年有学者研究 LE 在动物促排卵中的应用,以及自 2000 年 Mitwally 与 Casper 首次在 CC 促排卵失败的病例 中应用 LE 促排卵治疗获得成功以来,国内外很多生殖医学中心进行 LE 的临床研究也肯定了 其促排卵疗效。

LE 的促排卵机制尚不清楚,可能与以下几方面有关系:

①在中枢:LE 通过抑制芳香化酶活性,可阻碍卵巢内雄激素转化为雌激素,降低体内雌 激素的水平,因此,LE 在早卵泡期应用可解除雌激素对下丘脑-垂体-性腺轴的负反馈作用,增 加内源性的促性腺激素的分泌,从而达到促进卵泡的发育并激发排卵的目的;②在外周:LE 通过阻碍卵巢内雄激素转化为雌激素,使卵巢内积聚雄激素,卵巢内高浓度的雄激素可使 FSH 基因表达增加,从而使卵泡对 Gn 的敏感性提高。此外,卵泡内聚集的雄激素可刺激卵泡 内胰岛素样生长因子 1(IGF - Ⅰ)及其他细胞因子,协同 FSH 促进卵泡生长。因为芳香化酶 抑制剂的作用机制、半衰期较短和作用部位也不同,与氯米芬相比,其优点在于对子宫内膜的 影响较小,单卵泡发育的倾向较大,而卵泡持续生长不破裂的情况较少,多胎妊娠率降低。

3.促性腺激素

适用于耐枸橼酸氯米芬的无排卵性不孕患者或卵泡发育仍不能获得妊娠者。常用制剂: ①尿促性腺激素(HMG)是 Lunenfeld 等于 1962 年首先应用从绝经后妇女尿液中提取的 Gn 制剂(商品名为 Pergonal),每支含尿 LH 和 FSH 各 75IU、150IU,促排卵成功。②尿促卵泡素 FSH(商品名为 Metrodin)是用含抗 HCG 抗体的凝胶柱吸附而得到纯 FSH。每支含 75IUFSH 和<1IU 的 LH。Peronal 和 Metrodin 必须肌内注射。Metrodin 中含有 95% 尿杂 蛋白,而且,由于纯化步骤繁多,不同批制剂间质量的恒定性较差。③高纯 FSH 是用含 FSH 单克隆抗体的层析柱行免疫层析而获得,FSH 纯度>90%,含 LH<0.001IU,尿杂蛋白 5%。 批间质量一致性增强,并可皮下注射。④重组 DNA 技术产生人 FSH 制剂(商品名果纳芬, gonal - F),与尿 FSH 制剂等效。1997 年 3 月 9 日在伦敦诞生了第一个用基因重组 LH、FSH 和 HCG 促排卵并获妊娠分娩的男婴。

常用方案:低剂量逐渐递增的 FSH 方案和 FSH 逐渐减少的方案。低剂量递增的 FSH 方 案诱导排卵已被证明具有良好的妊娠率和相对较高的单胎率,但需要有经验的医师仔细地掌 控和监测,且与氯米芬相比,多胎妊娠和卵巢过度刺激综合征(OHSS)的风险仍然较高。

4.腹腔镜下卵巢打孔术(LOD)

近年来,随着微创概念的提出和微创器械的不断发展,腹腔镜手术为治疗 PCOS 提供了 新的治疗策略。LOD 治疗 PCOS 有很多优点:①由于腹腔镜手术的微创性,不仅损伤小,术后 粘连相对少,恢复快,价格适中,而且见效快,无需繁琐的监测及随访;②疗效与促排卵药物相 仿,无多胎妊娠和 OHSS 的发生;③腹腔镜的放大作用,使手术视野更清晰,更容易发现盆腔 内隐匿部位微小的病灶,从而使手术治疗更加准确、全面、安全、彻底。

腹腔镜手术治疗 PCOS 的机制尚不明确,可能与如下因素有关:①手术破坏了 PCOS 患 者异常增厚的白膜,形成局部薄弱环节,使得卵子易于排出;②手术破坏了卵巢间质,降低卵巢 内雄激素水平,使抑制促性腺激素物质如抑制素等减少,解除了对卵泡发育的抑制,从而诱发 排卵;③卵巢体积缩小,对垂体的过度敏感性减低;④手术降低了卵巢表面张力,不再挤压卵巢组织,改善血液循环,间质水肿消失,恢复了卵巢功能;⑤手术部位的局部炎症,可引起巨噬细胞、淋巴细胞等聚集,使多种具有促排卵作用的细胞因了和物质释放。

腹腔镜下卵巢打孔虽然具有上述优点,但毕竟是一个有创的操作,特别是对卵巢有直接的损伤,因此应该慎用,在操作时也应尽量避免对卵巢皮质和卵巢血供的损伤。PCOS手术治疗的常见适应证:①CC、LE和促性腺激素(Gn)促排卵治疗失败者;②CC抵抗,而又不愿或不能使用Gn治疗者,如易发生OHSS或经济困难的患者;③为寻找不孕原因行诊断性腹腔镜手术或因其他疾病需要剖腹探查或腹腔镜检查者;④随诊条件差,不能做促性腺激素治疗监测者;⑤不愿接受辅助生殖技术助孕者;⑥体重指数(BMI)<34,LH>10mIU/mL,游离睾酮高者。

(五)辅助生殖技术的应用

体外受精胚胎移植术(IVF-ET)是有生育要求PCOS患者的有效治疗方案选择之一,常常是因为同时合并其他IVF指征,极少数患者仅仅因为PCOS的排卵障碍而选择IVF治疗。因为PCOS患者多个卵泡的促性腺激素阈值很接近,在常规促排卵治疗下容易发生卵巢过度刺激综合征。因此,促卵前的预处理和促卵方案的选择要慎重,例如预防性口服二甲双胍、降低促性腺激素的剂量、采用CnRH激动剂激发卵母细胞成熟、新鲜周期全部胚胎冷冻、Coasting方案等预防并发症的发生。对OHSS高风险的PCOS患者,目前的选择还有应用微刺激和未成熟卵母细胞体外成熟(IVM)技术,可避免大剂量和长时间促性腺激素的刺激,提高卵母细胞的质量,几乎不会发生卵巢过度刺激综合征的不良反应。

PCOS为影响女性一生的内分泌和代谢性疾病,但因其发病群体广泛、病因复杂不明、临床表现的异质性等,导致对其临床诊断和治疗长期存在争议,再加上种族地域和生活习惯的差异,很难在国际上形成真正统一的标准。对PCOS的治疗根据国内外指南及共识,首先要改善生活方式,控制体重,再进行恢复排卵的促生育治疗。

第六节 围绝经期综合征

一、概述

围绝经期综合征指伴随卵巢功能下降乃至衰竭而出现的影响女性相关健康的一组综合征。绝经指永久性无月经状态。绝经分为自然绝经和人工绝经,自然绝经指卵巢内卵泡生理性耗竭所致的绝经;人工绝经指双侧卵巢经手术切除或放射线照射等所致的绝经,人工绝经更易发生围绝经期综合征。

绝经前后最明显变化是卵巢功能衰退,随后表现为下丘脑-垂体功能退化。卵巢功能衰退的最早征象是卵泡对FSH敏感性降低,FSH水平升高。绝经过度早期雌激素水平并无明显下降,只有在卵泡完全停止生长发育后,雌激素水平才迅速下降。

二、临床表现

对45~55岁妇女的研究显示,该年龄段的妇女是症状最多的,也是就医最多的。这与该年龄段妇女卵巢功能开始下降有关,主要表现为月经开始紊乱,多为不排卵所致。同时,该年龄段也是妇女的"多事之秋",自己、伴侣、亲属或朋友开始出现一些大病、残疾甚至死亡,退休或下岗,收入有限,上有老、下有小,孩子远离或成家等,这些都会对妇女产生不良的影响。这些不良影响并不是绝经引起的,因此将妇女产生的不良影响都归咎于绝经的激素改变是不确切的,单纯靠纠正激素的治疗也是无效的。许多研究显示,此阶段大多数增加的症状反映了社会和环境的改变,而不仅仅是绝经的变化。因此,了解绝经过渡期的特征及症状,认识其重要性,鉴别此时期卵巢功能下降与衰老对妇女的影响变得十分重要。

(一)绝经过渡期的重要性及临床特征

1.绝经过渡期

进入绝经过渡期的妇女将面临两大改变:月经从排卵到绝经;其次,发生与绝经相关的并发症与疾病。前者发生在绝经过渡期;后者从绝经过渡期开始贯穿在绝经的全过程。

绝经过渡期的开始标志着卵巢功能的下降,预告卵子将耗竭,平均维持4年左右。绝经过渡期开始的第一个标志,也是唯一的标志,是以往有规律的月经周期被打乱,临床表现为月经开始不规律,如周期延长或缩短≥7天,出血时间延长或缩短,出血量增加或减少,可伴有或不伴有雌激素下降的表现。这些周期改变的主要原因是卵母细胞的损耗加速,并最终导致排卵的终止。事实上,卵巢功能开始衰退在规律月经改变之前,采用月经规律的改变作为临床上进入绝经过渡期开始的指标较为确切。若用更年期症状作为进入绝经过渡期的指标,某些没有症状的妇女则无从计算绝经过渡期的开始。了解过渡期的开始十分重要,它预示妇女将要发生一系列与绝经有关的改变,需要做好治疗与预防的准备。月经的多变需要正确处理,更重要的是要开始预防十分重要的退化性病变,如骨质疏松、心血管疾病与老年痴呆。失去过渡期这一预防好时期,以后将难于弥补。

2.常见症状

(1)月经改变:绝经过渡期的特征是有排卵的月经过渡到卵泡耗竭。这就说明了绝经过渡期将是月经周期发生巨大改变与波动的一个时期。所以,在过渡期月经周期可以是完全正常的排卵周期(故仍需要避孕),可以是黄体期不足,也可以是与无排卵的周期相互交替,难以预料。激素的水平也随着周期的改变而改变,雌激素或是多了,持续时间长了,或是少了。无排卵的周期雌激素多了,或持续时间长了,刺激内膜增生,出现无排卵异常子宫出血,表现为月经不规则,经期延长、经量增多,淋漓不净或大量出血不止。无排卵周期雌激素少了,表现为月经稀少或闭经,10%~15%妇女在40多岁以后突然闭经,以后不再来潮,直接进入绝经后期。黄体期不足的周期,卵泡期与黄体期雌激素均可表现为不足。虽绝经过渡期月经周期产生巨大的改变,但多数妇女月经周期逐渐延长,经期缩短,经量逐渐减少到最后平稳地停止。也有不少妇女出现月经失调伴多种症状而需要治疗。

由于绝经过渡期月经的特征是没有排卵或偶发排卵,而导致无排卵出血,临床主要表现为以往有规律的月经周期被打乱,月经开始不规律,此期的无排卵异常子宫出血往往先有数周或数月停经,然后有多量出血,也可一开始即为阴道不规则出血,严重出血或出血时间长可导致贫血,甚至休克及伴感染。长期无排卵可增加子宫内膜增生的危险。其他可能增加异常子宫出血的因素包括此期常见的肥胖、糖尿病、甲状腺疾病和高血压等。

绝经过渡期异常子宫出血的机制与无排卵的雌激素撤退性出血相同。正常有排卵的月经子宫,内膜已受孕酮的准备,出血时在2~3天内内膜大片脱落同时开始修复,而在5~7天内出血停止。无排卵时因子宫内膜未受孕酮的准备而出现不规则的脱落,出血时间延长。同时无对抗的雌激素可刺激子宫内膜的增生,而持续的雌激素刺激效应累积,会增加子宫内膜发展为肿瘤的危险,且雌激素分泌的量越大、持续时间越长,危险越大。在有排卵的妇女,黄体期的孕激素分泌可通过将内膜不可逆地转化为分泌期内膜、阻止雌激素诱导的内膜增生而去除这一危险。在未妊娠的情况下,黄体自动退化,导致形成月经和内膜的脱落。

激素多少从临床表现亦可大致估计,如从乳房发胀或变软、阴道分泌增多或减少进行粗略评估雌激素水平。由于过渡期月经周期的多变,简单的检测方法是测试基础体温,可以对多变的月经周期一目了然,从而采取正确的治疗对策。而更好的检测方法为选择性地测定性激素水平。

绝经过渡期妇女雌激素的产生趋于减少,引起垂体产生的FSH增加以便刺激卵巢分泌雌激素。由于雌激素在此阶段可波动很大,个体之间的差异也很大,故FSH的波动也可很大,无法用FSH来预测绝经的时间。但总的来讲,绝经前的月经周期的特征为FSH水平升高,LH水平正常,抑制素、AMH水平下降,AFC下降。雌激素测定基本在正常范围内,直到卵泡停止生长和发育。通常由于排卵不良而导致孕激素产生不足。估计绝经时间一般较为困难,乳房胀痛的减少伴随月经周期延长或不来月经、潮热和多汗增加、FSH升高>25IU/L,提示该妇女已进入绝经过渡期晚期,可能在1~3年后会绝经。

总之,绝经过渡期是一个十分波动和多变的时期,需要区分症状源于何种激素过多或过少的改变,然后进行调整。但是,总的归纳起来是一个卵巢功能开始逐渐衰退的过程,雌激素、雄激素、孕激素逐渐减少,但在初期可出现无排卵的周期,或持续异常子宫出血。

(2)血管舒缩症状(VMS):血管舒缩症状是绝经过渡期的标志之一,常常发生在月经周期开始有改变的绝经过渡期,也有发生在末次绝经后。患者突然感到上半身发热,温热的感觉从胸部开始,上升到颈部及脸部或感到脸、颈及胸部阵阵发热,称之为潮热。出汗是比较常见的症状,在天气并不热的情况下,有的妇女大汗淋漓,而且脉搏增加。一次潮热可持续1~5min,继而自然消退。潮热发作的频率及持续时间因人而异。晚间较白天发生次数多,常影响睡眠,有应激时加重。潮热和多汗(尤其是夜汗)从绝经过渡期开始增加,在末次月经的1~2年内达高峰,绝大多数妇女的症状在10年内减退,只有少数妇女在绝经后期的晚期仍然存在。但不是每个妇女都有症状。在不同的时间,其发生率也不同,可从绝经前的10%增加到绝经后1年的50%,以后又降至绝经后4年的20%。在美国,自然绝经妇女有50%~82%发生血管舒缩症状,40%妇女的潮热症状超过7年,高达15%的妇女经历潮热超过15年。手术绝经的妇女似乎症状更多、更严重、更快发生。有报告潮热发生在绝经过渡期前即生育年龄晚期,说明潮热不完全是雌激素水平下降所致。

血管舒缩症状和心血管事件有关。2011年,Szmuilowicz等将60 027例妇女分为4组,第1组在绝经开始无VMS,妇女健康启动(WHI)研究登记时亦无VMS;第2组绝经开始有VMS,WHI登记时无VMS(为早期VMS组);第3组绝经开始及WHI登记时均有VMS(持续VMS组即早期及晚期组);第4组在WHI登记时有VMS,绝经开始时无VMS(为晚期

VMS组)。结果:早期 VMS 组($n=24753$)和无 VMS($n=18799$)比较,风险比(95% CIs)如下:主要冠心病(CHD)0.94(0.84~1.06);脑卒中 0.83(0.72~0.96);总心血管疾病(CVD)0.89(0.81~0.97);各种原因死亡率 0.92(0.85~0.99)。持续 VMS 组($n=15084$)没有发现统计学有意义的临床事件。而晚期 VMS 组($n=1391$)与无 VMS 组比较,风险比如下:主要冠心病(CHD)1.32(1.01~1.71);脑卒中 1.14(0.82~1.59);总心血管疾病(CVD)1.23(1.00~1.52);各种原因死亡率 1.29(1.08~1.54)。结论是早期血管舒缩症状不增加心血管疾病危险,反而降低脑卒中、总心血管疾病危险及各种原因引起的死亡率。晚期血管舒缩症状伴冠心病危险及各种原因引起的死亡率增加。血管舒缩症状预测临床心血管疾病的价值,因不同绝经时期开始的血管舒缩症状而异。

最新跨国妇女健康研究(SWAN)发现,血管舒缩症状,特别是发生频率高及严重的血管舒缩症状,可能是妇女心血管发生改变的标志。有 3075 例 42~52 岁的妇女参加 SWAN 研究,完成关于潮热及夜汗的问卷后,每年测定血压、身高、体重及空腹血糖、空腹胰岛素、FSH 和雌激素水平,共 8 年。胰岛素抵抗采用 HOMA 法。结果:在每周 1~5 天发生潮热妇女比无潮热的妇女空腹葡萄糖水平高 33%($P=0.2$),而每周潮热 6 天或更多的妇女则增加 1.25%($P=0.0001$)。HOMA 指数在每周 1~5 潮热的妇女增加 2 倍[百分比差别为 2.37;95%可信区间(CI)0.36~4.43;$P=0.02$],而每周潮热 6 天或更多的妇女,百分比差别为 5.91%;95% CI 为 3.17~8.72;$P<0.0001$。血糖升高和胰岛素抵抗是心血管危险的一个标志,故对血管舒缩症状严重的妇女要强调生活方式的改变,如戒烟、加强体育锻炼及控制饮食。

有研究报告,有着重度及中度血管舒缩症状的妇女比无症状妇女的平均健康状况评分要低($P<0.0001$)。一般来讲,随着血管舒缩症状的严重程度增加,健康状况下降。血管舒缩症状严重影响妇女的生活质量,使她们工作效率下降并更多使用卫生保健资源。在美国,有轻度血管舒缩症状的妇女每年因出勤而工作效率低下的花费估计为 1100 美元,而有严重症状者每年为 6500 美元。

潮热的病理生理尚不十分清楚。有诸如性腺假说、垂体假说和下丘脑假说等。

①性腺假说:因绝经及卵巢衰退伴潮热,故推测与性激素水平低下有关,而激素补充治疗可消除潮热,进一步支持该假说。但此假说也存在争论,因单独改变雌激素并不会出现血管舒缩症状;先天性性腺功能减退患者如 Turner 和 Kallmann 综合征以及青春期前儿童均缺乏潮热。这种情况提示,潮热是由于性激素动态下降或突然丧失的结果,而不是由血浆激素的绝对水平决定的。此动态假说是最近广泛被接受的理论。但也可能是去甲肾上腺素刺激与雌激素联合作用使体温调节改变而发生潮热。

②垂体假说:有学者发现绝经前妇女的潮热和 LH 及 FSH 水平升高有关,故推测潮热是由于垂体而不是因性腺造成的。有人证明 LH 峰和潮热同步,故提出脉冲假说。虽然潮热常和 LH 峰一致,但 LH 峰并不一定伴潮热。

③下丘脑假说:在绝经后妇女,没发现高促性腺激素水平和潮热的相关性。另如 Klinefelter 综合征患者的促性腺激素水平虽高,但缺乏潮热。基于上述观察,很多研究者提出下丘脑在潮热发生的病理生理上起一定作用。一方面,因潮热和肾上腺素能的症状相似性,引起关于下丘脑假说中与儿茶酚胺有关的理论。但又不能证明潮热和外周血中儿茶酚胺水平具

有相关性,于是推测它涉及中枢通路。另一方面,有证据表明去甲肾上腺素(NA)作为下丘脑神经递质,是造成潮热的原因。动物实验发现,将 NA 注入下丘脑内影响体温调节,并在外周血中测到高浓度的 3-甲氧基-4-苯乙二醇羟化物(MHPG)——脑中 NA 的主要代谢产物,在潮热时可以测到,而香草扁桃酸(VMA),即外周所产生的 NA 代谢产物水平没有变化。另一支持儿茶酚胺假设的证据是,当给予有症状的妇女 α_2-肾上腺素能拮抗剂——壮阳碱,下丘脑NA 的浓度增加并诱发潮热,而在给予 α_2-肾上腺素能激动剂——可乐定后,潮热消退,说明由 α_2-肾上腺素能受体介导的交感神经被激活,它在潮热的发生上起重要作用。因为 α_2 受体由雌激素介导,雌激素突然缺乏是通过此途径产生潮热。妇女在室温高的房间逗留以及喝热饮使 α_2 受体数减少,随后 NA 量释放过多而出现潮热。此外,下丘脑体温调节中枢在解剖位置上很接近产生 LHRH 的中枢,故下丘脑增加的 NA 既刺激产生 LHRH 的神经元,又活化由附近体温调节中枢控制的热丢失机制,说明 NA 直接作用于下丘脑的神经核起到潮热发生机制中的扳机作用。曾观察到高浓度的 NA 通过降低有症状绝经后妇女的出汗和潮热的阈值引起潮热。

性激素和下丘脑儿茶酚胺之间的关系尚不清楚。儿茶酚胺雌激素(2-羟基雌激素)的理论是基于以下事实:儿茶酚胺雌激素(最常见的雌激素代谢产物)的化学结构和儿茶酚胺的化学结构相似,下丘脑中儿茶酚胺雌激素的浓度比雌激素高 10 倍,儿茶酚胺雌激素作用于儿茶酚胺甲基转移酶及酪氨酸羟化酶,进而影响儿茶酚胺的合成和分解,从而降低 NA 水平。因此,下丘脑儿茶酚胺雌激素的低水平将导致 NA 浓度增加并诱发潮热。

阿片样物质也涉及潮热的发病机制。有人给健康的志愿者阿片样物质而导致潮热。性激素使下丘脑产生 β-内啡肽,它是下丘脑产生的内源性阿片样物质,可通过雌激素-2-羟化酶活性的减少来抑制儿茶酚胺合成。外周性激素也促进儿茶酚胺雌激素的形成,转而阻断下丘脑合成 NA,如突然减少性激素,会造成内啡肽水平降低并失去负反馈。

下丘脑 NA 水平升高,最终增强 LHRH 分泌神经元释放 LHRH。NA 通过缩短它的应答范围也作用于体温调节中枢,降低体温耐受阈并诱发潮热,反过来增强热丢失。在调节中心,有控制体温的区域,当阈值低时,颤抖机制被触发,导致体温升高。当阈值高时,通过皮肤血管舒张及大量出汗引起热丢失。在高和低的两个阈值间是热平衡区域。

绝经过渡期体温调节机制的改变使体温调节范围狭窄,以致对中心体温的轻微变化非常敏感。略微升高温度则可引起潮热,表现为血管扩张、出汗以及皮肤抵抗力下降。在周围温度升高后体温增加或者过分地摄入热食物,超过热平衡区域的上限阈值会引发热驱散机制。增加下丘脑某些物质如 NA 的水平,可以使此区域的阈值变狭,而其他物质如血清素和多巴胺具相反作用。已有结论表明,无症状的妇女,其热平衡区域的温度是 0.8℃,而有症状的妇女则是0.0℃。

绝经后妇女的血清素水平是降低的,即使在激素替代治疗后正常化,当性激素突然降低时,也可引起血液循环中血清下降,伴随它在下丘脑的受体相应增加,这些受体在潮热的发病机制中起作用。

伦敦国王大学生殖健康、内分泌及生物医学中心曾利用去卵巢大鼠模型,将体温遥控测量探头植入大鼠尾巴测量尾巴皮肤温度(TST)以观察潮热机制。结果发现,正常大鼠夜间 TST

降低,而去卵巢大鼠夜间温度虽下降,但下降幅度小;给予雌激素后,TST 下降;如将雌激素与非选择性雌激素受体拮抗剂 ICI 182 780 一起给予,则去卵巢大鼠温度变化与对照组相似即未发现 TST 下降。ICI 182 780 不能跨越血脑屏障,说明切除卵巢大鼠升高的 TST 是通过外周起作用。当给予雌激素 α 及 β 受体激动剂,均可使 TST 下降。最近发现具有血管扩张作用的降钙素基因相关多肽(CGRP)可引起面部潮红,而且血浆浓度升高与潮热一致,如静脉给予去卵巢大鼠以 CGRP 拮抗剂可使升高的 TST 降下来,故认为雌激素撤退对大鼠尾巴温度的影响是由内源性 CGRP 介导的。此外,应激可导致潮热,这可从动物试验中采用胰岛素引起的低血糖应激使无雌激素作用的大鼠 TST 升高得到证明,加用雌激素后 TST 未升高。

总之,目前潮热的发病机制的主要假说是,性激素突然减少造成对下丘脑 NA 的合成缺乏负反馈,使 NA 水平增加。与下丘脑体温调节中枢接近的 LHRH-分泌区域也涉及潮热的病理生理。儿茶酚胺雌激素、内源性阿片肽及血清素也和潮热发生有关。周围性激素增加 β-内啡肽和儿茶酚胺雌激素的分泌,由此减少下丘脑合成 NA。性激素的突然下降使儿茶酚胺雌激素、内啡肽及血清素水平下降。接着升高的下丘脑 NA 浓度,缩小了作用于体温调节中枢的热-冷刺激的反应幅度。其他神经递质如血清素和多巴胺,有与 NA 相反效果。

(3)精神神经症状:神经内分泌在大脑边缘系统的改变将出现精神神经症状,如抑郁、悲伤、忧虑、易激动、好流泪、情绪波动、不易集中精力。大致分为两个类型,一种是兴奋型,表现为情绪烦躁、易激动、失眠、注意力不集中、多言多语、爱哭爱闹等神经质样症状;一种是抑郁型,表现为焦虑、不安、惊慌恐惧、记忆力减退、缺乏自信心、行动迟缓、冷漠、情绪低落,个别发展为抑郁型神经官能症。妇女比男性更易出现精神症状。抑郁情绪在绝经症状中约占 63%。关于情绪与绝经状况的相关性有不同的研究结果。有资料表明抑郁、忧虑或激动与绝经状况不相干,也有证据表明绝经伴情绪改变,但原因不明。有学者对 436 名 35～47 岁妇女进行纵向调查并随访 4 年,发现在绝经过渡期,特别是过渡期的晚期,妇女抑郁症状增加,但在绝经后得到改善。绝经过渡期早期可能有 55% 妇女报告有抑郁症状,而绝经过渡期晚期与绝经前妇女比较,抑郁症状几乎增加 3 倍。随 FSH 升高及年龄增长,抑郁情况改善。FSH 与抑郁症状的负相关提示激素环境改变与绝经过渡期暂时烦躁不安的情绪有关。预测抑郁的因素包括既往抑郁史、睡眠差及严重的经前期综合征。另一组对 2103 妇女的纵向研究发现,从绝经前到围绝经期以及从围绝经期到绝经后的过渡时期,妇女抑郁症状增加。其他与抑郁症状相关的因素包括失业、无工作能力、经济问题、配偶或子女死亡以及以往的抑郁史。

也有研究者认为绝经过渡期的抑郁症状与血管舒缩症状有关,而不是直接由激素环境改变引起。据报道,有血管舒缩症状的围绝经期妇女比无血管舒缩症状的妇女发生抑郁的可能性增加了 4.39 倍(95% CI:1.40～13.83)。绝经过渡期轻微增加的抑郁可以用此时期血管舒缩症状增加来解释。美国 1994 年开始的一项 SWAN 证明,抑郁症状与潮热/晚间出汗和睡眠障碍有关,有如潮热、夜汗、阴道干燥、性交困难等更年期症状的妇女更易焦虑和郁闷,并认为绝经过渡期的抑郁不仅与绝经状态有关,还是由不同因素造成的,而且心理、社会及生活方式的因素和健康经验对情绪的影响比内分泌改变的影响更大。

其他情绪方面的症状,如情绪不稳定、烦躁、易激动,在绝经过渡期更突出。有研究发现心理障碍,如易怒、抑郁及紧张,在绝经过渡期早期比绝经前及绝经后妇女明显,而且白种人妇女比其他种族妇女更明显。一项包括 3161 名妇女的随机截面研究再次证实,绝经过渡期早期和自我报告的前 2 周至少有 6 天烦躁、神经质及频繁情绪变化相关。此外,绝经过渡期症状的持续时间比绝经前要长。

最近研究表明,有严重抑郁症状的妇女,比起无抑郁症状的妇女,其罹患心血管疾病的危险性高,认知功能也差。有报道称,焦虑和抑郁患者的雌二醇和孕酮水平比对照组低,而更年期 Greene 评分及躯体症状比对照组高,但该研究例数较少,仅对 78 名有焦虑和抑郁疾病的更年期妇女与 72 名对照组进行比较。

雌激素减少引起抑郁的机制可能与单胺氧化酶浓度有关,该酶与儿茶酚胺分解代谢有关,儿茶酚胺在抑郁时升高。雌激素通过阻止吲哚胺与蛋白结合而增加色氨酸的浓度,而色氨酸是血清素的前驱物。雌激素可减少抗抑郁药的剂量。高剂量的雌激素对内源性抑郁(而非精神忧郁症)是有效的,在治疗 2 周后,81% 病例有效。1～3 个月治疗或 4～5 个周期雌激素补充治疗后完全减轻。

应激、教育水平、种族、社会经济因素以及配偶情况可能影响绝经症状及抑郁疾病的发生率及病程。因很多病例的抑郁是终生的,常合并严重的相关疾病,故需进一步研究如何改进抑郁的早期诊断,监测妇女在绝经过渡期的精神健康状态,以预防抑郁带来的长期负面影响。

(4)睡眠障碍:在 45～49 岁妇女中,23.6% 报告有睡眠困难,39.7% 在 50 多岁时仍有睡眠障碍,如难以入睡、睡眠浅、经常苏醒。多数研究发现自我报告的睡眠障碍与绝经有联系,绝经后妇女报告的睡眠障碍比绝经前多 3.4 倍。一项纵向研究发现在绝经过渡期有失眠,绝经妇女也有睡眠问题。其他影响睡眠的因素包括种族、血管舒缩和心理变化、健康状况、关节炎以及教育等。有一些证据支持血管舒缩症状与睡眠障碍有关。在 1981 年,有人在记录手指温度和皮肤阻抗时监测睡眠,结果证明绝经妇女和绝经前妇女比较,发生潮热和睡眠苏醒之间有明显相关性。在妇女生命的这个时期,抑郁、慢性疼痛及其他与健康相关的情况均对睡眠有负面影响。一些情绪问题如忧虑增加、精力不支也会影响睡眠。关于绝经过渡期睡眠障碍和激素的关系研究得较少。初步资料提示,雌二醇水平下降与自我报告的睡眠障碍有联系。与 45～49 岁妇女睡眠不好显著相关的因素包括严重的潮热、忧虑、抑郁、服用咖啡因及低雌二醇水平。其他激素,如促卵泡素、黄体生成素、睾酮、去氢表雄酮硫酸盐,与睡眠障碍无明显相关性。

关于客观测定睡眠情况,有人利用睡眠图示法对绝经状况不同的三组妇女评定 17 个睡眠质量的指标,结果没有发现其睡眠质量有明显差异。一项关于 589 名妇女的截面研究表明,根据自我报告的调查表,围绝经及绝经后妇女对睡眠不满意,常常很难入睡,睡眠障碍要比绝经前增加 2 倍,而且,绝经后妇女的睡眠呼吸暂停综合征发生的频率要比绝经前妇女多 3.5 倍,但这种睡眠呼吸暂停综合征与血管舒缩症状或雌二醇水平无关。

(5)性功能:妇女性功能失调很普遍,在美国影响了 40% 以上的 18～49 岁妇女。很多证据表明,绝经过渡期妇女的性功能失调增加,丧失性欲约占 30%,性欲降低约占 30%。超过 1/2 的妇女报告有性行为受损。但总的来说,对妇女性问题的研究相对较少。这可能是因为妇女性问题具有复杂性,可以受情绪、社会及生理因素的影响。在绝经过渡期,心理社会因素及生理上的改变以及同时发生的疾病增加,这些重大的生命变化影响妇女的性功能。一项对 438 名中年澳大利亚妇女的研究,调查了她们在绝经过渡期性改变的特点,结果发现在过渡期,妇女的性功能全面明显下降,在整个过渡期性反应低落,此外,在围绝经期晚期,性欲、性交频率下降,对配偶缺乏热情,性交疼痛增加。从一项对 329 名年龄在 18～79 岁到妇科门诊看病的妇女的调查来看,与绝经前妇女比较,绝经妇女因阴道滑润及感染问题,性幻想、前期性欢愉及性交频率明显下降。

最近认为,性功能下降主要因绝经后发生在生殖泌尿道系统的变化引起。有证据表明,在绝经后,性生活时皮肤发红、肌肉张力、前庭大腺分泌、阴道滑润、阴蒂反应、阴道扩展充血以及性高潮时子宫收缩等下降而使生理性的性反应发生改变。绝经妇女诉说的常见性问题是性欲下降、阴道发干,以及阴蒂敏感、性高潮强度及频度下降。虽然性功能的某些生理改变与绝经后雌激素下降有关,但发生在绝经过渡期早期的性改变不能认为是由与雌激素有关的泌尿生道萎缩引起的,因为此时血液循环中的雌激素水平尚未下降到绝经后的低水平。雌激素水平仅与性交疼痛有关,而不是性功能的其他方面。在绝经过渡期早期,性欲下降或没有下降的妇女,雌激素水平无明显差别。绝经过渡期与绝经后性功能并不与卵巢功能衰退平行,绝经后性功能可能减退或仍持续很久,但因缺乏雌激素,阴道萎缩,分泌减少,造成性交疼痛,进而对性生活产生恐惧,且患者一般也不愿向医师主诉,因担心影响与性伴侣的感情与关系。补充雌激素能够改善阴道黏膜与分泌状态,缓解性交疼痛。

绝经过渡期雄激素与性功能的关系尚未定论。有研究发现,在生育年龄后期,血中雄激素降低与性"兴趣"下降呈一致性,在 45 岁时血液循环中雄激素的水平仅为 20 岁妇女的 1/2。任何年龄下,当雄激素不足时,常伴性欲低下或丧失,性幻想及对性刺激敏感性下降,性唤起和性高潮的能力降低,生命力及健康的感觉减少并肌肉张力降低。近年来已知雄激素能增强性冲动,包括增强性欲、性幻想与性满足,可增强性功能,增加盆腔血供、性高潮收缩与生殖器外的性反应。有些证据表明,超生理剂量补充睾酮可改进自然及手术绝经妇女的性满意度,但要注意避免雄激素的不良反应。此外,近来对完全性雄激素不敏感综合征的调查显示,尽管在这些患者中,雄激素完全不能发挥作用,但这些患者到达青春期后,仍有正常的性欲、性活动和性高潮。这提示性活动本身不完全是雄激素依赖的,需要进一步的研究和探索。

其他影响性功能的因素,如对配偶的感情、配偶的性问题、社会问题的反复不定,工作压力及教育水平等均与性功能有关。有些研究发现,健康和婚姻情况、心理健康状态以及吸烟对妇女的性功能均有明显影响。抑郁以及子女住在家里也伴有性欲降低。

总之,性是影响健康的重要方面,它影响所有男性和女性的健康。很多绝经过渡期妇女性功能下降。影响因素包括激素改变、亲属关系、精神健康、社会文化影响及疾病等。性功能失调分为四个主要方面:性欲、性唤起、性高潮障碍及性交疼痛。想要更好地了解绝经过渡期性障碍的原因,以便更好地加以治疗,还有很多工作要做。

3.涉及其他系统的相关症状

(1)泌尿生殖系统:雌激素缺乏对生殖系统的影响最为明显,即较早出现萎缩性改变。泌尿道与下生殖道在胚胎发育过程中是同源的。当缺乏雌激素时,阴道与泌尿道萎缩较早,出现黏膜萎缩变薄,表现为阴道干、瘙痒或性交疼痛。黏膜变薄,抵抗力低,易受损伤而出现炎症,阴道分泌增多,有时有血性分泌物,伴有臭味。泌尿道出现炎症时,出现尿频、尿痛及压力性尿失禁等,有时可见尿道肉阜。子宫亦萎缩,内膜腺体均萎缩。盆底组织与肌肉松弛,有子宫脱垂的妇女在绝经后将加重。

（2）神经内分泌系统：出现于绝经前后，雌激素减少或缺乏，早期在下丘脑区产生特异的血管舒缩症状，如潮热出汗、血压改变；在边缘系统将出现精神症状，如抑郁、悲伤、忧虑、易激动、情绪波动；到老年期海马区出现萎缩，导致记忆力下降与认知功能减退等。

（3）心血管系统：缺乏雌激素会影响血脂与血管的舒张、收缩功能等。早期可出现冠状动脉供血不足，出现期前收缩、胸闷、血压波动等症状，少部分患者出现轻度高血压，其特点为收缩压升高而舒张压不高，阵发性发作，血压升高时伴头昏、头痛、心慌，其有时是绝经过渡期妇女的首要主诉。症状发生常受精神因素影响，症状多而体征少，心功能良好，心电图及运动试验大多正常。24h动态心电图监测属正常生理范围，症状发作时用扩张血管药物不见改善。有些妇女除出现上述心血管症状外，心电图亦可有改变，但冠脉造影结果呈阴性，到晚期动脉粥样硬化时可出现心血管疾病。心血管疾病随年龄增长而加重、增多，流行病学调查显示绝经后妇女死于心血管疾病的占绝经后妇女死亡率之首，46%的美国妇女死于心血管疾病。女性一生有23%的危险性死于心肌梗死，远大于乳腺癌4%的死亡危险性，并且死于心血管疾病的女性多于男性。病因中最重要的是动脉粥样硬化。

（4）骨骼系统：从胎儿起骨量逐渐增加，到35岁左右达峰值。此后，骨量随年龄增大而丢失，直至生命结束。绝经后前5～10年骨丢失加快，出现全身及腰酸背痛。若绝经前已有骨量不足可较早出现骨质疏松，有多次骨折历史的妇女至老年期将更易发生骨折，肌肉亦萎缩。骨丢失随年龄增长而加重，据有关资料估计，50岁以上的亚洲妇女中约20%患有骨质疏松，52%有骨量减少。在中国存在骨质疏松或低骨密度的50岁以上妇女约占55%。有50%的妇女可因骨质疏松而发生骨折，因骨折后长期卧床引起的呼吸系统和心脑血管系统疾病（如肺炎或血栓等）可危及生命。据统计，妇女骨质疏松性骨折所致的死亡率超过乳腺癌、宫颈癌和子宫内膜癌的总和，提示预防和治疗骨质疏松有重要意义。妇女绝经后缺乏雌激素和雄激素，骨量丢失不仅比男性快，而且多，更易发生骨质疏松和骨折，出现骨与关节痛、驼背、个子变矮。

（5）皮肤：随着年龄增长，因卵巢功能衰退后雌激素的缺乏，妇女的皮肤、毛发均发生明显变化。头发脱落且干，毛发稀疏，阴、腋毛脱落，乳房下坠，失去弹性。此外，乳房胀痛的程度在绝经过渡期晚期和绝经后明显下降。皮肤失去滋润，变薄，变干，变得粗糙，弹性逐渐消失，常有瘙痒感，造成皮肤发干、粗糙的因素之一是皮脂减少。在面部、颈、手、眼角、手背等处出现皱纹，并易出汗，皱纹是因成纤维细胞组成的皮肤组织改变所致。由于屏障功能下降，皮肤容易因摩擦或撞击而受伤。老化的皮肤中胶原、弹性硬蛋白及透明质酸量下降。绝经后皮肤萎缩的主要原因是皮肤中的胶原含量减少。在绝经初期皮肤中胶原含量下降比绝经后期快。随着年龄增长，Ⅰ型胶原中的羟脯氨酸和糖基化羟基赖氨酸量下降，此过程可因雌激素替代治疗而阻止及逆转。绝经后初期卵巢间质分泌雄激素多时可出现汗毛增多，上下腹部脂肪堆积，当雄激素减少后即无多毛现象。体态明显改变是妇女们十分关注的问题，适当的治疗和预防，有助于维护妇女的自信心、维护妇女的优雅外观。

以上介绍的绝经过渡期症状涉及范围广、花样多，需与多种疾病相区别。有些是与雌激素下降有关，而有些是与年龄大有关。严重的血管舒缩症状及出汗可以影响睡眠，而失眠又与精力不易集中、情绪变化及抑郁有关。某些精神症状因不易与绝经区分而诊断困难时，可用治疗试验,若给予雌激素而症状无改善时,可除外绝经所致。

(二)绝经症状的评分

绝经症状的表现多种多样,为了客观地评价症状的程度,在临床及研究工作中采用了评分的方法对绝经综合征进行量化。以前较广泛采用的是绝经症状评分量表(Kupperman 量表)(表 2-6-1)。Kupperman 量表包括常见的 11 种症状,各种症状有基本分,根据症状的严重程度分成 0~3 级,症状评分=基本分×程度评分,各项症状评分相加之和为总分。经过数十年的应用,评分表显示出某些缺点,如性欲改变近年来已受到广泛关注,阴道干燥已被 2 个重要的研究组认为是第二位主要的绝经症状,还有泌尿系统疾病,但以上均没有包括在 Kupperman 评分表中。而感觉异常在 Kupperman 评分表中列于症状的第 2 位,所得的评分要乘以 2,但此症状已被大多数人忽视,且感觉异常实际上与 Kupperman 评分表中列于最后一位的蚁走感有相似之处。眩晕虽列于 Kupperman 评分表中的第 6 位,但已很少被研究者提到。该表第 9 位的头痛以后证明没有什么意义。包括很多著名学者的国际健康基金工作组,基于大量及详尽的流行病学研究,认为 Kupperman 评分表中除潮热和阴道萎缩外,其他症状并无特殊性。

表 2-6-1 绝经症状评分(Kupperman 量表)

症状	得分
	(无症状-0;较轻-1;中等-2;严重-3)
1****	血管舒缩症状(潮热、出汗)
2**	感觉异常(麻木感、针刺感)
3**	失眠
4**	神经过敏(焦虑)
5	忧郁
6	眩晕
7	虚弱/疲倦乏力
8	关节、四肢痛和肌肉痛
9	头痛
10	心悸、心慌
11	蚁走感(感觉有蚂蚁在皮肤上爬走)
总分	

注:**** 第 1 号症状将所得评分乘以 4;** 第 2~4 号症状,将所得评分乘以 2

介于上述原因,德国的绝经学会委托一些专家来设计一种新的、更确切地评价绝经疾病的方法。专家们认为不仅潮热及生殖道萎缩对激素治疗有适当的反应,其他症状如睡眠障碍、神经过敏、烦躁、抑郁情绪、心脏疾病、虚弱、性功能障碍对激素治疗亦有效果。新评价的基础是总结文献中提到的发生频率高的症状,但又不可能将文献所提到的 20 种常见症状都列出来,因此,决定形成各症状组。各症状组有从 0.0(无症状)到 1.0(非常严重症状)大小范围,而对个别症状无权重。在试验了一年以后,专家组决定公布绝经症状等级评分表 I(MRS I)的最终版本。在绝经期,各种症状不会同时发生,但评分范围必须包括早期和晚期发生的症状。如果能正确认识早期症状为更年期症状,那么就可能避免晚期症状,做到适当预防。多数妇女月经周期改变为绝经前的最早期症状,但这也不是绝对的,只有伴有或多或少的其他特殊症状时,才可认为是绝经前症状。绝经后晚期改变如动脉粥样硬化及骨质疏松没有包括在 MRS I 评分中。

MRS I 评分中的各个症状:

(1)潮热:此症状在 Kupperman 量表中是列在血管舒缩症状中的,而在 MRS I,采用潮热和出汗,且进一步定义为向上扩散的潮热。

(2)功能性心脏疾病:心脏不舒服的感觉比潮热更使患者焦虑。MRS I 中的心脏疾病对患者解释是心悸、心跳加快、不规则心跳、胸闷。

(3)睡眠障碍:Kupperman 评分表中将睡眠障碍列为第 3 条。有些学者认为此症状是因夜间潮热使醒来后无法再入睡的结果,这是多米诺骨牌的效应。也有些妇女没有潮热但也失眠,雌激素补充可以使这些妇女摆脱这种困境。

(4)抑郁情绪:Kupperman 评分表中将它视为精神忧郁症,这对有此症状妇女的生活质量可能有很大的影响。在 MRS I 中包含了精神不振、悲伤、流泪、虚弱、情绪波动。

(5)神经过敏,烦躁,焦虑:这组症状可能最难界定,而且和抑郁情绪有很多相似之处。在 Kupperman 评分表中为神经过敏。在 MRS I,这组症状被详述为神经过敏、内心紧张、好斗即具挑衅性。

(6)虚弱,记忆力下降:在 MRS I 中这意味着身心精疲力竭,难以集中精力,记忆力下降、易忘(包括疲惫及晕倒),而在 Kupperman 评分表中则用虚弱和疲惫表达。在问病史时,如不问及此症状,患者不经常提及。

(7)性功能:在 Kupperman 评分表中未提及此点,而在 MRS I 中,性功能障碍被定义和表述为性欲、性活动及满意度的改变。

(8)泌尿系统障碍:它的综合症状在 MRS I 中描述更为确切,即排尿问题、尿频、不自主排尿。但并不是上述所有症状均发生,其中一项足矣。

(9)阴道干:阴道干通常发生在更年期的晚期。在 MRS I 中,此症状还包括性交疼痛。此点在 Kupperman 评分表中也没有提及。有些学者认为阴道干是仅次于潮热的一种明确和特殊的症状,在双盲试验中,对雌激素的治疗反应良好。

(10)关节和肌肉疾病:此症状在 MRS I 中列在最后,因为它的重要性最小,但近年来文献及专家组中的意见有很大争议。Kupperman 评分表中清楚地表述为关节和肌肉痛。在 MRS I 中,疼痛主要指位于手指关节区域的风湿样疾病及麻刺感,相当于 Kupperman 评分表中的蚁走感和感觉异常。但疾病不限于手指,事实上患者很少提及此点。疼痛经常累及肘、肩及背部。

Kupperman 评分表中过分强调血管舒缩症状的重要性,将所得评分乘以 4,而 MRS I 权重各症状是根据症状发生的频率及程度,并将非特殊的症状如眼花和头痛排除在 MRS I 之外。此外,性功能障碍、阴道干及泌尿道疾病也包括在内。MRS I 保留 Kupperman 量表中所谓精神心理上的症状及关节和肌肉疾病。这些主观症状与患者生活质量有关。

在 MRS I 表中,权重症状更精细地用 0.0～1.0 表示无症状到症状非常严重,而且给患者以简明的数字概况表达。经过治疗,其进展也可用数字测出。如果治疗后症状没有改善,说明此症状不是雌激素依赖或剂量太低的缘故。专家的经验是,经过 7～10 天的治疗,最初的治疗就会显效。如经 8 周治疗后平均值从 0.43～0.03 的低平均值,说明有改善。MRS I 的使用经验显示该评分表简单且有效。检查者要决定间隔多长时再次评分。

MRS II 采用与 MRS I 相同的基本内容,但加了"忧虑"症状,而且评分的范围从 0 到 4 共五项。MRS II 是就诊前先让妇女们描写她们的症状并准确地记录她们的情况,这样可协助医师记录病史及以后随诊了解疾病的进展情况。在 MRS I 的内容下面有主要的说明,这对外行人的理解是必要的。就诊妇女完成自我评分可使医师在咨询时节省时间且更有效。在下次检查前完成自我评分可提供给医师重要信息。

标准 Greene 更年期等级评分(GCS):它是含 21 项条目的评分法,用于评定中年妇女的绝经症状。GCS 最初含 30 条,是 Greene JG 在 1976 年发表的。1998 年,标准的 GCS 发表,见表 2-6-2。它是在 Greene 本人及苏格兰、英国、挪威、加拿大、印度及日本等专家指导下对不同国家不同种族中 7 个要素(血管舒缩症状、身体的、心理的及其他等)进行分析研究,一致发现标准 GCS 符合对绝经症状的综合性测定的要求。标准 GCS 包括心理、身体及血管舒缩症状等级及一个性功能失调的调查项目。标准 GCS 满足 Greene 提出的四个"标准"即建立在客观的对要素分析的数学技术基础上;包括数个分项目,分别测定特殊症状的不同方面;含有正确的心理测量特性包括可信度、有效性及曾应用于足够多的妇女人群中。GCS 包括躯体(somatic,S)症状 7 个项目;生理(psychological,P)症状 11 个项目,其中 1～6 为焦虑(anxiety,A)症状,7～11 为抑郁(depression,D)症状;血管舒缩(vasomotor,V)症状 2 个项目及丧失性欲(sexual dysfunction,SD)1 项。

表 2-6-2　Greene 更年期量表

姓名日期

编号

请将此刻困扰您的任何症状及程度在下表的空格中做记号

症状	无症状	有时有	经常有	程度重	评分 0～3
1.心跳加快或增强					
2.容易紧张					
3.失眠					
4.容易激动					
5.焦虑					
6.不能集中注意力					
7.容易疲劳或乏力					
8.对生活和工作失去兴趣					
9.不开心或忧郁					

续表

症状	无症状	有时有	经常有	程度重	评分 0~3
10.好哭					
11.易烦躁					
12.眩晕					
13.头部或身体压迫感或紧固感					
14.身体感觉麻木或刺痛					
15.头痛					
16.肌肉和关节疼痛					
17.手或脚感觉障碍					
18.憋气					
19.潮热					
20.夜间出汗					
21.性欲减低					

心理症状 P(从 1 到 11)＝　　　　　焦虑症状 A(从 1 到 6)＝

躯体症状 S(从 12 到 18)＝　　　　抑郁症状 D(从 7 到 11)＝

血管舒缩症状 V(从 19 到 20)＝　　性功能失调 S(21)＝

绝经过渡期妇女可以症状很重,也可以毫无症状,其原因不清楚。绝经过渡期新出现的症状花样繁多,而且往往查不到器质性的改变,因此,重要的是分清楚哪些与激素变化有关,哪些与年龄有关。确定症状是否与绝经或年龄相关的一种方法是比较男性和女性的症状。结果发现,随着年龄的增加,男性和女性均有一些类似的症状,如食欲不好、皮肤的蚁走感或针刺感、头痛、性交困难、消化不良、便秘、腹泻、憋气、手脚发凉、皮肤干燥、头发干、肌肉痛、关节痛、恐惧、抑郁等,这些似乎主要与衰老有关。女性和男性的主要区别在于女性有与绝经的平均年龄密切相关的、显著的潮热和多汗。

许多因素与发生绝经症状有关。受教育时间长、对健康的自我评价高、使用一些非处方药(维生素、草药等)、没有慢性疾病、人际间的压力小、绝经前没有什么不适、不吸烟、每周至少锻炼一次、对年龄和绝经有一种积极的态度等都是减少绝经症状发生的因素。而围绝经时间长、绝经前就有不适症状、受教育时间程度低、对绝经抱有消极的态度、吸烟、离婚等会增加绝经症状的发生频率。

三、诊断要点

1.病史

月经改变、血管舒缩症状、精神神经症状、泌尿生殖道等症状,月经史,绝经年龄,是否切除子宫或卵巢。

2.体格检查

全身及妇科检查,除外生殖道器质性病变。

3.辅助检查

(1)激素测定:测量 FSH、LH、E_2,了解卵巢功能状态。FSH>40U/L 且 E_2<10~20pg/mL,提示卵巢功能衰竭。

(2)B 型超声:了解子宫内膜厚度,排除子宫、卵巢肿瘤。

(3)分段诊刮及子宫内膜病检,了解内膜病变。有条件可行宫腔镜检查。

4.骨密度测定

可了解骨质疏松情况。

四、鉴别诊断

1.阴道出血

需与子宫内膜增生过长、内膜息肉及内膜癌相鉴别,诊断性刮宫较内膜活检更为准确。

2.潮热

多种疾病有潮热的感觉,如甲状腺功能亢进症、嗜铬细胞瘤、类癌综合征、糖尿病、结核病及其他慢性感染病,应做相关检查确诊。

3.外阴、阴道炎

需与滴虫、真菌性炎症鉴别;有萎缩情况时,可局部使用雌激素治疗以做鉴别。

4.骨质疏松

需与骨质软化症、多发性骨髓瘤、变形性骨炎及甲状旁腺功能亢进症等相鉴别。X 线骨骼检查,血清钙、磷、碱性磷酸酶等及其他激素与血清蛋白的测定,均有助于鉴定。

五、治疗

(一)一般治疗

围绝经期精神-神经症状可因精神状态不健全而加重,心理治疗可避免该情况。必要时可使用镇静药帮助睡眠。用法:地西泮(安定)2.5~5mg,口服,每晚 1 次。谷维素对自主神经的功能调节有所帮助,每天可服用 30~60mg。老年人加强体育锻炼,增加钙的摄入可缓解骨质疏松。

(二)激素替代治疗

1923 年 Geist 和 Spielman 首先提出补充雌激素可预防围绝经期综合征,从此以后雌激素的作用才逐渐被人们所认识。1971 年国际健康基金会在日内瓦召开首次关于雌激素替代治疗(ERT)大会,会议针对 ERT 导致子宫内膜癌发病率明显升高的情况,强调有子宫的妇女在服用雌激素的同时,应周期性地加用孕激素,以减少补充雌激素的不良反应。20 世纪 80 年代后,在使用雌激素的同时,周期性地使用了孕激素,所以 ERT 改称 HRT。为避免周期性阴道出血,临床上采用连续联合应用雌、孕激素的治疗方案。

1.HRT 的适应证

①有围绝经期综合征且要求治疗者;②血管舒缩失调症状严重者;③精神神经症状严重者;④有骨质疏松高危因素或骨质疏松严重者;⑤泌尿生殖系统症状严重者。

2.HRT 的禁忌证

①有雌激素依赖性肿瘤者如子宫内膜癌、乳房癌等患者；②有原因不明的阴道出血者；③严重肝、肾疾病患者；④有血栓梗死性疾病者；⑤红斑狼疮、耳硬化症患者；⑥有与雌激素有关的疾病患者如子宫肌瘤、子宫内膜异位症患者等；⑦希望预防心血管疾病者。

3.治疗方案

①雌激素替代治疗，适用于无子宫者；②雌孕激素序贯治疗，适用于围绝经期早期、子宫内膜较厚且希望有月经来潮者；③雌孕激素联合治疗，适用于内膜较薄且不希望有月经来潮者。

4.常用药物

(1)口服药物

尼尔雌醇(维尼安)：为雌三醇衍生物，口服吸收后能在脂肪组织内贮存，缓慢释放，因而长效。用法：每次服用 2mg，每 2 周服 1 次。有子宫的妇女每 3 个月加用孕激素 1 次，如甲羟孕酮每天 6～8mg，连服 10～14 天。无子宫的妇女不必加服孕激素。

替勃龙(利维爱)：化学名 7-甲基异炔诺酮，该药口服后的代谢产物具有雌激素、孕激素、雄激素活性。用法：每天服 2.5mg，症状缓解后可隔天服 2.5mg。适用于绝经后 1 年的妇女。

结合雌激素(倍美力)：它是从孕马尿中分离的天然型结合雌激素，属于生物制剂，其中 45% 为硫酸雌酮(E1S)，55% 为各种马雌激素，成分复杂。用法：a.每天 0.625mg 口服，连服 28 天为 1 个疗程，适于子宫切除者；b.每天 0.625mg，连服 28 天，后 14 天每天加服甲羟孕酮 6mg，适于有子宫者；c.每天 0.625mg，连服 28 天或连续使用，在使用倍美力的同时每天加服甲羟孕酮 4mg，适于有子宫者。

微粒化 17β-雌二醇(诺坤复)：1mg 诺坤复相当于 0.625mg 倍美力，用法同倍美力。

戊酸雌二醇(补佳乐)：1mg 补佳乐相当于 0.625mg 倍美力，用法同倍美力。

(2)局部用药：适用于泌尿生殖道症状严重的患者。①倍美力软膏，每支含 42.5g 倍美力，每次使用 0.5～2g，治疗老年性阴道炎、外阴炎。②维三醇(欧维婷)膏剂，每支含 15g 软膏，每克含 1mg 雌三醇，每天 1 次，每次把 0.5g 软膏放入阴道内。

六、围绝经及绝经管理原则

(一)详细病史填写及妇科相关疾病全面检查诊断

对就诊的围绝经、绝经或进行更年期体检的女性进行电子病历表格的填写，包括改良的 K 评分，焦虑、抑郁症状评分，既往史，家族史等信息。

对患者进行全面妇科检查，发现或排除妇科、内科、内分泌科和运动系统 100 多种疾病，如宫颈癌、心血管疾病、糖尿病和骨质疏松等；定量诊断 100 余种亚健康状况，如肌肉量不足、脂肪超量、关节功能减退、睡眠不足等；同时测量多种人体参数，如代谢率、体成分、运动功能等，制订个体化定量治疗方案。这种规范化的多因素分析与定量准确的诊断为系统治疗更年期相关疾病奠定了基础。

患者第一次就诊时，首先需要采集病史，评价其绝经状态，并在给予相应处理前，进行全面的临床检查。然后进入处理流程，判断是否存在激素补充治疗的适应证、禁忌证或慎用情况。

所有患者均给予健康指导,根据判断结果,适宜绝经激素治疗(MHT)者给予 MHT,不宜 HRT 者给予其他治疗。对于可以 MHT 的患者,需要根据月经情况、绝经时间长短、有无子宫、本人意愿等选择不同的 HRT 方案。

HRT 应在有适应证、无禁忌证的前提下,在治疗窗口期(绝经 10 年内,60 岁以下)开始启动,在此阶段对有症状的女性开始 HRT,会对骨骼、心血管和神经系统带来长期的保护作用。

(二)围绝经及绝经后多层次个体化综合保健

缓解与消除围绝经及绝经对妇女的影响是更年期妇女保健综合指导的工作宗旨。从激素补充、营养定量、环境激素或有毒物质控制、运动定量指导、康复治疗、生活习惯指导以及精神心理辅导等七个方面严格按照质量保证体系的步骤要求,为更年期妇女保健制订安全、有效、个体化、定量、低成本及容易实施的综合保健方案。这种个体化的保健方案具体包括:

1.根据禁忌证和慎用证选择安全有效的个体化激素补充方案

根据激素水平、绝经症状、与绝经相关的疾病,并根据各种适应证及激素的缺乏情况决定是否进行激素补充。

如果需要激素补充,辅助医疗系统自动逐项排除所有的禁忌证,并提醒医师是否发现禁忌证。如果发现禁忌证,系统不推荐采用与已发现禁忌证有关的激素补充方案。审查完毕后,列出所有的禁忌证、推荐采用与已发现禁忌证无关的激素补充方案,供医师参考做出最终判断。这样确保了禁忌证筛查的全面性,同时保证医师对最终结果的处理权。

如果没有禁忌证,辅助医疗系统将全面筛查慎用证,并根据慎用证确定激素补充方案的附加治疗措施,如推荐控制高血压的药物等。

激素补充的初步方案是按照现有状况优化出来的,在用药一个周期后,对患者的激素水平、症状反应和体征进行检查,同时根据有无阴道不规律流血等状况随时调整激素补充方式,根据症状和体征调整用药剂量,实现激素补充方案的个体化。激素补充方案的个体化定量是激素补充的关键环节之一。

2.根据代谢率定量确定个体化营养需要及补充量

体系内测量或根据体成分计算人体代谢率。辅助医疗系统根据人体代谢的需要确定对碳水化合物、蛋白质、脂肪、各种维生素、矿物质和微量元素等营养成分的日需要量,再根据饮食频率与部分食品绝对量调查结果计算得到各种营养成分的日摄入量。两者之差为营养成分缺余谱,个体化定量营养补充是以营养成分缺余谱为基础的。因此,体系内的营养定量是测量的结果,而不是传统估计的结果。营养个体化定量需要大量复杂的计算,是人工很难完成的。推荐的健康饮食基本组成包括:每天进食水果和蔬菜不少于 250g,全谷物纤维,每周 2 次鱼类食品,低脂饮食。应限制摄入食盐(低于 6g/d),妇女每天饮酒量应不超过 20g。中国地域广大,各地差异甚多,可视本地情况适当调整。

3.根据患者的生活和工作环境,提出避免环境有害物质影响的注意事项

临床上对待激素补充是非常慎重的,从禁忌证、慎用证、用药方式、药物选择以及用药剂量等各个方面尽量做到规范,努力做到个体化定量,并定期调节补充方式和剂量。然而,令人担忧的是,在激素补充的同时,患者无意中可能摄入其他数量相当或更多的类激素物质,从而破

坏了激素补充方案,造成了不可预料的结果,并将进一步误导激素补充方案个体化调节工作。所以,在进行激素补充的同时,有必要教育患者远离其他途径的激素摄入。

目前,中老年女性受环境激素影响较严重;影响的主要途径是保健品中的激素或类激素物质、食品中的添加剂、农药、保鲜物质及化妆品等,其中以保健品中的类雌激素物质为主。某些保健品商品名称被当作医学术语用于产品说明书中,误导了大众,使用者不会注意到其中激素对身体的影响,也不会特意就这一情况向医师咨询。在多种大剂量激素同时作用于人体内分泌系统的情况下,临床上的激素补充疗法只能添加更多的不稳定因素。

临床上偶有发现,服用某种口服液的患者的排卵方式和激素水平发生变化。目前还没有关于这一口服液相关的临床结果,但就其"滋补肝肾",对"月经不调、黄褐斑等具有辅助治疗作用"的功能说明可以预见它有某些类激素的作用。虽然这一口服液是中药制剂,但也需要在医师指导下进行,当作保健品用,必然会失去医师对药品作用的监控,其后果是打乱了人体内分泌系统的功能。临床医师必须考虑这类保健品的应用情况,患者必须在服用保健品和激素补充两者中选其一,两者同时用可能产生不可预料的结果。

总之,不明成分或不明作用的保健品比比皆是,其作用往往事与愿违,同时严重影响临床激素补充的效果。临床医师必须教育患者正确选择保健品或在医师指导下选择成分和功能明确的保健品。

其他有害物质来源还包括食品保鲜中使用甲醛溶液等致癌物质;新鲜蔬菜中含农药,多种农药具有类雌激素的作用,如敌敌畏就有雌激素作用;食品添加剂中含类雌激素物质;传统补品中有可能存在激素作用;塑料制品在加热条件下产生类雌激素和致癌物质,所以建议患者不要将塑料制品放进微波炉。

根据患者现用的保健品,提出患者进行 HRT 过程中应注意的事项,告知患者避免环境激素的影响是正确使用激素补充的前提。

4.根据身体运动能力选择个体化的运动方式

根据人体神经、肌肉、关节和抗骨折能力等功能参数,确定提高人体整体运动功能的个体化运动锻炼方法,避免顾此失彼的运动形式。适宜的运动对提高更年期妇女的心肺功能、提高肌肉力量和关节功能、控制体重、预防骨质疏松和骨折、提高控制情绪的能力等均有积极的帮助。保持正常的体重非常重要,肥胖或超重对身体健康造成显著不良影响。尤其在绝经后妇女中,肥胖已成为一个日益严重的问题。若初始体重下降 5%~10% 可改善糖尿病、高血压、血脂异常、睡眠窒息及其他肥胖并发症等,此外短期体重下降可以导致炎性标志物水平下降,并改善凝血因子和内皮功能。

参加任何形式的体育活动比久坐要好。规律运动可以降低总的死亡率和由心血管疾病引起的死亡率;经常参加运动者的身体代谢情况、平衡、肌肉力量、认知以及生活质量优于久坐者,并且其心脏不良事件、卒中、骨折以及乳腺癌的发生率可显著降低;在锻炼中应尽量避免肌肉-关节-骨骼系统损伤;锻炼的最佳方式为每周至少 3 次中等强度的运动,每次至少 30min。另外,每周增加 2 次额外的抗阻力练习会得到更多的益处。

5.根据患者的症状确定有效的康复治疗方法

康复治疗方法对提高心肺功能、减轻关节疼痛以及缓解骨痛等有积极的意义;而且,康复治疗方法的短期效果是药物无法达到的。当更年期妇女上述症状严重时,短期的康复治疗方法可以让患者感受到保健的价值和意义,并可以鼓励患者长期坚持。

6.根据患者的不良生活习惯和健康水平提出改善生活习惯的具体做法

系统的标准病历表格中包含生活习惯调查项目。在了解患者目前的生活习惯后,再根据患者的疾病诊断结果和亚健康状况,制定最终的生活习惯改善措施。

健康的生活方式不仅有助于整体的身心健康,而且对于心血管系统和神经系统的健康以及降低乳腺肿瘤危险等均具有较大的益处。如提倡戒烟、积极改进生活方式、增加社交活动和脑力活动等。

7.根据患者精神症状选择精神辅导方式

心理健康是健康的重要组成部分,保持一个良好的心态同样有益于躯体的健康。树立自信心是更年期妇女精神辅导的主要目的。根据目前的国际规范,标准病历表格中包含全套对患者的精神神经症状调查的项目。根据患者出现精神症状的原因,辅助医疗系统采用针对性教育方案,让患者了解绝经的相关知识,认识到精神症状并非来源于一种疾病或自身环境的问题,而是内分泌失调的表现。这有助于患者树立自信心,主动配合医师通过激素补充和其他方法,控制自身行为,从而缓解精神方面的症状。

以上七个方面构成了对围绝经及绝经妇女较完善的保健措施。

(三)个体化治疗

治疗方法遵循以下原则:

(1)对病因进行治疗,病因是多层次的,治疗方案也是多层次的。

(2)用到的药物对所治疗的患者应该是有效的,并且是安全的。

(3)治疗方案是根据个体心理和生理情况确定的,是个体化的治疗方案。

(4)同时治疗所有诊断出的疾病,严格控制药物之间的非兼容性。

(5)类似治疗效果下,选用低成本的药物或方法。

(6)在保证治疗效果的前提下,尽量选用患者能自身完成的治疗方法。

(7)转科诊治建议

对下列情况,负责将患者安排到其他相应专业科室做进一步诊治或护理:

①诊断出非妇科所包括的疾病,如糖尿病、肝炎或骨关节疾病等。

②需要手术或住院的患者。

③需要长期康复或家庭护理的患者。

④患者要求转科。

虽然这一系统管理的任务是以保健为主,但对于检查过程中所发现的所有疾病,我们都可以负责治疗或推荐给其他专业科室进一步诊治。让患者清楚地认识所诊断出的每一个疾病,并且明确地知道治疗这些疾病的方法(或方向)以及对应的具体科室。根据患者的需要,工作人员负责协调医院各相关科室帮助患者就诊。

(四)围绝经及绝经后管理临床实施方法

女性围绝经及绝经问题涉及妇科、内分泌科、内科、神经科、骨科及老年科等内容,单独一个科室难以全面解决绝经相关问题。目前医学界普遍认为全面系统地解决围绝经及绝经相关问题,需要借助于医院联合多学科共同开展更年期门诊。世界卫生组织母婴和妇女保健研究培训合作中心积极倡导在医院现有妇科内建立更年期妇女保健综合指导中心(或门诊),并在中心内实现质量保证体系。在这种思想的指导下,北京市卫生局1999年初通过政府招标的形式在北京妇产医院建立了中国第一个设备齐全的更年期妇女保健综合指导中心。

这样全面的检查每年一次,但对于初始 HRT 的患者用药1个月及3个月后进行复诊,主要目的在于确定治疗效果,调整治疗方案,发现并解释可能发生的不良反应。规范 HRT 1年后随诊间隔可调整为12个月。若出现异常阴道流血或其他不良反应,应随时复诊。HRT 的使用不规定终止时间,在每年体检的基础上,如果没有禁忌证出现,可权衡利弊,依据益处远高于风险的原则,患者同意继续使用,即继续使用。

第七节　高催乳素血症

一、概述

高催乳素血症(HPRL)是较为复杂的、由多种疾病或生理状态导致的异常实验室结果。临床处理的关键是要先确定 HPRL 的存在,找到或鉴别那些确实需要治疗的疾病,对临床需要治疗的患者,选取适时的治疗方法进行规范治疗。HPRL 的定义:各种原因引起外周血清催乳素水平持续高于正常值的状态。正常育龄妇女催乳素水平为 1.14～1.36nmol/L。催乳素实验室测定规范:由于血清催乳素水平受其脉冲式分泌及昼夜分泌不同的影响,采血时间应在每天最低谷的时候,即上午10～11时为宜。精神紧张、寒冷、剧烈运动等应急情况可导致催乳素水平升高数倍,但持续不超过1h,采血前要告知患者安静1h后再取血。HPRL 是年轻妇女常见的下丘脑-垂体轴内分泌紊乱。其流行病学特征因不同的人群而各不相同。在未经选择的正常人群中,HPRL 发病率为5%,3%～10%的无排卵多囊卵巢综合征(PCOS)患者患有 HPRL,约70%的闭经伴有溢乳患者患有 HPRL。

二、HPRL 的原因

HPRL 的原因有生理性原因、药物性原因、病理性原因、特发性原因四种。

1.生理性原因

不同的生理时期催乳素(PRL)都会有所变化,如日常运动、低血糖、夜间、睡眠、哺乳、产褥期等均可引起暂时性升高,但幅度不会太大,持续时间不会太长,也不会引起相关病理症状。

2.药物性原因

拮抗下丘脑催乳素释放抑制因子(PIF)或增强兴奋催乳素释放因子(PRF)。多巴胺是典型的内源性 PIF。常见的可能引起催乳素水平升高的药物有以下几类。①多巴胺耗竭剂:甲基多巴等。②多巴胺转化抑制剂:阿片肽、吗啡等。③多巴胺重吸收阻断剂:诺米芬辛等。

④二苯氮类衍生物：苯妥英、安定等。⑤组胺和组胺 H_1、H_2 受体拮抗剂：5-羟色胺等。⑥单胺氧化酶抑制剂：苯乙肼等。⑦血管紧张素转换酶抑制剂：依那普利等。⑧激素类药物、中草药等。

3.病理性原因

①下丘脑 PIF 不足或下达至垂体的通路受阻。常见于下丘脑或垂体柄病变，如颅底脑膜炎、结核、梅毒、帕金森综合征，也可见于外伤和手术。②原发性和（或）继发性甲状腺功能减退，如假性甲状旁腺功能减退。③自主性高功能的催乳素分泌细胞单克隆株。④各种胸壁炎性疾病：乳头炎、皲裂、带状疱疹等。⑤慢性肾功能衰竭时，催乳素在肾脏降解异常；肝硬化、肝性脑病时，假性神经递质形成，拮抗 PIF 作用。⑥妇产科手术。

4.特发性原因

临床上无病因可循时，即可诊断为特发性 HPRL，但要警惕隐匿性垂体微腺瘤的可能。对血清催乳素水平明显升高而无症状的特发性 HPRL，要考虑巨分子催乳素血症可能。

三、诊断

HPRL 的诊断包括确定存在 HPRL 和确定病因。

1.确定存在 HPRL

由于催乳素水平检测并非常规筛查项目，因此对于通过特异的临床表现或在其他疾病检查过程中检查催乳素水平而发现的可疑患者，临床医生可通过充分评估临床表现和综合分析血清催乳素水平而确诊 HPRL。催乳素水平应在安静清醒状态下于上午 10～11 时抽血测定。催乳素水平显著高于正常水平者，一次检查即可确定；当催乳素测定结果在正常上限 3 倍以下时，至少应测定 2 次，以确定有无 HPRL。

（1）女性 HPRL 的临床表现。

①月经改变和不孕不育：HPRL 可引起女性月经失调和生殖功能障碍。高催乳素水平可引起黄体功能不足，诱发流产，导致排卵障碍、月经稀发或闭经。

②溢乳。

③其他：体重增加；长期 HPRL 可使雌激素水平过低，导致进行性骨痛、骨密度降低、骨质疏松。

（2）垂体腺瘤压迫症状：垂体腺瘤是病理性 HPRL。肿瘤占位的临床症状包括头痛、视力下降、视野缺损、脑脊液鼻漏等。15％～20％的患者存在垂体腺瘤自发出血，少数患者还可以发生垂体卒中，表现为剧烈头痛、呕吐、视力下降等症状，甚至蛛网膜下隙出血、昏迷等危象。

（3）血清催乳素水平异常升高：除了在规定时间段抽取血液标本外，还要关注临床表现与血清催乳素水平变化不一致的情况。需要考虑是否存在巨分子催乳素血症。个别患者虽然有典型 HPRL 和垂体腺瘤表现，但实验室检测值很低或正常，这可能是因为垂体素水平太高造成 HOOK 现象，需要用倍比稀释的方法重复测定血清催乳素水平。

2.HPRL 的病因诊断

HPRL 的病因诊断需要通过详细询问病史、相应的实验室检查、影像学检查等排除生理性或药物性因素导致的血清催乳素水平升高,确定是否存在病理性原因。最为常见的病因为垂体催乳素瘤。

(1)病史采集:需要从 HPRL 的生理性、病理性和药物性原因分析了解患者相关的病史。着重了解患者的月经史、分娩史、手术史及既往史,患者有无服相关药物史,采血时有无排除应激状态等多方面。

(2)实验室检查。实验室检查包括妊娠试验以及垂体与靶腺功能、肝肾功能检查等,应结合病史进行选择。

(3)影像学检查。证实血清催乳素水平轻度升高而未发现其他明确病因或血清催乳素水平大于 4.55nmol/L 时,应行鞍区影像检查(MRI、CT),以排除或确定是否存在压迫垂体柄或分泌催乳素的颅内肿瘤及空蝶鞍综合征等。MRI 检查的软组织分辨率高,多方位成像,在对垂体微小肿瘤的检出,对鞍区病变定位、定位诊断等各方面都明显优于 CT,并且无射线损伤,可多次重复检查,是鞍区病变的首选检查方式。MRI 检查常规应包括薄层、小扫描野的矢状位和冠状位的 T_1WI 序列。

四、治疗

应该遵循对因治疗原则。控制高催乳素血症、恢复女性正常月经和排卵功能、减少乳汁分泌及改善其他症状(如头痛和视功能障碍等)。

(一)随访

对特发性高催乳素血症、催乳素轻微升高、月经规律卵巢功能未受影响、无溢乳且未影响正常生活时,可不必治疗,应定期复查,观察临床表现和 PRL 的变化。

(二)药物治疗

垂体催乳素大腺瘤及伴有闭经、溢乳、不孕不育、头痛、骨质疏松等表现的微腺瘤都需要治疗,首选多巴胺激动剂治疗。

1.溴隐亭

为麦角类衍生物,为非特异性多巴胺受体激动剂,可直接作用于垂体催乳素细胞,与多巴胺受体结合,抑制肿瘤增殖,从而抑制 PRL 的合成分泌,是目前治疗高催乳素血症最常用的药物。多巴胺受体激动剂,可降低催乳激素的合成和分泌。为了减少药物不良反应,溴隐亭治疗从小剂量开始渐次增加,即从睡前 1.25mg 开始,递增到需要的治疗剂量。如果反应不大,可在几天内增加到治疗量。常用剂量为每天 2.5~10mg,分 2~3 次服用,大多数病例每天 5~7.5mg 已显效。剂量的调整依据是血催乳素水平。达到疗效后可分次减量到维持量,通常每天 1.25~2.5mg。溴隐亭治疗可以使 70%~90%的患者获得较好疗效,表现为血催乳素降至正常、溢乳消失或减少、垂体腺瘤缩小、恢复规则月经和生育。若催乳素大腺瘤在多巴胺受体激动剂治疗后血催乳素正常而垂体大腺瘤不缩小,应重新审视诊断是否为非催乳素腺瘤或混合性垂体腺瘤、是否需改用其他治疗(如手术治疗)。溴隐亭治疗高催乳素血症、垂体催乳素腺瘤,不论降低血催乳素水平还是肿瘤体积缩小,都是可逆性的,即只是使垂体催乳素腺瘤可逆性缩小,长期治疗后肿瘤出现纤维化,但停止治疗后垂体催乳素腺瘤会恢复生长,导致高催乳素血症再现,因此需长期用药维持治疗。

溴隐亭不良反应:主要有恶心、呕吐、头痛、便秘、抑郁症、眩晕、疲劳和体位性低血压、血管痉挛和鼻塞等,这些症状最有可能发生于治疗开始或药物剂量增加时,停药后症状很快消失。故治疗应从小剂量开始,逐渐增加至有效维持剂量,如患者仍无法耐受其胃肠道反应,可改为阴道给药,经期则经肛门用药。约10%的患者对溴隐亭不敏感、疗效不满意,对于药物疗效欠佳,不能耐受药物不良反应及拒绝接受药物治疗的患者可以更换其他药物或手术治疗。需定期随访催乳激素水平、CT或者MRI以及眼底检查。

新型溴隐亭长效注射剂(ParlodelLAR)克服了因口服造成的胃肠道功能紊乱,用法是50～100mg,每28天一次,是治疗催乳素大腺瘤安全有效的方法,可长期控制肿瘤的生长并使瘤体缩小,不良反应较少,用药方便。

2.卡麦角林和喹高利特

若溴隐亭不良反应无法耐受或无效时可改用具有高度选择性的多巴胺D。受体激动剂卡麦角林和喹高利特抑制PRL的作用更强大而不良反应相对减少,且作用时间更长。对溴隐亭抵抗(每天15mg溴隐亭效果不满意)或不耐受溴隐亭治疗的催乳素腺瘤患者改用这些新型多巴胺受体激动剂仍有50%以上有效。喹高利特每天服用一次75～300μg;卡麦角林每周只需服用1～2次,常用剂量0.5～2.0mg,患者顺应性较溴隐亭更好。

3.克瑞帕

又称为甲磺酸-α-二氢麦角隐亭片,是治疗高催乳素血症的新型基础药物,类似溴隐亭,起始剂量为5毫克/次,每天2次,维持剂量是10～20毫克/次,每天2次,不良反应较小,多以恶心、呕吐、胃部不适、血压降低等,多在服药早期出现,为一过性。此药可能与精神药物和降压药物之间发生交互作用,如同时使用其他麦角碱类药物或降压药物,应特别小心。

4.维生素B_6

在下丘脑中多巴向多巴胺转化时作为辅酶加强脱羟及氨基转移作用,与多巴胺受体激动剂起协同作用。临床用量可达60～100mg,每天2～3次。

(三)手术治疗

治疗的目的是缩小肿瘤块体积,恢复生育能力,预防骨损失,并抑制溢乳,同时手术前短期服用溴隐亭可降低术中出血,提高疗效。

若溴隐亭等药物治疗效果欠佳者,有观点认为由于多巴胺受体激动剂能使肿瘤纤维化形成粘连,可能增加手术的困难和风险,一般建议用药3个月内实施手术治疗。经蝶窦手术是最为常用的方法,开颅手术少用。手术适应证包括:

(1)药物治疗无效或效果欠佳者。

(2)药物治疗反应较大不能耐受者。

(3)巨大垂体腺瘤伴有明显视力视野障碍,药物治疗一段时间后无明显改善者。

(4)侵袭性垂体腺瘤伴有脑脊液鼻漏者。

(5)拒绝长期服用药物治疗者。

(6)复发的垂体腺瘤也可以手术治疗。

手术后,需要进行全面的垂体功能评估,存在垂体功能低下的患者需要给予相应的内分泌激素替代治疗。

(四)放射治疗

分为传统放射治疗和立体定向放射外科治疗。传统放射治疗因照射野相对较大,易出现迟发性垂体功能低下等并发症,不主张单纯使用,目前仅用于有广泛侵袭的肿瘤术后联合治疗。立体定向放射外科治疗适用于边界清晰的中小型肿瘤。放射治疗主要适用于大的侵袭性肿瘤、术后残留或复发的肿瘤;药物治疗无效或不能坚持和耐受药物治疗不良反应的患者;有手术禁忌或拒绝手术的患者以及部分不愿长期服药的患者。放射治疗疗效评价应包括肿瘤局部控制以及异常增高的 PRL 下降的情况。通常肿瘤局部控制率较高,而 PRL 恢复至正常则较为缓慢。即使采用立体定向放射外科治疗后,2 年内也仅有 25%～29% 的患者 PRL 恢复正常,其余患者可能需要更长时间随访或需加用药物治疗。传统放射治疗后 2～10 年,有12%～100% 的患者出现垂体功能低下;1%～2% 的患者可能出现视力障碍或放射性颞叶坏死。部分可能会影响瘤体周围的组织而影响垂体的其他功能,甚至诱发其他肿瘤,损伤周围神经等,因此,放射治疗一般不单独使用。

(五)其他治疗

由于甲状腺功能减退、肾衰竭、手术、外伤、药物等因素引起的高催乳素血症,则对因进行治疗。

(六)高催乳素血症患者的妊娠相关处理

1.基本原则

是将胎儿对药物的暴露限制在尽可能少的时间内,同时减少或避免垂体肿瘤增大的不良影响。

2.妊娠期间垂体肿瘤生长特点

妊娠期间 95% 微腺肿瘤患者、70%～80% 大腺瘤患者瘤体并不增大。虽然妊娠期催乳素腺瘤增大情况少见,但仍应该加强监测。垂体腺瘤患者怀孕后未用药物治疗者,约 5% 的微腺瘤患者会发生视交叉压迫,而大腺瘤出现这种危险的可能性达 25% 以上,因此,于妊娠 20、28、38 周定期复查视野,若有异常,应该及时行 MRI 检查。

3.垂体肿瘤妊娠后处理

在妊娠前有微腺瘤的患者应在明确妊娠后停用溴隐亭,因为肿瘤增大的风险较小。停药后应定期测定血催乳素水平和视野检查,定期随访患者的临床症状。正常人怀孕后催乳素水平可以升高 10 倍左右,患者血催乳素水平显著超过治疗前的催乳素水平时要密切监测血催乳素及增加视野检查频度。

对于有生育要求的大腺瘤妇女,需在溴隐亭治疗腺瘤缩小后再妊娠较为安全。目前认为溴隐亭对妊娠是安全的,但仍主张一旦妊娠,应考虑停药。所有患垂体催乳素腺瘤的妊娠患者,在妊娠期需要每 2 个月评估一次。妊娠期间肿瘤再次增大者给予溴隐亭仍能抑制肿瘤生长,一旦发现视野缺损或海绵窦综合征,立即加用溴隐亭可望在 1 周内改善缓解,但整个孕期须持续用药直至分娩。对于药物不能控制者及视力视野进行性恶化时,应该经蝶鞍手术治疗,且需要并根据产科原则选择分娩方式。高催乳素血症、垂体催乳素腺瘤妇女应用溴隐亭治疗,怀孕后自发流产、胎死宫内、胎儿畸形等发生率在 14% 左右,与正常妇女妊娠情况相似。

4.垂体肿瘤哺乳期处理

没有证据支持哺乳会刺激肿瘤生长。对于有哺乳意愿的妇女,除非妊娠诱导的肿瘤生长需要治疗,一般要到患者想结束哺乳时再使用多巴胺受体激动剂。

第三章　生殖系统肿瘤

第一节　外阴癌

外阴恶性肿瘤较少见，约占女性全身恶性肿瘤的 1%，占女性生殖道恶性肿瘤的 3%～5%。在美国，每年的外阴癌新发病例约 6020 例，死亡病例约 1050 例，国内暂无流行病学数据。

一、病因和病理

外阴癌组织类型较多，以外阴鳞状细胞癌最常见，占外阴恶性肿瘤 80% 以上，其他有恶性黑色素瘤、基底细胞癌、汗腺癌、前庭大腺癌以及来自皮下软组织的肉瘤等。

外阴鳞状细胞癌多见于 60 岁以上妇女，发病的相关因素有性传播疾病，如尖锐湿疣、单纯疱疹病毒Ⅱ型（HSV-Ⅱ）感染、淋病、梅毒等；人乳头状病毒（HPV）感染，尤其是其高危型，如HPV-16 型；巨细胞病毒感染；外阴慢性皮肤疾病，如外阴营养不良。

外阴恶性黑色素瘤占外阴恶性肿瘤的 2%～3%，常来自结合痣或复合痣。可发生于任何年龄，多见于小阴唇和阴蒂。

外阴基底细胞癌很少见，来源于表皮的原始基底细胞或毛囊，占外阴恶性肿瘤的 2%～13%。多见于 55 岁以上绝经后期妇女。

二、临床表现

（一）症状

主要为不易治愈的外阴瘙痒和各种不同形态的肿物，如结节状、菜花状、溃疡状。肿物易合并感染，较晚期癌可出现疼痛、渗液和出血。

（二）体征

癌灶可生长在外阴任何部位，大阴唇最多见，其次为小阴唇、阴蒂、会阴、尿道口或肛门周围等。早期局部丘疹、结节或小溃疡；晚期呈不规则肿块，伴或不伴破溃或呈乳头样肿瘤。若癌灶已转移至腹股沟淋巴结，可扪及一侧或双侧腹股沟淋巴结增大、质地硬且固定。

三、诊断

确定治疗前必须有活检病理确诊。必须排除来源于生殖器或生殖器外的外阴部继发肿瘤。外阴恶性黑色素瘤必须分开报告。任何同时累及阴道和外阴(例如病灶横跨处女膜缘)的病变应该被归为外阴癌。在门诊局麻下行楔形或 Keyes 活检通常已足够。为提高准确性,先用 1‰甲苯胺蓝涂抹局部,待其干后,再用 1‰醋酸擦洗脱色,在仍有蓝染部位做活检;或在阴道镜检查下取活检。

活检应该包括部分皮下间质组织。活检时最好不切除整个病灶,否则在制订治疗方案时更难确定切除范围。

若楔形活检病变直径≤2cm,间质浸润深度<1mm,必须整块切除病灶以进行连续切片检查,确定浸润深度。

四、分 期

采用国际妇产科联盟(FIGO)2009 外阴癌的分期标准(表 3-1-1)。

表 3-1-1 外阴癌 FIGO 2009 分期

分期	定义
Ⅰ	肿瘤局限于外阴
Ⅰ A	肿瘤局限于外阴或外阴和会阴,无淋巴结转移,最大径线≤2cm,间质浸润≤1.0mm[a]
Ⅰ B	肿瘤局限于外阴或外阴和会阴,无淋巴结转移,最大径线>2cm,或间质浸润>1.0mm[a]
Ⅱ	肿瘤局部扩散至邻近会阴器官(下 1/3 尿道、下 1/3 阴道、肛门),无淋巴结转移
Ⅲ	腹股沟淋巴结转移,无论肿瘤大小或有无邻近会阴器官(下 1/3 尿道、下 1/3 阴道、肛门)受累
Ⅲ A	(i)1 个淋巴结转移(≥5mm)或(ii)1~2 个淋巴结转移(<5mm)
Ⅲ B	(i)≥2 个淋巴结转移(≥5mm)或(ii)≥3 个淋巴结转移(<5mm)
Ⅲ C	阳性淋巴结出现囊外扩散
Ⅳ	肿瘤侵犯其他区域(上 2/3 尿道、上 2/3 阴道)或远处器官
Ⅳ A	肿瘤侵犯下列任何部位:
	(i)上尿道和(或)阴道黏膜,膀胱黏膜,直肠黏膜或固定于骨盆,或(ii)腹股沟淋巴结固定或溃疡形成
Ⅳ B	任何部位(包括盆腔淋巴结)的远处转移

注:a 肿瘤浸润深度指肿瘤从接近最表皮乳头上皮-间质连接处至最深浸润点的距离

五、治 疗

(一)外阴鳞状细胞癌的治疗

在 1940~1950 年推崇的双侧腹股沟股淋巴结切除的根治性外阴切除术较以往的生存率明显提高,特别是对于小肿瘤和阴性淋巴结患者,长期生存率可达 85%~90%。然而,这种根治手术也带来了相应的术后并发症增加,如伤口裂开和淋巴水肿等。近年来,手术强调个体化治疗,许多妇科肿瘤专家认为,较小的肿瘤可以采用缩小的根治手术方式,故建议对低危人群缩小手术范围,这样做明显的好处是有效保留未受累的外阴组织、减少了手术并发症;对于高危人群,基于宫颈鳞癌的治疗方法,联合放疗、手术和化疗的多重模式治疗正在逐渐探索中;对于出现播散的晚期病例,治疗方法仍欠满意。

1.不同分期的治疗

(1)ⅠA期肿瘤:肿瘤基质浸润≤1mm的ⅠA肿瘤多发生于年轻患者,以多灶性浸润前病灶为主,但上皮内病灶中隐蔽的浸润也常见,常与HPV感染有关。外阴肿瘤基质浸润≤1mm时其淋巴转移的风险很小,故这类患者的腹股沟淋巴结转移可被忽略。手术切缘要保证在正常组织外1cm以上,这样能明显减少局部复发。由于与HPV感染相关,可能会伴有下生殖道弥漫性病灶存在,故在切除病灶之前应仔细评估整个下生殖道和外阴,以避免假复发或在其他外阴部位出现新的病灶,术后应对患者进行仔细随访检查。

(2)传统的Ⅰ和Ⅱ期肿瘤:处理是包括双侧腹股沟股淋巴结切除的根治性切除术,手术去除了原发灶、周边一定宽度的正常组织、外阴真皮淋巴管和区域淋巴结,这样处理后可获得较好的长期生存和90%的局部控制率。但根治性手术也有明显的缺点,包括因正常外阴组织的减少及形态的改变带来的外观和性功能的影响、50%的切口裂开率、30%的腹股沟并发症发病率(裂开、淋巴囊肿、淋巴管炎)和10%～15%下肢淋巴水肿的发生率,另外,10%～20%的淋巴结阳性患者术后补充放疗也增加了淋巴水肿的发生率。因此,如何扬长避短、减少术后并发症发病率并且增强患者的生存信心,就成为外阴癌手术方式改良与否的关键。一些专家建议对较小的外阴肿瘤行缩小范围的根治手术,该手术对腹股沟的处理倾向于保守:患侧的表浅腹股沟淋巴结通常被作为淋巴转移的前哨淋巴结,仅在靠中线处(如阴蒂、会阴体)的病灶处理时才行双侧腹股沟浅淋巴结切除术,术中病理检查淋巴结若为阴性,则不再做进一步其他淋巴结的切除及术后治疗。有报道称这种缩小范围的根治手术在ⅠA期患者可获得超过90%的生存率,但另一些相对保守的专家认为,随便缩小手术范围存在诸多潜在危险,如外阴皮肤的潜在复发,腹股沟淋巴结的不充分评估,可能存在的阳性淋巴结转移未被切除等。已发表的经验性报告显示,这种手术的患侧腹股沟处理失败率≤5%,而对侧腹股沟处理失败的概率几乎罕见,因此,这种手术方式仍有应用的可行性。鉴于目前还没有随机的前瞻性研究进行评估,故何种外阴根治术更好仍难以确定。表浅腹股沟淋巴结作为前哨淋巴结的相关研究已不罕见,但结论仍不一致,如果能够提供适当的敏感度和特异度,广泛淋巴结切除手术也许会被摒弃。

(3)Ⅱ～Ⅳ期肿瘤:对Ⅱ期肿瘤的定义扩展到邻近的黏膜,Ⅲ期扩展到腹股沟淋巴结。处于这些期别的肿瘤常是大块的,但一些体积虽小、侵犯重的肿瘤也可见。Ⅱ期肿瘤有可能通过根治手术治愈,例如根治性外阴切除及受累的盆腔脏器部分切除或廓清术。有报道称,为得到阴性手术切缘,手术切除远端尿道≤1.5cm时不影响膀胱控制功能,但对Ⅳ期肿瘤而言,要做到满意切除十分困难,因此对于这种估计难以切净的晚期肿瘤患者,近来更多倾向于联合治疗,如放疗或放化疗结合手术治疗。一些回顾性和前瞻性研究显示,放疗对外阴癌是有效的并且对晚期患者接受联合治疗模式较为合适,过度的根治性切除手术仅用于选择性患者。虽然采用超大性手术、放疗和化疗的联合方式有治愈可能性,但权衡利弊,ⅣB期患者一般仍选择姑息治疗。

(4)淋巴结阳性肿瘤患者:对于淋巴结阳性患者的处理策略仍不明确。在区域淋巴结的处理上,放疗能在控制或消灭小体积淋巴结上起重要作用,手术切除大块融合淋巴结也可改善区域状况,并有可能加强术后补充放疗治愈疾病的概率。Hyde 等在一个多元分析中发现,将有阳性腹股沟淋巴结的患者分为手术仅行腹股沟大块淋巴结切除及手术行全部腹股沟淋巴结切除两组,术后均予放疗,比较其预后情况,结果显示手术淋巴结切除的方式没有预后意义(大块淋巴结切除与整个腹股沟淋巴结切除)。对于初始治疗经历了双侧腹股沟股淋巴结切除有阳性淋巴结,特别是超过一个阳性淋巴结的患者,可能从术后对腹股沟区域和下盆腔放疗中获益。对于有盆腔淋巴结阳性患者的处理,术后放疗优于大范围的手术。在表浅和深部腹股沟淋巴结切除加放疗的模式中术后病率较高,慢性腹股沟和下肢并发症率在此类患者中常见,主要是淋巴水肿。

仅行表浅淋巴结切除发现有阳性淋巴结时可有几种处理方法:①不再进一步手术。②继续扩展淋巴结切除,包括同侧深部淋巴结和(或)对侧的腹股沟淋巴结。③术后放疗。由于外阴癌表现的多样性,治疗的个性化选择是需要的。如果术后对腹股沟淋巴结的放疗是必需的,那么限制性切除肉眼阳性的淋巴结是合理的,因为这样可以缩小根治手术和后续放疗后导致淋巴水肿的可能性,但对明显增大的可疑淋巴结仍主张术中切除。术后放疗要有仔细的治疗计划,可用 CT 测量残留病灶及需要照射的腹股沟淋巴结深度,以求精准。目前,应用选择性腹股沟淋巴结切除和精确的术后辅助放疗达到了良好的局部控制率,并减少了术后并发症的发病率。

(5)复发癌:不考虑初始治疗,外阴癌的复发有 3 种情况,外阴局部、腹股沟区域和远处。局部复发的外阴癌结局较好,当复发限制在外阴并且能够切除肉眼肿瘤边缘时,无瘤生存率仍能达到 75%。如果远离原发灶或原发灶、治疗非常成功数年后再复发,这种情况可以认为是新发病灶,而不是疾病进展。腹股沟处的复发是致命性的,很少有患者能通过大块切除病灶和局部放疗来挽救。有远处转移的患者只能用全身化疗及姑息性放疗,但疗效不佳。

2.手术治疗

经典术式为根治性外阴切除术+双侧腹股沟股淋巴结切除术。

3.放射治疗(简称放疗)

以往认为放疗对外阴癌的作用不大,且局部皮肤放疗反应大以致于患者的依从性极差,很难完成放疗剂量,故放疗效果不佳。随着放疗技术及放疗理念的进步,越来越多的证据表明,放疗对于局部晚期外阴癌起着非常重要的作用,是外阴癌多手段治疗不可缺少的组成部分。目前对局部晚期外阴癌及腹股沟淋巴结阳性的外阴癌患者手术后给予外阴部、腹股沟区域及下盆腔部补充放疗基本已成为常规。

(1)外阴局部的放疗:肿瘤皮肤或基底部切缘<8mm(固定后)被认为是局部复发及影响 5年生存率的明显高危因素,术后需补充放疗。有研究报道,44 例切缘<8mm 的患者中有 21例复发,而切缘≥8mm 的 91 例患者中无 1 例复发。另外,脉管间隙浸润和深部皮下间质浸润也是局部复发风险增加的重要因素,术后也推荐补充放疗。尽管不少局部复发可以通过再次手术和(或)放疗得到控制,但对于有限的外阴皮肤而言,二次手术再达到满意切缘的可能性已大大减少,手术比较困难,同时局部复发也有利于区域或远处扩散。目前尚没有前瞻性的临床研究来证实术后局部放疗的优势,但在有高危因素(切缘不足、深部浸润等)的选择性病例中,术后对原发肿瘤床补充放疗,明显改善了外阴癌局部控制状况,减少了局部复发。

也有人建议在明显存在高危因素可能性的晚期外阴癌患者中,术前先行一定剂量的局部放疗,其理由如下:①先行放疗后肿瘤活力降低,有利于根治性手术的完成;②先行放疗后可使局部病灶减小、边缘清楚,有利于获得满意的手术切缘,而最大限度地减少尿道、肛门等重要脏器的结构及功能破坏;③对于微卫星样外阴病灶或基底固定的腹股沟淋巴结,仅靠术前放疗即可消灭微小病灶并使淋巴结松动、缩小,有利于随后的手术切除。尽管有关术前放疗的报道不多,但有限的报道已足以鼓舞人心。采用相对温和的放疗剂量对局部晚期肿瘤照射后再行手术切除,达到了满意的局部控制率,说明放疗能够明显控制大块晚期病灶,在保证良好局部控制的前提下,使得手术更趋于保守,器官保留成为可能。

最近,同步放化疗治疗外阴癌的文章不断涌现,是受到肛门癌的治疗启发,认为同步放化疗能使患者获益更大。所用的化疗药物主要有氟尿嘧啶、顺铂、丝裂霉素,在经验性的报道中普遍认为同步放化疗要好于单纯放疗,虽然在外阴癌中尚无前瞻性、随机的临床研究来证实此结论,但最近在晚期子宫颈鳞癌的治疗中以放疗同步顺铂化疗的方法明显改善了局部控制率及生存率,提示可能对晚期的下生殖道肿瘤有益处。GOG101 及 GOG205 两项 Ⅱ期临床试验也均证实其益处。对于局部晚期外阴癌患者,术前同步放化疗不但可获得约 70% 的完全反应率,而且也为手术及更加个性化的手术创造了条件。

(2)区域淋巴结的放疗:手术切除腹股沟淋巴结后再补充局部预防性放疗,对于有局部淋巴结阳性者可明显预防腹股沟区复发。在一项对 91 个患者的复习中发现,5 周内给予 45～50Gy 的腹股沟区外照射,只有 2 例复发,并发症少见,仅 1 例轻度下肢水肿,但对于局部淋巴结阴性者,术后补充局部预防性放疗意义不大。借鉴子宫颈癌的处理模式,对有放疗指征的患者给予同步放化疗可能效果更好。

(3)放疗反应:急性放疗反应是剧烈的,35～45Gy 的常规剂量即可诱发皮炎样潮湿脱皮,但适当的局部对症治疗,急性反应常在 3～4 周治愈。坐浴、类固醇软膏涂抹和对可能伴有的念珠菌感染的治疗都能帮助患者减少不适感。照射剂量要足够,虽然大多数患者至放疗第 4 周时均有外阴皮肤黏膜炎,但权衡利弊之后患者通常能坚持,实在不能耐受时可暂时中断治疗,但中断的时间应该尽量短,因为容易引起肿瘤细胞的再增殖。迟发放疗反应的发病率有许多因素影响,患者常是年龄大、合并有内科并发症的,如糖尿病、先前多次手术、骨质疏松等。单纯腹股沟放疗可致下肢水肿及股骨头骨折,但淋巴水肿不是研究的主要考虑内容,股骨头骨折才是需要考虑的内容,限制股骨头处放疗受量少于 35Gy 可能会缩小这一并发症的风险,也不排除严重的骨质疏松导致股骨头并发症的可能性。

4.化学治疗(简称化疗)

有关化疗治疗外阴癌的资料有限,主要是因为:①外阴癌的发生率低;②晚期外阴癌多倾向于年龄偏大者,患者体质较弱,合并症较多,化疗的不良反应明显,使化疗的应用受到限制,导致适合化疗的人选较少;③以往外阴癌的治疗理念为多采用手术治疗,用或不用术后放疗,而化疗仅被作为一种挽救性治疗来使用;④在已行广泛手术和(或)放疗的患者复发时才用化疗,初治化疗患者少,使得患者对化疗药物的敏感性及耐受性均差;⑤治疗外阴鳞状细胞癌的化疗药物在Ⅱ期临床试验中显示,仅多柔比星和博来霉素单药有效,甲氨蝶呤可能也有效但证据不足,顺铂显示在许多妇科肿瘤中有广泛作用,但在外阴难治性鳞状细胞癌患者的治疗中作用不大。近年来的研究显示,联合化疗用于不能手术的晚期外阴癌患者,在部分患者中出现明显效果,甚至创造了手术机会,尤其在初治患者中,其疗效明显好于顽固性、复发性患者。常用的化疗方案有 BVPM 方案(博来霉素、长春新碱、顺铂、丝裂霉素)、BMC 方案(博来霉素、甲氨蝶呤、司莫司汀),这些方案的毒性可以忍受,主要不良作用有黏膜炎(重度:21%),感染或发热(35%),博来霉素引起的肺病(死亡 1/28 例)。

有关同步放化疗对晚期不能手术的外阴癌患者的报道越来越多,其原动力来自于子宫颈鳞癌的随机临床试验的阳性结果,由于局部晚期子宫颈鳞癌患者采用以顺铂为基础的同步放化疗治疗获得了明显效果,有人认为对于同属下生殖道的局部晚期外阴鳞状细胞癌而言理论上也应有效,故可以借鉴子宫颈鳞癌的治疗方法。外阴癌由于病例少,很难进行随机临床试验。最近一项对 73 例局部外阴晚期鳞癌的 GOG 研究显示,分割剂量放疗对无法切除的腹股沟淋巴结及原发灶肿瘤进行照射联合同步化疗[顺铂:75mg/m²,第 1 天;氟尿嘧啶:1000mg/(m²·d),第 1～5 天]后再手术,46% 的患者达到肉眼无瘤,而在其余仍有肉眼癌灶者中,只有 5 例不能达到手术切缘阴性,生存资料尚不成熟,但总的趋势是持肯定态度,不良反应可以接受。Landoni 等先采用氟尿嘧啶[750mg/(m²·d),第 1～5 天]和丝裂霉素 C(15mg/m²,第 1 天)联合局部放疗(总剂量 54Gy)对 58 例晚期初治患者和 17 例复发患者进行治疗,然后行局部广泛切除和腹股沟淋巴结切除,结果,89% 的患者完成了预计的放疗和化疗,80% 出现治疗反应,72% 的患者获得手术机会,并有 31% 在原发灶及淋巴结上出现病理学完全反应,3 例出现治疗相关性死亡。Lupi 等以同样化疗方案及分割放射照射(总剂量仅 36Gy)治疗 31 例患者,结果反应率达 94%(29/31),但术后病率达 65%,死亡率达 14%,在腹股沟淋巴结阳性的患者中,55%(5/9)术后病理阴性,复发率 32%。Whalen 等采用 45～50Gy 放疗联合氟尿嘧啶[1000mg/(m²·d),持续静脉滴注 96h]、丝裂霉素(10mg/m²,第 1 天)治疗 19 例临床Ⅲ～Ⅳ期的外阴癌患者,总反应率达 90%,局部控制率达 74%。

(二)其他外阴恶性肿瘤的治疗

1.恶性黑色素瘤

(1)治疗原则:黑色素瘤是第二种常见的外阴恶性肿瘤。手术治疗有重要意义,不管是对早期,还是局部进展期,甚至远处转移患者来说,如果通过手术有可能完全切除所有病灶的患者都应该尽量手术,并根据术后患者的危险度决定辅助治疗。但如果手术不能达到无瘤状态,则不宜行手术,而应行全身治疗。超根治性切除不可能提高生存率。对于一些高危患者,放疗可增强局部和区域性肿瘤的控制。系统性化疗作为辅助或补救治疗,被认为是姑息性治疗,其疗效不佳。生物免疫治疗效果正在评估中。

(2)治疗方法

①手术治疗:a.原则上首选根治性外阴切除加腹股沟淋巴结切除。b.浸润深度小于或等于 1.75mm 者行广泛局部切除。c.多数治疗失败是由于远处转移,因此,超根治性切除术不可能提高生存率。浸润深度及溃疡形成是影响预后的显著因素,在制订治疗方案时应予以考虑。d.尽管外阴黑色素瘤前哨淋巴结活检的资料有限,但仍需行前哨淋巴结的识别及活检。

②放射治疗:外阴局部和腹股沟区病变可采用体外照射,肿瘤累及阴道或阴道复发可采用阴道后装治疗,放射剂量为 4000～5000cGy,对高危患者主要提高局部控制。对于远处转移的

骨、脑及内脏的转移也可采用放疗,起到缓解治疗的作用。不管是常规应用或作为缓解治疗的手段,放疗仅可以缓解晚期患者的外阴黑色素瘤症状,不能治愈该病。

③化疗:下列方案可选用。

BDPT 方案:卡莫司汀(BCNU)150mg/m²,静脉滴注,第 1 天,6～8 周 1 次;达卡巴嗪(DTIC)200～220/m²,静脉滴注,3～4 周 1 次;顺铂(DDP)25mg/m²,静脉滴注,第 1～3 天,3～4 周 1 次;他莫昔芬 10mg,每日 2 次,口服。DVP 方案:DDP 20mg/m²,静脉滴注,第 1～4 天;长春碱(VLB)1.5mg/m²,静脉滴注,第 1～4 天;DTIC 200mg/m²,静脉滴注,第 1～4 天,或 800mg/m²,静脉滴注,第 1 天,3～4 周为 1 疗程。TC 方案:紫杉醇(TAX)175mg/m²,静脉滴注;卡铂(CBP)AUC 7.5,静脉滴注,3 周重复。

④免疫治疗:目前应用的免疫治疗方法主要有以下两种。

a.干扰素:第 1～5 天,20mg/m² 静脉注射,后改为每天 10mg/m²,皮下注射,每周 3 次,共 48 周。

b.高剂量白介素－2(IL－2):600 000～720 000IU/kg,静脉滴注,8h 1 次,共 14 次,9 天后重复。

2.疣状细胞癌

疣状细胞癌通常仅为局部浸润,罕见发生远处转移,可采用局部广泛切除。因其易局部复发,特别是未充分切除病灶者,故切除基底部要够深。复发病灶仍可手术切除。

3.基底细胞癌

原则是行较广泛的局部切除,切缘距肿瘤不应小于 1cm,约 20％的患者单纯局部切除后局部复发,需再次手术。

4.腺癌

外阴腺癌包括前庭大腺癌、尿道旁腺癌及汗腺癌等。可根据病变范围,行肿瘤病灶根治性切除术,单纯外阴切除术或者根治性外阴切除术可作为其治疗方案。淋巴结转移率为 30％。腹股沟淋巴结切除可作为首次手术切除方式。对于大的原发肿瘤或有淋巴结转移者,放疗具有增强局部控制的作用。

5.佩吉特病

外阴佩吉特病切除术须有充分切缘,复发常见。如果怀疑基底有浸润,深部切缘须达外阴筋膜层。如无浸润的复发病灶,再次手术切除是有效的。

6.肉瘤

外阴肉瘤较罕见,其中较为多见的为平滑肌肉瘤、恶性纤维细胞瘤及横纹肌肉瘤。积极手术切除原发病灶或局部复发病灶偶尔可以治愈。其中平滑肌肉瘤预后差,而横纹肌肉瘤经化疗及放疗预后好于其他软组织肿瘤。目前对残余病灶的治疗方式是有限手术切除术联合放化疗。

第二节 阴道癌

原发性阴道癌少见,仅占女性生殖道恶性肿瘤的 1%～2%。多见于绝经后或 60 岁以上的老年妇女,发生于年轻妇女者,其病因可能与宫颈病变有关,也即与人乳头状瘤病毒(HPV)有密切的关系。大部分由宫颈癌转移引起。阴道是妇科恶性肿瘤和全身其他部位恶性肿瘤如膀胱、尿道或尿道旁腺、乳腺或肺的常见转移部位。

一、诊断标准

1.临床表现

(1)早期可无症状。

(2)不规则阴道流血特别是绝经后阴道流血,流血时间长短不一,量或多或少,多为接触性出血。

(3)阴道排液:当肿瘤表面坏死组织感染时阴道排液增多,排液可为水样,米汤样或混有血液。

(4)晚期时可出现压迫症状:当肿瘤压迫或侵犯膀胱及尿道,可引起尿频、尿急及血尿,压迫直肠可引起排便困难、里急后重、便血等。

(5)晚期癌由于长期出血,全身耗损,可表现为消瘦、恶病质、严重贫血等。

(6)妇科检查:在阴道看到或扪及肿瘤,外生型肿瘤向阴道内生长,呈菜花状或形成溃疡,触之易出血。结节型则向内生长,阴道黏膜仍光滑,看不见赘生物,此时需应用触诊,仔细扪摸才发现阴道黏膜变硬,无弹性。应仔细检查宫颈及外阴,以排除继发性阴道癌。

2.辅助检查

(1)阴道细胞学检查:适用于阴道壁无明显新生物,但有异常表现,如充血、糜烂、弹性不好乃至僵硬者。

(2)阴道镜检查:有助于对可疑部位定位,可提高早期病变诊断率,注意阴道穹窿,因为部分阴道上皮内瘤变(VAIN)患者可在该处发现隐蔽的癌灶。

(3)活组织检查:对阴道壁的明显新生物可在直视下行病理活检确诊,也可以借助于阴道镜定位下活检。

3.诊断原则

原发性阴道癌发病率低,在确诊本病时应严格排除继发性癌,需遵循的诊断原则:①肿瘤原发部位在阴道,除外来自女性生殖器官或生殖器官以外肿瘤转移至阴道的可能;②如肿瘤累及宫颈阴道部,子宫颈外口区域有肿瘤时,应归于宫颈癌;③肿物局限于尿道者,应诊断为尿道癌。

4.临床分期

阴道癌的临床分期见表 3－2－1。

表 3-2-1　阴道癌临床分期

分期	临床特征
0 期	肿瘤局限于上皮层(上皮内瘤变Ⅲ级/原位癌)
Ⅰ 期	肿瘤局限于阴道壁
Ⅱ 期	肿瘤向阴道下组织扩展,但未达骨盆壁
Ⅲ 期	肿瘤扩展至骨盆壁
Ⅳ 期	肿瘤范围超出真骨盆腔,或侵犯膀胱或直肠黏膜,但黏膜泡状水肿不列入此期
Ⅳa 期	肿瘤侵犯膀胱和(或)直肠黏膜和(或)超出真骨盆
Ⅳb 期	肿瘤转移到远处器官

二、肿瘤蔓延和转移特点

阴道壁淋巴管和血管极为丰富,黏膜下结缔组织疏松,因而淋巴癌的转移方式主要是淋巴管转移和直接浸润邻近组织和器官。

1.淋巴转移

阴道壁淋巴丰富,相互交融,形成淋巴网,并于阴道两侧汇合成淋巴干。依解剖部位,阴道上 1/3 的淋巴向盆腔淋巴结方向引流,类似于宫颈癌淋巴引流;下 1/3 引流至腹股沟淋巴结,然后再至盆腔淋巴结,与外阴癌相似;中 1/3 既可引流入盆腔淋巴结,又可引流入腹股沟淋巴结。

2.直接浸润

阴道前壁癌灶可累及尿道和膀胱,后壁可累及直肠或直肠旁组织,侧壁常向阴道旁浸润,上 1/3 可累及宫颈,下 1/3 可累及外阴。

3.血行转移

血行转移可至远处器官,包括肺、肝、骨骼,是阴道癌的晚期表现。

三、治疗

由于阴道癌较少见,有关阴道癌的自然进程、预后和治疗数据均来源于小样本回顾性研究,因此没有权威性的治疗推荐,目前关于放疗和手术的文献多为原发性阴道鳞状细胞癌。阴道癌患者的处理比较复杂,最好能在妇科肿瘤医师和放疗医师共同评估后做出个体化治疗方案,大多数患者仍首选放疗,对于早期和表浅病灶患者,放疗可达到良好的肿瘤控制,并且保留了阴道功能。手术要充分考虑到患者的年龄、病灶范围、病灶是否局限等因素,以决定患者适合于局部切除、部分切除还是完全阴道切除。有证据表明,阴道原位癌、Ⅰ 期癌和部分年轻的 Ⅱ 期癌患者其原发灶位于阴道上或下 1/3 时,仅通过手术即可能成功治疗。对较年轻的渴望保留卵巢功能和性功能的、疣状癌的、非上皮性肿瘤的及放疗后局部盆腔剂量不足的患者,手术将被考虑。为了达到足够的手术切缘以求手术彻底,手术,尤其根治性手术,常需切除部分膀胱、尿道或直肠,会导致尿粪排泄改道,因此相比较而言,放疗作为阴道癌的初始治疗可最大限度地治愈和改善生活质量,某种程度上替代了手术。对于许多年龄较大的患者,根治性手术也不可行。尽管放疗常作为治疗选择,但对于各期最佳的治疗方式至今尚无定论,单纯手术或放疗均可引起并发症增加,因此缩小的手术与放疗联合的治疗模式常被考虑。腔内和组织间放疗常被用于小的表浅的Ⅰ期病灶中,外照射联合腔内和(或)组织间近距离照射常被用于较广泛的Ⅰ~Ⅱ期患者。在阴道癌中化疗的使用仅基于散在的Ⅱ期临床试验或是模仿宫颈鳞癌的治疗而来,没有更有利的化疗依据可循。

1.VAIN 及原位癌的治疗

多数研究者采用手术和药物来处理 VAIN,方法从部分或完全阴道切除到比较保守的局部切除、电凝、激光消融、局部氟尿嘧啶应用或腔内近距离放疗。对于不能排除浸润癌的患者,与保守治疗失败的患者一样,手术切除是治疗的选择。各种方法的控制率相似,激光为48%~100%,阴道切除术 52%~100%,局部氟尿嘧啶外涂 75%~100%,放疗 83%~100%。Diakomanolis 等报道的 52 例患者中,发现部分阴道切除对于单发病灶的疗效较好而激光消融对多发病灶较好。尽管许多人赞成对无盆腔放疗史的患者采用部分阴道切除方法治疗局部VAIN,但对于先前因其他盆腔肿瘤接受过盆腔放疗的患者而言,行部分阴道切除瘘管的风险仍很大,此时用氟尿嘧啶局部外涂也许更有益,它可刺激鳞状上皮脱落,促使正常上皮再生。氟尿嘧啶的使用方法很多,控制率达 75%~88%,推荐采用 Krebs 等的方法,每周 1~3 次,持续应用 10 周,会阴皮肤可用氧化锌等软膏来保护以防止外阴疼痛、糜烂。近来,研究者们发现咪喹莫特治疗 VAIN 有效。Haidopoulos 等的研究发现,7 个 VAIN 2~3 的患者中经咪喹莫特治疗后,6 人病灶消退或降级为 VAIN1,具体用药方法为阴道内每周应用 5%的咪喹莫特0.25g,持续 3 周。与氟尿嘧啶相比,咪喹莫特给药方便、毒性较低,耐受性较好,但还需大样本研究来证实。

部分或全部阴道切除也常用于 VAIN 的治疗中。Hoffman 等对 32 例经历了上段阴道切除术的阴道原位癌患者进行评价,仅行手术且术后随访示无瘤生存的患者占 72%,复发率为17%。在这项研究中,44%先前接受了包括激光消融、局部氟尿嘧啶或局部切除治疗;9 例患者在最后的病理切片中发现浸润癌,其中浸润超过 3.5mm 的 4 例患者术后补充了放疗,3 例保持无瘤;<2mm 浸润病灶的 5 例患者中,1 例因为局部复发再行放疗,其余 4 例术后保持无瘤;其余术后病理仍为原位癌的 23 例患者中,19 例(83%)在平均随访 38 个月内无肿瘤复发。28%(9/32)的患者术前未发现浸润癌,其中 55%(5/9)的浸润癌需要补充术后放疗,说明术前阴道原位癌的诊断常不准确,可能与病灶范围大或多点病灶致活检不足有关,因此,临床处理时不能完全按照活检提示进行,当怀疑有可疑浸润和病灶局限于上 1/3 或上 1/2 阴道时,上段阴道切除手术应尽量保证病灶边缘离切缘>1cm。部分或全部阴道切除的主要缺点是阴道缩短或狭窄而导致的性功能变差。Hoffman 等推荐手术切除病灶后不关闭黏膜,并用雌激素软膏涂抹、扩张器扩张阴道,并酌情皮肤移植,以便术后阴道狭窄降到最低程度。先前放疗是阴道切除的禁忌证,因为有较高的并发症率。

放疗被证实有效,控制率为 80%~100%,与其他方法相比有较好的治愈率。采用传统的低剂量率腔内放疗技术使整个阴道黏膜的受量为 50~60Gy,如果病灶多发,累及区可能接受70~80Gy 的剂量,高剂量可引起阴道明显的纤维化和狭窄。在腔内放疗后,浸润癌中盆腔复发或远处转移的情况不多见。在全阴道放疗的患者中可出现直肠出血和中到重度的阴道黏膜反应。Macleod 等报道了采用高剂量率腔内放疗技术对 14 例 VAIN 3 的患者进行治疗,总剂量 34～45Gy,分割剂量为每次 4.5～8.5Gy,中位随访 46 个月,1 例肿瘤持续存在,另一例出现肿瘤进展,总控制率为 85.7%,2 例出现重度阴道放疗损伤;Mock 等报道了 6 位原位癌患者采用高剂量率腔内放疗技术治疗,100%无复发。鉴于高剂量率腔内放疗良好的局部控制和功能保留优势,可以考虑将其作为放疗时的治疗选择,但从目前有限的数据还无法得出高剂量率腔内放疗使用的明确结论。

雌激素可用于绝经后或有过放疗经历且浸润癌已治愈的患者,由于放疗可以对卵巢功能造成影响并有可能使阴道穹窿纤维化,某种程度上也限制了放疗的应用。

总之,对于单发病灶的 VAIN 患者,阴道部分切除术优于激光消融,因为有大约 25%的患者有浸润性鳞癌的危险性,一旦 VAIN 行部分阴道切除后发现为浸润癌者补充放疗则有瘘管形成的风险。激光消融和(或)局部氟尿嘧啶对于绝对排除浸润性鳞癌时可以应用。单独腔内近距离放疗也能提供满意的局部控制率并可保留阴道功能。

2.浸润性鳞癌及其他类型癌的治疗

(1)浸润性鳞癌的治疗

①手术治疗:通常阴道鳞状细胞癌采用放疗较多见。但有报道称在经过选择的患者中手术治疗也取得了良好的结局,根治性手术后,Ⅰ期阴道鳞状细胞癌患者的生存率可达 75%～100%。有手术治疗适应证的病例包括:Ⅰ～Ⅱ期患者病灶在穹窿、上 1/3 阴道后壁或侧壁的能被根治性阴道切除并能保证足够切缘的、能行盆腔淋巴结切除的;极表浅的病灶也许通过局部切除即可;阴道下 1/3 病灶行外阴阴道切除并能达到满意阴性切缘的、能行腹股沟股淋巴结切除的。若术后发现切缘不足或阳性,应推荐辅助放疗。若还有其他部位的病灶应选用放疗,放疗后残留的孤立病灶可手术去除。Creasman 等注意到手术治疗后有良好的生存率,但在系列研究中发现这也许存在偏差,因为相对年轻、健康的患者可能更倾向于手术治疗,而年龄偏大、有内科合并症的患者更倾向于放疗,Rubin 等报道的 75 例阴道癌患者的手术结果就不如放疗好,因此需要有更大样本的前瞻性随机对照研究来得出结论,但无论如何,手术对于某些患者仍是治疗的最佳选择。原则上不论子宫切除与否,能做根治性外阴阴道切除的患者,尽量不做去脏术,除非放疗后中心性复发或初始治疗病灶还未达骨盆的患者,但手术应包括根治性子宫切除,因为子宫在位将限制手术操作及膀胱、直肠病灶的切除。

有研究认为,Ⅱ期患者手术效果明显优于放疗,如 Stock 等进行的包括 100 例(其中鳞癌 85 例)阴道癌患者的最大的单样本研究显示,40 例患者单纯手术,5 年生存率Ⅰ期为 56%,Ⅱ期为 68%;47 例患者单纯放疗,5 年生存率Ⅰ期为 80%,Ⅱ期为 31%;13 例为联合治疗,总的 5 年生存率为 47%,似乎在Ⅱ期患者手术效果更好,但研究者认为这可能与病例选择存在偏差有关,在仅行放疗的患者中以Ⅱb 期的患者为主,而仅行手术的患者则多数为Ⅱa 期患者。因此 Stock 建议,对于癌灶位于阴道上 1/3 的患者,行上阴道段切除及根治性子宫切除和盆腔淋巴结切除比较适合,而对于广泛累及阴道旁的患者,放疗应是首选,手术仅适用于严格选择后的个别患者。Tjalma 等在 55 例阴道鳞状细胞癌的研究中通过多因素分析发现,只有年龄和病灶大小是预后因子,因此建议对Ⅰ期和Ⅱa 期病灶较小、体质较好的阴道癌患者进行手术治疗。虽然数个研究表明,选择适当的Ⅲ~Ⅳ期阴道鳞状细胞癌患者进行去脏术能达到50%的控制率,但因研究的病例样本太小,目前对晚期病例仍不主张首选去脏术,较为推崇的治疗是进行同步放化疗,尽管这种治疗模式的作用还未明确。关于手术技术,如果进行完全性阴道切除术,专家建议行经腹和会阴联合手术,会阴切口选在耻骨膀胱宫颈筋膜,在尿道下方、直肠上方,以避免静脉丛出血。切口可先做腹部再会阴,但更推荐先做腹部切口,因为可以自上而下游离膀胱、尿道、直肠至会阴,分离阴道侧壁组织、游离子宫、切除淋巴结,如有不能切除的病灶,患者将免于会阴切口;若手术成功,也可用带蒂的皮肌瓣、尼龙补片联合带蒂大网膜进行阴道重建。

②放射治疗:Ⅰ期患者中,病灶厚度通常在0.5~1cm,可单发或多发,为保留阴道功能,个体化治疗是很重要的。表浅病灶可以单独用后装阴道圆筒腔内近距离放疗来治疗,整个阴道黏膜量常为60Gy,对于肿瘤累及处另加20~30Gy的量。病灶厚度>0.5cm时,联合应用腔内后装和有单层插入的组织间插植放疗以增加深部的剂量并防止阴道黏膜放疗过度。没有绝对的标准用于Ⅰ期患者的外照。通常认为,对于较大的、较多浸润或分化差的肿瘤常有淋巴结转移的高风险,这类患者需加用外照。整个盆腔10~20Gy,用中间挡板后,宫旁和盆腔侧壁再照45~50Gy的量。Chyle等推荐外照附加近距离放疗,对于Ⅰ期患者应至少覆盖阴道旁淋巴结、大的病灶、髂内外淋巴。通过腔内和组织间插植技术,Ⅰ期患者单独放疗能达到95%~100%的控制率,5年生存率达70%~95%。

Ⅱa期患者常有晚期阴道旁病变但没有广泛的宫旁浸润。患者一律先外照,接着腔内照射。通常全盆腔接受20Gy,挡野后另加宫旁剂量,根据侵犯厚度,再照45~50Gy到盆腔侧壁。给予低剂量率的腔内后装及组织间放疗联合应用至少照射50~60Gy,超越肿瘤边缘0.5cm,加上整个盆腔剂量,肿瘤处总剂量为70~80Gy。Perez等显示Ⅱa期患者接受近距离放疗联合外照的局部控制率为70%(37/53),而单用外照或近距离放疗的局部控制率为40%(4/10),说明联合放疗具有优越性。Ⅱb期患者因有较广泛的宫旁浸润,整个盆腔将接受40~50Gy,中央区挡板后宫旁总剂量为55~60Gy,再用低剂量间插植和腔内近距离放疗来追加30~35Gy使肿瘤区总剂量达75~80Gy,宫旁和阴道旁外延处达65Gy。单用放疗治疗5年生存率Ⅱa期可达35%~70%,Ⅱb期为35%~60%。

Ⅲ期疾病接受45~50Gy盆腔外照,可用中间挡板使宫旁到侧盆壁剂量增加至60Gy,追加腔内近距离放疗至最小肿瘤剂量达到75~80Gy,如果近距离照射不方便,可以用三维治疗计划缩野放疗使肿瘤剂量达到65~70Gy。外照盆腔和腹股沟淋巴结的剂量为45~50Gy,联合低剂量率腔内放疗至阴道黏膜的最大剂量为80~85Gy,Ⅲ期患者的总治愈率为30%~50%。有直肠和膀胱黏膜累及或腹股沟淋巴结阳性的Ⅳa期患者,尽管少数经严格选择的病例行去脏术可能治愈,但大多数还是首选放疗,此时多选用外照姑息治疗。对于已出现全身广泛转移的Ⅳb期患者而言,放疗仅为姑息性局部控制,多采用全身化疗及支持治疗。

③化疗和同步放化疗:Ⅲ~Ⅳ期的阴道癌患者尽管给予高剂量外照和近距离放疗,但盆腔控制率仍较低,有70%~80%的患者病灶持续或疾病复发。对于局部晚期患者远处转移的发生率为25%~30%,尽管远处转移比盆腔复发少见,但仅靠针对局部治疗的手术或放疗而言几乎不可能产生作用,肿瘤治疗的目的是治人,而不是治瘤。因此,我们的治疗不可能仅关注

肿瘤局部,而化疗恰恰弥补了这一不足,它可经血循环作用于全身,无论什么期别,只要有远处转移可能的高危患者或已有远处转移的晚期患者,都推荐采用单独化疗、姑息性手术或放疗结合化疗。常用的化疗药有氟尿嘧啶、丝裂霉素和顺铂等,与放疗合用时完全反应率可达60%～85%,但长期疗效差异较大。Roberts等报道了67例晚期阴道、宫颈和外阴癌患者,同时用氟尿嘧啶、顺铂和放疗治疗,虽然85%完全反应,但61%出现癌复发,复发中位时间仅为6个月,5年总的生存率只有22%,且67人中9例发生了严重的迟发并发症,其中8例必须手术。与在直肠和外阴癌中的使用一样,放疗加化疗可适当减少放疗的剂量,以改善器官功能和迟发的毒性。

因为患者数量有限,尚无随机对照研究评估同步放化疗的作用,进一步的研究需明确同步放化疗的治疗作用和理想的治疗方案。最近的数据表明,在宫颈鳞癌中以顺铂为基础的同步放化疗对局部控制率、总生存率、无瘤生存率等方面均有益,研究中共同的药物是顺铂,提示它可能改善放疗敏感性。基于此,相同的方法可考虑用于晚期阴道鳞状细胞癌的治疗中。

尽管放疗对浸润性阴道鳞状细胞癌的局部控制仍有限并存在放疗并发症的风险,但目前治疗的原则仍倾向于以放疗为主,酌情手术,联合化疗。在浸润性鳞癌的放疗中应特别注意确认治疗区域的完全覆盖,尤其在较大肿瘤中,既要达到局部控制的需要剂量,又要充分照顾到周围正常组织的耐受性。经仔细选择的早期患者行根治性阴道切除术可取得良好效果,但放疗仍是主要的治疗模式,尤其有多种合并症的年老患者。虽然在阴道癌的化疗方面目前尚无有力证据,但加用化疗(如顺铂周疗)作为放疗的增敏剂应被推广。

(2)其他类型癌的治疗

①透明细胞腺癌:因透明细胞腺癌患者常年轻未育,早期患者可行生育力保存的方式治疗。手术对于早期阴道透明细胞腺癌患者有优势,因为既可以保留卵巢功能,又可通过皮肤阴道移植成形来保留阴道功能。Herbst等报道的142例Ⅰ期阴道透明细胞腺癌患者中,117例接受了手术治疗,复发率仅8%,存活率为87%,而接受放疗的患者复发风险高达36%,这可能与常累及阴道穹的较大病灶的Ⅰ期患者放弃手术选用放疗有关。阴道透明细胞腺癌常发生在阴道的上1/3及穹窿部,故手术推荐采用根治性子宫切除和盆腔、腹主动脉淋巴结切除以及广泛的阴道切除,但对于年轻未育的早期患者,也可考虑行腹膜外淋巴结切除和略广泛的局部切除,术后辅以腔内近距离放疗而尽量不做全盆外照,这样既可有效控制肿瘤,又可最大限度的保留卵巢、阴道的功能,待患者完成分娩后再行根治性子宫切除、阴道切除和盆腹腔淋巴结切除。Senekjian等报道了219例Ⅰ期的阴道透明细胞腺癌患者,其中176例行常规根治手术,43例仅行局部治疗,两组的症状、分期、肿瘤位置、肿瘤大小、浸润深度、病理类型及分级等资料均相似,结果,5年和10年的生存率在局部治疗组为分别为92%和88%,在常规手术组分别为92%和90%,但局部治疗组的复发率明显增高,10年复发率在局部治疗组为45%,而在常规手术组仅为13%,肿瘤的复发与肿瘤>2cm,浸润深度≥3mm有关,盆腔淋巴结转移率为12%,因此建议对于想保留生育力的患者,治疗方式以广泛性局部切除、腹膜外淋巴结切除及术后腔内放疗为宜。在对于Ⅱ期76例患者的研究中显示,5年生存率为83%,10年生存率为65%,其中22例仅接受了手术治疗(13例为根治性子宫及阴道切除,9例接受去脏术),38例仅接受放疗,12例接受手术＋放疗,4例接受其他治疗,结果,仅放疗组5年生存率为87%,

仅手术组为 80%，手术＋放疗组为 85%，因此建议对于Ⅱ期阴道透明细胞腺癌患者的最佳治疗应为全盆外照＋腔内放疗，但不排除对于肿瘤小、可切除的穹窿病灶进行手术治疗，以保留卵巢及阴道功能。晚期患者主要行放疗，对于最后确定行放疗的晚期患者应限制去脏术，也可行去脏术或氟尿嘧啶、长春新碱为主的同步放化疗。

②黑色素瘤：阴道黑色素瘤因发病率低，治疗经验极少，且由于黑色素瘤容易远处转移并且缺乏对其癌前病变的认识，一旦确诊，治疗相当棘手。黑色素瘤对放疗不敏感，所以手术几乎成了治疗的首选，但效果不确定。尽管有报道称根治性手术后的 2 年生存率可达 75%，但 5 年生存率仅为 5%～30%，即便行超大的根治手术可能改善近期生存率，但长期的生存率仍没有提高。有报道认为肿瘤大小与黑色素瘤的预后相关，中位生存时间在肿瘤 <3cm 的患者中为 41 个月，而在 ≥3cm 的患者中为 21 个月，但长期生存率无统计学意义，也有报道称黑色素瘤可能对放疗有反应，放疗剂量在 50～75Gy，但放疗反应率仅为 23.4%～24.2%。Petru 等报道了 14 例患者有 3 例获得长期生存，均为放疗或局部切除后辅助放疗，其中肿瘤 ≤3cm 的患者 5 年生存率为 43%，肿瘤 >3cm 的患者 5 年生存率为 0%，因此学者认为，放疗对肿瘤 ≤3cm 的患者有效，同时放疗也能协同手术使手术范围缩小。化疗及免疫治疗对黑色素瘤的作用极其有限，但对于有远处转移者仍可应用。

③肉瘤：阴道肉瘤发病率也不高，约占阴道原发肿瘤的 3%，但常常一发现即为晚期，细胞病理分级明显影响预后，大多数阴道平滑肌肉瘤起源于阴道后壁，行根治性手术切除，如后盆腔去脏术可能有治愈机会。成年人的阴道肉瘤对化疗反应不好，去脏术可能有长期生存概率。在阴道肉瘤的报道中，最大的病例报道仅为 17 例，包括 10 例平滑肌肉瘤、4 例恶性中胚叶混合瘤、3 例其他肉瘤，其中 35% 接受过先前放疗，17 例均对化疗耐药，结果，仅有的 3 例生存者均为接受去脏术治疗者，5 年生存率在平滑肌肉瘤患者中为 36%，在恶性中胚叶混合瘤患者中为 17%。有报道称，术后补充放疗可降低局部复发率，但不改变生存率，而化疗可能对全身转移有益，借鉴子宫肉瘤的治疗方案，异环磷酰胺、顺铂、紫杉醇可以应用，多柔比星仍是平滑肌肉瘤化疗的首选。阴道胚胎横纹肌肉瘤常见于儿童，由于非常罕见，没有成熟的可推荐的治疗方案，但倾向于采用多手段联合治疗，行局部切除＋化疗±放疗以尽量避免去脏术的应用，保证患儿的生活质量。化疗可选用 VAC（长春新碱、放线菌素 D、环磷酰胺）方案或 VAD（长春新碱、多柔比星、达卡巴嗪）方案，根治性手术尽量慎用，除非持续或复发病例。

3.鳞癌治疗失败的因素

尽管有精心设计的放疗方案，仍有 85% 的患者可出现局部复发，且大部分局限于盆腔和阴道。局部区域复发Ⅰ期为 10%～20%，Ⅱ期 30%～40%，Ⅲ～Ⅳ期的复发或持续存在率为 50%～70%，单独的远处复发或与局部复发相关的远处复发在局部晚期患者中为 25%～40%。复发的中位时间为 6～12 个月。一旦复发预后极差，虽经挽救治疗但很少有长期生存者。

Stanford 等显示较早的肿瘤期别和较高的放疗剂量对生存率有益，接受 ≤75Gy 的 16 人中有 9 人复发，>75Gy 的 22 人中只有 3 人复发，但较大样本量的研究中没有发现放疗剂量与复发率之间存在相关性，可能与较大的肿瘤接受了较高剂量的外照和近距离放疗有关。M. D. Anderson 癌症中心也没有发现低于或高于 75Gy 的剂量与局部控制的改善或特定疾病生存率有关,有统计学意义的因素只有疾病分期和肿瘤体积。Perez 等在 Ⅱa 期到 Ⅳ 期患者中,联合应用外照和近距离放疗比单用近距离放疗有较好的肿瘤控制率,而在 Ⅰ 期肿瘤中没有发现放疗方式和盆腔局部复发率之间的相关性,他们建议为了达到较好的肿瘤和盆腔控制率,治疗剂量必须达到原发灶处 70～75Gy,平均宫旁剂量 55～65Gy。此外,累及中、上段阴道的100 个原发性阴道癌患者均没有接受选择性的腹股沟处放疗,没有人出现腹股沟股淋巴结转移,相反,累及下 1/3 阴道的 29 人中有 3 人出现,累及整个阴道的 20 人中则有 1 人出现,其中可触及腹股沟淋巴结的用了约 60Gy 的放射治疗,仅有一人出现一个淋巴结复发,因此建议选择性腹股沟淋巴结区放疗仅在肿瘤累及阴道下 1/3 时应用。Stock 等也已发现相似的报道。Lee 等通过对 65 例用放疗治疗的阴道癌患者的研究,证实总的治疗时间是预示盆腔肿瘤控制的最有意义的因素。包括外照和近距离照射,放疗如果在 9 周内完成,盆腔肿瘤控制率是97%,如果超过 9 周仅为 57%($P < 0.01$)。Perez 等尽管没有发现延长治疗时间对盆腔肿瘤控制的影响,但仍倡导治疗应在 7～9 周内完成。

4.并发症及其治疗

由于阴道的解剖位置紧邻直肠和泌尿道下段,手术或放疗后并发症出现的风险极大。虽然在许多回顾性研究中提到了并发症,但有代表性的预防或处理意见几乎没有。虽然生存率是判断预后的重要指标,但不顾并发症和生活质量的高生存率也不值得推崇。由于对标准放疗常见的急性或迟发并发症认识的提高,改善了妇科恶性肿瘤患者的生存状况,特别是阴道癌患者。高剂量率放疗的急性反应使阴道上皮丢失明显,特别是靠近放疗源的部分,临床上,急性反应包括水肿、红斑、潮湿、脱皮、混合性黏膜炎、糜烂及感染等,反应程度和持续时间依赖于患者的年龄、性激素状况、肿瘤大小、分期、放疗剂量和个人卫生等,这些通常在放疗结束后2～3个月消退,而重症者可有进行性脉管损害、继发性溃疡和黏膜坏死,这种情况可能要 8 个月左右才能治愈。

同步放化疗增强了黏膜急性反应,对迟发反应的作用不明显,主要为剂量累及性骨髓抑制。随着时间的推移,许多患者出现一定程度的阴道萎缩、纤维化、狭窄、弹性丧失和阴道干燥,导致性交困难,重症者局部溃疡形成的坏死能促进瘘管形成,导致直肠阴道瘘、膀胱阴道瘘、尿道阴道瘘。对于在阴道癌治疗中整个阴道的放疗耐受限制剂量仍不明确,Hintz 等对 16例患者的研究显示,阴道上段前壁黏膜表面可接受的最大剂量为 140Gy,没有严重并发症或上阴道段坏死发生,而 1 例患者接受了 150Gy 后发生膀胱阴道瘘,因此他们推荐对于阴道上段前壁黏膜而言,最大耐受量为 150Gy(外照和近距离照射的总量),剂量率应<0.8Gy/h,推荐阴道下段剂量应不超过 98Gy。阴道后壁比前壁或侧壁更易受到放疗的损伤,阴道后壁剂量应<80Gy,以减少阴道直肠瘘的风险性。Rubin 等认为阴道黏膜发生溃疡的最高耐受量约为90Gy,超过 100gy 即有瘘形成的可能性。华盛顿大学的一项研究显示,传统的低剂量率阴道黏膜接受 150Gy 的放疗,发生 2 级或以上并发症的概率为 15%～20%,合并严重并发症的为8%～10%,严重并发症必须手术纠正或住院治疗。出现并发症的危险因素包括:先前有盆腔手术史、盆腔炎性疾病、免疫抑制体质、胶原血管疾病、低体重、患者年龄大、明确的吸烟史、有内科合并症(糖尿病、高血压、心血管疾病)等。

Perez 等报道了 2～3 级并发症在 0 期和 Ⅰ 期患者中约为 5%,Ⅱ 期约为 15%,而 Ⅲ 和 Ⅳ 期中没有出现并发症,可能是因为患者生存时间太短以致于不足以显示治疗的并发症。最主要的并发症为直肠炎、直肠阴道瘘、膀胱阴道瘘。最小的并发症为阴道纤维化和小面积黏膜坏死,约10%的患者出现。Lee等认为原发病灶的总剂量是预示严重并发症的最重要因素。Rubin等报道的放疗后并发症发生率为23%,包括13%的瘘形成、10%的膀胱炎或直肠炎。虽然有2例患者在联合治疗后出现瘘,但研究者并不认为联合治疗的并发症发生率高于单纯放疗。

Frank等报道了193例放疗治疗者(有或无化疗),5年和10年累计主要并发症率(>2级)为10%和17%,他们发现FIGO分期和吸烟史是两个与随后发生的并发症密切相关的因素,化疗似乎与并发症发生率不相关,且有主要并发症的73%的患者病灶均累及阴道后壁。对于急性阴道炎的治疗包括每日用过氧化物稀释液冲洗阴道等,可持续2~3个月直至黏膜反应消失,以后患者每周阴道冲洗1~2次并持续数月,保持阴道冲洗是使患者保持阴道健康和性功能的重要方法。

5.补救治疗

对于复发性阴道肿瘤的理想治疗仍不明确。对于下段阴道的复发癌,临床处理十分尴尬。复发时再治疗要考虑的因素包括先前的治疗方法、目前疾病的扩展程度、复发部位、复发的范围、无瘤间歇期、是否有远处转移、患者年龄、体力状态以及医疗条件等。远处转移预示着不良结局,虽然化疗可能出现客观反应并且在短期生存方面有所改善,但对于长期生存、减轻症状和生活质量方面的作用仍然有限。

对只有局部复发而无远处转移的患者仍有治愈的希望,因此明确病变范围是重要的。准备补救治疗时要先通过活检来确定局部复发,如有可能,宫旁复发可用病理来证实,也可通过三联征来诊断,即坐骨神经痛、下肢水肿、肾积水。通过体检和影像学也可提示是否有局部或远处复发,PET对复发的判断较CT及MRI更准确些,但也有假阳性和假阴性的报道。总之,对于先前行手术治疗但没有接受放疗的患者,出现孤立的盆腔或局部复发时可用外照来治疗,并且常合并近距离照射,同时行以顺铂为基础的同步化疗;对于在主要或辅助放疗后的中央性复发的患者只能行根治性手术,通常行去脏术,或者对于一些病灶较小的患者,用组织内埋植剂再放疗或三维外照;化疗的反应率较低,且对生存率的影响有限,放疗后的中央性盆腔复发灶对化疗的反应率小于远处转移病灶的反应率,可能与放疗后局部组织纤维化有关,而且先前高剂量的放疗常常损伤骨髓,使得化疗的应用受限。对肿瘤相对有效的化疗药物有异磷酰胺和多柔比星等,在一些化疗敏感的患者中化疗可能获得病情缓解。

(1)手术治疗:尽管对于准备行挽救性手术的患者事先均已经过彻底的临床评估,但仍有部分患者在剖腹探查过程中发现病变已晚期而无法手术。盆腔去脏术可导致长期的功能障碍、心理改变及生活质量下降,因此医患双方均应有充分的心理准备才可应用。对于复发性阴道肿瘤在根治性盆腔手术后阴道和会阴的重建有两个目的:①恢复或创造外阴阴道功能;②通过用良好血供的健康组织替代盆腔缺失组织以减少术后并发症。

(2)放射治疗:对于先前未接受过放疗的患者应给予全盆腔外照,如可行,加用近距离放疗,通常整个盆腔受量为40~50Gy。对于阴道下1/3段或外阴复发的患者,放疗应包括腹股沟淋巴结区域。在阴道的肉眼肿瘤处、阴道旁组织和宫旁应接受额外放疗剂量,可用组织间插植放疗,使肿瘤处剂量达到 75~80Gy。用放化疗联合治疗复发患者的作用机制仍不明确,这是由于阴道癌复发病例罕见且表现不一,无法提供大样本研究,但从局部晚期宫颈和外阴鳞状细胞癌的资料中类推,对于盆腔孤立复发患者,联合治疗模式在局部控制和生存率方面可能有帮助。对先前曾有放疗史的患者,再次放疗需特别小心,但对于病灶体积小,有手术禁忌或拒绝行去脏术的患者,仍应适当考虑再次放疗。

对于复发患者的放疗更强调个性化,患者的选择要合适,肿瘤的定位要准确,放疗医师的经验要丰富,应用的技术要多样。尽量做到精确放疗,利用三维技术制定治疗计划是有利的,医师还可通过超分割方案以降低延迟毒性的发生率。在一些复发灶小、边界清晰的外阴阴道或盆腔复发患者中,可以应用组织间插植技术再次放疗,局部控制率仍可达 50%~75%,3 级或更高的并发症率为 7%~15%。在先前用过足量放疗治疗的年老或糖尿病患者中,若阴道复发的肿瘤小,可用永久性放疗粒子植入治疗,可能得到长久的肿瘤控制。其他可能的治疗选择包括手术和术中放疗,剖腹或腹腔镜下高剂量率导管的置入放疗等。

术中放疗后的再次局部复发和远处转移率分别为 20%~60%、20%~58%,3 年和 5 年的生存率很差,为 8%~25%,3 级或更高的毒性在约 35% 的患者中出现。Hockel 等报道了联合手术和放疗来治疗浸润盆腔侧壁复发的妇科恶性肿瘤患者,同时行带蒂血管组织阴道移植,以保护盆腔中空器官,减少放疗迟发反应,去脏术中盆腔器官被重建,术后用高剂量近距离放疗肿瘤床 10~14 天。结果,用此技术治疗的 48 例患者中,5 年时总的严重并发症率为 33%,生存率为 44%,完全的局部控制率在最初 20 人中为 60%,在最后的 28 人中为 85%。

立体定向体部放射治疗(SBRT),是一种新的采用直线加速器的高剂量分割的体外立体靶向放疗技术,其治疗原理似伽马刀,能对病灶精确定位、准确照射。依靠良好的靶向定位和患者的制动,使得肿瘤的受量高而周围正常组织的受量极小,大大减少了治疗的并发症。这种技术无创、无痛、快速、不用住院,应用得当将不影响患者的生活质量,因此可用于复发性阴道癌的治疗。

6.姑息治疗

(1)放疗:目前对于Ⅳb 期患者没有治疗选择,这些患者遭受严重盆腔疼痛或阴道出血的困扰,处理阴道出血时,如果阴道条件允许可采用腔内近距离放疗,常可较好地控制症状,对于先前接受过放疗的患者来说,腔内剂量设定为 A 点 35~40Gy。在有选择的晚期妇科肿瘤患者中,用短疗程高剂量分割的外照方案,单次剂量为 10Gy,持续 3 次,疗程间隔 4~6 周,联合米索硝唑(RTOG 临床试验 79-05)可取得显著缓解,完成 3 个疗程后患者的总反应率为 41%,但有 45% 的患者出现难以承受的 3~4 级迟发性胃肠道毒性反应。Spanos 等报道一项Ⅱ期临床研究(RTOG 临床试验 85-02)采用每日分割剂量的外照方案治疗复发或转移患者,具体方案为每次3.7Gy,2 次/天,连续 2 天,间隔 3~6 周为 1 个疗程,总共应用 3 个疗程,总照射剂量 44.4Gy,结果,完全反应率 10.5%(15 例),部分反应率22.5%(32 例),在完成了 3 个疗程放疗的 59% 的患者中总反应率为 45%,27 例生存超过 1 年,晚期并发症明显减少,12 个月内仅有 5%。在随后的Ⅲ期试验中,136 个患者在分割剂量放疗中被随机分成间隔 2 周组和间隔 4 周组,结果发现缩短放疗疗程间隔并没有导致肿瘤反应率明显改善(34% vs 26%),在 2 周间隔组中较多的患者完成了 3 个疗程的治疗,与没完成 3 个疗程的患者相比有较高的总反应率(42% vs 5%)和较高的完全反应率(17% vs 1%),对于肿瘤的退缩和症状缓解取得了有意义的结果,但间隔缩短的患者有急性毒性反应增加的趋势,迟发毒性反应在两组中无明显不同。

(2)化疗:化疗治疗转移性、复发性阴道鳞状细胞癌的报道不多,且无大样本的对照研究,有限的资料也多来自于晚期、复发宫颈鳞癌的治疗报道。目前化疗多为同步放化疗,常用于不能切除的局部晚期的阴道癌病例中,有效的化疗药物有限。Evans 等报道了 7 个阴道癌患者用氟尿嘧啶[1000mg/(m² · d),第 1～4 天]和丝裂霉素(10mg/m²,第 1 天)治疗,结合 20～65Gy 的局部放疗,结果 7 例均有反应,中位随访 28 个月时 66% 的患者存活。复发及远处转移的治疗局限在一些 Ⅱ 期临床试验中,通常在宫颈鳞癌中有效的方案在阴道鳞状细胞癌中也有效。Thigpen 在 26 例大部分先前接受过手术和放疗的晚期或复发阴道癌患者中应用顺铂(50mg/m²,3 周 1 次)治疗,结果在 22 个可评估患者(鳞癌 16 例,腺鳞癌 2 例,透明细胞腺癌 1例,平滑肌肉瘤 1 例,不明确 2 例)中,1 例鳞癌患者出现完全反应(6.2%)。Muss 等报道了用盐酸米托蒽醌(12mg/m²,3 周 1 次)治疗 19 例患者,结果均无反应,中位生存时间为 2.7 个月。有学者报道了 3 例晚期阴道鳞状细胞癌患者接受甲氨蝶呤、长春新碱、多柔比星和顺铂的治疗,3 例均在短期内完全反应。尽管报道的反应率较低,但仍建议对阴道癌患者的化疗或同步放化疗的药物选择应包括顺铂。

第三节 子宫颈上皮瘤样病变

一、概述

子宫颈上皮瘤样病变(CIN)是与子宫颈浸润癌密切相关的一组子宫颈病变,常发生于25～35 岁妇女。大部分低级别 CIN 可自然消退,但高级别 CIN 具有癌变潜能,可能发展为浸润癌,被视为癌前病变。CIN 反映了子宫颈癌发生发展的连续过程。通过筛查发现 CIN,及时治疗高级别病变,是预防子宫颈癌行之有效的措施。

二、病因

20 多年以来的研究表明,HPV 感染是 CIN 发生、发展最重要的危险因素。流行病学调查发现,CIN 与性生活紊乱、吸烟密切相关。其他的危险因素包括性生活过早(<16 岁)、性传播疾病、经济状况低下和免疫抑制等。

1.HPV 感染

90% 以上 CIN 有 HPV 感染。早期 HPV 感染时,病变的宫颈上皮变成典型的挖空细胞。在这些细胞中可见大量的 HPV - DNA 和病毒壳抗原。

HPV 不适应在未成熟的细胞中生长,随着 CIN 病变严重,HPV 复制减少,病毒壳抗原消失。但具有转录活性的 HPV - DNA 片段可整合到宿主 DNA 中,产生 E6、E7 癌蛋白。癌蛋白可与宿主细胞的细胞周期蛋白 P53、Rb 等相结合,导致细胞周期控制失常,发生恶性转化。HPV 感染多不能持久,常自然被抑制或消失。许多 HPV 感染妇女并无临床症状。临床上可见许多 CIN(子宫颈低级别鳞状上皮内病变)自然消退。当 HPV 感染持久存在时,在一些其他因素(如吸烟、使用避孕药、性传播疾病等)作用下,可诱发 CIN。

目前已知 HPV-6、11、42、43、44 属低危型,一般不诱发癌变;而 HPV-16、18、31、33、35、39、45、51、52、56、58 属高危型,高危型 HPV 亚型产生 E6 和 E7 两种癌蛋白。

CIN Ⅰ:主要与 HPV-6、11、31、35 有关。常为多亚型 HPV 的混合感染,病变由多克隆细胞增生而成,病灶常局限在宫颈阴道部。若为高危型 HPV 感染,则病变由单克隆细胞增生所致。

CIN Ⅱ和 CIN Ⅲ主要与 HPV-16、18、33 及 58 有关。常为单一亚型 HPV 感染,病变由单克隆细胞增生而成,可扩展至宫颈管内。

2.宫颈组织学的特殊性

宫颈上皮是由宫颈阴道部鳞状上皮和宫颈管柱状上皮组成的。宫颈组织学的特殊性是 CIN 的病理学基础。

(1)宫颈阴道部鳞状上皮:由深至浅可分为三个带,即基底带、中间带及浅表带。基底带由基底细胞和旁基底细胞组成。基底细胞和旁基底细胞含有表皮生长因子受体、雌激素受体及孕激素受体。基底细胞为储备细胞,无明显细胞增殖表现,在某些因素刺激下可以增生成不典型鳞状细胞,或分化为成熟鳞状细胞,但不向柱状细胞分化。旁基底细胞为增生活跃的细胞,偶见核分裂象。中间带与浅表带为完全不增生的分化细胞,细胞渐趋死亡。

(2)宫颈管柱状上皮:柱状上皮为分化良好细胞,而柱状上皮下细胞为储备细胞,具有分化或增生能力,在病理切片中通常见不到。对柱状上皮下储备细胞的起源有两种不同的看法:①直接来源于柱状细胞;②来源于宫颈鳞状上皮的基底细胞。

(3)移行带及其形成:宫颈鳞状上皮与柱状上皮交接部称为鳞-柱状交接部或鳞-柱交界。根据其形态发生学变化,鳞-柱状交接部又分为原始鳞-柱状交接部和生理鳞-柱状交接部。

胎儿期,来源于泌尿生殖窦的鳞状上皮向上生长,至宫颈外口与宫颈管柱状上皮相邻,形成原始鳞-柱状交接部。青春期后,在雌激素作用下,宫颈发育增大,宫颈管黏膜组织外翻(假性糜烂),即宫颈管柱状上皮及其下的间质成分到达宫颈阴道部,导致原始鳞-柱状交接部外移。在阴道酸性环境或致病菌的作用下,宫颈阴道部外翻的柱状上皮被鳞状上皮替代,形成新的鳞-柱状交接部,称为生理鳞-柱状交接部。原始鳞-柱状交接部和生理鳞-柱状交接部之间的区域称为移行带。在移行带形成过程中,新生的鳞状上皮覆盖宫颈腺管口或伸入腺管将腺管口堵塞,腺管周围的结缔组织增生或形成瘢痕压迫腺管,使腺管变窄或堵塞,腺体分泌物潴留于腺管内形成囊肿,称为宫颈腺囊肿。宫颈腺囊肿可作为辨认转化区的一个标志。绝经后雌激素水平下降,宫颈萎缩,原始鳞-柱状交接部退回至宫颈内。

在移行带形成过程中,其表面被覆的柱状上皮逐渐被鳞状上皮替代。替代的机制有以下两种方式。

①鳞状上皮化生:当鳞-柱状交接部位于宫颈阴道部时,暴露于阴道的柱状上皮受阴道酸性影响,柱状上皮下未分化储备细胞开始增生,并逐渐转化为鳞状上皮,继之柱状上皮脱落,而

被复层鳞状上皮替代,此过程称为鳞状上皮化生。化生的鳞状上皮偶可分化为成熟的角化细胞,但一般均为大小形态一致、形圆而核大的未成熟鳞状细胞,无明显表层、中层、底层之分,也无核深染、异型或异常分裂象。化生的鳞状上皮既不同于宫颈阴道部的正常鳞状上皮,镜检时能见到两者间的分界线,又不同于不典型增生,因而不应混淆。宫颈管腺上皮也可鳞化而形成鳞化腺体。

②鳞状上皮化:宫颈阴道部鳞状上皮直接长入柱状上皮与其基底膜之间,直至柱状上皮完全脱落而被鳞状上皮替代,称为鳞状上皮化。多见于宫颈糜烂愈合过程中。愈合后的上皮与宫颈阴道部的鳞状上皮无区别。

移行带成熟的化生鳞状上皮对致癌物的刺激相对不敏感。但未成熟的化生鳞状上皮代谢活跃,在一些物质(如 HPV、精子及精液组蛋白等)的刺激下,可发生细胞分化不良、排列紊乱、细胞核异常、有丝分裂增加,形成 CIN。

三、病理学诊断和分级

CIN 分为 3 型,反映了 CIN 发生的连续病理过程。

CIN Ⅰ:即轻度异型。病变细胞占据上皮下 1/3 层,细胞核增大,核质比例略增大,核染色稍加深,核分裂象少,细胞极性正常。

CIN Ⅱ:即中度异型。病变细胞占据上皮下 1/3～2/3 层,细胞核明显增大,核质比例增大,核深染,核分裂象较多,细胞数量明显增多,细胞极性尚存。

CIN Ⅲ:包括重度异型和原位癌。病变细胞占据上皮下 2/3 层以上或全部上皮层,细胞核异常增大,核质比例显著增大,核形不规则,染色较深,核分裂象多,细胞拥挤,排列紊乱,无极性。

四、临床表现

无特殊症状。偶有阴道排液增多,伴或不伴臭味。也可在性生活或妇科检查后发生接触性出血。检查子宫颈可光滑,或仅见局部红斑、白色上皮,或子宫颈糜烂样表现,未见明显病灶。

五、诊断

1.子宫颈细胞学检查

子宫颈细胞学检查是 CIN 及早期子宫颈癌筛查的基本方法,也是诊断的必需步骤。相对于高危 HPV 监测,细胞学检查特异性高,但敏感性较低。可选用巴氏涂片法或液基细胞涂片法。筛查应在性生活开始 3 年后开始,或 21 岁以后开始,并定期复查。

2.高危型 HPV－DNA 检测

HPV－DNA 检测相对于细胞学检查,其敏感性较高,特异性较低。可与细胞学检查联合应用于子宫颈癌筛查。也可用于细胞学检查异常的分流,当细胞学检查提示为意义不明的不典型鳞状细胞(ASC－US)时进行高危型 HPV－DNA 检测,阳性者行阴道镜检查,阴性者 12

个月后再行细胞学检查。也可作为子宫颈癌初筛的办法。但由于年轻妇女的 HPV 感染率较高，且大多为一过性感染，推荐用于 30 岁以后的女性，在子宫颈癌高发或开展细胞学检查有困难的地区也可在 25 岁以后开始使用，对阴性者常规随访，对阳性者再行细胞学等检查进行分流。

3.阴道镜检查

对细胞学检查提示为 ASC-US 且高危型 HPV-DNA 检测呈阳性，或低级别鳞状上皮内病变(LSIL)及以上者，应做阴道镜检查。

4.子宫颈活组织检查

子宫颈活组织检查是确诊子宫颈鳞状上皮内病变的最可靠方法。对任何肉眼可见病灶均应做单点或多点活检。若无明显病变，可选择在子宫颈转化区 3、6、9、12 点处做活检或在碘试验不染色区或涂抹醋酸后的醋酸白上皮区取材，或在阴道镜下取材以提高确诊率。若需要了解子宫颈管的病变情况，应行子宫颈管内膜刮取术(ECC)。

六、治疗

(一)宫颈病变的治疗

经阴道镜检查及宫颈活检可能出现几种结果，即未发现病变、低级别病变(CIN Ⅰ)、高级别病变(CIN Ⅱ、Ⅲ及以上)。后续处理需结合此前细胞学结果及阴道镜检查综合考虑。

1.CIN Ⅰ

约 60% 的 CIN Ⅰ 会自然消退。若细胞学结果≤LSIL，阴道镜检查满意，可保守观察，12 个月后重复联合筛查。若细胞学结果≤LSIL，阴道镜检查不满意，需结合 ECC 结果，若 ECC≤LSIL，可严密随访，12 个月后重复联合筛查；若 ECC>LSIL，推荐宫颈锥切术。若细胞学结果>LSIL，阴道镜满意者，可行冷冻和激光治疗；若阴道镜不满意者，推荐宫颈锥切术。

2.CIN Ⅱ

CIN Ⅱ 的界定较为模糊，有一部分 CIN Ⅱ 事实上只是 CIN Ⅰ，所以目前对于宫颈活检提示 CIN Ⅱ 的患者，临床上采取 P16、Ki67 免疫组化进行分流。若两者均为阴性，处理参考 CIN1。若两者其中之一阳性，且阴道镜检查满意，可用物理治疗或宫颈锥切术；若阴道镜不满意，推荐采用宫颈锥切术。

3.CIN Ⅲ

无论阴道镜检查结果满意或不满意，原则上均应行宫颈锥切术。

(二)不典型腺上皮(AGC)的治疗

宫颈细胞学筛查结果中 AGC 相对少见，临床经验及证据相对缺乏，容易犯错和漏诊。遇到 AGC，推荐阴道镜＋ECC＋HPV＋子宫内膜诊刮进行综合性评价。若经组织学确诊无 CIN Ⅱ、Ⅲ或腺上皮瘤变，可定期复查。复查方法：若单纯细胞学检查，则每 6 个月复查，连续 4 次阴性结果后可返回到常规细胞学筛查。若联合筛查，如 HPV(＋)，则每 6 个月复查；若 HPV(－)，则每 12 个月复查，HPV(＋)或≥ASC，则行阴道镜，若两项均为(－)，回到常规筛查。若在首诊中经组织学确定为有 CIN 而无腺上皮瘤变，处理参照 CIN。若组织学确定为有腺上皮瘤变而无 CIN,特别是细胞学为 AGC 倾向瘤变或子宫颈原位腺癌(AIS)时,宜行宫颈锥切术。

(三)妊娠期细胞学异常及宫颈病变的治疗

妊娠期间发现细胞学异常,≤LSIL 者可以参考细胞学初筛流程处理,也可推迟至产后处理。>LSIL 者需转诊阴道镜。需注意的是,妊娠期不能行 ECC 检查。

细胞学≤LSIL、活检为 CIN I 者,无需治疗,推迟至产后 6 周,细胞学+阴道镜评估。细胞学≥HSIL、活检为 CIN Ⅱ/Ⅲ,由有经验的医师排除浸润性癌后,治疗可推迟至产后 6 周,妊娠期间可每 3 个月复查细胞学+阴道镜。

(四)宫颈锥切

宫颈锥切可以分为冷刀锥切和子宫颈环形电切术(LEEP),根据以往的文献及经验,LEEP 可以达到冷刀锥切的范围和效果,而且手术时间短,出血少,术后宫颈外观恢复更好,因此对于宫颈高级别鳞状上皮内病变(HSIL)的治疗,本专科更倾向于采用 LEEP。宫颈锥切需要根据患者病变的程度、转化区是否可见、有无生育要求等综合考虑,拟定最合适的切除宽度与深度。不合适的切除范围有可能会造成切除范围不足而导致二次锥切,或者造成切除范围过大而导致过度治疗,引起宫颈机能不全等并发症,对于有生育要求的患者影响较大。

1.术前检查

血型、血常规、尿常规、大便常规、肝肾功能、血脂生化、乙肝、丙肝、梅毒、HIV、HPV 等。

2.切除的宽度

如果转化区可见,在其外侧 3mm 以上,或碘不着色区外侧 3mm 以上;如果转化区不可见,主要切除宫颈管病变,做"瘦高锥"形状切除。

3.切除长度

治疗性锥切:有生育要求者<15mm,无生育要求者<25mm;诊断性锥切<10mm。

4.出院标准

患者恢复好,阴道流血不多即可出院。

5.出院医嘱

①出院 10 天后电话咨询病理结果;②如需进一步治疗,再次锥切或者切除子宫者,于术后 6 周再次手术;③如不需进一步治疗,于术后 1 个月、3 个月、6 个月进行复诊,术后 6 个月行 LCT 和 HPV 检测。

七、预防

HPV 疫苗的出现,使宫颈癌成为可以预防的疾病。目前,全球有三种 HPV 疫苗,即二价、四价及九价疫苗。其中二价对 HPV-16、18,四价对 HPV-6、11、16、18,九价对 HPV-6、11、16、18、31、33、45、52、58。目前三种疫苗均已在中国上市。

美国 FDA 和 CDC 建议 11~12 岁男女性均应常规接种 HPV 疫苗,按照各州法律,年龄可做调整,最早可从 9 岁开始。如果 12 岁仍未接种,补种年龄为 13~26 岁。11~12 岁并未开始性生活的人群,在接种后可获得最好的免疫效果。女性既往是否有 CIN、外阴上皮内瘤变(VIN)或生殖道疣病史,不影响接种。接种疫苗后产生的抗体反应,可持续 15 年。在美国,FDA 未批准年龄超过 26 岁的女性接种 HPV 疫苗,但是在中国香港,接种年龄上限可达到 45 岁。九价疫苗在中国内地的接种上限也是 45 岁。

三种疫苗的接种方案均为 3 针方案,具体方案如下:

二价:0,1,6 个月。

四价:0,2,6 个月。

九价:0,2,6 个月。

疫苗接种后常见的不良反应包括疼痛、肌肉紧张、局部水肿、包块、局部皮肤发红、头痛、发热、恶心、头晕、呕吐。部分患者接种时会发生晕厥,因此,可考虑平卧接种,并在注射后留院观察 15min,如果接种后不良反应表现符合超敏反应,后续接种需谨慎或终止。

接种期间可以有性生活,但建议避孕,接种前不需常规检查是否妊娠,但若接种期间发现妊娠,可停止接种,待分娩后再继续完成接种。

最后必须明确的是,接种了 HPV 疫苗的妇女,常规筛查仍必不可少,即使是九价疫苗,预防效果也只有 90%,可能还有其他高危型以及个别没有 HPV 感染的宫颈癌发生。

第四节　子宫颈癌

子宫颈癌是最常见的妇科恶性肿瘤。高发年龄为 50～55 岁。子宫颈癌筛查的普及,得以早期发现和治疗子宫颈癌和癌前病变,其发病率和死亡率明显下降。

一、发病相关因素

鳞状上皮内病变(SIL)和子宫颈癌与 HPV 感染、多个性伴侣、吸烟、性生活过早(<16 岁)、性传播疾病、经济状况低下、口服避孕药和免疫抑制等因素相关。

1.HPV 感染

目前已知 HPV 共有 160 多个型别,40 余种与生殖道感染有关,其中 13～15 种与 SIL 和子宫颈癌发病密切相关。已在接近 90% 的 SIL 和 99% 的子宫颈癌组织中发现有高危型 HPV 感染,其中约 70% 与 HPV - 16、18 相关。高危型 HPV 产生病毒癌蛋白,其中 E6 和 E7 分别作用于宿主细胞的抑癌基因 P53 和 Rb 使之失活或降解,继而通过一系列分子事件导致癌变。接种 HPV 疫苗可以实现子宫颈癌的一级预防。

2.性行为及分娩次数

多个性伴侣、初次性生活<16 岁、早年分娩、多产与子宫颈癌发生有关。与有阴茎癌、前列腺癌或其性伴侣曾患子宫颈癌的高危男子性接触的妇女,也易患子宫颈癌。

3.其他

吸烟可增加感染 HPV 效应,屏障避孕法有一定的保护作用。

二、组织发生和发展

SIL形成后继续发展,突破上皮下基底膜,浸润间质,形成子宫颈浸润癌。

三、病理

1.浸润性鳞状细胞癌

占子宫颈癌的75%~80%。

(1)大体检查:微小浸润性鳞状细胞癌肉眼观察无明显异常,或类似子宫颈柱状上皮异位。随病变发展,可形成4种类型。

①外生型:最常见,癌灶向外生长呈乳头状或菜花样,组织脆,触之易出血。常累及阴道。

②内生型:癌灶向子宫颈深部组织浸润,子宫颈表面光滑或仅有柱状上皮异位,子宫颈肥大变硬,呈桶状。常累及宫旁组织。

③溃疡型:上述两型癌组织继续发展合并感染坏死,脱落后形成溃疡或空洞,似火山口状。

④颈管型:癌灶发生于子宫颈管内,常侵入子宫颈管和子宫峡部供血层及转移至盆腔淋巴结。

(2)显微镜检

①微小浸润性鳞状细胞癌:指在HSIL(CINⅢ)基础上镜检发现小滴状、锯齿状癌细胞团突破基底膜,浸润间质。诊断标准见临床分期。

②浸润性鳞状细胞癌:指癌灶浸润间质范围超出微小浸润癌,多呈网状或团块状浸润间质。根据癌细胞核的多形性与大小及核分裂程度等可将鳞状细胞癌分为高分化(Ⅰ级)、中分化(Ⅱ级)、低分化(Ⅲ级)3种,这种分级法可能提供肿瘤对化疗和放疗相关的预后信息,但目前更倾向于分为角化型和非角化型。角化型:大致相当于高分化鳞状细胞癌,细胞体积大,有明显角化珠形成,可见细胞间桥,细胞异型性较轻,无核分裂或核分裂罕见。非角化型:大致相当于中分化和低分化鳞状细胞癌,细胞体积大或较小,可有单细胞角化但无角化珠,细胞间桥不明显,细胞异型性常明显,核分裂象多见。除上述最常见的两种亚型外还有以下多种亚型:乳头状鳞状细胞癌、基底细胞样鳞状细胞癌、湿疣样癌、疣状癌、鳞状移行细胞癌和淋巴上皮瘤样癌。

2.子宫颈腺癌

近年来子宫颈腺癌的发生率有上升趋势,占子宫颈癌的20%~25%。

(1)大体检查:来自子宫颈管内,浸润管壁;或自子宫颈管内向子宫颈外口突出生长;常可侵犯宫旁组织;病灶向子宫颈管内生长时,子宫颈外观可正常,但因子宫颈管膨大,形如桶状。

(2)显微镜检

①普通型子宫颈腺癌:最常见的组织学亚型,约占子宫颈腺癌的90%。虽然来源于子宫颈管柱状黏液细胞,偶尔间质内可见黏液池形成,但肿瘤细胞内见不到明确黏液,胞浆双嗜性或嗜酸性。镜下见腺体结构复杂、呈筛状和乳头状,腺上皮细胞增生呈复层,核异型性明显,核

分裂象多见。该亚型绝大部分呈高-中分化。

②黏液性腺癌:该亚型的特征是细胞内可见明确黏液,又进一步分为胃型、肠型、印戒细胞样和非特指型。其中,高分化的胃型腺癌,既往称为微偏腺癌(MDA),虽然分化非常好,但几乎是所有子宫颈腺癌中预后最差的一种亚型,5年生存率仅为普通子宫颈腺癌的一半。

3.其他

少见类型如腺鳞癌、腺样基底细胞癌、绒毛状管状腺癌、内膜样癌等上皮性癌,神经内分泌肿瘤,间叶性肿瘤等。

四、转移途径

主要为直接蔓延和淋巴转移,血行转移极少见。

1.直接蔓延

最常见。癌组织向邻近器官及组织扩散,常向下累及阴道壁,极少向上累及宫腔。向两侧扩散可累及主韧带及子宫颈旁、阴道旁组织直至骨盆壁;癌灶压迫或侵及输尿管时,可引起输尿管阻塞及肾积水。晚期可向前、后蔓延侵及膀胱或直肠。

2.淋巴转移

癌灶侵入淋巴管,形成瘤栓,随淋巴液引流进入局部淋巴结。淋巴转移一级组包括子宫旁、闭孔、髂内、髂外、髂总、骶前淋巴结;二级组包括腹股沟深浅淋巴结、腹主动脉旁淋巴结。

3.血行转移

极少见,晚期可转移至肺、肝或骨骼等。

五、临床分期

采用国际妇产科联盟(FIGO)2018年的临床分期标准(表3-4-1)。初治患者手术前后的分期可以改变,复发、转移时不再分期。

表3-4-1　子宫颈癌临床分期(FIGO,2018年)

期别	肿瘤范围
Ⅰ期	肿瘤局限在子宫颈(扩展至子宫体应被忽略)
ⅠA	镜下浸润癌,浸润深度<5mm[a]
ⅠA1	间质浸润深度<3mm
ⅠA2	间质浸润深度≥3mm,<5mm
ⅠB	肿瘤局限于宫颈,镜下最大浸润深度≥5mm[b]
ⅠB1	癌灶浸润深度≥5mm,最大径线<2cm
ⅠB2	癌灶最大径线≥2cm,<4cm
ⅠB3	癌灶最大径线≥4cm
Ⅱ期	肿瘤超越子宫,但未达阴道下1/3或未达骨盆壁

期别	肿瘤范围
ⅡA	侵犯上 2/3 阴道,无宫旁浸润
ⅡA1	癌灶最大径线＜4cm
ⅡA2	癌灶最大径线≥4cm
ⅡB	有宫旁浸润,未达骨盆壁
Ⅲ期	肿瘤累及阴道下 1/3 和(或)扩展到骨盆壁和(或)引起肾盂积水或肾无功能和(或)累及盆腔和(或)主动脉旁淋巴结ᶜ
ⅢA	肿瘤累及阴道下 1/3,没有扩展到骨盆壁
ⅢB	肿瘤扩展到骨盆壁和(或)引起肾盂积水或肾无功能(除非已知由其他原因引起)
ⅢC	不论肿瘤大小和扩散程度,累及盆腔和(或)主动脉旁淋巴结(注明 r 或 p)ᶜ
ⅢC1	仅累及盆腔淋巴结
ⅢC2	主动脉旁淋巴结转移
Ⅳ期	肿瘤侵犯膀胱黏膜或直肠黏膜(活检证实)和(或)超出真骨盆(泡状水肿不分为Ⅳ期)
ⅣA	侵犯盆腔邻近器官
ⅣB	远处转移

说明:当有疑问时,应归入较低的分期。

a 所有分期均可用影像学和病理学资料来补充临床发现,评估肿瘤大小和扩散程度,形成最终分期。

b 淋巴脉管间隙浸润不改变分期。浸润宽度不再作为分期标准。

c 对用于诊断ⅢC 期的证据,需注明所采用的方法是 r(影像学)还是 p(病理学)。例:若影像学显示盆腔淋巴结转移,分期为ⅢC1r;若经病理证实,分期为ⅢC1p。所采用的影像学类型或病理技术需始终注明。

六、临床表现

早期子宫颈癌常无明显症状和体征。颈管型患者因子宫颈外观正常易漏诊或误诊。随病变发展,可出现以下表现。

1.症状

(1)阴道流血:常表现为接触性出血,即性生活或妇科检查后阴道流血。也可表现为不规则阴道流血,或经期延长、经量增多。老年患者常为绝经后不规则阴道流血。出血量根据病灶大小、侵及间质内血管情况不同而不同,若侵蚀大血管可引起大出血。一般外生型癌出血较早,量多;内生型癌出血较晚。

(2)阴道排液:多数患者有白色或血性、稀薄如水样或米泔状、有腥臭味的阴道排液。晚期患者因癌组织坏死伴感染,可有大量米泔样或脓性恶臭白带。

(3)晚期症状:根据癌灶累及范围可出现不同的继发性症状,如尿频、尿急、便秘、下肢肿痛等;癌肿压迫或累及输尿管时,可引起输尿管梗阻、肾盂积水及尿毒症;晚期可有贫血、恶病质等全身衰竭症状。

2.体征

微小浸润癌可无明显病灶,子宫颈光滑或糜烂样改变。随病情发展,可出现不同体征。外生型子宫颈癌可见息肉状、菜花状赘生物,常伴感染,质脆易出血;内生型表现为子宫颈肥大、质硬,子宫颈管膨大;晚期癌组织坏死脱落,形成溃疡或空洞伴恶臭。阴道壁受累时,可见赘生物生长或阴道壁变硬;宫旁组织受累时,双合诊、三合诊检查可扪及子宫颈旁组织增厚、结节状、质硬或形成冰冻状骨盆。

七、诊　断

早期病例的诊断应采用子宫颈细胞学检查和(或)高危型 HPV - DNA 检测、阴道镜检查、子宫颈活组织检查的"三阶梯"程序,确诊依据为组织学诊断。

子宫颈有明显病灶者,可直接在癌灶取材。子宫颈锥切术适用于子宫颈细胞学检查多次阳性而子宫颈活检阴性者,或子宫颈活检为 CINⅡ和 CINⅢ需确诊者,或可疑微小浸润癌需了解病灶的浸润深度和宽度等情况。可采用冷刀切除、子宫颈环形电切术(LEEP),切除组织应做连续病理切片(24～36 张)检查。

确诊后根据具体情况选择胸部 X 线摄片、静脉肾盂造影、膀胱镜检查、直肠镜检查、B 型超声检查及 CT、MRI、PET - CT 等影像学检查。

八、鉴别诊断

主要依据子宫颈活组织病理检查,与有临床类似症状或体征的各种子宫颈病变鉴别。包括:①子宫颈良性病变,如子宫颈柱状上皮异位、子宫颈息肉、子宫颈子宫内膜异位症和子宫颈结核性溃疡等;②子宫颈良性肿瘤,如子宫颈黏膜下肌瘤、子宫颈管肌瘤、子宫颈乳头瘤等;③子宫颈恶性肿瘤,如原发性恶性黑色素瘤、肉瘤及淋巴瘤、转移性癌等。

九、治　疗

(一)各期子宫颈癌的治疗原则

1.原位癌

该类型基本无淋巴累及的危险,通常通过局部治疗如锥切或简单的子宫切除术即可。如果患者要求保留生育功能,倾向于应用更保守的方法,但保守治疗后残余高危型 HPV 感染、HPV 病毒负荷高、切缘阳性、年龄偏大者复发率也高,如患者无生育要求可行全子宫切除术。保留子宫的不良反应包括宫颈弹性下降、早产及不孕可能。锥切后如有 CINⅢ残留、颈管内切缘为 CIN 及颈管内诊刮仍阳性,则易于发展为浸润癌。锥切后颈管内诊刮阳性是预测疾病持续的最重要的相关因素,患者锥切后如颈管内诊刮阳性或原位癌锥切标本颈管内切缘阳性,应该在子宫切除术前重复锥切以免导致浸润性子宫颈癌的不合适治疗。

原位腺癌的处理存在争议,有应用锥切治疗原位腺癌和ⅠA1 期子宫颈腺癌 2 年以上无复发的报道,但锥切手术的成功需要建立在切缘阴性和无脉管浸润的基础上。Wolf 等报道 55名妇女应用锥切治疗,80%的患者随后进行了子宫切除术,其中 33%(7/21)的锥切标本切缘阴性者在全子宫切除标本上仍有残余病变,甚至3名为浸润性子宫颈腺癌;53%(10/19)锥切后有阳性切缘的患者在子宫切除标本中有残余病变,5例为浸润性腺癌,因此有学者强调锥切后应行颈管内诊刮,对检测病灶残留的阳性预测值接近100%。就锥切后切缘状态的重要作用,原位腺癌患者更推荐行冷刀锥切。原则上原位或微浸润性腺癌不推荐锥切的基本原因在于腺癌多位于子宫颈管内,锥切常常难以切净。

2.ⅠA期癌(微浸润癌)

微浸润的定义为突破基底膜但有很少或无淋巴管累及或扩散的危险。ⅠA1期报道有0.8%的淋巴结转移率,且随着间质浸润深度增加,淋巴结转移率也有所增加。ⅠA期子宫颈癌治疗后复发率很低,故对于宫颈微小浸润的鳞癌如需保留生育力者可以采用保守性手术治疗,但如锥切后存在复发因素,如颈管内诊刮阳性或切缘阳性,则应行子宫切除术。ⅠA1期通常用锥切或子宫切除术治疗,控制率接近100%。有脉管浸润者较无脉管浸润者肿瘤复发率高(9.7% vs 3.2%),是盆腔淋巴结转移的重要因素。有脉管浸润者,应采用改良根治性子宫切除+盆腔淋巴结切除。ⅠA2期的处理更有争议,但是绝对不推荐锥切作为ⅠA2期的治疗方式。ⅠA2期患者若脉管浸润阳性,采用保守治疗不合适,因为平均淋巴结转移率可达5%~13%,脉管浸润并且范围广泛则预后更差。2010年美国国家综合癌症网络(NCCN)推荐的ⅠA2期子宫颈鳞状细胞癌治疗方案是改良的(Ⅱ型)根治性子宫切除术和盆腔淋巴结清扫术±腹主动脉旁淋巴结的取样,同样也可选择根治性放疗(A点:75~80Gy),对于要求保留生育功能者也可行根治性宫颈切除术+盆腔淋巴结清扫术±腹主动脉旁淋巴结的取样。但有学者认为,单纯的或改良的根治性子宫切除术对于ⅠA2期无脉管浸润的患者已足够,也有学者认为,单纯子宫切除术+盆腔淋巴结切除术对ⅠA2期也适合。对于ⅠA2期患者最值得推荐的还是改良的根治性子宫切除术+盆腔淋巴结清扫术。对于不能手术的患者,可应用腔内放疗,有研究报道34名ⅠA期患者,13例仅接受腔内放疗,其余21例加用盆腔放疗,只有1例ⅠA期复发,总体并发症率约6%。对于肿瘤最大径线>2cm的ⅠA1~ⅠB期患者行腹腔镜根治性子宫切除与腹式根治性子宫切除比较,二者均有很好的生存率,但腹腔镜手术对较大病灶者复发率更高。

3.ⅠB1~ⅡA1期癌(非巨块型)

对于ⅠB1期和ⅡA1期无过度阴道累及的患者,2010年NCCN作为1类推荐的是行根治性子宫切除+盆腔淋巴结切除±腹主动脉旁淋巴结的取样;也可直接行盆腔放疗+腔内近距离放疗(A点:80~85Gy,B点50~55Gy);或对于要求保留生育功能者行根治性宫颈切除术+盆腔淋巴结清扫术+腹主动脉旁淋巴结的取样,术后根据手术情况酌情行放化疗。此期就治疗结果来说,根治性手术和全量放疗的结果相似,至于选择哪种治疗方式可根据所在医疗单位的情况、肿瘤专家的特长、患者的整体情况及肿瘤的特点而定。年轻妇女倾向于手术治疗,因为手术可以保留卵巢功能、阴道弹性及性功能,术中可将卵巢移位,避开日后可能补充放疗时的射线损伤,从而预防放疗性卵巢衰竭。卵巢功能的保留与卵巢接受的辐射剂量有关。根治性子宫切除术可以经腹、经阴道或腹腔镜、机器人辅助下进行。卵巢的转移率非常低,约0.9%,故附件切除不是根治性子宫切除术的内容,应根据患者的年龄或其他因素具体考虑。手术最常采用的类型为Ⅱ型和Ⅲ型术式。Ⅱ型手术时间短,失血和输血率低,术后并发症和

Ⅲ型相似，长期并发症Ⅱ型少于Ⅲ型。腹腔镜下根治性子宫切除术伴或不伴盆腔淋巴结切除与常规根治性子宫切除术比较具有住院时间短的优点，手术时间、并发症、获得的淋巴结数量相似，但常规标准手术的复发率低。根治性手术会缩短阴道长度，但放疗除缩短阴道长度外，还缩小阴道宽度及润滑度，这些症状均可通过激素替代和阴道扩张等方法得以减轻。

4. ⅠB2～ⅡA2期癌（巨块型）

此期巨块型颈管内肿瘤和所谓的桶状宫颈肿瘤有更高的中央性复发、盆腔和腹主动脉旁淋巴结转移及远处扩散率。2010年NCCN作为1类推荐的治疗为盆腔放疗＋含顺铂的同步放化疗＋腔内近距离放疗（A点：≥85Gy）；根治性子宫切除＋盆腔淋巴结切除＋腹主动脉旁淋巴结的取样被作为2B类推荐；而盆腔放疗＋含顺铂的同步放化疗＋腔内近距离放疗（A点：75～80Gy）＋辅助性子宫切除术为3类推荐。GOG对宫颈直径≥4cm的256名患者进行了一项随机试验，分别应用全量放疗（体外照射＋腔内照射）与术前放疗＋近距离放疗＋放疗后辅助性子宫切除术（AHPRT）进行治疗，结果，3年无瘤生存率和总体生存率分别为79％和83％，进展发生率放疗组为46％，联合手术组为37％，但长期随访结果显示，联合手术组与放疗组相比，并不能提高生存率，而毒性反应相似。对被切除的子宫标本进行病理学评估显示48％无肿瘤残留，40％有显微镜下肿瘤残留，12％有肉眼肿瘤残留，与无肿瘤患者比较，死亡率高出7倍。实施AHPRT的主要动机是减少盆腔复发率，但其使用仍存有争议，因为整体生存率不受其影响。进行AHPRT的受益者可能是颈管内有＞4cm的大块病灶；子宫颈管受肿瘤压迫解剖位置不清使腔内放疗置管困难，限制了近距离放疗；放疗后病灶持续存在的患者。除此之外，对处于此期的肿瘤患者，常规处理仍倾向于直接放化疗。

5. ⅡB～ⅣA期癌（局部晚期癌）

大多数ⅡB～ⅣA期患者直接应用根治性的放化疗，ⅠB期患者单用放疗的5年生存率为60％～65％，盆腔控制失败率为18％～39％。多个随机临床试验及2010年NCCN指南均推荐同步放化疗，包括盆腔外照射和腔内近距离放疗联合同步化疗是ⅡB～ⅣA期宫颈癌标准的初始治疗。常用的化疗药物包括顺铂、氟尿嘧啶、丝裂霉素、卡铂、紫杉醇和表柔比星。同步化疗方案为：顺铂$40mg/m^2$，外照射期间每周1次；或氟尿嘧啶＋顺铂每3～4周1次。所有入选GOG85试验的ⅡB～ⅣA期肿瘤患者，中位随访期8.7年，以铂类为基础的化疗联合放疗的生存率达55％。对肿瘤没有浸润到盆壁的ⅣA期患者，特别是合并有膀胱阴道瘘或直肠阴道瘘者，初始治疗可选盆腔脏器廓清术，体外照射可采用四野照射或盆腔前后野照射，盆腔前后野照射为先给予全盆照射DT 25～30Gy，以后中间挡铅4cm×（8～10）cm照射DT 15～20Gy。腔内照射A点DT 35～40Gy（高剂量率）。总照射的推荐剂量为A点85～90Gy，B点55～60Gy。髂总或主动脉旁淋巴结阳性者，应考虑扩大野放疗。特别要单独提出的是对ⅡB期子宫颈癌的处理，因子宫颈癌的分期完全依赖于妇瘤医生的手感，早期宫旁浸润的判断难免带有主观性，故对ⅡB期宫颈癌的处理可有一定的灵活性，即对有些阴道穹不固定、年龄较轻、坚决要求手术者，可以在充分评估后给予手术治疗，必要时可以先期化疗1～2次再行手术。我们在临床工作中发现，术前诊断为可疑ⅡB期的患者，术后病理评价时无一例主、骶韧带出现转移的，说明ⅡB期子宫颈癌的临床诊断常可能比真实分期偏重，但对于估计手术后很可能存在需补充放疗因素的（局部肿瘤极大、深层浸润、脉管阳性等），仍以不手术为佳。

(二)手术治疗

1.手术治疗原则

手术仅限早期病例，ⅠB1～ⅡA1期(≤4cm)，但近年来由于子宫颈癌的年轻化、腺癌比例的增加及提高治疗后生活质量的要求，也有建议可以对中青年局部晚期、大癌灶(ⅠB2～ⅡB，大于4cm)患者给予新辅助化疗(NACT)后手术治疗。新辅助化疗是指对子宫颈癌患者先行数个疗程化疗后再行手术或放疗，以增加手术满意率，提高疗效，但这种治疗方式仍存在争议。ⅠB2～ⅡB期子宫颈癌患者在新辅助化疗缩小病灶后手术可以保留卵巢和阴道功能，对于阴道切除>3cm时可酌情做阴道延长术。目前主要有两种方法延长阴道，即腹膜返折阴道延长术和乙状结肠阴道延长术，其术式主要来自于先天性无阴道治疗中以腹膜代阴道成形术的一些成功经验，前者较简单，后者复杂但效果较好。由于子宫颈腺癌对放疗不敏感，因此只要患者能耐受手术且估计病灶尚能切除者，无论期别如何，均应尽量争取手术。

2.手术范围

子宫颈癌的临床分期是以子宫颈原发癌灶对宫旁主、骶韧带和阴道的侵犯而确定的，因此，子宫颈癌广泛手术是以切除对宫旁主、骶韧带和阴道的宽度来确定的。手术范围包括子宫、宫颈及骶、主韧带，部分阴道和盆腔淋巴结，一般不包括输卵管和卵巢。盆腔淋巴结清扫术范围包括双侧髂总、髂外、髂内、深腹股沟、闭孔深、浅组淋巴结，不包括腹主动脉旁淋巴结。如果髂总淋巴结阳性，应取样甚至清扫到腹主动脉旁淋巴结。

3.手术类型

共分为5种类型。Ⅰ型:扩大的子宫切除即筋膜外子宫切除术;Ⅱ型:次广泛子宫切除术，切除1/2骶、主韧带和部分阴道;Ⅲ型:广泛子宫切除术，靠盆壁起切除骶、主韧带和上1/3阴道;Ⅳ型:超广泛子宫切除术，从骶、主韧带的盆壁部切除全部骶、主韧带和阴道1/2～2/3;Ⅴ型:盆腔脏器廓清术(可包括前盆、后盆、全盆)。

4.子宫颈癌根治术的手术方式

(1)经腹的子宫颈癌根治术:最为经典，由Werthiem奠定，几十年来，在手术操作的某些环节做了改良，目的在于使术时少出血，术野清晰、干净，减少副损伤和缩短手术时间，目前已成为早期子宫颈浸润癌的主要治疗手段之一。

(2)经阴道广泛全子宫切除术和经腹膜外盆腔淋巴结切除术:经阴道广泛全子宫切除术为Schauta创立，可避免进腹腔对胃肠道的干扰，术后患者恢复快。但经阴道手术术野小，暴露困难，遇到子宫颈癌灶较大时，切除主韧带和宫骶韧带的宽度受限，且还需改变体位行腹膜外盆腔淋巴切除，手术时间长，故仅建议在早期浸润癌不需行盆腔淋巴结切除者应用。

(3)腹腔镜下子宫颈癌根治术:尽管CT及MRI对淋巴结转移的诊断率仅有60%左右，但仍推荐术前CT和(或)MRI在每个病例中应用，如果提示有增大的淋巴结，应给予穿刺活检，活检显示有转移，行腹腔镜手术则无意义;活检阴性，可以行腹腔镜手术，但仍有可能术中发现明显转移的淋巴结。游离这样的淋巴结即使存在血管粘连，腹腔镜技术也是可行的，但应尽量限制这种尝试，因为淋巴结可能被剥离破裂，增加肿瘤扩散的风险。此时的明智选择:①细针穿刺，证明有转移后推荐患者进行放疗。②开腹行淋巴结大块切除术。2010年NCCN指南中明确提出，对于不做手术仅行全量放化疗的患者，应在制定放疗计划前充分评估盆腔及腹主动脉旁淋巴结,以明确放射野。因此,腹腔镜手术的第一优势即在微创的前提下准确评估区域淋巴结,从而帮助决定治疗方案。腹腔镜手术的第二优势是,对较早期患者行腹腔镜手术比经腹行子宫颈癌根治术具有创伤小、术后恢复快的优点。

机器人手术应用于妇科恶性肿瘤虽还不到10年,但发展迅速。2005—2006年由Marchal与Reynolds两位医生分别进行了机器人妇科恶性肿瘤手术的淋巴结清扫,其中包括11例子宫颈癌,清除淋巴结平均数目为11~15个。2006年,挪威的Sert和Abeler用机器人进行了世界首例广泛全子宫切除术。到目前为止,此类手术的报道均为小样本(10~20例),总体的平均手术时间在3.5~6.5h,失血量平均为81.0~355mL,清扫淋巴结数目平均为8~27个。关于子宫颈癌的机器人手术目前仍在探索中。

(4)保留神经功能的根治性子宫切除术:传统的根治性子宫切除术因盆底支配膀胱、直肠的自主神经受损,会影响患者器官功能,如术后膀胱收缩功能降低、出现尿潴留,直肠功能降低、出现排便困难等,因此近年来,保留神经功能的子宫颈癌根治术受到重视。行子宫颈癌根治术时,保留盆腔内脏神经、盆腔神经丛以及膀胱背侧神经支,对术后膀胱功能的恢复至关重要。日本的小林隆最早在子宫颈癌开腹手术中提出,保留膀胱神经可以减少术后尿潴留的发生,主要方法是在切除主韧带时识别并推开盆腔交感神经,此后他又提出了保护盆内脏神经丛的手术步骤,这种保留神经的术式称为"东京术式"。在未保留神经的患者中,37%术后1个月有尿潴留;而保留了一侧或双侧神经的患者,尿潴留率仅为10%。德国学者Hockel等则提出子宫颈癌广泛子宫切除术中可利用吸脂术保护神经的建议。虽然手术中保留膀胱神经有许多优点,但对于保留神经与广泛手术之间是否存在矛盾,会否因同时保留了较多的宫旁组织而增加子宫颈癌的复发机会,尚存争议。

(5)根治性子宫颈切除术:根治性宫颈切除术是近年来兴起的一种新的术式,作为治疗早期子宫颈癌保留生育功能的手术,适用于有强烈生育要求的、临床分期为ⅠA期、病灶直径<2cm,浸润深度<3mm,无脉管浸润、行腹腔镜淋巴活检后无淋巴结受累的早期浸润性子宫颈癌的年轻患者。2009年的NCCN将此手术的适应证扩大至病灶直径≤4cm的ⅠB1~ⅡA1期患者,有学者对此表示反对,因为肿瘤体积过大时往往肌层浸润深,淋巴转移的风险相对较高,且肿瘤过大时经阴道操作困难,宫颈旁、阴道旁组织难以切净,增加了复发的风险。首先开创根治性宫颈切除术的是Dangent D,他在1987年进行了经阴道切除宫颈和宫旁组织(经阴道根治性宫颈切除术,VRT)以及上段阴道切除,在宫颈子宫结合处放置环扎带,以及腹腔镜下盆腔淋巴结切除术(LPL)。Plante等报道了72名应用VRT+LPL术治疗的患者,中位年龄为32岁,74%未产,术后31名妇女共妊娠50次,早期和中期流产率为16%和40%,72%的妊娠达到了晚期,整体早产率为16%~19%,总体复发率为4%。Marchiole等将病灶<2cm的患者分别行VRT+LPL与根治性经阴道子宫切除术+LPL进行了比较,结果显示,术中并发症相似(2.5% vs 5.8%),术后并发症(21.2% vs 19.4%),复发率也相似,分别为5.2%、8.5%。该术式的术前评估包括:①复核病理切片,明确浸润深度、宽度、组织类型及细胞分化程度;②必要时进行CT或MRI检查,充分估计宫颈管长度,确定宫颈内口至病变的距离,除外宫旁、宫体浸润或扩散以及淋巴结转移;③应在手术前麻醉下再次进行认真窥视及三合诊,进行临床分期核对,了解阴道宽度及显露情况,为手术实施提供依据。

手术步骤分四步:①腹腔镜下盆腔淋巴结切除,并行第一次冷冻病理检查,淋巴结阴性则手术继续,若阳性则改为放疗或放化疗;②根治性宫颈切除,从切除标本或从残余宫颈上取组织,第二次冷冻病理检查,切缘阴性表明范围已够;③宫颈内口环扎,以预防宫颈过短或内口松弛造成的功能不全而致晚期流产及早产;④缝接残余宫颈和阴道黏膜,形成新的宫颈。该手术的主要并发症为宫颈内口松弛、宫颈管狭窄、流产、早产等。

(6)盆腔和腹主动脉旁淋巴结切除术:对于盆腔淋巴结无论影像学检查、腹腔镜评估及冷冻切片(前哨淋巴结和其他盆腔淋巴结冷冻切片)均未显示累及的患者,在行根治性手术时是否需要腹主动脉旁淋巴结切除仍有争议。若盆腔淋巴结阴性,主动脉旁淋巴结累及的危险很小,则不推荐行腹主动脉旁淋巴结切除;如果在最初的腹腔镜分期中发现盆腔淋巴结受累,则应行腹主动脉旁淋巴结切除。淋巴结受累数目≤2个根治性手术是合理的选择,如果受累淋巴结数>2个,应放弃根治性子宫切除术,改为同步放化疗。如果盆腔淋巴结累及在最终病理学检查时才被发现(非最初的冷冻切片或假阴性的冷冻切片),二次手术时应行腹主动脉旁淋巴结切除。

(三)放疗

宫颈癌的放疗分为根治性放疗、术前放疗和术后放疗。根治性放疗以体外照射和腔内照射相结合。术前放疗主要为腔内放疗,放疗剂量一般为全量腔内放疗的 $1/3\sim1/2$,也有少数学者给予全量腔内放疗和(或)体外放疗剂量的 $1/2$,手术与放疗的间隔时间则依术前放疗的方式和剂量而定,一般为 $2\sim8$ 周。术后放疗多以体外照射为主,阴道残端有肿瘤者可给予腔内放疗,一般在术后 1 个月内进行,外照射剂量一般为 $40\sim50Gy$,阴道腔内放疗表面剂量通常为 $30\sim50Gy$。剂量参考点为 A 点和 B 点。A 点在宫颈口水平上方 2cm、子宫中轴旁开 2cm,相当于输尿管与子宫动静脉交叉处,一般根治性放疗 A 点剂量来自于腔内 $2/3$、体外 $1/3$。B 点为 A 点旁开 3cm,相当于闭孔淋巴结的位置,剂量来自腔内 $1/3$、体外 $2/3$。

1.腔内放疗

对肿瘤原发区域形成以宫颈为中心的放射区,一般在外照射 $20\sim25Gy$ 后开始,A 点单次剂量 $5\sim7Gy$,每周 1 次,总剂量取决于肿瘤大小、临床分期和外照射剂量。若肿瘤体积较大,应增加宫颈局部剂量;若宫旁浸润或阴道狭窄者,可增加全盆照射剂量、减少腔内剂量。

传统的腔内放疗指腔内镭疗及其沿袭下来的方法和原则,但在操作过程中医护人员的放射受量较高,20 世纪 60 年代后出现了远距离控制的后装治疗。腔内后装放疗分为低剂量率、高剂量率及中剂量率后装治疗。A 点剂量率为 $0.4\sim2Gy/h$,称为低剂量率;超过 $12Gy/h$,为高剂量率;介于两者之间的,称为中剂量率。

高剂量率后装治疗是目前受到重视的治疗方法。主要原因:①治疗能力大,一台机器基本可满足一个治疗数量大的肿瘤中心;②治疗时间短,无需特殊护理;③治疗时间短,减少治疗过程中容器变位的可能,从而减少膀胱、直肠并发症;④疗效已达到或超过传统腔内放疗或低剂量率后装治疗。

腔内放疗施源器一般使用三通道施源器,亦有使用单管治疗。学者研究了 A 点相同剂量单通道及三通道施源器治疗时 B 点、膀胱、直肠剂量理论上的不同,旨在找到最适宜临床治疗子宫颈癌的后装方法。他们设定 A 点剂量为 750cGy,应用子宫颈癌后装治疗计划对单通道和三通道治疗宫颈癌 B 点、膀胱、直肠的剂量进行计算。结果发现,单通道和三通道施源器治疗计划中 B 点为 A 点的剂量分别为 $26.25\%(196.850\pm3.328)$,$27.15\%(203.612\pm5.074)$($P=0.01$);R1 分别为 A 点的 $32.30\%(242.245\pm18.874)$,$29.96\%(224.670\pm13.763)$($P=0.023$);R2 分别为 A 点的 $27.11\%(203.328\pm11.695)$,$25.87\%(194.055\pm9.704)$($P=0.023$);R3 分别为 A 点的 $22.09\%(165.663\pm7.989)$,$21.36\%(160.233\pm7.123)$($P=0.034$);R4 分别为 A 点的 $18.61\%(139.610\pm5.245)$,$17.23\%(129.188\pm5.196)$($P=0.001$);BL 分别为 A 点的 $36.45\%(247.898\pm22.715)$,$28.37\%(212.773\pm24.352)$($P=0.001$)。故认为子宫颈癌三通道治疗较单通道治疗对 B 点贡献大,直肠、膀胱剂量较小。因此三通道治疗子宫颈癌较单通道更适宜。

目前临床使用的腔内放射源有 ^{60}Co、^{137}Cs、^{192}Ir、^{252}Cf(中子)。

腔内放疗最主要的并发症为膀胱、直肠反应,如何降低宫颈周围正常组织的照射剂量是临床上备受关注的地方。Sukhaboon 等对 11 例接受 ^{192}Ir 近距离照射的患者放射前进行膀胱生理盐水灌注,评估灌注前后盆腔小肠的照射剂,结果显示小肠的平均最大照射剂量在灌注前后分别为 3123cGy 和 1998cGy,平均减少 54.17%($P=0.002$),因而认为膀胱灌注可以有效减少腔内放疗的小肠照射剂量。

乙状结肠在放射治疗中是一个无法避免的器官,其受照剂量几乎为 A 点的 70%,降低其剂量的唯一办法是降低 A 点剂量。

2.体外照射

照射范围包括宫旁组织、盆壁组织及盆腔淋巴结。设计照射野的原则是增加肿瘤组织剂量、减少体积量、提高疗效、降低并发症。照射野上界一般在腰 $4\sim5$ 椎以下,下界相当于耻骨联合上缘下 $4\sim5cm$,外缘不超过股骨头。此照射范围包括宫旁组织、大部分髂总及髂内、髂外、闭孔、腹股沟深、骶前各组淋巴结群。

外照射剂量一般为 $1.8\sim2.2Gy/$次,5 次/周,达到 $20\sim30Gy$ 后,分四野照射(前后大野挡中线 4cm)$20\sim25Gy$。

目前常用的体外照射源为 ^{60}Co,或加速器产生高能 X 线。

膀胱充盈程度的变化可以导致靶器官外照射覆盖面不充分。传统的定位方法为 X 线或 CT 扫描。Ahmad 等对 24 例患者在放疗过程中每周进行 2 次 CT 扫描,同时用三维超声(US)对膀胱体积进行联机测量,结果发现 US 和 CT 对膀胱体积的测量有很强的相关性($R=0.97$,倾斜度 1.1 ± 0.1)。在 6 周中,膀胱平均体积由($378+209$)mL(1SD)降至(109 ± 88)mL(1SD),降低了 71%(平均降低 46 毫升/周),呈现出大的时间趋势。LR 轴的旋转角度与膀胱体积变化呈明显相关性。因而认为可移动的超声扫描提供了一个快速的可靠的测量膀胱体积的方法,可以帮助制定个体化治疗方案。

3.体外照射与腔内放疗的配合方式

按治疗顺序分为先体外后腔内、先腔内后体外,或同期进行,或先部分体外再腔内与体外同期进行;按所给予 A 点剂量分为腔内为主(2/3)体外为辅、体外为主腔内为辅或体外腔内作用相似。

Zhao 等使用中子射线进行了腔内放疗+外照射治疗ⅡA-ⅢB 期子宫颈癌 128 例,具体方案为：^{252}Cf(中子射线)腔内放疗，(8～10)Gy－eq/次，1次/周，A点剂量(36～40)Gy－eq/4～5次。腔内放疗第2天开始全盆腔外照射，6MV X线，2Gy/次，4次/周；全盆外照射20～24Gy后，中线4cm挡铅，总剂量44～50Gy。治疗结果：短期完全缓解率95.3%，部分缓解率4.7%。3年和5年局部控制率分别为93.5%和87.9%，生存率分别为87.5%和70%。放疗并发症：放射性膀胱炎(4.7%)、放射性直肠炎(7.8%)、阴道挛缩和粘连(6.3%)及迟发性放射性直肠炎(5.5%)。单变量和多变量分析提示，肿瘤分化程度和淋巴转移是主要的临床预后因素。学者同样认为中子后装配合外照射同步化疗治疗中晚期子宫颈癌优于单纯放疗，并未增加放射性损伤。因而认为^{252}Cf腔内放疗合并外照射治疗子宫颈癌，患者有很好的依从性，肿瘤局部控制率高，放疗并发症少。

4.适形放疗与调强放疗

局部晚期子宫颈癌通常首先给予外照射，而后给予近距离照射(BT)。但如果肿瘤灵敏性或局部解剖不满意，到达充足的BT剂量就变得非常困难。适形及调强放疗越来越多的应用于子宫颈癌的治疗。Assenholt等探索了一种使用电极引导的趋实体的调强放疗(IMTR)结合近距离放疗，用以改善剂量体积参数。患者均分别使用4种不同的增强方法作计划进行评价：腔内BT、腔内/间隙内BT、腔内BT＋IMRT和IMRT。剂量计划以最大肿瘤剂量(D90)和覆盖范围(V85Gy)最佳化及D2cc乙状结肠和直肠＜75Gy、膀胱＜90Gy(EQD2)。联合使用间隙内BT或IMRT可以显著提高腔内剂量。单独使用IMRT不值得推荐。

某学者对不做腔内后装治疗的中晚期子宫颈癌采用后程三维适形放疗结合化疗，并进行疗效评价。67例子宫颈癌随机分为三维适形放疗加化疗组31例(适形组)与常规放疗加化疗组36例(常规组)，适形组患者均不做腔内后装治疗，先采用6MV－X线全盆腔放疗DT 40Gy后采用三维适形放疗针对盆腔淋巴区及宫颈原发灶继续照射19Gy，最后再缩野针对宫颈原发灶推量，使宫颈原发灶总量达70～75Gy。常规组则采用全盆腔放疗40Gy后改为盆腔四野照射20Gy，腔内后装治疗A点剂量30Gy/5次，使宫颈原发灶A点达70Gy。两组均做同期化疗，方案为顺铂30mg第1～3天，5－FU 500mg/m²，第1～5天，静脉滴注，第1周、第5周各一次。结果：适形组和常规组1、2年生存率分别为93.5%、90.3%和83.3%、72.2%($P=0.198$和$P=0.062$)，无显著统计学意义；3年生存率分别为87.1%和61.1%($P=0.017$)，两组有显著的统计学意义。两组毒性反应比较，适形组Ⅰ～Ⅱ级放射性直肠炎及盆腔纤维化发生率低于常规组($P=0.000$和$P=0.015$)，其他的毒性反应相似。后程三维适形放疗合并化疗治疗中晚期子宫颈癌是一种有效、肯定的治疗方法，能提高患者近期生存率，且晚期并发症较常规放疗低。

有临床医师观察三维适形放疗与常规体外放疗复发性子宫颈癌的疗效及近远期并发症，45例复发性子宫颈癌分为常规放疗组(对照组)与三维适形放疗组(观察组)。治疗后疗效、1年生存率、近远期并发症比较，两组差异均有统计学意义($P<0.01$)，认为三维适形放疗治疗复发性子宫颈癌能提高近期疗效及1年生存率，降低近远期并发症的发生。

有些学者利用三维适形放疗计划系统，对60例子宫颈癌根治术后需行放疗的患者，建立剂量体积直方图和计量参数，比较两种不同放疗技术的放疗并发症及计算存活率。结果发现，应用适形技术，正常组织平均并发症概率从0.11减至0.03，肾的受照量、直肠反应发生率、膀胱反应、远期并发症两组比较差异有显著性,认为三维适形放疗技术能显著减少小肠受照体积,对直肠、膀胱受照量的降低也具有优势,可提高肿瘤区域的剂量,提高肿瘤控制率而不会增加正常组织的毒性反应。

一些学者观察子宫颈癌根治术后三维适形放疗临床应用的价值,以探讨子宫颈癌根治术后理想的放疗技术。155例Ⅰ~ⅢA期子宫颈癌根治术后患者,随机分两组,其中三维适形放疗组81例,常规放疗组74例。按FIGO分期,Ⅰ期45例、ⅡA期77例、ⅡB期31例、ⅢA期2例,均经病理证实,其中鳞癌148例、腺癌7例。靶区范围包括阴道上部、宫颈残端、宫旁组织、髂总、髂内外、闭孔、骶前区及盆腔淋巴引流区。照射方式:三维适形放疗设计4个野轮照或2个野轮照(即前后野与左右野轮照);常规放疗为前后两野对穿照射。剂量48~50Gy,ⅡB期术后残端"Boost"剂量8~10gy。三维适形放疗组与常规放疗组的0.5年、1年、1.5年、2年的肿瘤局部控制率相比,差异无统计学意义,而三维适形放疗组的并发症少于常规放疗组,两组的早晚期胃肠道反应及泌尿系统反应差异有统计学意义($P<0.05$)。在子宫颈癌根治术后放疗模式中,采用三维适形放疗优于常规放疗两野前后对穿照射。子宫颈癌根治术后三维适形放疗是优于常规放疗的放疗技术,三维适形放疗4个野轮照不但具有剂量集中、均匀、不良反应小及并发症少的优点,而且还明显体现了侧野及残端"Boost"优势。

某些临床医生探讨盆腔外照射结合三维适形放疗不能手术的子宫颈癌的疗效及不良反应。90例不能手术的子宫颈癌患者随机分成观察组和对照组,各45例,两组均先用6MV-X线常规盆腔外照射,盆腔中心总剂量40~52Gy。然后观察组行三维适形放疗,2~2.5Gy/次,5次/周,DT 20~30Gy。对照组行高剂量率^{192}Ir腔内照射,6Gy/次,1次/周,DT 18~30Gy。两组近期总有效率(CR+PR)分别为91.1%和88.9%($P>0.05$),1、2、3年的生存率分别为90%、72.5%、65.5%和90.8%、73.3%、64.6%($P>0.05$),两组比较差异无统计学意义。消化道反应Ⅱ级分别为4.4%和20%($P<0.05$),阴道粘连狭窄分别为6.7%和33.3%($P<0.05$)。两组比较差异有统计学意义。观察组放射性直肠炎的发生率为6.7%,较对照组的17.8%低($P>0.05$)。盆腔外照射结合三维适形放疗不能手术的子宫颈癌近期疗效与常规放疗相似,但减少近期放射反应和远期并发症。

曾有临床医师首先对IMRT在妇科恶性肿瘤患者术后治疗中的效果及价值进行了探讨。32例子宫颈癌、子宫内膜癌术后患者(KPS≥70)在放疗前均行1~3个周期的化疗,而后给予全程IMRT。其中17例为术后、化疗后预防性照射,15例为术后、放疗和(或)化疗后腹膜后淋巴结转移和(或)盆腔壁复发的放疗。32例患者均完成全程放疗,预防性照射的计划靶区(PTV)中位剂量为56.8Gy;腹膜后淋巴结转移、盆壁复发的PTV中位剂量为60.6Gy,90%的等剂量曲线可以覆盖99%以上的肉眼肿瘤区(GTV)体积。小肠、膀胱、直肠、肾和脊髓的中位剂量分别为21.3Gy、37.8Gy、35.3Gy、8.5Gy和22.1Gy。14例患者出现Ⅰ~Ⅱ级消化道反应,其中Ⅱ级反应者3例,Ⅰ级反应者11例;5例出现Ⅰ~Ⅱ度骨髓抑制;12例出现Ⅰ级皮肤反应。1年生存率为100%。预防性照射的2、3年生存率均为100%;腹膜后淋巴结转移和(或)盆腔壁复发患者的2、3年生存分别为5/7和3/6。而后其又探讨了IMRT用于子宫颈癌放疗后主动脉旁淋巴结转移患者的治疗效果、减少并发症的价值等。28例子宫颈癌放疗后主动脉旁淋巴结转移患者(KPS≥70)放疗前均行1~3个周期化疗,然后给予全程IMRT,1.8~

2.3Gy/次,每天 1 次,5 次/周,总处方剂量 58~68Gy,中位剂量 63.5Gy,同时设计 28 例患者的普通主动脉旁 2 个野照射计划,拟给予相同的处方剂量,比较危险器官(OAR)受照射剂量。随机选择 32 例接受普通放疗的病例,比较 IMRT 和普通放疗的急慢性毒性反应及近期疗效。结果显示,28 例患者均完成全程 IMRT,照射靶区内 PTV 体积的平均剂量为 67.5Gy,90%的等剂量曲线(中位剂量 63.5Gy)可以覆盖 99%以上的肉眼 GTV 体积。IMRT 与普通主动脉旁两野比较,肾、脊髓、小肠的受照射剂量明显减小($P<0.05$),急、慢性毒性反应明显减少。两组完全缓解率和有效率比较均有统计学意义($P<0.05$)。1、2 年生存率 IMRT 组较普通放疗组明显提高($P<0.05$),但 3 年生存率比较无统计学意义($P>0.05$)。因而认为,IMRT 技术用于治疗子宫颈癌放疗后主动脉旁淋巴结转移,可获得理想的剂量分布,靶区可以获得根治性剂量,使邻近危险器官得到很好的保护,临床近期疗效满意,毒性反应可以耐受。

为了提高放疗疗效,有越来越多的研究关注放疗增敏剂,其中使用最多的是铂类,但也有一些其他种类的药物,如 AK-2123、甘氨双唑钠等。AK-2123 是一种硝基三唑类乏氧细胞增敏药,国际原子能机构(IAEA)对其在子宫颈癌ⅢA 和ⅢB 患者放疗中的作用进行了前瞻性研究。他们于 1995 年 5 月到 1998 年 12 月间将 333 例患者随机分为 2 组,单纯放疗组(RT)和研究组(RT+AK-2123),AK-2123 于隔日放疗前静脉注射 $0.6g/m^2$。经过平均 57 个月(30~73 个月)的随访,研究组的局部肿瘤控制率和自然存活率显著优于单纯放疗组(61% vs 46%,$P=0.005$;57% vs 41%,$P=0.007$)。AK-2123 没有增加胃肠道和血液毒性,但有完全可逆的中度外周神经毒性(1 级 11%,2 级 3%)。因而认为 AK-2123 对于晚期子宫颈鳞癌根治性放疗患者来说,可以明显提高放疗反应性和局部肿瘤控制率,而没有明显的毒性反应。

乏氧细胞对放疗不敏感,高压氧治疗也许可以提高放疗对肿瘤的杀伤力,同时给予放疗和高压氧治疗可能可以降低死亡率和复发率。为此,Bennett 等对涉及 2286 例实体肿瘤患者的 19 个随机对照试验进行了系统性研究,并对预定的临床结果进行综合分析。结果显示高压氧治疗可以改善头颈部肿瘤的局部控制率和病死率,及子宫颈癌的局部复发率。但是高压氧亦有显著的不良反应,如氧毒性癫痫、组织严重辐射损伤等。

除放疗增敏药外,尚有一些其他研究用以提高放疗疗效。庞青松等前瞻性非随机对照比较腔内加温合并放疗与单纯放疗的远期疗效及并发症,对 310 例中晚期子宫颈癌进行分析,腔内加温合并放疗 181 例(热放疗组);体外照射合并传统腔内放疗 129 例(放疗组)。体外放疗采用^{60}Co γ 线或 6~8MV-X 线常规分割放疗。加温组给盆腔前后对穿野中平面 40Gy 后,缩野从体两侧水平加量至 60~65Gy;腔内加温采用 915MHz 微波热疗机,附有阴道施源器,肿瘤表面温度 46~47℃,2 次/周,40 分/次,共加温 10~12 次。放疗组给予盆腔前后对穿照射,中平面 40Gy。1989 年前腔内放疗用后装上镭(宫腔 50mg,阴道 30mg,24h/次,1 次/周,共 3 次,总量 7200mg/h)与外照射交替进行,1989 年后腔内照射采用^{192}Ir 源,5~6Gy/次,2 次/周,给予 A 点总量 30~36Gy。结果:Ⅱ期病例热放疗组、放疗组 5 年生存率分别为 67.4%、52.1%($P=0.006$),10 年生存率分别为 46.5%、42.6%($P=0.058$);Ⅲ期病例 5 年生存率分别为 60.0%、32.3%($P=0.007$),10 年生存率分别为 43.7%、20.6%($P=0.000$)。Cox 回归分析显示肿瘤分期($P=0.023$)、是否接受热放疗($P=0.019$)是影响生存的因素。晚期轻中度放射性直肠炎和膀胱炎热放疗组、放疗组分别为 32 例(17.7%)、42 例(33.1%)($P=0.002$),直肠阴道瘘分别为 1 例(0.6%)、5 例(3.9%)($P=0.036$)。因而认为,腔内加温合并外照射治疗中晚期子宫颈癌远期疗效明显优于单纯放疗,晚期不良反应也明显较低,且无严重不良反应发生,值得进一步随机临床研究。

(四)化疗

近年来由于抗癌药物迅速发展,过去认为无效的化疗现已成为子宫颈癌辅助治疗的常用方法,越来越多的研究关注同时或顺序使用放化疗的疗效及患者的依从性,化疗方案目前无统一标准,相关研究报道较多。学者研究了同步放化疗治疗子宫颈癌的疗效及不良反应。158例ⅠB2-Ⅳ期子宫颈癌患者接受同步放化疗。盆腔体外放疗 DT 45Gy/25f,腔内后装放疗7~9 次,宫颈黏膜下 0.5cm,大块肿瘤消除量为 10~30Gy,A 点(42±7)Gy。同步化疗用药为氟尿嘧啶(5 - FU)2400mg/m²,96h 持续泵入,第 1 天和第 29 天;顺铂(DDP)60mg/m²,分1~4天静脉滴注,第 1~4 天和第 29~32 天。结果:全组总 5 年生存率为 66.3%。宫颈局部未控率为 4.4%(7/158),盆腔复发率为 3.2%(5/158),远处转移率为 17.1%(27/158)。毒性反应中,Ⅲ、Ⅳ级白细胞下降为 12.7%(20/158);血小板下降为 1.9%(3/158);中、重度贫血为 3.2%(5/158);胃肠道反应腹泻为 17.8%(28/158);心脏毒性为 10.1%(16/158);放射性直肠炎为13.3%(21/158);放射性膀胱炎为 0.6%(1/158)。因而认为,采用含 5 - FU 和 DDP 的药物同步放化疗治疗子宫颈癌,总治疗时间没有延长,5 年生存率亦未见提高。治疗中,相关毒性反应增加,但可以接受。

国外专家比较了术前辅助化疗的作用,所有患者均接受了根治性手术及术后放疗(RT组),一组在术前接受 3 个疗程以顺铂为基础的化疗(NCT 组),两组 2 年无复发生存率分别为47.3%和76.7%,盆腔复发率为 28%和 11.1%。

国内学者将 50 例中晚期子宫颈癌患者分成放化疗组 25 例及单纯放疗组 25 例,放化疗组采用顺铂 30mg,每周 1 次,共 4~5 次,同时进行根治性放射治疗,放疗方法用 6MV - X 线全盆外照 DT 46~50Gy,¹⁹²Ir 腔内照射 7~8 次,每周 1 次,每次 6~8Gy,A 点剂量 70Gy 左右,B 点剂量 55Gy 左右。单纯放疗组剂量方法同放化疗组。放疗结束时两组有效率分别为 84%及72%,差别不显著($P>0.05$),放疗后 3 个月时两组有效率分别为 92%及 64%,差异显著($P<0.05$)。

为了比较单纯放疗和放化疗同时进行的疗效,Mitra 等将ⅡB~ⅣA 期,子宫颈癌患者随机分为 2 组,一组接受单纯放疗,一组同时接受顺铂 30mg/m²,1 次/周,共 5 次的治疗。两组的总反应率分别为 73%和 83%($P>0.1$),放化疗组的毒性反应显著升高(Ⅲ度粒细胞减少12% vs 0%)。在随访的 54 个月内,放化疗组的总体生存率(56% vs 47%,$P>0.1$)和无病生存率有所增加(51% vs 37%,$P>0.05$)。学者探讨了氟尿嘧啶联合顺铂同步放化疗治疗子宫颈癌的临床疗效,结果发现,同步放化疗组有效治疗率为 78.95%,单纯放疗组为 50%,两组比较有显著差异($P<0.05$);同步放化疗组不良反应高于单纯放疗组,但两组之间差异无统计学意义。因而肯定了氟尿嘧啶联合顺铂的同步放化疗治疗子宫颈癌的疗效。

一些临床医师对比观察紫杉醇联合卡铂同步放疗与单纯放疗的疗效及毒性反应。将2001~2004 年某医院 82 例晚期子宫颈癌患者,随机分为同步放化疗组 52 例和单纯放疗组 30例。两组在同样放疗基础上,同步放化疗组给予 TP 方案(卡铂＋紫杉醇)化疗,3~4 周期。同步放化疗组近期有效率 90.4%,单纯放疗组有效率 63.3%,两组比较差异有统计学意义。同步放疗组平均生存期 32.33 个月,单纯放疗组平均生存期 31.21 个月,两组差异有统计学意义($P<0.05$),两组近期不良反应发生率差异无统计学意义($P>0.05$),不良反应经积极处理后能够耐受。

国内一些临床专家探讨了动脉栓塞化疗对晚期子宫颈癌的放疗效果,选择 124 例子宫颈癌患者,并随机分为放疗配合动脉栓塞化疗(综合组)62 例和单纯放疗(单放组)62 例。综合组先进行常规放疗,在第 5 天开始配合动脉栓塞化疗,采取经子宫动脉灌注,每次双侧子宫动脉共灌注化疗药顺铂 40mg,表柔比星 40mg,丝裂霉素 12mg,注入约 30 粒 1mm×1mm 明胶海绵颗粒栓塞双侧子宫动脉,共 2 次。放疗外照采用 6MV－X 射线照射。全盆腔照射 DT 30Gy。内照采用[192]Ir 后装机照射 7 次,A 点 DT 42Gy,A 点总量 72Gy。盆腔四野照射 DT 16Gy。单放组:只进行常规放疗。结果显示,综合组局部完全缓解率为 80.7%,单放组局部完全缓解率为 54.8%,两组比较差异有统计学意义($P<0.01$)。因而认为,放疗辅以动脉栓塞化疗治疗效果较好,为晚期子宫颈癌的有效治疗方法。

Carmo 等回顾性分析了 1999—2004 年在巴西国立癌症研究所进行治疗的子宫颈癌病例,绘制 Kaplan－Meier 生存曲线和时序检验,评价总体生存率。结果发现,即使在多变量分析后,放疗结合化疗仍可以改善生存率。

对于年老患者和(或)合并有其他疾病,如糖尿病、高血压的局部晚期子宫颈癌患者来说,能否耐受以铂类为基础的放化疗值得关注。Cetina 等将每周使用顺铂作为放疗增敏药,对 59 例患者进行观察。这些患者平均年龄 62 岁(36～83 岁),FIGO 分期为 ⅠB2 8.4%、ⅡA1 3.5%、ⅡB5 2.5%、ⅢA 3.3% 和Ⅲ B1 8.6%,100% 接受了外照射,91% 接受了腔内放疗,79% 接受了 5～6 周期的顺铂治疗。49 例(83.05%)患者有完全反应,10 例出现肿瘤持续或进展。最主要的毒性反应为 1 和 2 级血液及胃肠道反应。在中位随访期 20 个月内(2～48 个月),16 例患者(32.65%)肿瘤完全消失,30 个月的完全缓解率为 63%。因而认为即使年老和(或)有高血压、糖尿病等合并症,每周使用顺铂患者仍能很好耐受,但轻度降低的生存率不支持这一常规使用方法。

医院专家对比分析了单纯放疗及应用以顺铂为主的同步放化疗治疗子宫颈癌初治患者的疗效和并发症。初治子宫颈癌患者共 197 例,临床分期为ⅠB～ⅣA 期,按治疗方法不同分为单纯放疗组(共 100 例,给予[60]Co 盆腔外照射及[192]Ir 腔内后装照射)和同步放化疗组(共 97 例,给予以顺铂为主的化疗,同步给予放疗,放疗方案与单纯放疗组相同),对两组患者的疗效及并发症发生情况进行对比分析。结果单纯放疗组与同步放化疗组有效率分别为 92% 和 89%,两组比较,差异无统计学意义($P=0.500$);其 5 年生存率分别为 82% 和 79%,两组比较,差异无统计学意义($P=0.177$)。单纯放疗组和同步放化疗组中Ⅲ期以上、病理分级 G_3、鳞癌患者的 5 年生存率分别为 56% 和 84%,两组比较,差异有统计学意义($P<0.01$);同步放化疗组和单纯组的近期并发症均以骨髓抑制为主,其中Ⅲ度以上骨髓抑制的发生率分别为 14% 和 3%,两组比较,差异有统计学意义($P<0.01$);其远期并发症的发生率分别为 11% 和 8%,两组比较,差异无统计学意义($P=0.496$)。因而认为以顺铂为主的同步放化疗治疗Ⅲ期以上、病理分级 G_3、鳞癌患者可明显提高其 5 年生存率。

英国医学研究委员会临床试验单位 Meta 分析小组认为,自 1999 年美国国立癌症研究所(NCI)临床预警发表后,放化疗广泛应用于子宫颈癌患者。但随后的两份系统回顾发现,其对于治疗优势的阐述令人难以理解,一些重要的临床问题没有得以解决。他们使用 Meta 分析方法,利用所有随机试验小组的最新个体患者数据对放化疗联合治疗的临床治疗效果进行分析。在比较放化疗和单纯放疗的 13 个实验小组中,放化疗组的 5 年生存率提高 6%[危害比(HR)=0.81,$P<0.001$]。放化疗后继续化疗的 2 个小组可见更大的生存优势。以铂类为基础的(HR=0.83,$P=0.017$)和以非铂类为基础的(HR=0.77,$P=0.009$)放化疗均可见显著的生存优势,没有证据表明放疗或化疗剂量或疗程对优势程度有影响。放化疗可以降低局部和远处复发及肿瘤进展,改善无病生存率。肿瘤分期对生存优势的大小有影响,但与其他患者亚群没有交叉。放化疗组的人急性血液或 G_1 级毒性增加,晚期毒性因数据稀疏无法分析。此分析赞同 NCI 临床预警推荐的方法,但也证明此方案适合于所有患者及以非铂类为基础的放化疗的益处。

除多数学者认为化疗可以增加疗效外,也有一些人提出了相反的观点。Hong 等认为单纯放疗已经可以得到很好的疗效,放化疗的益处值得怀疑。此外,如果为淋巴结阳性、鳞状细胞相关抗原(SCC-ag)>10 或Ⅲ/ⅣA 期肿瘤,因为有相当高的远处转移风险,每周 1 次的单纯顺铂化疗对于减少系统复发是无效的。因而应该根据患者局部和远处复发的风险来决定是否采用放化疗或单纯放疗。

(五)综合治疗

1.单纯子宫切除术后发现子宫颈癌的处理

(1)不进一步处理:如仅是原位癌或ⅠA1 期无脉管间隙受累者,无须辅加其他治疗。

(2)进一步处理:ⅠA1 期有脉管间隙受累者,或≥ⅠA2 期的患者,有必要进一步处理。

①放疗或同步放化疗:术后 3 周给予全盆腔 40Gy 外照射,追加 10~20Gy 的宫旁照射,同时给予阴道腔内照射 20~30Gy。对有大的残余瘤的患者,切缘阳性,脉管间隙受累和腺癌患者,可行同步放化疗。

②手术:年轻(45 岁以前)的不怀疑为ⅠB2 期、ⅡB 期的患者,应首选再次手术。手术范围包括根治性宫旁切除、阴道上段(上 1/3~1/2)切除、盆腔淋巴结切除、选择性腹主动脉旁淋巴结切除。

2.半量放疗后行根治性手术

(1)适应证

①ⅠB 期子宫颈癌局部癌灶直径大于 4cm,或桶状形肿瘤者。

②ⅡA 期子宫颈癌病灶明显浸润阴道穹窿部或肿瘤直径>4cm。

③选择性应用于ⅡB 期患者。

(2)放射剂量、手术时间、手术方式:一般给予半量放疗。盆腔外照射总量 36~40Gy,或后装腔放射 20~30Gy。放疗后 2~4 周行根治性手术。

3.根治性(足量)放疗后辅助子宫切除

适用于ⅡB2 期或ⅡA2 期(局部病灶>4cm)或ⅠB 期、ⅡA 期、ⅡB 期放疗后未控者(放疗结束 8 周后肿瘤仍存在)。

4.术后盆腔放疗或加腹主动脉旁照射

(1)盆腔放疗

①适应证:a.盆腔淋巴结阳性。b.手术切除的边缘或近手术边缘阳性或宫旁浸润。c.宫颈

肿瘤体积大(直径大于 4cm),宫颈间质浸润超过 1/2,淋巴管、血管间隙浸润。d.附件受累。

②放疗方式及剂量:应因人而异,放疗多以外照射为主。照射范围应包括最易复发的部位。一般于术后 1 个月给予盆腔外照射,总剂量 45Gy 左右。仅阴道断端有残端癌或近切缘有癌浸润者,术后 1 个月行后装治疗 5～6 次,A 点总量达 50Gy 左右。

(2)腹主动脉旁(扩大野、延伸野)照射:扩大野放疗又称盆腔延伸野放疗,指征包括腹主动脉旁区 PET 扫描或切除的淋巴结阳性;高位盆腔淋巴结受累,如髂总淋巴结;大的盆腔淋巴结转移;双侧盆腔淋巴结阳性;腺癌伴任何数目盆腔淋巴结阳性,以及鳞癌有 4 个盆腔淋巴结阳性。腹主动脉旁照射剂量在 40Gy 左右(30～45Gy),5 周完成。

5.同步放化疗

(1)适应证:主要用于根治性(足量)放疗的患者,也可用于根治术前半量放疗或根治术后辅助放化疗患者。

(2)同步放化疗方案:①DDP 40mg,静脉滴注,每周 1 次,同时放疗。②DDP 40mg,静脉滴注,每周 1 次;5-Fu 500mg,静脉滴注,每周 1 次。同时放疗。

6.术前化疗(新辅助化疗)和根治术后辅助化疗

(1)适应证

①术前化疗:适用于ⅠB2 期、ⅡA2 期和ⅡB 期。

②术后化疗:参照术后盆腔放疗之适应证。

(2)化疗方案

①PF 方案:DDP 100mg,静脉滴注,第 1 天;5-Fu 1.5g,静脉滴注,第 1～3 天。3 周重复。

②PB 方案:DDP 100mg,静脉滴注,第 1 天;BLM 25mg,肌内注射,第 1～3 天。3 周重复。

③BI 方案:BLM 15mg,肌内注射,第 1 天;IFO $1g/m^2$,静脉滴注,第 1～5 天。3 周重复。

④PT 方案:DDP $50mg/m^2$,静脉滴注,第 1 天;TAX $135mg/m^2$ 或 TAT $70mg/m^2$,静脉滴注,第 1 天。3 周重复。

(六)热疗

热疗是最近 10 年兴起的一种肿瘤治疗方法。有学者认为,高温和放疗的作用相仿,能直接杀伤癌细胞,其原理是利用各种人工加热的物理能量在人体组织中所产生的热效应使肿瘤细胞升温到一定程度,并维持一定时间,达到杀灭癌细胞而避免正常细胞遭受损伤的目的。热疗在临床上分为局部热疗(包括浅表热疗、腔内加热和插植热疗技术)、区域热疗(主要指深部肿瘤加热及各种灌注技术)和全身热疗(WBH)。单独使用热疗治疗肿瘤的完全缓解率是13%,当热疗联合其他传统方式治疗肿瘤时疗效明显增加,体内研究表明,热疗可增加放疗疗效 1.5～5 倍,因此热疗被称为目前最有潜力的放射增敏剂之一。其放疗增敏原理为:①高温有助于杀伤对放射线抗拒的乏氧细胞;②加温可以阻碍放射损伤的修复。在亚洲报道的 5 项热疗联合放疗治疗子宫颈癌的随机对照试验中 3 项显示出更好的完全缓解率、局部控制率及无病生存率,1 项显示了更好的局部控制率趋势,1 项未显示出优势,认为热疗联合标准放疗,对局部中晚期子宫颈癌可以获得更好的疗效。Franckena 等采用顺铂周疗联合局部区域热疗治疗 47 例放射区域复发性子宫颈癌,结果 55% 的患者对治疗有反应,74% 的患者达到姑息目的,19％获得手术机会,36％出现 3～4 级血液系统毒性,最大肾毒性为 2 级,因此认为,热疗联合化疗治疗可获得高的反应率并且毒性可接受。热疗联合生物治疗子宫颈癌也取得了初步进展,2007 年 Takeda 等报道采用树突状细胞(DC)联合热疗治疗 41 例癌症患者,其中 1 例子宫颈癌患者伴颈部及腹主动脉旁淋巴结转移,通过瘤内注射 DC 联合颈部热疗,患者获得完全缓解,颈部及腹主动脉旁肿大淋巴结均消失。放疗加热疗的具体做法:患者在接受腔内放疗后数十分钟内给予加热治疗,选择功率 40W,加热温度 43℃,加温时间 40min,热辐射器尽量接触瘤床。近期临床疗效明显,尤其对复发、未控、晚期病例,瘤灶缩小,局部情况改善,患者症状减轻。关于放、化、热疗的远期疗效及是否提高治愈率,有待进一步研究总结。

(七)基因治疗

随着对恶性肿瘤的研究在分子水平上取得的突破性进展,恶性肿瘤的基因治疗已成为当前研究的热点。用基因工程技术研究开发的药物也取得了不少成绩,如目前应用较广泛的干扰素(IFN)、白细胞介素-2(IL-2)及细胞集落刺激因子(C-CSF)等。基因治疗的方法主要包括抑癌基因治疗、癌基因治疗、免疫基因治疗及自杀基因治疗等。抑癌基因治疗的方法有反义寡核苷酸、核酶以及 RNA 干扰(RNAi)。反义寡核苷酸包括反义 DNA 和反义 RNA,通过 Watson-Crick 碱基互补的原则,寡核苷酸与目的基因的 mRNA 特异位点结合和杂交,封闭靶基因,抑制基因的翻译表达。Marquez-Gutierrez 等发现,联合使用针对 HPV16E6/E7mRNA 的反义寡核苷酸,能够有效抑制子宫颈癌细胞在体内和体外的生长,并且这种联合治疗有可能对 HPV16 的多种变异体有效。Hamada 等构建的携带 HPV16E6/E7 的反义 RNA 的重组腺病毒,对细胞内 E6/E7 蛋白的抑制持续时间可达 3 天,并且能够完全抑制癌细胞在裸鼠体内的成瘤性。核酶是具有催化活性的 RNA,主要参与 RNA 的加工与成熟,催化结构域在目标 RNA 的特定位点切割,从而抑制特定基因的表达,有研究表明特异性 HPV16 的核酶能够抑制细胞生长和促进细胞凋亡,并且能够抑制裸鼠体内成瘤。免疫基因治疗就是通过转染某些细胞因子基因或共刺激分子基因进入肿瘤细胞或体细胞,使其在体内表达来刺激机体免疫系统对癌细胞的攻击能力。目前研究较多的是 IFN 及 IL、肿瘤坏死因子和 CSF。基因治疗为子宫颈癌的生物学治疗提供了一种崭新的治疗手段,其疗效已在体内外实验中得到了一定的证实,但子宫颈癌的基因治疗尚处于探索阶段,真正成为新的临床治疗手段还需要更多的研究和摸索。

(八)复发性子宫颈癌的治疗

在规范的手术治疗后 1 年、放射治疗后 3 个月出现新的肿瘤病灶称为复发,短于上述时间的称为肿瘤未控,子宫颈癌的主要死亡原因是肿瘤未控。影响复发治疗的因素主要有治疗方案的选择、初始治疗方式、复发程度、复发部位、无瘤间隔、体质状况和有否并发症等。局部复发应先通过活检证实,活检是复发诊断的金标准,然后通过体检和影像学进一步评估区域和远处转移的情况,PET 扫描可能是评估转移最准确的方法,代谢显像在检测盆腔外转移部位时有 100％的敏感性和 73％的特异性。累及侧盆壁的复发常伴有坐骨神经痛、下肢水肿、肾积水等。一般来说,患者单纯手术后盆腔或局部复发可予以放疗或化疗,复发时放疗通常采用近距离放疗,对化疗有反应的患者可能获得缓解,一部分复发局限于盆腔的肿瘤患者,经过再次手术或放疗后仍有潜在治愈的可能性。

1.根治性放疗后的挽救性治疗

(1)先前放疗区域的子宫颈癌复发:处理较为棘手。若采用挽救性手术,通常是盆腔脏器廓清术,即使年龄和一般状况允许,应用的患者也很有限,且放疗后的根治性手术容易产生许多严重的并发症,甚至永久性的结构和功能丧失,因此该手术通常受到医患双方的接受程度以及临床情况的限制,即便患者满足严格的术前标准,仍有约 1/4 的患者放弃手术。接受过放疗的组织尤其是大野外照过的组织,对再次创伤的耐受性差,愈合能力低,因此常会有严重的术后并发症。此时选择再次照射治疗与盆腔脏器廓清术相比,其急性耐受性相对较好,死亡率低,往往能保留盆腔器官的结构和功能,可能医患双方更容易接受。近来有证据表明,在一部分小体积中央性复发的肿瘤患者,尤其是在诊断早、治疗后无瘤间隔时间长的患者中,经过重新放疗可能治愈。此时多采用永久或临时性的组织间插置重新照射,剂量通常为 30～55Gy,鳞癌患者的预后显著好于腺癌患者,肿瘤越小、置入的放疗剂量越高,预后也越好,严重并发症率达 25%,其中 12% 为瘘。除组织间插置放疗外,调强放疗也可应用于重新照射,常用于因复发灶大小、部位或其他因素不能进行近距离放疗的盆腔复发时。再次照射时要仔细分析初步治疗所用的技术(光束能量、流量、外照射和腔内照射的剂量),放疗间隔时间也应考虑。由于放疗后再化疗的作用有限,因此,再次照射可能是患者的唯一可行的治疗。患者的选择和仔细的近距离放疗对再次照射的成功至关重要。

(2)腹主动脉旁淋巴结复发:虽然少见,但仍然有初次手术或放疗后复发局限于腹主动脉旁淋巴结的报道。一项包括 20 例患者的根治性放疗后腹主动脉旁淋巴结复发的报道显示,初次诊断至复发的中位时间为 12 个月,全部患者在复发的 2 年内死亡,其中再次放疗剂量＞45Gy 或有＞24 个月无瘤间隔的患者中位存活时间延长。Singh 等随后报道,如果复发仅由影像学随访发现且为孤立的主动脉旁复发,并接受了＞45Gy 的放疗联合化疗,患者可以得到100% 的挽救。Hong 等也提出了一系列令人鼓舞的结果,他们报道了 46 例孤立的主动脉旁复发患者,其中 35 例(76%)接受了挽救性的放化疗,3 年和 5 年生存率分别为 34% 和 27%。

(3)挽救性手术

①盆腔脏器廓清术:随着围术期处理及盆腔泌尿、肠道重建技术的发展,目前盆腔脏器廓清术有了很大的进步,患者生活质量明显提高,存活率也从 20% 上升至约 60%,5 年生存率平均为 40%～50%。尽管如此,盆腔脏器廓清术仍是一个高死亡率的手术,死亡率达 5%～7%,近期和晚期并发症高达 50%～60%。放化疗仍是复发治疗的首选,手术仅适用于盆腔放疗后盆腔中央性复发的部分ⅣA 期患者。接受盆腔脏器廓清术的患者手术切缘状况十分重要,如切缘为阴性,5 年生存率为 55%,反之,生存率仅为 10%,因此应仔细选择合适的患者确保没有疾病远处转移并能做到切缘阴性。无瘤间期＜1 年、复发灶＞3cm 及有淋巴扩散、宫旁、盆壁累及等均影响预后。淋巴结阳性的患者存活率≤20%,应被视为盆腔脏器廓清术的禁忌。Husain 等在进行廓清术之前评估了 PET 扫描对识别转移的作用,发现 PET 扫描对盆腔以外的转移有 100% 的敏感性和 73% 的特异性,认为可能是术前最准确的影像学判断方法。有报道,腹腔镜检查对确认适合做廓清术的病例选择也有帮助。Berek 等报道了对 75 例 45 岁以上的患者行廓清术的情况,手术时间平均 7.76h,平均失血 2.5L,平均住院时间 23 天。术后并发症包括 15% 肠瘘、8% 尿瘘、11% 早期肠梗阻、22% 晚期肠梗阻。Goldberg 等报道了 103 例

患者 16 年并发症的情况,输尿管吻合口瘘 14%,输尿管狭窄 5%,结肠袋瘘 3%,结肠袋结石 2%,伤口并发症 17%,胃肠道瘘 11%。其他包括 46% 的低位直肠重新吻合患者盆腔复发,54% 肠道功能欠佳,以及为盆底重建而增加的感染率和瘘发生率,总死亡率低于 1%。复发性子宫颈癌患者总的 5 年生存率为 48%。

②根治性子宫切除术:放疗后中央性复发病灶<2cm 的患者可考虑行根治性子宫切除术。Maneo 等对符合要求的 34 名持续性或复发性肿瘤患者进行了根治性子宫切除术,总体 5 年生存率为 49%,复发率为 59%,平均复发时间为 37 个月,重度并发症率 44%,其中 5 名发展为瘘,肿瘤小、无宫旁及阴道累及的患者结局更好。另外一项包括 50 名患者的报道显示,有淋巴结阳性的患者 13 个月内全部死亡,42% 有严重并发症,28% 有胃肠道瘘,22% 有输尿管损伤,20% 有严重的长期膀胱功能紊乱,5 年和 10 年的存活率为 72% 和 60%,肿瘤直径<2cm 者生存率更高,整体复发率为 48%。认为对于持续性或中央性肿瘤复发<2cm 及无宫旁或阴道浸润的患者,选择根治性子宫切除术是相对合理的选择。

③术中放疗:挽救性手术后显微镜下切缘阳性或病灶靠近切缘的患者预后较差,此时应用术中放疗(IORT)可以在大块肿瘤被切除后尽可能消灭残余病灶。术中放疗可直接照射靶区,避开了对周围正常组织的损伤,但因受以往放疗剂量、邻近正常组织的影响,单次放疗不可能达到满意的消瘤剂量。有限的可得到的数据显示,术中放疗尽管可行,但并不能明显改善预后,因此,术中放疗仅作为行盆腔脏器廓清术时发现有局部复发的不利预后因素(如切缘阳性、脉管浸润等)的一种补充。术中组织间永久性插植放疗也可能有益。

2.根治性手术后的挽救性治疗

(1)根治性放疗或放化疗:Ito 等报道了 90 例根治手术后子宫颈癌中央性复发的患者,应用高剂量率的腔内近距离放射加或不加体外照射的方法治疗,总体 10 年生存率为 52%,他们发现肿瘤大小明显影响生存率,难以扪及的小肿瘤、中等(<3cm)、大的(>3cm)的肿瘤其 10 年生存率分别为 72%,48% 和 0,放疗后获得完全反应的患者 10 年存活率为 63%,而放疗后仍有残余病灶者为 10%。同步放化疗被证实在局部复发的中晚期子宫颈癌中是有用的。一项回顾性研究报道,未接受过放疗的 22 名子宫切除术后子宫颈癌盆腔复发的患者,接受了同步氟尿嘧啶加顺铂的放化疗,其 10 年的总体生存率为 35%,虽急性毒性反应可控,但一些幸存者中晚期毒性明显,使得作者推荐考虑其他的化疗方案或单独放疗。

(2)化疗:顺铂目前被认为是单个最有效的细胞毒性药物,可用于转移或复发性的子宫颈癌治疗,一般剂量为 50~100mg/m^2,每 3 周静脉给予。在 Memorial Sloan - Kettering 肿瘤中心尝试应用 200mg/m^2 的顺铂(同时硫代硫酸钠保护肾),结果显示,应用更高剂量的顺铂反应率无明显增高,反而毒性难以接受。在个案报道中联合化疗的反应率相差极大,累积数据显示,在经过很好选择的患者中反应率约为 40%。随机临床试验将联合化疗方案与单一顺铂进行对比,显示客观反应率和无进展生存有所改善,而整体生存无改善。第 1~3 天拓扑替康(0.75mg/m^2)加上第 1 天顺铂(50mg/m^2),每 21 天重复的随机临床试验显示,联合化疗比单一顺铂方案有整体生存优势,在客观反应率上有明显的改善(27% vs 13%),无进展生存和整体生存时间均有所延长,对于既往无铂类接触史的患者无进展生存和整体生存的数据更支持联合化疗。对于复发性子宫颈癌,2010 年 NCCN 指南推荐的一线联合化疗方案为卡铂/紫杉醇、顺铂/紫杉醇、顺铂/托泊替康、顺铂/古西他滨;可供选择的一线单药有顺铂、卡铂、紫杉醇、托泊替康、吉西他滨。二线治疗药物有多西他赛、异环磷酰胺、长春瑞滨、伊立替康、吡柔比星、丝裂霉素、氟尿嘧啶、贝伐单抗、脂质体多柔比星、培美曲塞。但化疗均无治愈性,仅对延长生存可能有帮助。

(九)子宫颈癌治疗的几种特殊情况

1.早期子宫颈癌淋巴结阳性

大约 15%的Ⅰ～ⅡA 期可手术的子宫颈癌患者淋巴结阳性,这种情况下是继续行根治性子宫切除术还是放弃手术选择根治性放疗,仍无一致意见。Leath 等报道了 23 名早期子宫颈癌患者,由于盆腔扩散(11 名)、淋巴结阳性(12 名)患者而放弃了根治性子宫切除术改为放疗,结果显示 5 年总体生存率为 83%。就现有的数据来看,很难得出完成子宫切除术能够改善结局的结论,因为手术可延迟放疗开始的时间、增加手术并发症的发生率。随机数据显示有远处转移和淋巴结阳性的患者,术后放疗同时辅以化疗效果更好,且放疗前手术切除明显阳性的淋巴结对生存也有益。因此,有人提出切除或大块切除明显肿大的淋巴结,将子宫保留在原处,既为腔内放疗提供合适的通道,又可能减少手术及术后放疗的并发症,应该是一种比较合理的治疗。

2.单纯子宫切除术后意外发现宫颈浸润癌

临床上也会遇到因原位癌、微小浸润癌或良性疾病行子宫切除术后病理发现为浸润癌的情况。2010 年的 NCCN 指南对于出现此情况时给予的建议是:如果仅有微小浸润而无脉管浸润的ⅠA1 期癌,无须其他治疗。如果患者为有脉管浸润的ⅠA1 期癌或≥ⅠA2 期的中晚期癌,单纯的筋膜外子宫切除术是不够的,需要复习病理切片、做影像学检查及必要的膀胱、直肠镜检查。若切缘阴性、影像学阴性,可补充含腔内、外照射的同步放化疗或完成广泛性宫旁切除＋阴道上段切除＋盆腔淋巴结切除＋主动脉旁淋巴结取样,但再次根治性手术技术上有一定困难,此次术后的处理同初次子宫颈癌广泛术后;若切缘阳性、影像学检查淋巴结阴性,给予含腔内、外照射的同步放化疗;若切缘阳性、影像学检查淋巴结阳性,可先切除肿大的淋巴结后,再给予含腔内、外照射的同步放化疗。另一推荐的方法是浸润癌的患者应用辅助性盆腔放疗,总体 5 年和 10 年生存率为 85.5%和 74.1%,长期并发症少见。单纯子宫切除术后行放疗的结局与根治性子宫切除术后放疗的结果基本相同。有研究将再次手术的患者与行术后放疗的患者进行比较,从平均 5 年生存率来看更支持放疗。放疗应在手术恢复后立即开始,延迟治疗则预后差。尽管无直接证据,但更支持单纯子宫切除术后的浸润性癌行同步化放疗,特别是患者有肉眼残留、阳性切缘、阳性淋巴结、脉管阳性和腺癌时。

3.妊娠期子宫颈癌的处理

子宫颈癌患者中有 1%诊断时合并妊娠,多表现为异常细胞学或异常阴道出血。妊娠时异常细胞学发生率为 5%,宫颈刮片或液基薄层细胞学检查(TCT)是安全的,不推荐行颈管内诊刮以免胎膜早破和出血,为排除浸润癌,妊娠时行阴道镜评估和指导活检是需要的。

(1)妊娠期宫颈 CIN 及原位腺癌、微小浸润癌的处理:妊娠期妇女宫颈从低级别不典型增生进展到更高级别不典型增生的发生率为7％,可根据非孕期原则来处理妊娠期的异常细胞学,不典型增生的随诊方法是每8周行阴道镜下活检直至分娩。Averette等报道在180例妊娠期锥切中,头3个月胎儿丢失率为24％,3~6个月低于10％。Robinson等报道8~34周的20名妊娠期患者应用Leep术的经验,他们发现57％有边缘累及,47％Leep术后有残余病灶,有3名早产,2名患者需要输血,1名Leep术后4周宫内胎儿死亡(尸体解剖时发现为绒毛膜羊膜炎),因此推荐妊娠期进行冷刀锥切,理想的时间在孕3~6个月时。

妊娠期诊断腺体异常通常困难,因为妊娠时腺体过度增生和蜕膜、腺细胞可表现为良性A-S反应,可使医生产生迷惑。对于妊娠期宫颈原位腺癌的处理,有报道5例妊娠中期行锥切治疗患者均足月分娩,只有1名分娩后因ⅠB期需要行根治性子宫切除术。大部分妊娠期微小浸润癌的患者可以安全随诊,即使边缘有不典型增生累及(非浸润性疾病)。对于镜下浸润的患者阴道分娩是安全的,可至产后再手术处理。

(2)妊娠期浸润癌的处理

①手术:70％的Ⅰ期妊娠期子宫颈癌患者有很好的生存率,如何治疗取决于分期、肿瘤大小、妊娠时间、患者对维持妊娠的愿望等,治疗通常按大于孕20周与否进行区分。小于孕20周的患者应不考虑妊娠而立即处理子宫颈癌,但也有延迟至胎儿分娩后处理的报道。大部分延迟处理的患者均为Ⅰ期,延长治疗时间3~32周,只对严格选择过的、经过很好咨询的、早期小体积病灶的患者适用。Sood等对30例妊娠期子宫颈癌患者与非妊娠期患者进行根治性或简单子宫切除术的配对分析,11例在平均延迟16周后进行了手术治疗,无一人复发,妊娠期行根治性子宫切除与出血增多相关,但输血率不增加,术后并发症无差异。Monk等评估了13例胎儿在原位的根治性子宫切除术和8例剖宫产术后行根治性子宫切除术的安全性和有效性,无一例围术期死亡,平均随访40个月整体存活率为95％,认为对于Ⅰ期患者,20周前胎儿在原位行根治性子宫切除术和盆腔淋巴结清扫术或在孕晚期胎肺成熟后先剖宫产取胎后再行根治手术是安全的。

对于执意保持妊娠和生育力的Ⅰ期<2cm的子宫颈癌患者,可考虑经阴道或腹部行根治性宫颈切除术+宫颈口环扎,同时行腹腔镜或盆腔淋巴结切除。Ungar报道了5例孕13~18周的ⅠB期患者,经此治疗后分娩了2名健康足月新生儿,其余妊娠丢失发生在术后1~16天。所有患者随访10~54个月保持无瘤生存。

②放疗:放疗和以铂类为基础的化疗增敏对于浸润性子宫颈癌是标准的治疗方法,在Ⅰ期的治疗效果等同于根治性子宫切除术。大部分报道在妊娠期行子宫颈癌放化疗的患者为局部浸润癌。Benhain报道2例应用放化疗的患者,1例患者在妊娠12周时诊断为ⅣA期鳞癌,胎儿在原位接受放疗和顺铂周疗,放疗至40Gy时发生自然流产,与其他文献中的报道相同,治疗后20周死于癌转移。另1例患者妊娠12周时诊断为ⅡB期鳞癌,放疗开始后3周发生自然流产,随诊29周无瘤生存。有关妊娠期放化疗的资料有限,但可行安全,如果在产褥期放疗,应在子宫复旧3周后开始。

③新辅助化疗:8例妊娠期子宫颈癌患者被报道接受了新辅助化疗,化疗方案为顺铂、博来霉素和长春新碱。在诊断时妊娠为12~21周,ⅠB1~ⅡA期的7例患者有临床反应,其中

1 例完全反应,手术治疗平均延迟 16.5 周,3 例手术切除后接受了辅助治疗,随诊 5~80 个月,4 例无瘤存活,4 例死亡。孕期新辅助化疗的资料有限,应谨慎采用。

(3)妊娠期宫颈浸润癌的分娩途径:除ⅠA1 期患者可行阴道分娩外,妊娠期子宫颈癌应行剖宫产分娩。有学者研究了妊娠期或分娩后 6 个月内诊断为子宫颈癌患者的结局,7 例中只有 1 例为剖宫产术后发生转移,而经阴道分娩的 17 例中有 10 例(59%)发生转移,多变量分析显示阴道分娩是复发最强烈的因素,因此认为妊娠期子宫颈癌应行剖宫产分娩,并建议行古典式剖宫产以避免侵犯子宫下段或宫颈。另外,剖宫产后应行根治性子宫切除术或行手术探查了解疾病程度,可同时行卵巢移位术,有助于盆腔放疗时保留卵巢功能。

第五节　子宫内膜癌

一、概述

子宫内膜癌是女性生殖道常见肿瘤之一,常见于 50~60 岁的年龄阶段,但目前年轻患者有增多趋势。随着我国人民生活水平普遍提高,尤其是肥胖、高血压、糖尿病患者数量的增加,近 20 年间子宫内膜癌发病率及死亡率均有明显上升。这除了主要与老年、肥胖、内科合并症较多等有关外,还与较晚期病例、高危组织类型及一些患者未得到适宜诊治有关。子宫内膜癌预后相对比较好,若能早期发现、早期适宜治疗,将大大降低死亡率。

二、高危因素及基础研究

(一)高危因素

子宫内膜癌的病因尚未完全阐明,根据患者及流行病学资料,仍可分析出一些潜在影响子宫内膜癌发生的危险因素。由于子宫内膜癌患者常伴有不孕、肥胖、糖尿病、高血压、月经异常、绝经期后延、多囊卵巢综合征等,故有人认为它们是子宫内膜癌的危险因素,并称之为"宫体癌综合征"。

绝经后的肥胖女性,子宫内膜癌的危险性明显增加,与高血压、糖尿病构成子宫内膜癌的三联征。绝经后卵巢功能衰退,肾上腺分泌的雄烯二酮可在脂肪组织内经芳香化酶作用转化为雌酮,使血浆雌酮水平升高。雌酮是绝经后妇女身体中主要的雌激素,而子宫内膜是雌激素的靶器官,子宫内膜长期受到无孕激素拮抗的雌酮的刺激,可导致子宫内膜异常增生甚至癌变。体重超过正常的 15%,其危险性增加 3 倍。

Twonbly 通过将雌激素投予子宫内膜癌患者后发现,合并肥胖的患者尿中雌激素排泄速度较不肥胖者延缓,说明肥胖妇女体内的雌激素往往维持在较高的水平,在其持续的刺激下,子宫内膜发生囊性增生、腺瘤样增生以及非典型增生,进而发展成为子宫内膜癌。Steine 等研究发现,合并糖尿病的子宫内膜癌患者,肿瘤的肌层浸润深度及淋巴结转移情况都较未合并糖尿病的患者严重。Sharma 等提出,有合并症的患者其预后情况相对较差。

(二)基础研究

关于子宫内膜癌的发生机制,尽管很多学者提出了各种学说,但仍没有明确的机制。

1.芳香化酶与子宫内膜癌

细胞色素 P450 芳香化酶是细胞色素 P450 的一种,是细胞色素 P450 产物中唯一有单基因编码的酶,是雌激素合成过程中的最后一步限速酶,主要作用是将雄烯二酮和睾酮转化为雌酮和雌二醇。芳香化酶属于细胞色素 P450 超家族,由 CYP19 基因编码,分子质量为 55 ku。CYP19 基因位于人染色体 15q21.1 区,由 10 个外显子和 9 个内含子组成,组织特异性表达是CYP19 基因表达的最大特点。正常子宫内膜存在抑制转录因子,连接到细胞色素 P450 芳香化酶的启动基因,使正常内膜无该酶的表达。肿瘤上皮细胞可通过自分泌芳香化酶合成雌激素,其周围的间质细胞通过增加合成或释放生长因子(如巨噬细胞所释放的激酶、IL-21,IL-26 等),以旁分泌方式产生雌激素,雌激素通过与特异的雌激素受体(ER)蛋白结合,激活细胞核内调节基因表达,产生有生理效应的蛋白,或启动对靶组织的细胞外信号,影响对细胞周围组织的控制,并可诱发细胞异常分裂、增生以至癌变。

子宫内膜癌大多数为雌激素依赖型,病变内膜中雌激素是正常内膜的 2～3 倍,芳香化酶主要定位于内膜及间质细胞中。Berstein 等研究发现,雌激素反应元件(ERE)和非稳定性绿色荧光蛋白(GFP)基因可以作为检测子宫内膜癌间质细胞生长的指标,且在 15 例子宫内膜癌标本中检测后发现,芳香化酶抑制剂能抑制 ERE 活性和 GFP 基因表达的水平。Watanab 等研究后发现,正常子宫内膜和增生内膜包括非典型性增生内膜,芳香化酶表达较弱或无表达,但子宫内膜癌基质细胞(66.7%)中有芳香化酶及其 mRNA 转录水平的过度表达,且芳香化酶染色阳性率在低、中、高分化癌中分别为 80%、65% 和 53%。分化差的肿瘤芳香化酶活性相对高,在明显癌浸润部位的基质细胞中芳香化酶免疫活性显著增高。

Paynter 等进行的研究提示,由 CYP19 基因编码的芳香化酶底物与产物、雄烯二酮和雌酮、睾酮和雌二醇与子宫内膜癌具有明显的相关性。雄激素是通过芳香化作用转化为雌酮和雌二醇,从而促进子宫内膜癌的生长。实验表明子宫内膜癌细胞 HEC259 中具有芳香化酶活性,雌二醇明显促进细胞 HEC259 中 DNA 合成,睾酮对 DNA 合成也有促进作用,且其促进作用不能被雄激素拮抗药抑制,但可被三苯氧胺抑制,表明在癌细胞中芳香化酶将雄激素底物转变为雌激素,促进细胞的增殖。学者研究发现在体外培养人子宫内膜癌细胞株的培养液中加入第 3 代芳香化酶抑制药来曲唑和丙酸睾酮,对癌细胞生长有明显抑制作用,提示雄激素对细胞生长的促进作用可能是通过芳香化酶将其转化为雌激素来实现的。同时也提示了芳香化酶P450 在子宫内膜癌变过程中的作用。以上研究结果为子宫内膜癌的治疗提供了新的途径。

目前,子宫在内膜癌的内分泌治疗中,芳香化酶抑制药也已被研究者们所关注并应用于临床中。

2.PTEN 基因与子宫内膜癌

PTEN 基因(人第 10 染色体缺失的磷酸酶及张力蛋白同源的基因)是 1997 年发现的抑癌基因,定位于染色体 10q23.3,有 9 个外显子和 8 个内含子,是迄今发现的第一个具有双重特异性磷酸酶活性的抑癌基因,可以通过脂质磷酸酶活性和蛋白磷酸酶活性两条途径发挥对细胞周期的调控作用。

当 PTEN 基因丢失或突变时,失去诱导细胞凋亡、调节细胞周期等功能,细胞可出现无限制地生长,迁移能力加强,细胞间黏附力减弱,导致肿瘤发生,且易发生浸润和转移,影响预后。PTEN 基因突变和蛋白表达异常与子宫内膜癌的关系是目前研究的热点。PTEN 基因在子宫内膜癌中突变率最高,而且是目前发现的子宫内膜癌中突变率最高的基因,突变率达 $25\%\sim80\%$,PTEN 基因突变几乎都发生于 I 型子宫内膜癌中。PTEN 基因突变可能是通过非激素途径介导子宫内膜的致癌机制,子宫内膜样腺癌和非子宫内膜样腺癌中肿瘤发生分子机制不同,在 I 型肿瘤中分子发生机制为微卫星不稳定性调节点的复制错误引起随后的癌基因和抑癌基因的突变和积累,PTEN 基因等改变了几个不同的信号传导途径后形成了子宫内膜样腺癌,而 p53 和某些染色体的杂合子缺失促进新生物转化成为非子宫内膜样腺癌。

Mutter 等运用 RT-PCR 法检测子宫内膜增生各阶段及子宫内膜癌中 PTEN 蛋白的表达率,其表达缺失率呈逐渐递增趋势,表明 PTEN 基因的突变在子宫内膜增生各阶段及子宫内膜癌中均存在,PTEN 蛋白表达的改变在子宫内膜恶性转化和癌变过程中发挥重要作用,可以认为是 I 型子宫内膜癌发生的早期事件。研究发现子宫内膜癌中 PTEN 基因突变在高分化子宫内膜癌组中突变率显著高于低分化组($P<0.05$);浅肌层浸润组中突变率显著高于深肌层浸润组($P<0.05$)。Kanamori 等报道子宫内膜癌中 PTEN 蛋白表达缺失率为 65.3%,PTEN 蛋白阳性表达者的生存率(62.4%)高于阴性表达者(11.8%),认为 PTEN 蛋白阳性表达是晚期子宫内膜癌预后良好的标志。由此可见 PTEN 基因突变主要发生在分化程度好、肌层浸润浅、子宫内膜样腺癌等生物学行为较好的子宫内膜癌中,这说明,对于 PTEN 基因突变的研究有利于推测子宫内膜样腺癌的病理分型分化程度及肌层浸润深度。

据文献报导,PTEN 表达区为 PTEN 基因野生型,在 84% PTEN 不表达区腺体发生突变和杂合子缺失,专家对 PTFN 基因失活的子宫内膜癌细胞和表达野生型 PTEN 蛋白的子宫内膜癌细胞分别进行腺病毒的介导的 PTEN 基因转染,在 PTEN 失活的子宫内膜癌细胞系中肿瘤细胞生长受到抑制,而对表达 PTEN 的细胞系中无影响,上述研究表明,PTEN 基因在基因治疗方面有良好的应用前景,但其确切的机制有待进一步的深入研究。

3.p27 基因与子宫内膜癌

p27 基因属抑癌基因,定位于染色体 12p13 上,很少发生突变,对肿瘤的抑制功能是通过其蛋白表达水平改变实现的。p27 蛋白最早由 Polyak 等在研究转化生长因子 β(TGF-β)和接触性抑制诱导的细胞周期停滞时发现,是一种分子质量为 27ku 的热稳定蛋白。其氨基端有一个广谱的 cyclin-CDK 复合物结合位点,羧基端有一个双向核定位信号,且含有 CDK2 磷酸化位点。p27 蛋白既可以抑制 CDK 的活化,又可以抑制 cyclin-CDK 复合物的激酶活性,从而使细胞周期停滞在 G_1 期,这可能与其抑制 Thr-160 的磷酸化有关。p27 蛋白可以作用于整个细胞周期,但对 G_1 期 CDK 主要是 cyclinE-CDK2 的抑制作用最明显。

p27 蛋白是正常子宫内膜生长调节和子宫内膜癌发病机制的中心靶点。国外学者发现,在正常子宫内膜上皮细胞中 TGF-β 可诱导 p27 蛋白的积累,在子宫内膜癌中 TGF-β 信号失调,增强 p27 的蛋白酶体降解,子宫内膜癌组织溶解产物表现高比例的泛素介导的 p27 降解,且雌激素处理过的子宫内膜上皮细胞导致 p27 蛋白降解,而孕酮在正常和癌性子宫内膜中都诱导 p27 蛋白显著增加。已有大量研究发现,子宫内膜癌中普遍存在 p27 蛋白表达减少。

文献报道用免疫组化法分析正常子宫内膜、异常增生病变和子宫内膜癌中 p27 蛋白的表达,结果发现正常的增生期和分泌期子宫内膜都有 p27 蛋白表达,但分泌期的表达更强。在无非典型的单纯增生病变中,其表达模式与增生期子宫内膜相同;在伴有非典型的复杂增生病变中,p27 蛋白表达较单纯增生病变显著增加。38 例子宫内膜癌样本中,73.7% 表现为 p27 蛋白染色减少或缺失,提示 p27 蛋白表达缺失与子宫内膜癌的发病机制有关。虽然 77.8% 的 Ⅰ 级肿瘤表现无或低 p27 蛋白表达,Ⅱ 级为 71.4%,Ⅲ 级为 66.7%,有逐渐降低趋势,但无或低 p27 蛋白表达与肌层浸润深度、淋巴结累及、阳性腹膜冲洗液、高分期和缺乏异常增生之间无相关性($P > 0.05$)。研究报道正常、增生性和癌性子宫内膜中 p27 蛋白表达时发现,增生性和癌性子宫内膜中 p27 蛋白表达较增生期子宫内膜显著减少,差异有统计学意义($P < 0.05$),与分级、肌层浸润无关,提示 p27 蛋白表达与肿瘤进展分期无关。p27 蛋白在正常增生过程中的重要性和在子宫内膜癌中表达减少使其成为新的治疗靶点。孕激素通过结合其受体抑制正常子宫内膜腺体和内膜癌细胞的生长。临床医师用孕酮和甲羟孕酮处理正常内膜腺细胞和孕激素受体阳性的子宫内膜癌细胞(Ishikawa 细胞),结果发现两种细胞的生长都被抑制,且伴随着 p27 蛋白表达升高。免疫沉淀显示,孕激素加速了 p27 与 CDK2 复合物的形成,但 p27mRNA 的表达无任何变化。另外,p27 蛋白降解实验提示,孕酮和甲羟孕酮处理延长了两种细胞的降解时间,并且 p27 表达质粒可降低正常内膜腺细胞的生长活性。这些发现提示,p27 蛋白参与孕激素介导的生长抑制,且孕激素介导的 p27 蛋白上调可能发生在翻译后水平。Kawaguchi 等用免疫印迹法检测甲羟孕酮处理后 Ishikawa 细胞中 p27 蛋白的表达,结果发现给药后第 6 天甲羟孕酮抑制 34% 细胞的生长,给药 48~96h 后出现 p27 的积聚,提示子宫内膜癌中 p27 蛋白可能与孕酮诱导的生长抑制有关。研究报道用免疫组化法比较甲羟孕酮治疗前后子宫内膜癌患者 p27 蛋白水平,发现治疗 1~6 周后 p27 强阳性标记指数明显高于治疗前,7~12 周又降到治疗前水平,13~18 周则更低,表明 p27 蛋白表达可预测甲羟孕酮 4 个月疗法早期阶段对治疗子宫内膜癌的有效性。

三、诊断

1.病史采集

(1)肥胖、无排卵性不孕、没有生育史、月经延迟(尤其绝经年龄超过 52 岁者)。

(2)代谢紊乱性疾病。

(3)雌激素较高的妇科疾病:多囊卵巢综合征(PCOS)、颗粒细胞瘤、子宫内膜增生或不典型增生。

(4)使用外源性雌激素,尤其是无孕激素对抗雌激素替代治疗,或长期服用他莫昔芬患者。

(5)有癌症家族史,尤其是卵巢癌、乳腺癌、遗传性非息肉病性结直肠癌(HNPCC,又称林奇综合征)。

对具有上述高危因素患者均予以密切随访。若有临床主诉,应及时行分段诊刮,明确诊断。Ⅱ型林奇综合征患者完成生育任务后可考虑预防性子宫切除。

2.症状

(1)阴道出血

①90%的绝经妇女绝经后出血为子宫内膜癌的主要症状,而且绝经时间越长,子宫内膜癌

发病率越高。

②围绝经期妇女绝经紊乱,此时期患者最容易疏忽,反复多次出血的围绝经期患者应及时就医。

③肥胖、多囊卵巢综合征或不孕的妇女,对月经紊乱及阴道多量出血应重视。

(2)阴道排液,尤其是浆液性或血性分泌物。

(3)下腹疼痛及不明原因的宫腔积脓、积液,不明原因的消瘦、贫血。若发生上述症状,患者应及时就诊进行详细妇科检查。

检查应全面,尤其是心血管疾病、肺部疾病、腹部体征的检查,专科检查首先排除阴道、宫颈病变及炎性出血。

3.检查

全面、细致查体,对糖尿病、高血压、心血管疾病患者要特别重视。

妇科检查:排除阴道、宫颈疾病出血及炎性疾病引起的排液。晚期患者会出现子宫增大、附件肿块、贫血及远处转移等体征。

4.辅助检查

(1)细胞学涂片:宫颈和阴道细胞学涂片检查阳性率较低,宫颈刷片或宫腔冲洗细胞涂片检查阳性率较高,但不作为确诊依据。

(2)经阴道超声检查:可以了解子宫大小、宫腔内有无异常回声、内膜厚度、基层有无浸润、附件肿物大小及性质,为首选的无创检查方法。绝经后妇女内膜厚度<5mm,阴性预测值可达96%。

(3)诊刮或内膜活检:是确诊或排除子宫内膜癌的极为重要的方法。对于绝经后内膜厚度>5mm 或有宫腔赘生物、年龄大于 40 岁的阴道不规则流血者或 40 岁以下有子宫内膜癌高危因素者,都可行诊断性刮宫术。

(4)宫腔镜检查:近年来,宫腔镜检查被广泛应用于子宫内膜癌早期诊断,可以在宫腔镜直视下对可疑部位进行活检,提高诊断准确性,避免活检或诊刮漏诊。多用于经阴道超声检查提示子宫内膜无明显增厚变化或内膜息肉样变者,或经诊刮检查提示阴性但仍有反复出血者。

(5)MRI、CT、CA125 等检查:CT 检查对于淋巴结转移,MRI 检查对于肌层浸润深度及宫颈受累病变预测有很好的作用。CA125 值明显升高者,考虑子宫外病灶存在,术后可作为监测指标。对于怀疑有子宫外尤其是远处转移病灶者,可选用 PET – CT 检查,以明确病灶范围。

5.诊断

子宫内膜癌可根据诊断性刮宫或直接宫腔镜检查,或者宫腔镜下活检及病理组织学检查结果做出诊断。对绝经后阴道流血患者予以经阴道超声检查,以子宫内膜厚 5mm 为临界值,诊断子宫内膜癌的敏感性和特异性分别为 90% 和 54%;以子宫内膜厚 3mm 为临界值,可将子宫内膜癌可能性降至 0.7%。宫腔镜下活检是金标准。对于绝经后阴道出血、阴道超声检查内膜厚度≤4mm 的女性,并不需要进行子宫内膜活检。对于绝经后阴道流血、经阴道超声检查显示子宫内膜厚度>4mm 的女性,以及子宫内膜无法充分检查的女性,应应用超声造影术、宫腔镜下检查或活检;对于某些子宫内膜癌特别是Ⅱ型子宫内膜癌的罕见病例,子宫内膜厚度小于3mm,持续或反复出血患者,无论子宫内膜多厚,都应进行组织学评估。

四、分 期

子宫内膜癌分期采用FIGO手术-病理分期,目前使用的是2009年子宫内膜癌的手术-病理分期,见表3-5-1。对于未行手术治疗患者或采用先行放疗患者均可采用此分期法。

表3-5-1 子宫内膜癌临床分期

期别	肿瘤范围
Ⅰ期	肿瘤局限于子宫体
ⅠA	无或<1/2肌层受累
ⅠB	≥1/2肌层受累
Ⅱ期	癌肿累及子宫颈间质,但未扩散至宫外
Ⅲ期	局部或(和)区域扩散
ⅢA	癌肿累及子宫体浆膜层和(或)附件
ⅢB	阴道和(或)宫旁受累
ⅢC	癌肿转移至盆腔和(或)腹主动脉旁淋巴结
ⅢC1	癌肿转移至盆腔淋巴结
ⅢC2	癌肿转移至腹主动脉旁淋巴结,有(无)盆腔淋巴结转移
Ⅳ期	癌肿转移至膀胱和(或)肠黏膜,或远处转移
ⅣA	癌肿转移至膀胱和(或)肠黏膜
ⅣB	远处转移,包括腹腔转移和(或)腹股沟淋巴结转移

注意:

①宫颈黏膜受累作为上皮内癌,归为Ⅰ期。

②腹水细胞学检查结果阳性应当单独报告,不改变分期。

③腹膜后淋巴结转移是预后不良的独立因素,伴有腹主动脉淋巴结转移者预后更差。

子宫内膜癌病理类型最为常见的是腺癌,其中以子宫内膜样腺癌最为常见。其他较少见的病理类型:2003年WHO将子宫恶性中胚叶混合瘤中癌肉瘤归为子宫内膜癌肉瘤;NCCN将子宫内膜癌肉瘤归于Ⅱ型子宫内膜癌及特殊类型癌。

子宫内膜样腺癌分为高分化(G_1)、中分化(G_2)和低分化(G_3)三型,为影响预后的重要因素。G_1、G_2病变多源于增生过长的子宫内膜,与雌激素作用有关。G_3多来源于萎缩的子宫内膜,或为子宫内膜样腺癌晚期事件,多因基因突变发生恶变引起,与雌激素无关。伴鳞状分化成分的子宫内膜样腺癌,其分化程度(G_1~G_3)为影响预后的重要因素。子宫乳头状浆液性腺癌现多称子宫浆液腺癌,恶性程度极高。透明细胞癌常见于老年患者,预后差。病理学家认为癌肉瘤属于化生癌,恶性程度高,早期发生淋巴、血行、腹腔播散,应按高级别子宫内膜癌治疗。

五、病理

子宫内膜癌病理类型：

1.Ⅰ型

子宫内膜样腺癌。

(1)腺癌

①绒毛腺型。

②分泌型。

③纤毛细胞型。

(2)伴鳞状分化亚型

①腺棘癌。

②腺鳞癌。

③黏液性腺癌。

2.Ⅱ型

乳头状浆液性腺癌。

(1)透明细胞癌

(2)癌肉瘤

(3)其他混合细胞腺癌

(4)鳞状细胞癌

(5)移行细胞癌

(6)小细胞及未分化癌

六、治疗

子宫内膜癌的治疗是以手术治疗为主，放疗为辅的治疗，特别是子宫内膜癌诊断时，大约70%是临床Ⅰ期，手术治疗有较高的治愈率，而放疗对控制局部复发效果好，因此，子宫内膜癌患者大多无需进行化疗。化疗主要用于晚期子宫内膜癌或复发子宫内膜癌的综合治疗及对具有高危因素的子宫内膜样腺癌、Ⅱ型子宫内膜癌手术后预防盆腔外复发的辅助治疗。

(一)手术治疗

子宫内膜癌的治疗是以手术为主的综合治疗，术中进行手术病理分期，确定病变范围及有否高危因素，决定术后是否辅助治疗，判断预后。对不能耐受手术或晚期(Ⅲ期、Ⅳ期)患者，则采取放疗、化疗及(或)激素治疗。

1.重视分期性手术

手术的目的是进行全面分期和切除癌瘤，为以后的治疗提供依据。子宫内膜癌手术分期一般推荐的程序是：经腹中线直切口打开腹腔后立即取盆、腹腔冲洗液，仔细探查整个盆腹腔，包括大网膜、肝、肠曲、腹膜、直肠子宫陷凹和附件表面等，仔细触摸主动脉旁和盆腔内可疑或增大的淋巴结。标准的手术方式为筋膜外全子宫切除及双附件切除术(TAH/BSO)。附件外观即使正常亦提倡切除,因为可能会有微小浸润癌。一般情况下没有必要切除阴道穹和宫旁组织,如果术前疑有或证实宫颈浸润,应采用根治性全子宫切除术。切除子宫及双附件后应立即剖视子宫,了解癌灶大小、部位及范围、肌层浸润深度等,同时测量子宫肌层的厚度,并送冷冻检查。

是否常规做盆腔及主动脉旁淋巴结清除仍有争议。GOG33 试验对 621 例患者进行分析,结果发现,淋巴结转移与细胞分化和肌层浸润深度密切相关,高分化者淋巴结转移率仅 3%,低分化者为 18%,深肌层浸润者为 34%,颈管浸润者为 16%,浆乳癌或透明细胞癌即使没有肌层浸润,淋巴结转移率也高达 30%~50%,因此认为ⅠA 期高分化癌患者,淋巴结转移率极低,常规淋巴结清除的价值远小于对机体所造成的损伤;而高危患者应行淋巴结清除或淋巴结活检。但许多子宫内膜癌患者过度肥胖、年龄较长或伴有内科并发症,因此,必须综合考虑患者能否耐受。深肌层浸润或术前检查提示淋巴结阳性是淋巴结清除的明确指征,同时可评估腹膜后淋巴结的状态。主动脉旁淋巴结活检的指征是:可疑的腹主动脉旁、髂总淋巴结阳性及盆腔淋巴结增大,深肌层浸润,低分化,组织学亚型为透明细胞癌、浆液性乳头状癌及癌肉瘤。术中子宫冷冻切片不能作为淋巴结清除的依据,一项前瞻性研究结果表明,冷冻切片判断肌层浸润深度与最后的病理结果吻合率仅有 67%,28%的病例术后分期上升,因此对有高危因素者淋巴结清除应直接实施。

2.手术方式

手术方式应根据临床分期、组织病理学类型、子宫肌层浸润深度、病变范围、CA125 检测水平、患者状况与施术者技术水平等综合考虑,个体化对待。近年来,腹腔镜技术已越来越多地应用于子宫内膜癌的手术治疗,Childers 等于 1993 年首次将腹腔镜技术用于子宫内膜癌的分期手术。与开腹手术比较,腹腔镜手术可减少手术并发症、伤口感染及肠梗阻等的发生率,缩短住院日、提高康复率和患者生活质量。2006 年美国 GOG 进行了一项大的随机对照前瞻性研究,共纳入开腹手术者 3920 例,腹腔镜手术者 1696 例,比较两组的完全分期成功率、手术安全性、近期术后状况、远期癌复发率以及生存率。结果,腹腔镜中转开腹手术占 26%,中转最常见的原因是视野差(15%),子宫外转移(4%)和出血(3%)。中转率的增加与患者肥胖有关,体重指数(BMI)<20 时,腹腔镜成功率为 90%;BMI=35 时,成功率为 65%;BMI=50 时,腹腔镜成功率为 34%。切除淋巴结的数量和阳性淋巴结数在开腹组和腹腔镜组间没有差异,术中并发症的发生率(血管、泌尿系统、肠道、神经系统或其他),开腹组为 7.6%。腹腔镜组为 9.5%。1242 例腹腔镜分期手术成功,术中并发症率为 4.9%。腹腔镜手术时间较长,但住院日明显缩短,术后心律失常、肺炎、肠梗阻等的发生以及抗生素使用等均低于开腹手术。因此,Walker 等认为腹腔镜分期手术是可以接受的,可能是早期子宫内膜癌患者更好的选择。

3.非子宫内膜样腺癌的手术

非子宫内膜样腺癌的生物学行为与卵巢上皮癌极其相似,按照卵巢癌的治疗方式来治疗效果明显优于按照传统的子宫内膜癌的治疗方法。目前对于非子宫内膜样癌的手术方式主要包括全子宫、双附件切除,大网膜切除,盆腔及腹主动脉旁淋巴结切除,阑尾切除,还应该包括腹水或盆腔冲洗液的细胞学检查。若肿瘤明显超出子宫范围,应行类似卵巢癌的肿瘤减灭术。术后化疗十分重要,多数需要采用卵巢上皮癌的化疗方案。

4.复发性癌的手术

应先定性、定位诊断,局部复发可手术、放疗或两者相结合处理。在术后 1~2 年复发的,凡可切除的大的病灶均应切除,仍有治愈可能;阴道断端复发的盆腔孤立病灶应手术切除;放疗后、手术后中心性复发者,条件允许行扩大或根治性手术,必要时行盆腔脏器廓清术;腹主动脉旁复发放疗有效;盆腹腔广泛复发或导致肠梗阻者只能保守姑息处理。

(二)放疗

放疗是仅次于手术治疗子宫内膜癌的重要治疗手段。目前放疗主要用于不适合手术的中、晚期患者,复发患者及早期复发高危患者。现应用较多的是术后辅助放疗,而全量放疗或术前放疗现已很少应用。

1.术后辅助放疗

术后辅助放疗的意义:两个大型随机对照试验比较了单纯手术组和手术加术后放疗组的预后情况。其一是 GOG99 试验,392 例内膜癌患者全部接受全子宫加双附件切除加盆腔及腹主动脉旁淋巴结取样术,其中 190 例行术后放疗,总剂量是 50.4Gy(28 次),202 例术后未接受放疗,平均随访时间为 69 个月,在术后放疗组及未放疗组的 4 年存活率为 92% vs 86%,2 年内累积复发率为 3% vs 12%,阴道复发率为 1.05% vs 6.4%,差异均有统计学意义。最近美国国家肿瘤研究所调查了 1988 年 1 月至 2001 年 12 月的 21249 例 ⅠA~ⅠC 期子宫内膜癌病例,其中 4080 例接受辅助放疗,占 19.2%。该研究提示 ⅠC 期 G_1 或 G_2 及 G_3 术后辅助放疗能改善总生存率(OS)。但也有认为早期子宫内膜癌术后放疗是没有必要的,有报道 ⅠB 期患者术后无辅助放疗,复发率 5%,复发者再经放疗后缓解,Ⅰ期的 5 年无进展生存率(PFS)为 93%,5 年 OS 为 98%。鉴于Ⅰ期生存率高,复发后再用放疗仍可缓解,所以早期子宫内膜癌可行较保守的处理,不加放疗仍可取得较好的效果。子宫内膜癌术后放疗研究组(PORTEC)研究收录 714 例 ⅠB 期 G_2 及 G_3 或 ⅠC 期 G_1 及 G_2 患者,随机分为两组,354 例接受盆腔放疗,360 例观察,5 年局部复发率分别为 4% 和 14%,差异有显著性,5 年远处复发率及 5 年 OS 差异无显著性。亚组分析显示,ⅠB 期 G_2 或年龄<60 岁的患者复发率<5%,认为对于这两类患者无需术后放疗。后来 PORTEC 发表了 8 年随访结果,结果显示放疗组局部复发显著减少,但 OS 差异无显著差异;10 年局部复发率分别为 5%(辅助放疗组)及 14%(无放疗组),OS 分别为 66% 及 73%($P=0.09$),仍无显著差异。大部分患者死于其他疾病,因子宫内膜癌的死亡率分别为 11% 和 9%。截至 2005 年的研究仍然认为术后辅助放疗并不能改善早期患者的生存率。综合近年一些大样本的临床研究,对子宫内膜癌术后辅助放疗的结论是:①盆腔放疗可以显著降低阴道残端的复发;②术后盆腔放疗较单纯手术明显增加严重并发症;③术后放疗并不能明显改善患者的长期生存率。

术后辅助放疗的适应证:根据 FIGO 的手术分期,GOG 将子宫内膜癌术后复发的危险度分为 3 类。低危组:肿瘤限于子宫,侵犯肌层<50%,ⅠA~ⅠB 及 G_1~G_2;中危组:侵犯子宫肌层≥50%,宫颈受侵,ⅠC 期 G_3~Ⅱ期;高危组:子宫外或淋巴结转移。随着危险度的增高,复发率及死亡率增加。低危者术后不需放疗,而高危者则需加辅助放疗,中危者辅助放疗是否必要? GOG 的Ⅲ期临床试验显示中危组行术后放疗复发率有所降低(12% vs 3%),但生存率无显著差异。为进一步验证放疗对中危者的实际价值,GOG 将 3 个高危因素(G_2 或 G_3,脉管

浸润及外 1/3 肌层浸润)结合年龄把中危组分成 2 个亚组:高中危组(HIR)及低中危组(LIR)。HIR 的条件是:1 个高危因素,≥70 岁;2 个高危因素,50~69 岁;3 个高危因素,任何年龄。不具备 HIR 条件的属 LIR。中危组中约 1/3 属 HIR,2/3 复发的是在 HIR 组中。HIR 组中接受放疗与不接受放疗的 2 年复发率差异显著(6% vs 26%),而 LIR 组的复发率及死亡率都较低,放疗与不放疗的复发率和死亡率皆未见有差异。因此,从疗效、并发症、生活质量及费用与效益等因素综合考虑,应将子宫内膜癌术后辅助放疗限于高危及高中危的患者,这样可以减少不必要的术后放疗及放疗并发症。

术后放疗方式的选择:术后放疗的目的主要是减少盆腔及阴道复发,术后放疗的方式主要分为全盆外照和经阴道近距离照射,全盆外照应用较多,剂量为 40~50Gy/(4~6 周),对有主动脉旁淋巴结转移或可疑转移者加用主动脉旁区域照射。20 世纪 70~80 年代中期,放疗方式由阴道内近距离照射转向盆腔外照射加阴道内照射,20 世纪 80~90 年代初趋向于单用盆腔外照射,近年来,随着手术病理分期的广泛应用,腹膜后淋巴结已被切除,故又趋向于单用阴道内照射预防局部复发。Aalders 等对 540 例 ⅠB~ⅠC 的子宫内膜癌患者全部行 TAH/BSO,不做盆腔淋巴结清扫,术后加用阴道内照射 60Gy,将这些患者随机分为观察组($n=277$)和补充盆腔外照射 40Gy($n=263$),结果加盆腔外照组的局部复发率明显要低于观察组(1.9% vs 6.9%,$P<0.01$),但两组 OS 无显著性差异。Greven 等分析了 270 例子宫内膜癌患者术后采用两种放疗方式的结局,其中 173 例接受盆腔外照射,97 例采用盆腔外照射联合阴道内近距离照射,两组 5 年盆腔控制率分别为 96% 和 93%,无瘤生存率分别为 88% 和 83%,均无统计学意义。这个结果提示加用阴道内近距离照射似乎没有必要。另外两项随机对照研究的结果说明,手术加术后辅助盆腔外照射,局部复发率仅为 2%~4%。纽约 Memorial Sloan-Kettering 肿瘤中心对 382 例中危子宫内膜癌用单纯子宫全切除加术后高剂量阴道内放疗,结果患者的 5 年阴道及盆腔控制率达 95%,认为术后单纯阴道内近距离放疗可取得较好的治疗效果,而且并发症较少。Touboul 等将 358 例子宫内膜癌接受术后放疗者分为两组:196 例术后单纯腔内放疗,158 例外照射后再加腔内放疗,结果显示外照并不能改善局部肿瘤控制率,且明显增加放疗的远期并发症。尽管这些报道显示腔内放疗可以取得较好的阴道及盆腔肿瘤控制率,但它并不能完全取代外照射,特别对那些有宫外转移者。

2.单纯放疗

单纯放疗适用于不适合手术的晚期癌或有严重内科并发症或年老体弱的患者。传统观念认为子宫内膜癌根治性放疗疗效差,5 年生存率 30%~40%,而今这种观念有所改变。早年单纯放疗疗效差的根本原因是腔内照射错误地采用了宫颈癌的放射治疗方法,使放疗剂量分布不合理。随着放射源的微型化、后装腔内放射技术的进步和腔内放疗剂量分布的深入研究,子宫内膜癌单纯放疗的疗效明显提高,对早、中期癌患者能起到根治作用。20 世纪 80 年代后的子宫内膜癌单纯放疗,Ⅰ期 5 年生存率超过 70%,Ⅱ期也超过 50%,早、中期子宫内膜癌放疗的疗效已与手术治疗相接近。但由于采用单纯放疗的病例数较少,腔内放疗技术的复杂性,目前国内多数医疗单位对此缺乏经验等原因,其疗效似不如手术治疗。

3.术前放疗

以往术前放疗用于子宫较大、宫颈可疑受侵犯或盆腔肿瘤估计切除困难的患者,但由于术前放疗可能影响病理诊断、临床分期及预后的判断,目前已较少使用,仅用于估计盆腔肿瘤难以切除的晚期患者。治疗方式也从以往的腔内和盆腔照射改为以盆腔外照为主,其目的是缩小肿瘤,提高手术切除率。子宫内膜癌的治疗模式尚有许多未统一的地方,有待深入的基础与临床研究逐步解决。

(三)化疗

化疗主要用于晚期及复发或有手术禁忌的子宫内膜癌患者,以及具有高危因素的术后患者,早期患者一般不需进行化疗,化疗也不能代替手术及放疗。早在 40 余年前,化疗即开始在临床试用,有 10 余种药物渐用于晚期及复发子宫内膜癌的治疗,报道较多的药物有氟尿嘧啶(5-FU),有效率为 25%;环磷酰胺(CTX),有效率为 28%;多柔比星(ADM),有效率达 37%。顺铂(DDP)或卡铂(CBP)单独应用于晚期癌或复发癌效果肯定,有效率在 30% 左右,个别报道达 40%;紫杉醇(Taxol)单药有效率达 36%,这些药物已初步显示出化疗对晚期或复发子宫内膜癌患者的价值。近年来联合化疗有取代单一药物化疗的趋势,常用的联合化疗方案有:ADM+DDP(或 CBP)、ADM+CTX+DDP(或 CBP)及 taxol+ADM+DDP(或 CBP)等,文献报道联合化疗的疗效明显优于单一药物化疗。AP 方案(ADM $60mg/m^2$+DDP $60mg/m^2$)治疗晚期及复发子宫内膜癌患者获得 60% 的缓解率(CR 20%,PR 40%)。Pasmantier 等用 AP方案治疗 16 例晚期内膜癌患者,有效率(CR+PR)达到 81%。比较 AP 联合方案与单用 ADM治疗晚期和复发子宫内膜癌患者的效果,联合方案采用 ADM $60mg/m^2$+DDP $50mg/m^2$ 与单独应用 ADM $60mg/m^2$ 比较,前者的有效率为 43%,后者仅为 17%。GOG 也进行相似的研究,281 例晚期和复发的子宫内膜癌患者分别给予 AP 联合化疗或 ADM 单药治疗,结果发现 AP方案获得 CR 19%,PR 23%,而 ADM 单药组缓解率为 CR 8%,PR 17%,中位无进展生存期(PFS)分别为 5.7 个月与 3.8 个月,说明联合化疗优于单药化疗。CAP(CTX+ADM+DDP)联合化疗方案同样具有较好的效果。Burke 报道,87 例晚期及复发癌患者应用 CAP 方案化疗,缓解率为 45%。而对具有高危因素的子宫内膜癌患者术后采用 CAP(CTX $500mg/m^2$+ADM $50mg/m^2$+DDP $50mg/m^2$)治疗,共 6 个疗程,无宫外扩散者 3 年存活率为 82%,有宫外扩散者 3 年存活率为 46%。Hancock 等用 CAP 方案治疗 18 例晚期和复发的内膜癌患者,缓解率达到 56%。有报道 TAP(taxol+ADM+DDP)化疗方案治疗晚期及复发子宫内膜癌患者的疗效优于 CAP 方案,亦有报道与 AP 方案效果无明显区别,但毒性反应大于 CAP 或 AP方案。对于子宫内膜浆液性乳头状癌有人认为其类似于卵巢、输卵管的浆液性乳头状癌,紫杉醇+铂类对卵巢癌的疗效肯定,因此,也可用于子宫内膜浆液性乳头状癌的治疗。

卡铂可以代替顺铂,剂量为 $300mg/m^2$。上述这些方案每疗程间隔 3~4 周,疗程多少应根据患者的病情、全身情况和是否放疗等确定,一般以 6 个疗程为宜。化疗时应充分考虑患者的年龄、体质、内科并发症、化疗药物的毒性等,必要时进行适当调整。有报道化疗联合孕激素治疗子宫内膜癌患者,缓解率可达 17%~86%,但尚缺乏前瞻性报道支持其优越性。

(四)激素治疗

1.孕激素

目前,孕激素是子宫内膜样腺癌内分泌治疗的主要药物。Kinster 最早将孕激素用于治疗子宫内膜增生及癌前病变,此后,孕激素在子宫内膜癌的治疗中得到广泛应用,形成了子宫内膜癌的内分泌治疗。Thigpen JT等提出内分泌治疗用于晚期、复发子宫内膜癌患者,有较高的反应率,能明显延长患者生存时间。GOG曾进行大规模多中心随机对照Ⅲ期临床研究,299例可测量病灶的晚期或复发子宫内膜癌患者随机接受醋酸甲羟孕酮(MPA)200mg/d(低剂量)或1000mg/d(大剂量)口服。在接受低剂量的145例患者中,总有效率为15%(病情完全缓解14例,部分缓解10例),应用低剂量和大剂量患者肿瘤无进展生存时间中位数分别为3.2个月和2.5个月,生存时间中位数为11.1个月和7.0个月。同时发现PR阳性的有效率为37%,明显高于PR阴性($P<0.001$),ER阳性的有效率为26%,也高于ER阴性($P=0.005$)。

有学者认为孕激素治疗子宫内膜癌的作用机制为"二步机制",即孕激素分子先进入胞质,与受体结合形成复合物再进入胞核。激素受体进入胞核内是激素作用的关键一步,激素受体复合物影响着癌细胞内DNA的转录反应,可能延缓了DNA及RNA的复制,从而抑制肿瘤细胞的生长。可见孕激素与受体的作用是在基因水平上调节细胞的生物活性。孕激素治疗后的组织中腺体与间质发生逆转改变,使癌细胞分化趋于成熟。有研究发现,孕激素可下调甚至耗竭雌激素受体;激活雌二醇β脱氢酶,促进雌二醇向雌酮的转化;增加细胞内芳香基转磺酶和17β羟基甾类脱氢酶的合成及活性,加速雌激素的代谢。近年又发现孕激素可通过增加孕激素受体A和B的合成;诱导部分细胞周期蛋白依赖性激酶抑制物如p21、Waf1等的产生,抑制孕激素受体阳性的子宫内膜癌细胞的DNA和mRNA的合成,抑制子宫内膜癌细胞的增殖;诱导细胞凋亡相关蛋白如Fas及Fas-L的产生,促进子宫内膜癌细胞的凋亡。Fas抗原(又称CD95或Apo21)及其天然配体Fas-L是介导细胞凋亡的细胞膜分子。Wang等对增生的内膜孕激素治疗前后Fas/Fas-L的表达进行测定,结果显示孕激素对增生内膜治疗的部分分子机制是通过调节Fas/Fas-L的表达完成,并认为增生内膜的Fas/Fas-L表达的难控性也许是孕激素治疗无效的原因之一。

实验显示,孕激素还可直接作用于子宫内膜样腺癌细胞的血管内皮生长因子(VEGF)的基因转录,从而抑制子宫内膜癌细胞的血管生成;还可减少子宫内膜癌细胞表面的硫酸酯,从而减少细胞与层黏连蛋白结合,降低肿瘤的侵犯和转移能力。文献报道认为孕激素降低雌激素改变子宫内膜癌危险性的机制可能与其上调子宫内膜上皮细胞中的Wnt27有关。学者对子宫内膜癌患者手术前给予大剂量的孕激素,术后取样进行组织学及形态学评估,结果发现无论肿瘤分级如何,所有患者的肿瘤细胞都有所减少,淋巴细胞和巨噬细胞数都有所增加,且成纤维细胞及纤维细胞增加,以G_1及G_2期的患者最明显,故认为大剂量孕激素可减少肿瘤细胞及激活单核巨噬细胞系统。子宫内膜癌基质金属蛋白酶(MMPs)与肿瘤侵入机制有关,实验表明醋酸甲羟孕酮可明显抑制MMPs的表达。孕酮可诱导周期依赖酶抑制剂p21和p27的产生,从而减少内膜增殖细胞的数量,通过孕酮β受体下调细胞粘连分子以抑制人体内膜癌细胞的生长。Eline等研究显示,孕激素对子宫内膜癌浸润转移有抑制作用。孕激素的作用机制一般认为有两方面:①可直接作用于子宫内膜,使之转化为蜕膜,而后萎缩;②可直接作用于垂体部位,影响卵泡刺激素(FSH)分泌及FSH与黄体生成素(LH)的比例。

孕激素治疗常用药物:①醋酸甲羟孕酮,简称甲孕酮(MPA),即安宫黄体酮。使用剂量为500~1000mg/d,口服。②醋酸甲地孕酮,160mg/d,口服。③己酸孕酮,250~500mg/d,肌内注射。通常使用时间至少2个月以上才能产生疗效。

孕激素的其他治疗作用:长效孕激素对癌症后期患者的恶病质及疼痛均有疗效,对骨髓也有保护作用。应用长效孕激素后约 80% 以上的患者可有食欲改善,体重增加,恶病质情况明显改善。这种体重增加并不合并体内的水钠潴留。大剂量孕激素的使用还可以减轻晚期患者的疼痛。化疗合用孕激素可使白细胞下降或减少,对骨髓有一定的保护作用。Huber 等的体外实验显示孕激素可提高子宫内膜癌对放疗的敏感性,向体外培养的子宫内膜癌细胞中加入醋酸甲羟孕酮可提高其对射线的敏感性,这可能与醋酸甲羟孕酮使停留在 G_2 晚期细胞增加,该期细胞对放疗敏感有关。

2.选择性雌激素受体调节药

他莫昔芬(TAM)属于第 1 代选择性雌激素受体调节药(SERMs),具有雌激素激动和拮抗雌激素的双重作用,这种作用取决于不同的种系、组织和基因表达类型,在不同的靶器官或靶细胞有不同的作用。而在子宫和骨组织则产生雌激素激动作用。

他莫昔芬已经应用多年,主要激活 ERβ,抑制雌二醇产生及其可能的促进子宫内膜癌发生发展作用。体外实验还发现,他莫昔芬可激活转化生长因子 3(TGFβ3)基因转录,增加 TGFβ3 的合成,下调胰岛素样生长因子 1(IGF1)生成量,抑制子宫内膜癌细胞增殖,促进子宫内膜癌细胞凋亡。在体和离体的研究也发现,他莫昔芬可促进 PR 的生成,提高孕激素治疗子宫内膜癌的临床效果,长期应用孕激素可能导致 PR 合成量的下降,受体敏感性下调,同时或交替应用孕激素与他莫昔芬可稳定 PR 的合成量,增加 PR 的敏感性,维持孕激素的治疗效果。GOG 153、119 试验,意在利用 TAM 改善调解 PR 的表达,从而提高外源性孕激素的治疗作用。该组织报道了 MPA 加用 TAM 治疗晚期子宫内膜癌Ⅱ期研究(PhaseⅡ),结果显示,58 例符合要求接受治疗的患者治疗的反应率为 33%(其中 6 例是完全反应,13 例为部分反应),无进展生存期(PFS)为 3 个月,总生存期(OS)为 13 个月。大量的流行病学研究及临床试验已证实,乳腺癌患者在长时间服用 TAM 后,发生子宫内膜癌危险性增加。英国大规模随机研究结果表明,服用 TAM 者子宫内膜癌的发生风险增加 2.53 倍,且这种风险随服用 TAM 时间的延长而增加。Wilder 等研究认为,乳腺癌 TAM 治疗患者的子宫内膜癌恶性度高于非 TAM 治疗患者,并且存活率明显低于后者。

(1)TAM 与子宫内膜:TAM 通过和雌激素竞争靶细胞胞质中的 ER,形成复合物,进入胞核,使胞质内能与雌激素结合的 ER 减少,此复合物在胞核潴留的时间较长,胞质 ER 无从补充,导致胞质受体减少、耗竭,最终表现为持久的雌激素拮抗作用。TAM 对子宫内膜作用机制尚无定论,国内外学者大多也以假定或实验结果推测其作用机制。TAM 可在多方面引起子宫内膜变化,存在多重促增殖和致癌效应机制。

(2)TAM 对子宫内膜作用的受体机制:Klinge 等发现 TAM 在培养的人子宫内膜癌细胞中的雌激素样作用被雌激素拮抗药 ICI164、384 所阻滞,这表明 TAM 的雌激素样作用是通过 ER 介导的。ER 介导的转录至少需要受体上的两个区域:位于氨基端的激活功能 1(AF-1),和包含于羧基末端配体结合域(LBD)的激活功能 2(AF-2)。AF-2 是 TAM 发挥 ER 拮抗药作用时必需的;而 TAM 通过激活 AF-1 发挥部分激动药的作用。有研究显示,ER 和 TAM 作用时,ER 识别的雌激素反应单元(ERE)与 ER 和雌二醇(E_2)作用时的相似,并且 TAM 和 E_2 诱导相似的原癌基因。另外,除了经典的 ER/ERE 介导的信号传导途径,ER 可能还和复合物 AP-1(Fos-Jun)相互作用来调节转录;并且这种替代途径只存在于人的子宫内膜细胞株而不存在于乳腺癌细胞株,具有细胞特异性。还有一些报道认为 TAM 通过激活 cyclinE-CDK2 促进子宫内膜细胞增殖。在最近的研究中,Vivacqua 等提出 G-蛋白联接受体 GPR30 调节由 $17\beta-E_2$ 和 4-羟基他莫昔芬(4-OHT),即 TAM 的活性代谢产物,引起的子宫内膜癌细胞的增殖效应。

(3)TAM 的遗传毒性和细胞毒性机制:Liu 等研究发现,TAM 的代谢产物苯醌可以和脱氧核糖核苷形成加合物,其他代谢产物还可以引起大量细胞单链 DNA 的断裂。Kim 等指出在服用 TAM 患者的子宫内膜中已检测到 TAM-DNA 加合物,这种加合物可以促进哺乳动物细胞 G→T 的颠换,且这种突变已在服用 TAM 患者的子宫内膜 K-ras 基因的 12 号密码子中多次被检测到。Hachisuga 等发现,与 TAM 有关的子宫内膜息肉中 K-ras 基因的 12 号密码子点突变的发生率达 64%。如果这种突变未被及时修复,TAM-DNA 加合物可能会充当启动子导致子宫内膜癌的发生。Petinari 等研究了不同剂量的 TAM 对正常和肿瘤细胞系的细胞毒性作用,发现中国仓鼠肺成纤维细胞(V79)是最敏感的谱系,显微镜分析显示,在 V79 细胞中 TAM 引起的细胞转化和在 7,12-二甲苯蒽作用 V79 细胞时的结果相似,从而表明 TAM 具有致癌性。

(4)TAM 与子宫内膜癌的细胞支架重建和迁移:Acconcia 等从崭新的角度阐述了 TAM 诱导子宫内膜癌细胞迁移的问题,应用 Hec1A 和 Hec1B 子宫内膜癌细胞系,研究 E_2 和 TAM 对子宫内膜的"非基因组"信号途径、细胞支架的重建和细胞运动性的影响,结果显示 E_2 和 TAM 都能触发 ERK1/2,c-Src 和成簇黏附激酶信号途径的快速激活,以及丝状肌动蛋白细胞支架的改变,这些发现揭示了 TAM 可以通过"非基因组"信号途径调节子宫内膜癌细胞支架的重建和细胞迁移过程。

此外,TAM 还可以通过改变其他的分子生物学机制及信号传导机制,使子宫内膜发生一系列的变化,促进子宫内膜癌的发生。如非受体酪氨酸激酶 Src 的激活可促进 TAM 的雌激素样作用,通过丝氨酸 167 依赖的雌激素受体-启动子之间相互作用的稳定性以及 Src-1 活性的提高,Src 促进了 TAM 对子宫内膜癌细胞的雌激素样作用。

新的文献报道,他莫昔芬主要促进一些罕见的恶性程度高的肿瘤如腺肉瘤、癌肉瘤、子宫内膜间质肉瘤内膜的增殖,从而促进其病情恶化,对子宫内膜样癌并没有促进恶化的作用。因此,他莫昔芬在子宫内膜中微弱的雌激素作用是否会促进子宫内膜癌恶化,令人质疑。

3.促性腺激素释放激素激动药(GnRHa)

GnRHa 通过雌激素受体和孕激素受体非依赖途径治疗子宫内膜癌,是一种安全、易控制、毒性低的药物。GnRHa 治疗子宫内膜癌的主要机制是通过抑制性腺轴、抑制雌激素的输出及其作用,抑制肿瘤细胞的增殖,大多认为雌激素可以促进肿瘤细胞的有丝分裂。但对晚期和复发性患者有效率较低,可能是 GnRHa 的治疗需要较长时间才能出现效果。

有报道用 GnRH 抑制药注射用醋酸亮丙瑞林微球(抑那通)治疗复发性子宫内膜癌患者,28%~35%的患者缓解,此后有很多关于用 GnRHa 成功治疗复发或进展期内膜癌的报道。目前国内药品市场上可购买到的药物还有戈舍瑞林长效制剂(诺雷德),每月腹部皮下注射 3.6mg;曲普瑞林长效制剂(达必佳或达菲林),每月肌内注射 3.75mg。至少连续应用 2 个月。

4.达那唑

达那唑是一种甾体衍化物,可影响下丘脑垂体轴,抑制卵巢分泌甾体类激素,与雄激素受体和孕激素受体结合抑制细胞增生而治疗子宫内膜癌,但治疗效果尚不理想,有待进一步的观察及研究。Barker LC 等对因不同意手术治疗而选择芳香化酶抑制药——阿那曲唑进行治疗的 16 例绝经后出现子宫内膜增生和子宫内膜癌的患者进行研究,治疗期间,通过阴道超声检测其内膜厚度的变化,治疗 36 个月后,16 例患者中 8 例子宫内膜增生内膜由治疗前的 14.7mm 降至 2.2mm,4 例局限性子宫内膜癌患者内膜由 17mm 降至 5.6mm,4 例浸润癌患者未观察到变化。结果表明,阿那曲唑可以减少子宫内膜增生及局限性子宫内膜癌患者的内膜。

第六节　子宫肉瘤

一、概述

子宫肉瘤比较罕见,占子宫恶性肿瘤的 3%～7%。发病于任何年龄,一般为 43～56 岁。子宫内膜间质肉瘤发病年龄平均为 34.5 岁,而未分化子宫内膜肉瘤发病年龄平均为 50.9 岁。子宫肉瘤分为子宫平滑肌肉瘤、子宫内膜间质肉瘤和未分化子宫内膜肉瘤等类型。转移方式有血行转移、远处扩散和淋巴转移。子宫肉瘤预后差。

子宫平滑肌肉瘤是少见的侵袭性肿瘤,却是最常见的子宫肉瘤。鉴于子宫平滑肌肉瘤的基因组不稳定性、侵袭性的生物学特点和化疗耐药的性质,其可能更像 Ⅱ 型子宫内膜癌和高级别浆液性卵巢及输卵管癌。即使确诊时仅局限于宫体的肿瘤,复发率仍然很高。肿瘤通常以血行转移方式播散,有时甚至没有淋巴结转移即已出现远处(如肺部)的转移。

SEER 数据库显示绝大部分肿瘤为 Ⅰ 期(68%),Ⅱ 期和 Ⅲ 期分别占 3%、7%,22% 为 Ⅳ 期。患者症状较为模糊,与子宫肌瘤的情况类似。绝大部分患者于术后确诊,术前内膜活检仅能发现 25%～50% 的子宫平滑肌肉瘤。影像学辅助诊断的证据有限。

二、诊断

1.临床表现

(1)症状:早期常无特殊症状。

①阴道不规则流血:最常见。

②下腹疼痛、下坠感。

③宫颈赘生物或盆腔肿块。肿块较大时压迫膀胱或直肠,出现尿频、尿急、尿潴留、便秘等症状。若压迫盆腔,则影响下肢静脉和淋巴回流,出现下肢水肿等症状。

④其他症状:晚期可出现消瘦、全身乏力、感染、贫血、低热等症状。

(2)体征:盆腔肿块,主要表现为子宫增大。子宫平滑肌肉瘤表现为子宫肌层肿块。子宫内膜间质肉瘤可表现为宫颈口或阴道口有软脆、易出血的息肉状物。未分化子宫内膜肉瘤多发生在子宫内膜，形如息肉，常充满宫腔，使子宫增大、变软，肿瘤可突出于阴道内，常伴坏死。下腹部肿块，约见于1/3患者。

2.辅助检查

(1)B超：表现为低回声肿块，注意血流阻力。

(2)诊断性刮宫：对子宫内膜间质肉瘤和未分化子宫内膜肉瘤有一定价值，但假阴性率高。对子宫平滑肌肉瘤诊断无效。

(3)MRI：能清楚显示子宫肉瘤病灶的位置、边界、大小及强化方式，对判断子宫肉瘤的病理类型、临床分析有很大价值。

(4)术中剖视标本及冰冻切片检查：注意肿瘤切面是否呈鱼肉状，有无出血坏死，有无包膜和编织状结构。

(5)病理诊断为确诊手段。

三、分　期

子宫肉瘤的分期采用2009年FIGO的分期方法。其中，子宫平滑肌肉瘤手术病理分期见表3-6-1，子宫内膜间质肉瘤和腺肉瘤手术病理分期见表3-6-2。

表3-6-1　子宫平滑肌肉瘤手术病理分期

期别	肿瘤范围
Ⅰ期	肿瘤局限于宫体
ⅠA	肿瘤≤5cm
ⅠB	肿瘤＞5cm
Ⅱ期	肿瘤侵犯盆腔
ⅡA	附件受累
ⅡB	盆腔其他组织受累
Ⅲ期	肿瘤侵犯腹腔内器官(不包括子宫肿瘤突入腹腔)
ⅢA	一个病灶
ⅢB	一个以上病灶
ⅢC	盆腔和(或)腹主动脉旁淋巴结转移
Ⅳ期	膀胱和(或)直肠或有远处转移
ⅣA	累及膀胱和(或)直肠黏膜
ⅣB	远处转移

表3-6-2　子宫内膜间质肉瘤和腺肉瘤手术病理分期

期别	肿瘤范围
Ⅰ期	肿瘤局限于宫体
ⅠA	肿瘤局限于子宫内膜/宫颈内膜，无肌层滋润

期别	肿瘤范围
ⅠB	肌层浸润≤1/2
ⅠC	肌层浸润＞1/2
Ⅱ期	肿瘤侵及盆腔
ⅡA	附件受累
ⅡB	子宫外盆腔内组织受累
Ⅲ期	肿瘤侵犯腹腔内器官(不包括子宫肿瘤突入腹腔)
ⅢA	一个病灶
ⅢB	一个以上病灶
ⅢC	盆腔和(或)腹主动脉旁淋巴结转移
Ⅳ期	膀胱和(或)直肠或有远处转移
ⅣA	累及膀胱和(或)直肠黏膜
ⅣB	远处转移

四、治疗

子宫肉瘤的治疗主要包括手术治疗、放疗、化疗、激素治疗。子宫肉瘤的病理类型不同,其生物学行为及转移方式也不同,对治疗的反应也不同。原则上子宫肉瘤以手术治疗为主,手术后根据个体情况辅以放疗或化疗等综合治疗。对于子宫肉瘤而言,快速冷冻切片有时难以确诊,需靠慢速石蜡切片才能明确诊断,故手术医生的临床经验、术中判断也很重要。对于已不能手术者可给予全盆腔放疗＋腔内后装放疗,同时辅以化疗及激素治疗。

1.手术治疗

手术是子宫肉瘤的主要治疗方法,有助于了解肿瘤侵犯范围、临床分期、病理类型、分化程度等,以决定下一步治疗方案。以往手术方式倾向于全子宫、双附件切除,现主张根据不同组织类型而决定手术范围。对于低度恶性子宫肉瘤(如核分裂少的 LMS 及 ESS),因有可能仅通过手术而达到治愈效果,故有学者建议应尽量行广泛性子宫切除＋双附件切除术,甚至可行淋巴结清扫,这样做对减少局部复发、减少后续不确定性的放化疗可能也有益,某些情况下为求达到最大的手术效果,也可考虑行部分或全盆腔脏器廓清术,如转移至膀胱或直肠者可行膀胱或直肠切除术。对于高度恶性子宫肉瘤(如核分裂多的 LMS 及 HGUD 和所有 MMMT),由于其具有早期局部浸润、淋巴以及血行转移的特点,广泛性手术已很难切净,故可仅行全子宫＋双附件切除术,除 LMS 外可在术前或术后附加放疗。经过详细的有关检查,明确为仅有一侧肺孤立转移瘤者仍可行手术切除,术后仍可有约 25% 的 5 年生存率。

对于盆腔淋巴结是否切除仍存在争议,一部分人认为子宫肉瘤早期即可有淋巴结转移,资料表明淋巴结转移率在 LMS 为 26.3%,ESS 为 30.0%,MMMT 为 34.8%,故主张手术同时应行腹膜后盆腔及主动脉旁淋巴结切除,同时可以准确分期,但另一部分人认为淋巴结切除无助于改善预后,对生存影响不大,故认为可以不切除。尤其低度恶性肉瘤淋巴结转移较为少见,故仅建议在术中发现有增大的淋巴结或疑有淋巴结转移时进行摘除,但如为宫颈肉瘤或Ⅱ期肉瘤,则应行广泛性子宫切除术及双侧盆腔淋巴结清扫术和腹主动脉旁淋巴结切除术。

对于 LMS 而言,多数专家赞成行全子宫＋双附件切除术,但也有人认为早期、无浸润、肿瘤局部恶变的年轻患者可以保留卵巢,其预后与切除者无明显区别,但因子宫肌瘤也可受雌激素影响,故保留时应慎重,术后无论期别如何,均应给予化疗及放疗。

对于 ESS 而言,手术主张以全子宫＋双附件切除术为宜,因为 ESS 易出现宫旁直接蔓延及血管内瘤栓,并且肿瘤易受雌激素刺激而导致复发,故不宜保留卵巢。有报道称保留卵巢的患者 100％复发,即便发生广泛转移也应努力切净病灶,甚至行患侧肺叶切除术,术后仅为低度恶性 EssⅠ～Ⅱ期者可仅行观察,Ⅲ～Ⅳ期补充激素治疗＋全盆外照,出现远处转移者可行姑息性外照＋激素治疗,酌情增加化疗;对于高度恶性 ESS 者,无论期别如何,均应给予化疗及放疗。

对于 MMMT 而言,手术应按卵巢上皮性癌方式进行,早期行分期手术,晚期则行肿瘤细胞减灭术＋大网膜切除术＋盆腹腔淋巴结切除术,术中应留取腹腔液送细胞学检查,探查盆腹腔脏器及淋巴结情况,术后均建议补充化疗。有报道称术后补充盆腔放疗较单独手术,可明显减少局部复发率,故也有人建议在病灶相对局限者术后补充放疗。

2.放疗

总的来说,子宫肉瘤对放射线敏感性较低,文献报道单独应用放疗很少有 5 年生存者。目前一致认为在子宫肉瘤中 ESS 对放疗相对最敏感,其次为 MMMT,而 LMS 对放疗欠敏感。放疗分为术前放疗、术后放疗,术前放疗可以减小肿瘤体积及瘤细胞活性,为彻底手术治疗创造条件,同时可减少术中肿瘤种植转移,而术后放疗可降低盆腔复发率。放疗方案包括盆腔外照射及阴道后装照射,照射剂量一般为 50～60Gy。Gilbert 认为,子宫内膜间质肉瘤术前后均应辅以放疗。不少专家认为术后辅以放疗比单行手术好,有助于预防盆腔复发。Badib 将各种临床Ⅰ期子宫肉瘤患者进行手术合并放疗与单行手术治疗比较,5 年存活率由 57％提高为74％,对于复发或转移的晚期患者,可行姑息性放疗。关于手术中无肉眼癌灶残留者术后放疗是否有作用意见不一,多数人认为放疗可降低局部复发率、延长无瘤生存期,但对长期生存意义不大。关于 LMS 是否附加放疗,因其不仅不能改善患者的生存率,反而使组织纤维化而影响以后的化疗,故多不推荐。

3.化疗

以往认为子宫肉瘤对化疗欠敏感,但现在认为化疗对子宫肉瘤的作用不可低估,尤其晚期平滑肌肉瘤、高度恶性子宫内膜间质肉瘤、子宫恶性中胚叶混合瘤以及肉瘤复发患者。手术及放疗均为局部治疗,只有化疗是全身性治疗,而子宫肉瘤恰恰具有容易血行转移的特点,有文献报道临床Ⅰ及Ⅱ期的 LMS 术后 3 年内肺转移率高达 40.7％,因此,术前、术后辅以化疗已成为治疗子宫肉瘤必不可少的手段。另外,对于所有完成手术或手术加放疗后的患者也建议进行补充化疗。

化疗单药中以多柔比星类的疗效最佳,有文献报道单药有效率为 25.0％,其次为异环磷酰胺、顺铂、达卡巴嗪及依托泊苷等,常用化疗药物有多柔比星(ADM)、吉西他滨(Gem)、多西他赛、紫杉醇、异环磷酰胺(IFO)、顺铂(DDP)、达卡巴嗪(DTIC)、放线菌素 D(KSM)、长春新碱(VCR)、环磷酰胺(CTX)、羟基脲(HU)、依托泊苷(VP16)等。ADM 是治疗子宫肉瘤的首选药物之一,对 LMS 及 ESS 的疗效较好;IFO 及 DDP 则对 MMMT 的疗效较其他药物为好;托泊替康、紫杉类对 LMS 有效率低,紫杉类对子宫 MMMT 有一定疗效;Gem 治疗子宫肉瘤也有报道,但病例数少,有效性还需大样本支持。目前尚缺乏理想的化疗方案,下列方案可供选择:APD(ADM,DDP,DTIC)、API(ADM,DDP,IFO)、VAC(VCR,KSM,CTX)、HDE(HU,DTIC,VP16)等。

LMS 对化疗的敏感性不高,但仍好于 ESS、MMMT。多柔比星类被认为是对 LMS 最有效的单药制剂,达卡巴嗪及多西他赛、脂质体多柔比星、吉西他滨、异环磷酰胺、紫杉醇也常用于晚期及转移患者,吉西他滨+多西他赛联合方案也被用于 LMS,尤其出现肺转移的患者,可作为综合治疗的措施之一。其他方案还有 HED;AD(ADM,DDP);VAC;VAD(VCR,ADM,DTIC)。有报道应用 VAD 组 1~2 个疗程与≥3 个疗程的 5 年生存率分别为 31.9% 和76.0%,因此,建议 VAD 方案至少应给与 3 个疗程以上。术前明确诊断者也可行子宫动脉选择性化疗,术后发现有盆、腹腔种植转移者也可行腹腔化疗。

低度恶性 ESS 术后或复发后化疗效果较好,而高度恶性 ESS(HGUD)的化疗效果较差,常用方案有 PAC(DDP,ADM,CTX);PAI(DDP,ADM,IFO)。

MMMT 对化疗有一定敏感性。2007 年 Homesley 等的研究显示,IFO 是最有效的化疗单药。以往认为 PI(DDP,IFO)方案是最好的组合方案,但 Homesley 等的研究显示 IFO+紫杉醇对晚期 MMMT 比 PI(DDP,IFO)方案效率更高且毒性更低。对于有腹水及盆、腹腔转移病灶者可行静脉联合腹腔化疗,化疗方案以能照顾到癌及肉瘤两方面为佳,具体可用 IFO+紫杉醇;PI(DDP,IFO);PEI(DDP,VP16,IFO);PD(DDP,DTIC)等方案。

4.激素治疗

包括醋酸甲地孕酮、醋酸甲羟孕酮、芳香酶抑制药、GnRH 抑制药、他莫昔芬等。

激素治疗的疗效与激素受体状态明确相关,相应受体表达明确则相应激素治疗的反应可能好。孕激素类药对低度恶性 ESS 及部分孕激素受体阳性的高度恶性 ESS(HGUD)有较好的反应,故主张孕激素治疗作为 ESS 的常规术后辅助治疗,但用量较大,一般主张剂量不小于醋酸甲羟孕酮 200mg/d,持续不短于 1 年;对于孕激素受体阴性者也可先用他莫昔芬诱导孕激素受体增加后再用孕激素,以增加肿瘤对孕激素治疗的敏感性,具体用法如下:他莫昔芬10mg,3 次/天口服 1 周后换为醋酸甲羟孕酮 200mg/d 连用 3 周,交替使用至 1 年。用药时要特别注意:①有血液高凝状态者慎用;②肝功能异常者慎用,并要监测肝功能,以防药物性肝损。

5.复发子宫肉瘤的治疗

子宫肉瘤患者经治疗后复发率仍很高,Ⅰ期复发率为 50%~67%,Ⅱ~Ⅲ期复发率可高达 90.0%,故复发患者的治疗任务艰巨。复发后的治疗目的主要为缓解症状、延长生存期,强调多手段的综合治疗。

(1)以手术为主的综合治疗:子宫肉瘤如果复发在盆腔,且为中央性复发,主张尽可能再次手术切除复发病灶,术后辅以放疗、化疗等。手术、放疗及激素联合治疗,对一些幼女生殖道胚胎性横纹肌肉瘤病例有较好效果,低度恶性子宫肉瘤的盆腔复发灶只要可能,往往能反复手术切除而提高患者的存活率。

(2)以化疗为主的综合治疗:无论何种组织类型、早期或晚期,远处转移复发比盆腔内更多见,因此应用全身性化疗对控制远处转移可能有利,许多细胞毒性抗癌药对子宫肉瘤的转移与复发有一定疗效,可探索使用。

(3)放疗:子宫肉瘤的复发部位以盆腔复发者最多。如果手术无法切除复发病灶,可选择放疗。复发肉瘤的放疗需根据复发的部位和以前辅助治疗的情况来制定放疗计划。以往无放疗史,可直接给予病灶放疗;若有放疗史,可行手术探查,同时尽可能切除病灶并行术中瘤床照射。

(4)激素治疗:孕酮对有些复发性肉瘤治疗有效,可以应用,如低度恶性 ESS 复发时仍可应用孕激素治疗。

第七节　子宫肌瘤

一、概述

子宫肌瘤是女性生殖器官中最常见的一种良性肿瘤,由平滑肌及纤维结缔组织组成,常见于 30～50 岁妇女。因子宫肌瘤多无或很少有症状,故临床报道发病率低于子宫肌瘤真实发病率。

二、病因

子宫肌瘤的确切病因尚不明了。细胞遗传学研究显示,25%～50%子宫肌瘤存在细胞遗传学的异常,包括 12 号和 17 号染色体长臂片段相互换位、12 号染色体长臂重排、7 号染色体长臂部分缺失或三体异常等。分子生物学研究结果提示:子宫肌瘤是由单克隆平滑肌细胞增殖而成;多发性子宫肌瘤是由不同克隆细胞形成的。生物化学检测证实,子宫肌瘤中雌二醇的雌酮转化明显低于正常组织,雌激素受体浓度明显高于周边肌组织,故认为肌瘤组织局部对雌激素的高敏感性是肌瘤发生的重要因素之一。此外,研究证实孕激素有促进肌瘤有丝分裂活动、刺激肌瘤生长的作用。

三、分类

1.按肌瘤生长部位

分为宫体肌瘤(约 90%)和宫颈肌瘤(约 10%)。

2.按肌瘤与子宫肌壁的关系

分为 3 类:

(1)肌壁间肌瘤:占 60%～70%,肌瘤位于子宫肌壁间,周围均被肌层包围。

(2)浆膜下肌瘤:约占20%,肌瘤向子宫浆膜面生长,并突出于子宫表面,肌瘤表面仅由子宫浆膜覆盖。若瘤体继续向浆膜面生长,仅有一蒂与子宫相连,称为带蒂浆膜下肌瘤,营养由蒂部血管供应。若血供不足肌瘤可变性坏死。若蒂扭转断裂,肌瘤脱落形成游离性肌瘤。若肌瘤位于子宫体侧壁向宫旁生长突出于阔韧带两叶之间,称为阔韧带肌瘤。

(3)黏膜下肌瘤:占10%～15%。肌瘤向宫腔方向生长,突出于宫腔,表面仅为子宫内膜覆盖。黏膜下肌瘤易形成蒂,在宫腔内生长犹如异物,常引起子宫收缩,肌瘤可被挤出宫颈外口而突入阴道。

子宫肌瘤常为多个,各种类型的肌瘤可发生于同一子宫,称为多发性子宫肌瘤。

四、病理

1.巨检

肌瘤为实质性球形包块,表面光滑,质地较子宫肌层硬,压迫周围肌壁纤维形成假包膜,肌瘤与假包膜间有一层疏松网状间隙,故易剥出。肌瘤长大或多个相融合时,呈不规则形状。切面呈灰白色,可见漩涡状或编织状结构。颜色和硬度与纤维结缔组织多少有关。

2.镜检

肌瘤主要由梭形平滑肌细胞和不等量纤维结缔组织构成。肌细胞大小均匀,排列成漩涡状或棚状,核为杆状。极少情况下尚有一些特殊的组织学类型,如富于细胞性、奇异型、核分裂活跃、上皮样平滑肌瘤及静脉内和播散性腹膜平滑肌瘤等,这些特殊类型平滑肌瘤的性质及恶性潜能尚有待确定。

五、诊断

根据病史、症状、体征及B超和MRI检查结果等,诊断多无困难。

1.临床表现

(1)症状

部分患者可无明显异常表现,仅在盆腔检查或超声检查时偶被发现。如有症状则与肌瘤生长部位、速度、有无变性及有无并发症关系密切,而与肌瘤大小、数目多少关系相对较小。患有多个浆膜下肌瘤者未必有症状,而一个较小的黏膜下肌瘤常可引起不规则阴道流血或月经过多。临床上常见的症状:

①子宫出血:为子宫肌瘤最主要的症状,出现于半数以上的患者。其中以周期性出血为多,可表现为月经量增多、经期延长或周期缩短。亦可表现为不具有月经周期性的不规则阴道流血。子宫出血多由黏膜下肌瘤及肌壁间肌瘤引起,而浆膜下肌瘤很少引起子宫出血。

②腹部包块及压迫症状:肌瘤逐渐生长,当其使子宫增大超过3个月妊娠子宫大小或为位于宫底部的较大浆膜下肌瘤时,常能在腹部扪到包块,清晨膀胱充盈时更为明显。包块呈实性,可活动,无压痛。肌瘤长到一定大小时可引起周围器官压迫症状,子宫前壁肌瘤贴近膀胱者可产生尿频、尿急。巨大宫颈肌瘤压迫膀胱可引起排尿不畅甚至尿潴留。子宫后壁肌瘤特别是峡部或宫颈后唇肌瘤可压迫直肠,引起大便不畅、排便后不适感。巨大阔韧带肌瘤可压迫

输尿管,甚至引起肾盂积水。

③疼痛:一般情况下子宫肌瘤不引起疼痛,但不少患者可诉有下腹坠胀感、腰背酸痛。当浆膜下肌瘤发生蒂扭转或子宫肌瘤发生红色变性时可产生急性腹痛。肌瘤合并子宫内膜异位症或子宫腺肌症者亦不少见,可有痛经。

④白带增多:子宫腔增大,子宫内膜腺体增多,加之盆腔充血,可使白带增加。子宫或宫颈的黏膜下肌瘤发生溃疡、感染、坏死时,则产生血性或脓性白带。

⑤不孕与流产:有些子宫肌瘤患者伴不孕或易发生流产。肌瘤对受孕及妊娠结局的影响可能与其生长部位、大小及数目有关。巨大子宫肌瘤可引起宫腔变形,妨碍孕囊着床及胚胎生长发育。肌瘤压迫输卵管可导致管腔不通畅。黏膜下肌瘤可阻碍孕囊着床或影响精子进入宫腔。子宫肌瘤患者自然流产率高于正常人群,其比约为 4∶1。

⑥贫血:长期月经过多或不规则阴道流血可引起失血性贫血,较严重的贫血多见于黏膜下肌瘤患者。

(2)体征

①体征表现与肌瘤的大小、位置、数目及有无变形相关。若为大肌瘤,可在下腹部扪及实质性不规则肿块,多数患者在常规妇科检查中发现。

②妇科检查见子宫呈不同程度增大,欠规则,子宫表面有不规则突起,呈实性,若有变性,则质地较软。若带蒂浆膜下肌瘤蒂较长,于宫旁可扪及实质性包块,活动自如,此种情况易与卵巢肿瘤混淆。黏膜下肌瘤下降至宫颈管口处,宫口松,检查者手指伸入宫颈口内可触及光滑球形的瘤体,若肌瘤已脱出于宫颈口外则可见到肿瘤,表面呈暗红色,有时有溃疡、坏死。较大的宫颈肌瘤可使宫颈移位及变形,宫颈可被展平或上移至耻骨联合后方。

2.辅助检查

B超检查能较准确地显示肌瘤的数目、大小及部位。必要时用宫腔镜、腹腔镜、子宫输卵管造影等协助诊断。

六、鉴别诊断

子宫肌瘤须与妊娠子宫、卵巢肿瘤、子宫腺肌瘤、子宫恶性肿瘤(子宫肉瘤、子宫内膜癌、子宫颈癌)、子宫畸形、卵巢巧克力囊肿、子宫肥大、子宫内翻、盆腔炎性包块等相鉴别。

七、治疗

(一)治疗原则

子宫肌瘤(以下简称肌瘤)是女性的常见病和多发病。肌瘤的瘤体大小不一,差异甚大,可从最小的镜下肌瘤至超出足月妊娠大小;其症状也是变化多端,又因生育与否,瘤体生长部位不一,故治疗方法也多种,有期待治疗、药物治疗、手术治疗(包括保守性手术和根治性手术,手术途径和方法也因人而异地个体化处理)。由此可见并非肌瘤均须手术治疗。

1.期待治疗

期待治疗有其独特的优势,也越来越多被人们接受,期待疗法主要适合于子宫<12周妊

娠大小、无症状者,尤其是近绝经期妇女,每 3～6 个月复查一次,随诊期注意子宫是否增大,症状有无出现,必要时 B 超复查。随时可改用手术治疗。文献报道,只要有足够高分辨率的超声或 MRI 作随访,即使＞12 孕周大小的肌瘤也可选择期待治疗。

2.药物治疗

药物治疗是治疗肌瘤的重要措施,以下患者可考虑药物治疗。

(1)子宫肌瘤小于 2～2.5 个月妊娠子宫,症状轻,近绝经年龄。

(2)肌瘤大而要求保留生育功能,避免子宫过大、过多切口者。

(3)肌瘤致月经过多、贫血等可考虑手术,但患者不愿手术、年龄在 45～50 岁的妇女。

(4)较大肌瘤准备经阴式或腹腔镜、宫腔镜手术切除者。

(5)手术切除子宫前为纠正贫血、避免术中输血及由此产生并发症。

(6)肌瘤合并不孕者用药使肌瘤缩小,创造受孕条件。

(7)有内科合并症且不能进行手术者。

禁忌证:肌瘤生长较快,不能排除恶变;肌瘤发生变性,不能除外恶变;黏膜下肌瘤症状明显,影响受孕;浆膜下肌瘤发生扭转时;肌瘤引起明显的压迫症状,或肌瘤发生盆腔嵌顿无法复位者。

3.手术治疗

手术仍是肌瘤的主要治疗方法。

(1)经腹子宫切除术:适应于患者无生育要求,子宫≥12 周妊娠子宫大小;月经过多伴失血性贫血;肌瘤生长较快;有膀胱或直肠压迫症状;保守治疗失败或肌瘤剜除术后再发,且瘤体大或症状严重者。

(2)经阴道子宫切除术:适合于盆腔无粘连、炎症,附件无肿块者;为腹部不留瘢痕或个别腹部肥胖者;子宫和肌瘤体积不超过 3 个月妊娠大小;无前次盆腔手术史,不须探查或切除附件者;肌瘤伴有糖尿病、高血压、冠心病、肥胖等内科合并症不能耐受开腹手术者。有子宫脱垂者也可经阴道切除子宫同时做盆底修补术。

(3)子宫颈肌瘤切除术:若宫颈阴道部肌瘤出现过大后造成手术困难宜尽早行手术(经阴道);肌瘤较大产生压迫症状,压迫直肠、输尿管或膀胱;肌瘤生长迅速,怀疑恶变者;年轻患者需保留生育功能可行肌瘤切除,否则行子宫全切术。

(4)阔韧带肌瘤切除术:适合瘤体较大或产生压迫症状者;阔韧带肌瘤与实性卵巢肿瘤鉴别困难者;肌瘤生长迅速,尤其是疑有恶性变者。

(5)黏膜下肌瘤常导致经量过多,经期延长均需手术治疗。根据肌瘤部位或瘤蒂粗细分别采用钳夹法、套圈法、包膜切开法、电切割、扭转摘除法等,也可在宫腔镜下手术,以及行开腹、阴式或腹腔镜下子宫切除术。

(6)腹腔镜下或腹腔镜辅助下子宫肌瘤手术:肌瘤剜除术主要适合有症状的肌瘤,单发或多发的浆膜下肌瘤,瘤体最大直径≤10cm,带蒂肌瘤最为适宜;单发或多发肌壁间肌瘤,瘤体直径最小≥4cm,最大≤10cm;多发性肌瘤≤10 个;术前已除外肌瘤恶变可能。腹腔镜辅助下肌瘤剜除术可适当放宽手术指征。腹腔镜下或腹腔镜辅助下子宫切除术,主要适合于肌瘤较大,症状明显,药物治疗无效,不需保留生育功能者。但瘤体太大,盆腔重度粘连,生殖道可疑恶性肿瘤及一般的腹腔镜手术禁忌者均不宜进行。

(7)宫腔镜下手术:有症状的黏膜下肌瘤、突向宫腔的肌壁间肌瘤首先考虑行宫腔镜手术。主要适用于月经过多、异常子宫出血、黏膜下肌瘤或向宫腔突出的肌壁间瘤,直径<5cm。

(8)子宫肌瘤的其他微创手术:包括微波、冷冻、双极气化刀均只适合于较小的黏膜下肌瘤;射频治疗、超声聚焦有其独特的适应范围,并非所有肌瘤的治疗均可采用。子宫动脉栓塞也有其适应范围。总之,各种治疗各有利弊,有其各自的适应证,每种方法都不能完全取代另一种方法,更不能取代传统的手术治疗,应个体化选用。有关效果、不良反应和并发症尚有待于进一步的观察,不能过早或绝对定论。

4.妊娠合并子宫肌瘤的治疗原则

(1)早孕合并肌瘤:一般对肌瘤不予处理而应定期观察,否则易致流产。如肌瘤大,估计继续妊娠易出现并发症,孕妇要求人工流产或属计划外妊娠则可终止妊娠,术后短期内行肌瘤剔除术或人工流产术同时行肌瘤剔除术。

(2)中孕合并肌瘤:通常认为无论肌瘤大小、单发或多发,宜首选严密监护下行保守治疗。如肌瘤影响胎儿宫内发育或发生红色变性,经保守治疗无效;或瘤蒂扭转、坏死,瘤体嵌顿,出现压迫症状则行肌瘤切除术,手术应在孕5个月之前进行。不能保守治疗者,必要时于妊娠期行子宫切除术。

(3)孕晚期合并肌瘤:通常无症状者可等足月时行剖宫产术,同时行肌瘤剔除术。有症状者先予保守治疗等到足月后处理。

(4)产褥期合并肌瘤:预防产后出血及产褥感染。肌瘤变性者先保守治疗,无效者剖腹探查。未行肌瘤剔除者定期随访。如子宫仍大于10孕周,则于产后6个月行手术治疗。

(5)妊娠合并肌瘤的分娩方式:肌瘤小不影响产程进展,又无产科因素存在可经阴道分娩。若出现胎位不正,宫颈肌瘤,肌瘤嵌顿,阻碍胎先露下降、影响宫口开大,孕前有肌瘤剔除史并穿透宫腔者,B超提示胎盘位于肌瘤表面,有多次流产、早产史,珍贵儿则可放宽剖宫产指征。如肌瘤大、多发、变性,本人不愿保留子宫,可行剖宫产及子宫切除术。肌瘤剔除术后妊娠的分娩方式,可结合距妊娠、分娩间隔时间,肌瘤深度、部位、术后恢复等综合考虑。临床多数选择剖宫产,也可先行试产,有子宫先兆破裂可行剖宫产。

(6)剖宫产术中对肌瘤的处理原则:剖宫产同时行肌瘤剔除术适合于有充足血源,术中医生技术娴熟,能处理髂内动脉或子宫动脉结扎术或子宫切除术的情况,术前应B超了解肌瘤与胎盘位置以决定切口位置及手术方式。术中一般先做剖宫产,除黏膜下肌瘤外,先缝合剖宫产切口,然后再行肌瘤剔除术。肌瘤剔除前先在瘤体周围或基底部注射缩宫素。

5.子宫肌瘤与不孕的治疗原则

年龄<30岁,不孕年限<2~3年,浆膜下或肌壁间肌瘤向浆膜突出,不影响宫腔形态,无月经改变,无痛经,生长缓慢者,输卵管至少一侧通畅,卵巢储备功能良好,可随访6~12个月。期间监测排卵,指导性生活,对排卵障碍者可用促排卵药物助孕。年轻、不孕年限<2年,尚不急于妊娠,卵巢储备功能良好,但有月经多、痛经,子宫如孕10~12周大小等可先考虑药物治疗,使肌瘤缩小,改善症状。手术治疗有肌瘤剔除术,术后建议避孕1年;黏膜下肌瘤宫腔无损者避孕4~6个月后考虑妊娠。妊娠后加强管理,警惕孕中、晚期子宫破裂,放宽剖宫产指征。

6.子宫肌瘤不孕者的辅助生育技术

小型肌瘤、宫腔未变形者，一般可采用 IVF－ET。国外就浆膜下肌瘤对体外受精无不良影响已得到共识。单精子卵细胞质内注射（ICSI）对浆膜下肌瘤者胚胎种植率和临床妊娠率无危害作用。有关行辅助生育技术前子宫肌瘤不孕者是否先做肌瘤切除术，尚无统一意见。有认为手术后可增加妊娠机会；也有认为增加胚胎移植数，可有较满意的效果。我国应结合国情慎重对待。

7.子宫肌瘤急腹症治疗原则

红色变性以保守治疗为主。若症状加重，有指征剖腹探查时则可做肌瘤剔除术或子宫切除术。肌瘤扭转应立即手术。肌瘤感染化脓宜积极控制感染和手术治疗。肌瘤压迫需手术解除。恶变者尤其是年龄较大绝经后妇女，不规则阴道流血宜手术切除。卒中性子宫肌瘤较为罕见，宜手术切除。

8.子宫肌瘤的激素替代治疗原则

有关绝经妇女子宫肌瘤的激素治疗，多数主张有绝经期症状者可用激素治疗，治疗期间定期 B 超复查看子宫肌瘤大小、内膜是否变化，注意异常阴道流血，使用时注意药物及剂量，孕激素用量不宜过大。雌激素孕激素个体化，采用小剂量治疗，当发现肌瘤增大、异常出血可停用。口服比经皮用药对肌瘤的生长刺激作用弱。绝经期子宫肌瘤者使用激素治疗不是绝对禁忌证，而是属慎用范围，强调知情同意和定期检查、随访的重要性。

9.子宫肌瘤者的计划生育问题

根据 WHO 生殖健康与研究部编写的《避孕方法选用的医学标准》，肌瘤者宫腔无变形者可使用复方口服避孕药、复方避孕针、单纯孕激素避孕药、皮下埋植等，带铜宫内节育器（Cu－IUD）、左炔诺孕酮宫内节育系统（曼月乐）等不能使用，屏障避孕法不宜使用。

（二）非手术治疗

子宫肌瘤是妇女最常见的盆腔肿瘤，也是女性生殖道最多见的良性肿瘤。肿瘤主要由平滑肌纤维及纤维结缔组织组成。

子宫肌瘤的真正发病率很难确定，常根据住院患者统计，现今由于妇科检查技术提高，超声检查普遍开展，又有腹腔镜检查以及开展妇科病普查和早期就医诊断的意识提高，所以实际发病率和患病率均比以往一般所提的 35 岁以上妇女约 20％有子宫肌瘤的比率高。有很多患者无症状，或因肌瘤很少，或因最小的肌瘤仅在显微镜下发现，所以实际的发病还是很高的。

子宫肌瘤以往被看作是外科疾病，常以子宫切除，肌瘤摘除术以及不断涌现的企图减少手术创伤性外科技术以解除子宫肌瘤所引起的症状。但是随着对甾体激素及其有关的研究，目前国内外对子宫肌瘤的非手术治疗已引起了重视。有关子宫肌瘤的非手术治疗方法也明显增多。

1.期待治疗

主要是指定期随访观察，适合于子宫＜10 周妊娠大小、无症状的子宫肌瘤，尤其是近绝经期的妇女，期待绝经后肌瘤可以自然萎缩。每 3～6 个月复查一次，随诊期间注意有无症状出现，子宫是否增大，随访期间须做妇科检查、B 超检查。

须注意的是患子宫肌瘤者绝经年龄常推迟至 50 岁以后，而绝经年龄又无从预测。因此，在此期间如月经量过多,压迫症状明显,子宫肌瘤增大迅速,也应随时改用手术治疗。同时还需注意即使是绝经以后的妇女,也并非所有人子宫肌瘤均会萎缩,有的甚至还会增大,故仍需要定期随访。

2.药物治疗

子宫肌瘤可通过使用具有抑制卵巢甾体激素分泌或抑制其作用的药物可使子宫肌瘤缩小,达到减轻症状的目的,但生育期妇女停药后如激素水平恢复,则子宫肌瘤可再次增大,症状也会重新出现。对于围绝经期妇女,则可诱导其绝经,随着雌激素水平下降,子宫肌瘤可能逐步缩小或停止发展。

(1)适应证

①月经量多,贫血严重但不愿手术的 45 岁以上子宫肌瘤患者,以促进其绝经进程,抑制肌瘤生长,改善临床症状。

②因高危因素手术有危险或有手术禁忌证者。

③因患者本身的某些原因希望暂时或坚决不手术者。

④贫血严重,因服用铁剂有不良反应而又不愿输血,希望通过药物治疗使血红蛋白正常后再手术者。

⑤肌瘤较大而患者年轻,希望保留生育能力或者拟行肌瘤摘除术者的术前准备。

⑥拟行经阴道子宫切除或行宫腔镜、腹腔镜治疗者的术前准备。

(2)药物

①雄激素:雄激素可对抗雌激素,使子宫内膜萎缩,又可促使子宫平滑肌收缩使出血减少,长期使用可抑制垂体,从而抑制内分泌功能,使提前绝经,多用于围绝经期患者。常用药物是丙酸睾酮 25mg,每周肌内注射 2 次,月经出血多者可每日肌内注射 25mg,连用 3 天。或口服甲睾酮 5～10mg,舌下含服,每日 1～2 次,每月用药 20 天。使用雄激素一般每月总量不超过300mg,以免引起男性化。

②三苯氧胺:本药是一种抗雌激素药物,用于子宫肌瘤的治疗可改善月经症状,有时甚至可使子宫肌瘤缩小。用法:三苯氧胺 10mg,每日 2 次,连用 3 个月左右。

③维生素疗法:维生素 A 可减弱雌激素对子宫的刺激作用,维生素 B、维生素 C、维生素 E可调节女性激素的代谢。前苏联学者主张联合应用上述几种维生素,治疗小的子宫肌瘤。具体用法:维生素 B_1 10mg,每日 1 次,月经前半期应用;维生素 A 150 000～200 000U,每日 1次;维生素 C 0.5g,每日 2 次;维生素 E 100mg,每日 1 次,均于月经后半期使用,连用 6～12 个周期。

④孕三烯酮(内美通):本药具有强抗孕激素、抗雌激素及中度抗促性腺激素及轻度雄激素作用,服用后血中 LH、FSH、E、P 均降低,对性激素依赖性疾病如子宫肌瘤治疗有效。用法为2.5mg 每周 3 次,或 5mg 每周 2 次,6 个月后子宫均可缩小,经量减少。

⑤达那唑:本药直接作用于丘脑下部和垂体,抑制 GnRH 和促性腺激素的释放,降低垂体对 GnRH 的敏感性,抑制促性腺激素释放而不影响其合成,具有高雄激素作用、抗雌、孕激素作用而使子宫肌瘤缩小。用药为 400mg/d,6 个月一疗程。本药有肝脏损害、体重增加、恶心、性欲减退等不良反应,但停药后可消失。

⑥米非司酮(含珠停,息隐):孕激素受体拮抗剂,具有抗孕激素和抗糖皮质激素的作用。本药 10～25mg,连服 3 个月,可使子宫肌瘤缩小。治疗期间均有闭经、症状消失、贫血纠正。一般治疗后子宫肌瘤可缩小 40%～70%,阴道出血减少。用药时间过长易引起抗糖皮质激素,少数可引起谷丙转氨酶升高,但停药后即可恢复。

⑦促性腺激素释放激素激动药(GnRHa):采用大剂量连续或长期非脉冲式给药可产生抑制 FSH 和 LH 分泌作用,使雌二醇抑制到绝经水平,造成假绝经状态,或称药物性卵巢切除,使抑制子宫肌瘤生长,并使其缩小。GnRHa 治疗子宫肌瘤 1 个月后月经过多、阴道流血及贫血症状将减轻。2 个月后随着子宫及肌瘤体积的缩小,疼痛及压迫症状将减轻。12 周内即可最大程度地缩小子宫及肌瘤的体积。然而 GnRHa 对子宫肌瘤的作用是暂时的,停药 6 个月后大多数肌瘤将恢复原来的大小,症状将再次出现。目前临床多用于:a.术前辅助治疗 3～6 个月,待控制症状、纠正贫血、肌瘤缩小后手术,降低手术难度,减少术中出血,避免输血;b.对近绝经期患者有提前过渡到自然绝经作用。

一般应用长效制剂,每月皮下注射一次。常用药物有亮丙瑞林每次 3.75mg,或戈舍瑞林每次 3.6mg。使用 3～6 个月可使瘤体缩小 20%～77%。用药后易使雌激素水平下降,出现潮热、盗汗等症状,长期可使骨质疏松。对治疗时间长者,为减轻雌激素水平下降的症状和防止骨质疏松,可在使用 GnRHa 时加用激素替代治疗,即所谓反加疗法,使雌激素水平维持在一个合理的窗口浓度(血清 E_2 水平 30～45ng/L)。常是加用结合雌激素片(倍美力)0.3～0.65mg,每日一次,同时加用甲羟孕酮 5mg 每日 1 次,可治疗子宫肌瘤,同时对骨代谢和更年期症状的影响最小。目前又有 GnRHa 治疗子宫肌瘤同时加利维爱的反加疗法,已被列为创新性的选择方案,因为利维爱集雌、孕、雄激素三者的活性为一体,使用替勃龙(利维爱)反加疗法有助于患者接受长期的 GnRHa 治疗。反向添加治疗时应注意同时补充钙剂。

⑧宫内孕激素缓释系统(曼月乐):子宫小于孕 12 周且宫腔正常的子宫肌瘤患者置入曼月乐,释放左炔诺孕酮 20μg/d,可减少经量。

⑨中药治疗:对缓解子宫肌瘤患者的症状有一定效果,但正如西药一样,要通过药物完全使肌瘤消除仍不可能。中药治疗须请中医师辨证论治。

⑩研究中的药物治疗:有 GnRH 拮抗剂和受体阻断剂治疗,生长因子治疗,干扰素治疗和基因治疗,但均处于探索和研究阶段。

⑪一般子宫收缩剂和止血药:对子宫肌瘤本身无作用,但出血多者有暂时止血作用,如氨基己酸、氨甲苯酸、氨甲环酸、酚磺乙胺、血凝酶等,作为治疗的辅助用药。

⑫子宫动脉栓塞术(UAE):UAE 治疗原理为肌瘤结节对 UAE 后导致的急性缺血非常敏感,易发生坏死,瘤体缩小甚至消失,同时子宫完整性因侧支循环建立而不受影响。UAE 的基本指征为症状性子宫肌瘤不需要保留生育功能。UAE 成功率约为 90%。术后几周内月经异常或肌瘤压迫症状即缓解。通常肌瘤会持续萎缩,达峰时间在术后 3～6 个月,可测量的肌瘤萎缩有时会持续 1 年。

(三)手术治疗

迄今,手术仍是治疗子宫肌瘤的主要手段。手术类型包括肌瘤剔除或子宫切除,而手术方式可通过经腹、经阴道、经腹腔镜或经宫腔镜等途径进行。目前认为经宫腔镜、腹腔镜或阴道子宫肌瘤剔除术,阴式子宫切除术、腹腔镜下子宫切除术等是子宫肌瘤手术治疗的发展方向。

一般而言,子宫肌瘤手术指征概括为:①单个子宫肌瘤直径≥5～6cm;②肌瘤较大或数量较多,整个子宫增大如孕 10～12 周或以上;③临床症状明显;④特殊部位子宫肌瘤,如宫颈肌瘤、黏膜下肌瘤、阔韧带肌瘤等;⑤影响受孕,导致不孕或流产;⑥随访观察肌瘤增大明显,或直径增长大于 1～2 厘米/年;⑦怀疑恶变者。

1.子宫肌瘤剔除术

子宫肌瘤剔除术是只切除肌瘤而保留子宫的手术。1840 年,法国的 Amussat 医生创造了子宫肌瘤剔除术,至今已有百余年的历史。但遗憾的是,在相当长的时间里子宫肌瘤剔除术未受到应有的重视,在治疗子宫肌瘤的传统方法中所占比率较低。英国妇科医师 BonneyV 曾在《邦尼妇科手术学》中讲到,为纯属良性的肿瘤而切除年轻妇女的子宫,不啻一次外科手术的彻底失败。

单纯剔除肌瘤,保留子宫具有如下意义:①近期研究发现,子宫除具有孕育胚胎和周期性月经的功能外,还参与着免疫和内分泌调节。②子宫动脉担负着卵巢血液供应的 50％～70％。离断子宫动脉,意味着卵巢的血供将减少一半,卵巢的功能及寿命将受到很大影响。卵巢的内分泌功能对女性至关重要,除维持女性功能外,在预防冠心病和骨质疏松症等方面也起着非常重要的作用。③局部解剖形态未变,有益于维持正常的性生活。

由此可见,与全子宫切除相比,子宫肌瘤剔除术具有创伤小,恢复快,不改变局部解剖生理结构,可保留生育功能等诸多优点,特别是对那些不愿切除子宫的患者具有良好的心理效应。目前,切除子宫肌瘤可经宫腔镜、腹腔镜、阴道及开腹多种途径进行。因开腹剔除子宫肌瘤属传统术式,在此不作赘述。下面将重点介绍经宫腔镜、腹腔镜及经阴道剔除术三种微创手术方法。

(1)经宫腔镜子宫黏膜下肌瘤切除:传统的治疗方法一般根据黏膜下肌瘤向子宫腔内突出的情况而定:若为带蒂肌瘤可经宫颈钳夹取出;若为广蒂肌瘤则保留子宫的可能性大大减小,临床一般多采取经腹或经阴道切除子宫。宫腔镜的应用使对黏膜下子宫肌瘤的治疗产生了质的飞跃,几乎所有的黏膜下肌瘤均可经宫腔镜切除,这大大降低了此类患者的子宫切除率。

1978 年美国 Neuwirth 首先报道腹腔镜监视下,用泌尿科电切镜切除子宫黏膜下肌瘤。1988 年日本林保良在 B 超监视下用妇科持续灌流式切割镜施术,为切除黏膜下肌瘤建立了一种全新的手术方法。

宫腔镜下子宫肌瘤切除术的优点概括如下:①手术创伤小。因宫腔镜下子宫肌瘤切除术是经阴道切除瘤体,不开腹、无切口、腹壁无瘢痕,免去了不少开腹手术的弊端,如腹腔粘连、腹壁瘢痕等,减轻了受术者的痛苦。②不改变解剖结构。③术后恢复快。因创伤小,患者术后当天即可下地行走,大大缩短了住院周期和治疗费用。

宫腔镜下子宫黏膜下肌瘤分型:为了便于区分黏膜下子宫肌瘤向宫腔内凸出的程度,判别宫腔镜切除手术的难易度,现将黏膜下子宫肌瘤分型如下。

0 型:带蒂黏膜下子宫肌瘤。瘤体与宫壁有瘤蒂相连,瘤蒂可长可短,过长可致肌瘤分娩,甚至脱出阴道口外。

Ⅰ型:50％以上的瘤体凸向宫腔,在宫腔镜下呈椭圆形或半球形。

Ⅱ型：50%以下的瘤体凸向宫腔，绝大部分位于肌壁间，在宫腔镜下呈山丘样凸出。

宫腔镜子宫肌瘤切除术的适应证：①黏膜下子宫肌瘤单个或多个。瘤体直径应<5cm，子宫小于妊娠9周（根据术者经验可酌情掌握）。②年轻未婚或强烈要求保留子宫的患者。③已婚未育又渴望生育者，估计子宫肌瘤可能是不孕症的病因之一。④全身性或局部性疾病不宜进行经腹切除子宫者。

讨论：①根据部分肌瘤切除术后患者的肌瘤残留物状况，有些学者不赞成对子宫行肌瘤部分切除术。但据临床观察，宽蒂黏膜下肌瘤及壁间肌瘤只要切除超过其体积的50%或单纯内膜切除后虽残留小的壁间肌瘤及浆膜下肌瘤亦可获得满意疗效，且所剩肌瘤经长期随访多数不再生长。这种现象可能与电切手术中电热作用对残余肌瘤组织的破坏、抑制其生长有关，但还需进一步研究证实。②位于子宫肌壁间肌瘤，切除必要性的指征相对少，故宫腔镜手术切除肌壁间子宫肌瘤一般适应于单个的、孤立的、有症状的肌瘤。③切除部位痊愈约需1个月，大的肌瘤恢复期可延至2个月，而宫腔镜检查对促进痊愈必不可少，术后有24%病例1个月内发生粘连，为此及时检查、及时剥离对促进术后痊愈很有帮助。④临床效果满意率每年有轻微下降，这是由肌瘤病理学演变所致。据统计，宫腔镜下子宫肌瘤切除术后，因肌瘤复发再次施行手术者，占总数的6.6%。而回顾经腹外科手术切除肌瘤的文献报道，再次手术的比率为6.8%。表明该术式与经腹手术相比，术后复发率无显著差异。

（2）经腹腔镜子宫肌瘤剔除术：一般来讲，腹腔镜更适合切除浆膜下及肌壁间向浆膜面突出的子宫肌瘤。手术适应证与开腹子宫肌瘤剔除术基本相同，即肌瘤大或肌瘤引起症状，但需保留生育功能或不希望失去子宫并除外恶性者。

禁忌证：腹腔镜子宫肌瘤切除术的技术受到术者经验、肌瘤数目、瘤体大小及生长部位等限制。有专家提出若子宫含有4个以上直径>3cm的肌瘤，或瘤体平均直径>10cm，或多发性子宫肌瘤数量超过10个，行腹腔镜肌瘤切除术应慎重考虑。因应用腹腔镜器械对肌壁间小肌瘤的发现率低于入手的触摸。此外，深部壁间肌瘤切除后在腹腔镜下的肌层缝合是一项高难度的技术，需要术者操作的熟练和灵巧。若手术耗时过长出血多，或创缘对合不良导致术后粘连，则不如采取其他更简捷微创的手段。

（3）经阴道子宫肌瘤及宫颈肌瘤剔除术：经阴道子宫浆膜下及肌壁间肌瘤剔除术，不开腹，对腹腔干扰小，创伤少，患者术后疼痛轻，恢复快，住院时间及费用均明显短于同类经腹手术，符合微创技术的要求。而且手术适应证比腹腔镜下子宫肌瘤剔除术更广，可剔除多发肌瘤或瘤体直径达10cm的大肌瘤。但需强调，因阴道手术范围狭小，视野暴露困难，操作有一定的难度，对术者的技术要求较高。

适应证：①已婚患者，要求保留子宫。阴道较松弛利于手术操作。②子宫活动，子宫体积小于妊娠14周。③B超及妇科检查提示为浆膜下或肌壁间子宫肌瘤。④宫颈肌瘤经阴道可触及。但瘤体较大占满阴道者慎重。

禁忌证：①子宫活动差，有盆腔粘连征象。②子宫体积大于妊娠14周或B超提示最大肌瘤直径超过10cm。

2.子宫切除术

事实上，无论采取何种方法切除子宫，对患者机体而言都是巨大的创伤。但限于目前的医学水平和医疗器械,对某些子宫疾病如子宫恶性肿瘤、多发性子宫肌瘤等,除子宫切除外尚无更好的治疗方法。但传统的经腹子宫切除术腹壁伤口大,对盆腔脏器的干扰多,手术恢复慢,患者术后疼痛及腹腔粘连的发生率高。所以,寻找创伤更小、恢复更快、更为患者所接受的手术方法,是我们目前面临的问题。阴式子宫切除、腹腔镜辅助阴式子宫切除、腹腔镜筋膜内子宫次全切除及腹壁小切口切除子宫等,越来越多的手术方法可供人们选择。相信随着循证医学的开展,终会有创伤更小、更具发展潜力的术式出现。

(1)阴式子宫切除术:阴式子宫切除术已有近 200 年的历史。1813 年德国的 Langebeck 施行了第一例经阴道子宫切除术。此后,临床医生不断地改进完善,特别是近 20 年来,随着术者技巧的娴熟与医疗器械的改良,以及人们对微创观念的认识与提高,阴式子宫切除术已逐渐被广大临床医生采用。目前在国内已有相当一部分医院的妇科医生掌握了此项技术。

适应证:已婚已育、无生育要求的多发性子宫肌瘤患者。

禁忌证:疑有严重的盆腔脏器粘连,如子宫内膜异位症等;全身状况不良,如心、肺、肝、肾等重要脏器功能严重受损;生殖器官炎症等。

(2)腹腔镜下子宫切除术:目前,腹腔镜全子宫切除术已趋于成熟,国际上有很多腹腔镜切除子宫的分类方法,现尚未统一标准。学者认为,按照应用腹腔镜的目的及切除子宫的方式可分为以下几种。

①腹腔镜辅助的阴式子宫切除(LAVH):是指阴式子宫切除术中经阴道完成困难的步骤在腹腔镜协助下经腹完成。适用于盆腹腔粘连或合并有附件肿物的子宫切除患者。

②腹腔镜筋膜内子宫切除术(LIH):是指游离子宫体后,宫颈峡部以下的操作在子宫颈筋膜内进行的子宫切除术。因其基本做法是从筋膜内将宫颈管挖出,而不是沿阴道穹窿环切离断子宫,故又有称"子宫颈挖出的子宫切除术"。本术式切除了宫体和宫颈内膜,没有破坏盆底组织的完整性,从阴道观察解剖结构与术前没有明显的差异,是一种值得推荐的手术方式。

③腹腔镜次全子宫切除术(LSH):是指在腹腔镜下切除子宫体保留宫颈的手术。子宫体可经阴道穹窿部取出也可碎块后从腹部取出。

④腹腔镜全子宫切除术(TLH):是指切除子宫的手术步骤在腹腔镜下完成。子宫自盆腔游离后可经阴道取出,或经碎块后自腹部取出。阴道残端的修复既可在腹腔镜下进行,也可经阴道完成。

(3)经腹小切口子宫切除术:经腹切除子宫或肌瘤,传统的腹壁切口对正常大小的子宫,一般长约 12cm;如宫体较大切口还要延长,一个如孕 6 个月大小的子宫,则切口至少 16~18cm。当然,施行任何手术时,不根据实际情况一概采用大切口也无必要。毕竟切口过大创伤也大,而且增加了手术后患者因大切口瘢痕产生的心理压力。所谓"小切口"是指与传统手术切口相比较的腹壁切口大大缩短,孕 10 周大小的子宫切除术切口约需 4cm 长,而孕 6 个月的子宫切口仅 6~8cm。

(4)三种术式的比较

①手术技术:经腹子宫切除术(TAH)经过 150 多年实践和应用,已被广大妇科医生熟练掌握,操作步骤比较规范统一。由于术野比较充分,技术难度相对较低,术中易处理较大的子宫和(或)盆腔肿块,可采用各种方法进行术中快速止血,对可疑恶性肿瘤患者可方便地做腹腔

内探查以明确肿瘤的期别,有利于确定进一步的手术方案。

阴式子宫切除术(TVH)的历史长达 190 多年,由于术野较小,技术要求较高,并需一些专用的阴道手术器械以及良好的阴道手术光源。手术的关键是如何在阴道内行子宫分割术以缩小子宫体积,如子宫对半切开术、子宫楔形切除术、子宫肌瘤挖出术等,这些操作宜在双侧子宫血管结扎以后进行。

LAVH 的手术步骤包括腹腔镜操作和经阴道操作两部分,因此,对术者的要求最高,须既要掌握腹腔镜技术,又要熟悉阴式手术技巧。同时,对手术器械的要求也很苛刻。由于需要进行 LAVH 的多是子宫疾病合并有盆腔粘连或附件肿物的复杂病症,因此丰富的手术经验和精良的手术器械都必不可少。

②术后恢复:TVH 和 LAVH 的术后住院时间明显短于 TAH,前两者的术后住院时间无差异。术后住院时间短有助于节约费用。有回顾性研究中发现,TVH、LAVH 和 TAH 术后休息至重新工作的平均时间分别为 29.6 天、28.1 天和 44.6 天。Nwosu 等在前瞻性的随机研究中证实,TVH 术后的平均完全恢复时间为 4.7 周,短于 LAVH 的 6.5 周和 TAH 的 8.3 周。

③术后疼痛:在随机对照研究中发现,TVH 手术当天肌内注射麻醉药与 LAVH 者无差异。手术当天及术后第 1 天口服麻醉药与 LAVH 者无差异。但在术后第 2 天 TVH 者口服止痛药明显少于 LAVH 者。LAVH 与 TAH 比较,在术后 3 天中,LAVH 的术后疼痛均轻于 TAH 者。由此可见,TVH 的术后疼痛轻于 LAVH 或至少两者相似。LAVH 者术后早期剧烈疼痛较 TAH 轻,但几天以后两者逐渐接近相似,或者仍稍轻于 TAH。

④并发症:TAH 主要并发症为术中脏器损伤(消化道、膀胱、输尿管等),术中失血过多,术后感染(如盆腔蜂窝织炎、阴道残端血肿继发感染或脓肿、腹壁切口感染、附件感染、血栓性静脉炎、尿路感染等),术后出血,坏死性筋膜炎,腹壁切口或阴道残端子宫内膜异位症等。在美国,TAH 的死亡率为 0.1%～0.3%,主要死因为心力衰竭、肺栓塞、败血症、麻醉意外,较少见的死因有术后出血性休克、肠梗阻、蛛网膜下隙出血、血管造影时发生意外等。

TVH 的主要并发症为膀胱损伤、术中失血过多、术后阴道残端蜂窝织炎、阴道穹窿脱垂等。TVH 主要在阴道内操作,对患者机体的损伤和侵袭较小,一般来讲 TVH 的死亡率低于 TAH。

LAVH 除了可能发生与 TAH 和 TVH 相同的潜在并发症外,还可发生腹腔镜使用大穿刺器和引入新的子宫切除操作系统所产生的两大类并发症。使用大直径(10～12mm)穿刺器最常见的并发症是腹壁血管损伤和穿刺器部位切口肠疝。有报道大穿刺器通过下腹两侧腹壁时伤及腹壁下动脉。这样的操作出血较多,难以在镜下止血,往往需开腹止血。穿刺孔疝与使用大口径穿插刺器密切相关。LAVH 所特有的另一类并发症是由腹腔镜下子宫切除所必需的操作系统引起的,由于采用新的不熟悉的操作步骤或者应用新的器械和技术,可引起泌尿道或胃肠道的损伤。膀胱穿孔、输尿管损伤亦有报道。

总之,TAH 的并发症率一般要高于 TVH 或 LAVH,但也有报道称 LAVH 并发症率与TAH 无显著差异。

(5)手术方式的选择:TVH、LAVH 及 TAH 是目前妇科常用的三种术式,哪种术式更具微创效果,更有利于患者,还应进行综合评判、全面分析。一般来讲,TVH 适用全身情况较差,不能耐受 CO_2 气腹或经腹手术者,亦适合于特别肥胖者。因此 TVH 应作为首选术式。当然,做 TVH 必须具备两个先决条件:①手术指征。总的来讲,有全子宫切除术指征并局限于子宫内的良性病变都是 TVH 的手术指征。子宫体积的增大不应成为放弃 TVH 的理由,≤700g 的子宫(约妊娠 16 周)90％以上可行 TVH。同样,需做附件切除也不是 TVH 的禁忌证。但对于早期子宫恶性肿瘤因 TVH 无法做手术分期,一般不作为首选术式。②手术者的技术水平。阴道操作技巧必须从总住院医师开始就进行严格的训练。熟练的子宫分割技术是完成大体积子宫 TVH 的关键。临床资料显示,一些具有良好阴式手术经验和传统的医院中,TVH 比例较高。对缺乏阴式手术经验和技术的医生,盲目地选择 TVH 只会增加并发症发生率。

原则上 LAVH 的指征应与 TAH 相同。LAVH 具有 TVH 的大多数优点,但费用较贵,并需专用的特殊设备和腹腔镜操作的专门训练。对 TVH 有相对禁忌证者,如盆腔粘连附件切除困难者可选择 LAVH。LAVH 可进行手术分期,所以也适用于早期子宫恶性肿瘤。LAVH 对遇到不易克服的困难或在难以快速止血时,应立即改行 TAH。勉强地进行操作或无谓地浪费时间,可能意味着严重并发症的发生。

TAH 是所有全子宫切除术的基础,妇科医生均须掌握。TAH 有良好手术视野,操作方便,易进行快速止血。当 TVH 或 LAVH 无法完成时,及时改行 TAH 是明智的选择。对缺乏 TVH 和 LAVH 经验和技术的医生来讲,选择 TAH 也许更为安全和合理。

总之,目前对子宫肌瘤的治疗已逐渐向微创、无创的方向发展,可供选择的方法也趋于多样化。总的原则是,对无症状、无变化的小肌瘤以期待治疗为主,不必过分干涉;对有症状、变化大的肌瘤应因人(患者要求及术者经验)而异,实行个体化治疗。

(四)超声消融治疗

子宫肌瘤为激素依赖性肿瘤,育龄期出现,性激素分泌旺盛期生长,绝经后萎缩。针对这一自限性良性肿瘤治疗的主要目的是减轻症状,延缓或阻止瘤体生长。传统的手术治疗已发展百余年,然而对手术治疗的恐惧心理以及对切除子宫的生理、心理影响的担忧,导致许多症状性子宫肌瘤患者尽管忍受着疾病的煎熬,仍拒绝手术治疗,因此,积极寻求创伤更小的子宫肌瘤治疗方法是医学发展的需求。超声消融技术兴起,实现了不需要任何器械进入人体而对体内的子宫肌瘤进行原位精确热消融治疗。高强度的聚焦超声作用于子宫肌瘤可使治疗靶区发生整块的凝固性坏死,而周围正常组织不受影响,达到缩小肌瘤、缓解肌瘤相关症状的目的。

1.适应证

(1)临床诊断的子宫肌瘤患者。

(2)子宫肌瘤在治疗系统机载超声显像可以清楚显示。

(3)超声波到达子宫肌瘤的声通道上无骨骼及固定含气脏器遮挡(或通过辅助措施可以改善)。

2.禁忌证

(1)妊娠期妇女。

(2)肌瘤生长快、血流丰富、可疑子宫肉瘤者。

(3)合并妇科恶性肿瘤者。

(4)疑有盆腔内组织、器官广泛粘连者。

（5）俯卧位时,子宫肌瘤或增大的子宫仍压迫直肠者。

（6）胶原血管病患者或有放疗史(腹部放疗)者。

（7）严重的心、脑、血管、肝、肾等全身性疾病患者。

（8）患者认知障碍,不能准确表达治疗过程中的感受。

3.操作步骤(以 JC 型聚焦超声肿瘤治疗系统为例,仪器不同可能会有差异)

（1）一般准备:治疗前通过询问病史、辅助检查、实验室检查等详细了解全身情况,对实施镇静镇痛和超声消融的风险进行评估。妇科相关检查,对合并的妇科疾病进行评估及处理。

（2）模拟定位:模拟定位的目的是确定肌瘤是否适合超声消融治疗。模拟定位在治疗系统上模拟治疗状态下进行,了解肌瘤的位置、回声情况、肌瘤的在 X、Y、Z 轴上的三维径线,即左右、前后和上下三条径线。根据焦点移动范围来确定靶肌瘤的可覆盖范围。模拟定位重点了解两个问题:第一是焦距是否足够,对于位置过深或过大的肌瘤,焦点难以到达肌瘤的深面部分;第二是声通道上骨骼和肠道遮挡,包括脚侧的耻骨联合和头侧及两侧腹腔内的肠道。经过改变投射角及推挤肠道,不能获得足够的声通道则不适合超声消融治疗。焦点能进入肌瘤内 15mm,就能达到部分治疗的目的。同时,对于有下腹部手术史或放疗史的患者,还需要观察手术瘢痕遮挡声通道的程度。

（3）治疗时机

①非月经期和非妊娠期进行,特别要排除早期妊娠。

②安置有节育环的患者必须取出节育环,在取出后无腹痛和阴道流血后进行治疗。取出困难者,按照妇科常规处理,超声消融选择在下个月经期之后进行。

③人工流产术后,必须有一次正常月经。

④下腹部手术后 3 个月。

⑤有症状或体征的慢性盆腔炎,给予抗生素治疗 1～2 周,待症状或体征明显减轻或消失后进行超声消融治疗。

⑥急性盆腔炎必须在炎症控制后 3 个月后才能进行超声消融治疗。

⑦分娩后月经复潮后治疗,阴道分娩不少于产后 3 个月,剖宫产不少于产后 6 个月。

（4）声通道准备

①肠道准备:子宫毗邻肠道,消融治疗前必须进行严格的肠道准备。肠道准备包括饮食准备、导泻和灌肠,目的是要清除肠道内的食物和粪便残渣,减少肠道内的气体。注意禁食豆类、奶制品及白糖水;禁用甘露醇导泻;清洁灌肠的标准是灌肠后的排泄液无粪渣,通常是黄色清亮的排泄液。肠道准备期间注意补充水、电解质和热量,必要时可给予口服补液盐(ORS)或者静脉补液。

②皮肤准备:下腹部备皮、脱脂、脱气。范围与下腹部手术一致,即上至脐水平,下至耻骨联合、髋骨,两边为腋前线。

③安置尿管:目的是在定位和治疗过程中控制膀胱内的液体量,以便改善声通道。尿管球囊内注水 10～15mL,切忌注入气体。

（5）治疗体位:患者取俯卧位,呈双下肢自然屈曲的比较舒适的体位,防止双下肢过伸;胸部下方垫软垫防止胸部受压;面部下方垫软垫,防止面部受压。机载超声监控探头置于患者耻骨联合上方 3~5cm。位置确定后,负压真空垫塑形固定患者体位。用封水膜进行封水,下腹部置于脱气水中,两侧水位到腋前线至腋中线。

(6)镇静镇痛:目的是消除患者紧张、焦虑的情绪。镇静的深度要求达到 3~4 级(ramsay 评分),即要达到让患者能耐受不愉快的治疗过程,并能对语言和轻触摸刺激做出反应,同时保持足够的心肺功能。镇痛效果要求患者疼痛评分小于 4 分(VAS 评分)。

①治疗前用药:治疗前半小时应用抗胆碱药[根据患者情况应用阿托品或盐酸戊乙奎醚注射液(长托宁)],止吐药(昂丹司琼或格拉司琼),目的是减少消化液的分泌和防止呕吐。

②药物选择:枸橼酸芬太尼用于治疗中镇痛。咪达唑仑主要用于治疗中镇静及近期遗忘。

③用药注意事项:a.药物要稀释,避免药物浓度过大,给药速度过快;切忌增大镇痛镇静药物的剂量,以免造成严重的呼吸抑制。b.鉴于咪达唑仑和芬太尼的药物半衰期和重复用药的蓄积反应,建议芬太尼和咪达唑仑的用药间隔为 3~5min,这样既满足了二者协同镇痛效果加强,又尽量避免了二者协同增大发生呼吸抑制。

(7)定位、计划、扫描与监控:超声消融需要全程在超声影像监控下进行。首先是定位,确定肌瘤的位置、大小、周边毗邻关系,确定声通道上无含气脏器和骨骼,必要时使用推挤装置推挤肠道和调整治疗头入射角改善声通道。在超声显像的矢状位图像引导下制定治疗计划,从左到右,层间距 5mm。在每一层面上进行点扫描,由点-线-面组合方式覆盖肿瘤。治疗过程中通过影像监视焦点与靶组织的空间关系,控制焦点的位置在计划治疗范围内。通过灰度变化判断消融的效果,据统计,在一定的剂量强度下,声发射的总时间达 1200s,出现团块状灰度变化的概率是 92%。整个治疗区出现扩散性的团块状灰度增加,即可停止治疗;如果肌瘤内出现不扩散的局部团块状灰度变化或表现为整体灰度增加时,须结合剂量参数进行判断。以能效因子(EEF)为超声剂量的生物物理量,根据回归分析的结果消融剂量模型如下:$EEF = 3.052 + 6.095\chi_1 - 0.383\chi_2 + 2.827\chi_3 + 5.135\chi_4$ [EEF=能效因子,即损伤单位体积的肿瘤组织所需的超声能量,χ_1=肌瘤位置(前壁=1,后壁=2),χ_2=肌瘤三维径线均值(cm),χ_3=肌瘤 Adler 血供分级+1,χ_4=肌瘤 T_2WI 信号强度]。

(8)治疗范围:肌瘤的治疗原则是瘤内治疗。治疗范围指焦点覆盖的范围。肌瘤完全覆盖的焦点范围如下。治疗区的边界与肌瘤的上下(头足)、左右边界之间的距离为 5~10mm,与内膜之间的距离为 15mm,与肌瘤深面边界和浅面边界(骶骨侧边界和腹壁侧边界)的距离为 10mm。注意治疗中焦点至骶骨表面的距离必须大于 15mm。

(9)剂量调节:依据患者对治疗的耐受性和靶区灰度变化对治疗剂量进行调节。即在患者耐受的前提下调整扫描时间、照射频率、声功率,确保一定时间内的剂量投放。如发射声功率达到 350~400W,治疗前壁 5cm 的肌瘤,需要 1000~1500s 的声发射时间,结合机载超声显示的灰阶变化,调节剂量。

4.术后处理

(1)局部降温:治疗后立即排空膀胱,向膀胱内注入冷生理盐水(4~10℃)200~300mL,并保持治疗体位 30min,以利于治疗区降温。完成降温后可拔除导尿管。

(2)观察:治疗后 2h 内,观察呼吸、心率、血压,并输入 10%葡萄糖液补充能量。治疗后 8h 内观察排尿的次数、尿量和尿液的性状等,以了解有无排尿异常。观察有无腹痛、腹胀和局部压痛、反跳痛以及肠鸣音,判断有无急腹症的可能。观察会阴部和双下肢有无疼痛、感觉和运动障碍,以便判断有无神经毒性。观察阴道分泌物的量及性状。

(3)饮食:治疗后 2～24h 可进流质饮食;24h 后无腹痛、腹胀、局部压痛、发热和食欲下降等可进半流质饮食;48h 后无异常可恢复正常饮食。

5.可能的并发症及其防治

超声消融治疗的并发症少见,根据介入放射学会(SIR)分级,一般均为 A－C 级,一般不需要处理,但要提高警惕、积极预防、严密观察,需要处理时积极处理。

(1)皮肤毒性

①皮肤水疱,小水疱时无需特殊处理,注意保持皮肤干燥,不要让水疱破裂;大水疱时可将水疱内的囊液抽出,注意保持皮肤干燥。

②皮肤出现橘皮样改变,但局部毛细血管充血反应正常,无需特殊处理,保持干燥和换药即可。

③如果局部毛细血管充血反应明显延迟,需给予扩血管、抗凝和抑制局部组织无菌炎症反应的药物。

④如果皮肤表皮脱落,注意保持皮肤干燥和清洁,定时换药预防继发感染。皮肤毒性多见于使用推挤装置(水囊)或(和)皮肤有手术瘢痕者。治疗中定时松开推挤装置(水囊)的压迫,适当增加冷却时间,可以预防和减少/减轻皮肤毒性。

(2)下肢疼痛

①感应痛:是由于肌瘤消融所致的无菌性炎症刺激局部的内脏神经,传导到相应的脊髓节段,引起相应脊髓节段所支配的肢体疼痛。表现为下肢痛,但不能准确地指出疼痛的部位,无肢体感觉和运动功能障碍。通常症状轻,能够耐受,不需要特别的处理,一般于局部无菌炎症急性期后逐渐缓解。若症状重,可以给予抑制局部无菌炎症反应的药物,如非甾体类抗炎药或肾上腺皮质激素,如地塞米松等。通常在数天内恢复,偶尔恢复期可达 3 个月。

②躯体神经刺激:超声治疗所致的无菌炎症刺激邻近的躯体神经。表现为下肢痛,无运动功能障碍。与感应痛的区别在于对疼痛部位定位准确,能用手指指出具体的疼痛部位,可伴有感觉过敏。其程度通常比感应痛重,可影响睡眠,其发展过程是轻—重—轻—消失的过程,症状可在治疗后几个小时才出现。经过治疗,通常在 3～6 个月恢复,个别需 6 个月以后才恢复。

③躯体神经损伤:治疗后立即表现为下肢的不适或疼痛,逐渐出现下肢麻木,感觉功能减退和运动功能障碍。经过适当的治疗,感觉和运动功能可以逐渐恢复,但恢复时间可达 1 年以上。躯体神经刺激和损伤的治疗方案基本相同。包括营养神经治疗,抑制炎症反应,控制疼痛,功能锻炼和电刺激理疗。

④躯体神经刺激和损伤的预防:关键是治疗前要与患者进行良好的沟通,在治疗中控制好镇静的深度,仔细观察患者的反应和准确理解患者的表述,及时调整扫描治疗的方案,几乎可以完全防止。

(3)骶尾部和(或)臀部疼痛:可能与超声刺激骶尾骨和臀肌筋膜有关,多见于后壁肌瘤,特别是后位子宫的患者。表现为臀部和骶尾部胀痛,可持续数小时或数天。多数轻微,不需特殊处理,少数患者可给予非甾体类抗炎药,如双氯芬酸(扶他林)等来减轻疼痛。治疗后立即对骶尾部和臀部冷敷或者冰敷可减轻症状。

（4）肠道损伤和穿孔：肠道毗邻子宫，因此预防和警惕肠道损伤就非常重要。可能发生下列情况，如肠道准备不好；肠道与肌瘤有粘连，导致肠道不能被推离声通道，同时粘连区吸收过多能量等。需要高度注意粘连因素，如盆腹腔手术史、盆腔炎、子宫内膜异位症等。肠道损伤的表现可以是治疗后出现腹痛，或在治疗后数天甚至数周，腹痛再次出现，或原有的腹痛加剧，伴有局部的压痛、肌紧张甚至反跳痛，开始可伴有肠鸣音增加，后期可出现肠鸣音消失。可有发热、白细胞计数增高、盆腹腔积液等。处理原则是手术。

（5）其他：治疗区胀痛、便秘、血尿、膀胱刺激感、尿潴留、阴道分泌物异常、子宫内膜功能层脱落、第一次月经量增多、肌瘤排出、继发感染等，按照妇科常规处理。

6.注意事项

（1）腹壁瘢痕：必须确定它对超声的衰减程度和对疼痛刺激的敏感程度。若声衰减范围大于或等于 10mm，不适合超声消融治疗；相反，衰减的宽度小于 10mm，可以考虑进行超声消融治疗，但必须注意治疗过程中患者皮肤烫伤和皮肤损伤的机会明显增加，并与衰减的宽度成正相关。如瘢痕对疼痛反应明显降低，治疗过程中严密观察监控影像并适时检查皮肤，以免患者没有感觉热或烫而已经有皮肤损伤。

（2）膀胱的充盈度：膀胱的充盈要适度，避免膀胱将子宫压向骶骨引起骶尾部不适；避免长时间过度充盈，防止充盈性尿潴留的发生。

（3）体位性下肢痛：通常发生在大腿的前方，可以是单侧性，也可以是双侧性，并与声发射无关，即停止发射后仍然存在，轻度活动下肢或给予肌肉按摩，会有所缓解。安放体位时防止下肢过伸是预防的关键。

（4）特殊类型的肌瘤：血管平滑肌瘤由于受血流冷却效应作用，超声能量沉积差，不能达到有效的能量沉积，不适合超声消融治疗；超声消融作为局部治疗方法不适合呈弥漫性分布的子宫肌瘤的治疗；带蒂浆膜下肌瘤由于消融后吸收难度大，其临床应用价值有待研究；宫颈肌瘤由于耻骨联合位于声通道，不适合超声消融治疗；MRI T_2 加权像高信号、血供丰富的肌瘤（组织学上为富于细胞性平滑肌瘤或其他特殊组织学分型），超声能量沉积困难，致消融困难且消融后易复发。

第八节　上皮性卵巢癌

上皮性卵巢癌是发病率最高的卵巢恶性肿瘤，占卵巢癌的 70％ 以上，占成年女性卵巢癌的 90％ 以上，通常认为是由于卵巢表面不断排卵所致的上皮破裂及修复过程中上皮细胞的增生失控导致恶变而产生，排卵后卵巢表面上皮暴露于促性腺激素、性激素及其他化学物质如炎性介质等，这些因素间的微妙作用可能促成其癌变。卵巢表面为单层生发上皮，起源于胚胎时期覆盖在生殖嵴表面的体腔上皮，该上皮具有多潜能属性，能向恶性转化，也能向米勒管相关的任何细胞类型分化，如向输卵管内膜上皮分化则产生浆液性癌，向子宫内膜分化产生子宫内膜样癌，向子宫颈黏液上皮分化产生黏液性癌，向富含糖原细胞即像胚胎米勒上皮又像分泌期子宫内膜腺体分化则产生透明细胞癌，向泌尿道上皮分化则形成移行细胞癌。

一、病理类型

病理学上,卵巢上皮性癌的发病机制可分为两种:一种为具有癌前病变逐级演变过程形成的癌,如腺瘤-交界腺瘤-腺癌、黏液癌,起源于子宫内膜异位症的大多数透明细胞癌、子宫内膜样腺癌及多数高分化的浆液性腺癌均为此型,早期相对容易发现,预后也较好;另一种为无此过渡阶段直接形成的癌,多为分化差的浆液性癌,临床发现晚、预后差,这一型癌可起源于卵巢上皮,但近年来认为其起源于输卵管末端的学说更为流行,不少报道发现卵巢浆液癌与远端输卵管癌共存的情况,且存在相似的 p53 基因突变;在超过 50% 的原发性腹膜癌患者中也见到了输卵管黏膜癌或原位癌;在预防性切除双附件的 BRCA 突变妇女中 p53 阳性细胞群和上皮内癌在输卵管黏膜的检出率可达 30%,而卵巢表面却阴性。分子病理学证据也支持上述二元发病机制学说,分化差的浆液性癌存在典型的 p53 突变,而分化好的浆液性癌及黏液性癌通常有 K-ras 基因的突变,子宫内膜癌可见 PTEN 突变。

卵巢上皮性癌的病理类型主要包括浆液性癌、黏液性癌、子宫内膜样癌、透明细胞癌、移行上皮癌(勃勒纳瘤)、混合性上皮癌、鳞状细胞癌及未分化癌,其中浆液性癌(包括腹膜癌)的发病率最高,晚期患者最多;黏液性癌的发病率较低,早期患者多见;而移行上皮癌(勃勒纳瘤)、鳞状细胞癌及未分化癌则相对少见。35 岁以前患卵巢上皮性恶性肿瘤者少见。

对 I 期卵巢癌的研究显示,浆液性癌只占全部浆液性癌的 4%,透明细胞癌占全部透明细胞癌的 36%,子宫内膜样癌占 53%,黏液性癌占 83%,勃勒纳瘤占 100%;FIGO 1996 年的资料也显示 I A 期癌中黏液性癌的比例最高,III C 期癌中浆液性癌的比例最高。说明勃勒纳瘤、黏液性癌、子宫内膜样癌相对容易在早期发现,因此预后也较好;透明细胞癌尽管预后较差,但也有 1/3 的患者能在早期发现,只要尽努力手术切除干净,预后也还不错;只有卵巢浆液性癌,发生率最高,早期发现率最低,一旦发现即达晚期,预后较差。因此,提高卵巢上皮性癌生存率的关键就在于提高卵巢浆液性癌的早期诊断率及晚期治疗有效率。

二、转移方式

卵巢上皮性癌以腹腔种植转移为主,脱落的癌细胞沿腹腔液循环方向,自右结肠旁转移到右侧膈顶表面,大网膜及腹膜表面均可受累。经腹膜后淋巴途径转移是卵巢上皮性癌转移的另一种方式,经漏斗韧带可转移至肾血管下方淋巴结;经阔韧带可转移至盆壁各组淋巴结;经圆韧带可转移至腹股沟淋巴结。

三、诊断及鉴别诊断

卵巢上皮性癌尤为浆液性癌的早期诊断相对困难,数据显示卵巢上皮性癌的生存率 I 期可达到甚至超过 90%,但此期仅有不足 20% 的患者被诊断;II 期生存率可达 50%～70%,但也仅有 10% 的患者在此期被诊断;而 III 期生存率只有 15%～25%,IV 期<5%,但 60%～70% 的患者在 III 期、10% 在 IV 期才被诊断,这是导致卵巢浆液性癌预后差的主要原因。造成此种窘境的原因主要为①早期患者多无症状,一旦出现症状时则疾病多已达晚期,这些症状主要包括

持续腹胀、盆腹腔痛、进食下降、易饱、尿频、尿急，即便是出现了这些症状仍有许多患者不会来妇科就诊，而常常先去消化内科、泌尿科等就诊，因为这些症状并不具特异性。疲劳、消化不良、背痛、性交痛、便秘、月经紊乱也可出现在卵巢癌患者，但同样对诊断帮助不大，我们在临床上还见到患者持续治疗顽固性便秘，结果为卵巢癌的患者。②出现点滴妇科症状来妇科就诊的妇女多为育龄期妇女，而此时期并不是卵巢癌发病的高危人群，妇科检查触到的附件包块常常是功能性卵巢囊肿，而恰恰是在不易到妇科就诊的育龄前及绝经后妇女中触到附件包块才更有可能是卵巢癌。③早期卵巢癌筛查的手段欠缺、敏感性不高。目前每 1～2 年 1 次的妇女普查主要是针对子宫颈癌的，所以筛查对象多为育龄期妇女，罕见育龄前、绝经后妇女，尽管许多地方也同时做妇科触诊、B 超及 CA125 的检测，但筛查率远不及子宫颈癌。因此，能够早期发现的卵巢癌多为偶然、侥幸。现阶段符合经济、安全、简单、无创、相对敏感、相对特异的血 CA125 检测仍被认为是卵巢上皮性肿瘤中最有价值的肿瘤标志物。已经被证明仅有 <1% 的非孕妇女 CA125 水平 >35U/mL，而在上皮性卵巢癌患者中 CA125>35U/mL 者达 80%～85%，在浆液性卵巢上皮性癌患者中 >85%，黏液性癌中此比例较低。绝经后的妇女若出现无症状的盆腔包块、CA125>65U/mL，则诊断的敏感性达 97%，特异性达 78%，而在绝经前的妇女其特异性相对较差，因为 CA125 的升高还可以出现在妊娠期、子宫内膜异位症、盆腔炎性疾病、腹腔结核、胰腺炎、肾衰竭、肝炎等情况下，因此，对绝经后伴有 CA125 升高的妇女应高度重视。主要表现为腹水、盆腔包块、CA125 升高的盆腹腔结核，临床上常能见到这种患者误诊为卵巢癌或腹膜癌而手术，但手术除了对结核有诊断作用外，并无其他益处，故临床上应尽量在手术前鉴别，避免手术性诊断。也有不少大样本的前瞻性研究希望通过定期的 CA125 检测能筛查出早期患者，遗憾的是到目前为止仍没有哪项研究其早期诊断率及患者生存率能明显改善，即便是在有家族遗传性卵巢癌史的妇女或绝经后妇女中。

新的肿瘤标志物近年来也不断涌现，已有不少文章对此进行探讨，其基本思路仍是以 CA125 为核心，加入其他肿瘤标志物及 B 超进行排列组合，在众多候选标志物中，人附睾蛋白 4(HE4)极有望入选。Hellstrom 等检测了 37 例卵巢癌、19 例卵巢良性疾病和 65 例健康对照者的血清 HE4 及 CA125 水平，发现血清 HE4 比 CA125 能更好地区分卵巢癌患者和正常对照个体；2007 年 Moore 等比较了 HE4、CA125、可溶性间皮瘤相关肽、CA72-4、活化素 A 及抑制素、骨桥蛋白、HER2 和表皮生长因子受体 9 种肿瘤标志物在 67 例卵巢上皮性癌和 166 例卵巢良性疾病患者血清中的水平，将其与术后病理进行比较，结果显示，良性肿瘤和卵巢癌患者之间，除 HER2 外各项肿瘤标志物水平均有显著差异，在特异性同为 95% 的情况下，就单一标志物而言，HE4 诊断卵巢癌的敏感性最高(72.9%)；就组合标志物而言，CA125 和 HE4 联合检测的敏感性最高(76.4%)；而就良性肿瘤与卵巢癌 I 期病变而言，HE4 为最佳单用标志物。2008 年 Moore 等分别检测了患有盆腔肿物妇女的血清 HE4 和 CA125 的水平，采用 logistic 回归分析建立数学模型计算出绝经前、后妇女的卵巢癌风险预测值，结果显示，两者联合检测能成功地预测患有盆腔肿物的妇女当中患卵巢癌的高风险个体，这就为此类患者尽早就诊并引起医务人员重视提供了很好的理论依据。学者应用酶联免疫吸附试验方法也检测了 30 例卵巢恶性肿瘤、45 例卵巢良性肿瘤、57 例子宫内膜异位症、8 例盆腔炎和 137 例正常妇女血清中 HE4 和 CA125 水平，发现单项检测诊断卵巢癌的特异性 HE4（正常值

0～150pmol/L)优于 CA125;两者联合可提高诊断能力;当以 150pmol/L 为界值点时,诊断卵巢癌的正确率更高;以 86pmol/L 为界值点时有利于卵巢癌的筛查、降低漏诊率。这样看来,HE4＋CA125±B 超的检测模式很有希望成为卵巢癌的筛查方法。

B 超也被认为是一种方便、经济的卵巢癌筛查手段,也有许多研究希望通过定期超声检查早期发现卵巢癌患者,但结果同样不甚满意。尽管 B 超的方式在不断改善,如从腹部 B 超变为阴道 B 超,从阴道 B 超到增加了多普勒血流测定功能的 B 超,其目的是希望能够更清楚地观察卵巢内部结构及血流情况,以早期诊断卵巢癌,但收效甚微。

CT、MRI、PET－CT 对诊断卵巢癌有帮助,但更重要的是在决定手术范围、判断是否有淋巴结转移及卵巢癌复发时的作用更为明显,对于筛查及早期诊断作用甚微。

四、治疗

1.治疗原则及治疗方案的选择

(1)治疗原则:以手术治疗为主,辅以化疗和放疗,生物治疗处于试用阶段。手术是首选的治疗措施。通过手术可以明确诊断,并对疾病进行全面评估。手术治疗是最有效的治疗手段。只有将肿瘤切净或基本切净,患者群体生存的时间才能明显延长,而且手术的彻底性也为辅助治疗创造了条件,直接影响化疗和放疗的效果。化疗是上皮性卵巢癌的重要辅助治疗方法,能显著延长患者的生存时间,甚至使一些晚期患者完全缓解,获得无癌生存。放疗在上皮性卵巢癌治疗中有一定的敏感性,疗效是肯定的,但对大多数晚期患者的效果不如化疗好。放疗可以作为某些化疗后的巩固治疗。生物治疗效果尚不肯定。靶向治疗对晚期及复发癌有一定疗效。

(2)治疗方案的选择:根据不同期别选择治疗方案。

①Ⅰ期:a.经过仔细的手术分期后,行全子宫加双附件切除术,ⅠC 期同时行大网膜切除,黏液腺癌同时切除阑尾;b.年轻患者,ⅠA 期可行保守性手术;c.行选择性腹主动脉旁淋巴结切除,常规盆腔淋巴结切除;d.确认肿瘤为 FIGO ⅠA,ⅠB 期,高分化(G_1)或中分化(G_2),肿瘤与周围组织无粘连者,术后可不用化疗,定期随诊;e.对ⅠA、ⅠB 期,低分化(G_3)及ⅠC 期任何级别患者,均应给予辅助性化疗,可给予 3～6 周期紫杉醇类或卡铂化疗。

②Ⅱ期:目前对Ⅱ期患者的手术治疗包括全子宫加双附件切除术,网膜切除术及盆腔扩散病灶切除,即尽量切除肉眼可见病灶。同时选择性切除腹主动脉旁淋巴结,常规切除盆腔淋巴结。术后行腹腔化疗或 6～8 周期紫杉醇类或卡铂静脉化疗。

③Ⅲ、Ⅳ期:经理想缩瘤术行 6～8 周期紫杉醇或卡铂静脉化疗。肿瘤体积较小者可行腹腔化疗。非理想缩瘤术者可经 2～4 周期化疗后行间歇性肿瘤缩减术,再行化疗。

2.手术治疗

(1)手术分期的意义及方法:手术分期是卵巢癌患者最重要的预后因素。对早期卵巢癌采用手术探查确定疾病的扩散范围已成为强制性的手术,是早期卵巢癌手术治疗的重要组成部分。正确分期是决定治疗方法的前提,也是估计预后、比较疗效、总结经验的重要依据。

卵巢癌的分期只能通过剖腹探查并对所有可疑部位全面评估方能确定。对于盆腔或附件包块疑为卵巢癌的患者,应采用腹部纵切口以便探查上腹部,下腹横切口很难做到这一点。进腹后,应取腹水或腹腔冲洗液做细胞学检查,盆腔、左右结肠旁沟及左右横膈下均应分别取组织活检。尽可能包膜完整地切除附件肿块,因为肿块破裂或恶性细胞溢出至盆腔可导致分期升级并对预后产生不良影响。需注意粘连部位并行活检,因为粘连部位可能为隐藏的微转移。若冰冻切片提示为恶性卵巢肿瘤,需进行全腹探查,包括肠管表面,所有可疑部位活检。有报道显示,盆腔淋巴结受累率与主动脉旁淋巴结近似,故也应常规取样或切除。

(2)保守性手术:传统的保守性手术为单纯切除患侧附件。当代的观点要求首先行手术分期。手术分期后符合下列指征者不再扩大手术,称保守性手术。指征包括ⅠA期;分化良好(中高分化);年轻渴望保留生育功能;肿瘤包膜完整无粘连;腹膜、淋巴结、卵巢系膜无浸润;腹腔冲洗液阴性;充分评估对侧卵巢,必要时做楔形切除活检,结果阴性;横结肠下大网膜切除活检阴性,横膈组织学或细胞学阴性;能严密随访。生育后切除余下的卵巢及子宫,进行再分期。

(3)全子宫及双附件切除术:是早期上皮性卵巢癌最基本的术式。手术范围除要切除全子宫及双附件外,还包括切除大网膜(横结肠以下)、腹膜后淋巴结(或取样)、阑尾切除,以及腹水或腹腔冲洗细胞学检查等。

(4)首次肿瘤细胞减灭术:适用于Ⅱ、Ⅲ、Ⅳ期患者。术后残余瘤体积大小是晚期患者的重要预后因素,与预后直接相关。因此,妇科肿瘤医师应竭尽全力将肿瘤切净或基本切净,使残余肿瘤直径小于1cm。

肿瘤细胞减灭术的手术范围按手术部位可分为三部分:①盆腔肿瘤细胞减灭术,包括盆腔腹膜(浆膜)及种植转移瘤切除,卵巢肿瘤及子宫附件切除,必要时行乙状结肠-直肠切除等。②腹腔内肿瘤细胞减灭术,包括腹腔腹膜(浆膜)剥离切除,横膈肿瘤切除,大网膜切除(胃大弯下方),个别患者需要脾切除、肠段切除等。③腹膜后淋巴结切除术,包括选择性切除盆腔淋巴结和腹主动脉旁淋巴结。

(5)间歇性肿瘤细胞减灭术:有两种形式。其一是首次细胞减灭术腹盆腔内残留大块肿瘤,在短期化疗(一般为2～4个疗程)而有反应者,进行二次肿瘤减灭术,称间歇性肿瘤细胞减灭术。患者能否得益于间歇减灭术,取决于初次减灭术的彻底程度、病灶的分布情况、残余瘤大小以及患者对最初几个疗程化疗的反应性。

另一种方式是新辅助化疗(NAC)随后行间歇性肿瘤细胞减灭术,是除传统的首次肿瘤细胞减灭术外的一种选择,认为有三个理论上的优势:①在手术前改善患者的一般情况;②减少肿瘤负荷,从而缩小手术范围,减少手术和术后发病率;③增加满意的肿瘤细胞减灭术的概率,从而改善生存。

选择新辅助化疗的患者,首先经剖腹探查或腹腔镜对病变范围进行评估;对那些发生广泛转移和病情欠佳的患者,在减灭术之前施以新辅助化疗(NACT/IDS);其他患者行首次肿瘤缩减术。NACT的实施需要具备以下一个或多个条件:腹膜广泛转移、小肠系膜受累、肝肺实质广泛转移,病变位于肝门,不允许行首次肿瘤缩减术者。另一种是相对适应证,包括有大量胸腹水,重度营养不良,存在严重合并症或暂不适合手术的大块肿瘤患者,以及锁骨上、腹股沟、腹主动脉旁淋巴结有可疑转移者。经细针穿刺等方法取得活检组织病理诊断,或在临床高度怀疑卵巢癌时,腹水穿刺细胞学阳性者,可于手术前给予2～3个疗程化疗。化疗方案同术后化疗方案。如有大量胸腹水可同时进行腔内化疗。

3.化疗

(1)术后化疗(一线化疗)

①早期卵巢癌术后化疗:目前对ⅠA期或ⅠB期病理分级1级的患者,推荐不予以术后化疗。对病理2级的患者是否给予化疗或观察意见不一。病理3级及透明细胞癌或ⅠC期患者,给予卡铂或紫杉醇方案化疗3～6个疗程。化疗方案同晚期术后化疗方案。

②晚期卵巢癌术后化疗:以6周期卡铂或紫杉醇方案术后化疗为绝大多数晚期卵巢癌的标准治疗模式。主要化疗方案如下。

a.TAX/CBP方案:TAX $135mg/m^2$,静脉滴注3h,第1天;CBP $300mg/m^2$(AUC 4～6),静脉滴注,第1天。3～4周重复。

b.TAT/CBP方案:TAT 60～$80mg/m^2$,静脉滴注,第1天;CBP $300mg/m^2$(AUC 4～6),静脉滴注,第1天。3～4周重复。

c.TP方案:DDP $75mg/m^2$,静脉滴注;TAX $135mg/m^2$,静脉滴注3h。3～4周重复。

d.CAP方案:CTX 500～$600mg/m^2$,静脉注射,第1天;ADM $50mg/m^2$,静脉注射,第1天;DDP 50～$70mg/m^2$,静脉滴注。3～4周重复。

(2)腹腔化疗:可使腹腔局部药物浓度高且药物停留在腹腔表面的时间长。对满意减灭术后的卵巢癌患者可应用腹腔灌注化疗。顺铂腹腔灌注峰值浓度显著高于静脉给药,因此药物毒性也比静脉给药要低。与顺铂类似,卡铂以AUC7腹腔灌注,其腹腔内药物浓度是静脉给药的17倍,且血药浓度与后者相近。与此相反,紫杉醇以适宜剂量腹腔灌注其血药浓度低,但可在给药后1周尚维持一定浓度。应注意:①仅对肿瘤负荷小者(直径小于2.5cm)有益。②腹腔途径达不到治疗有效水平者需同时静脉给药。③腹腔有粘连者不适用腹腔化疗。

用药方案可选择:

①单纯腹腔化疗:无肉眼可见肿瘤或微小肿瘤(直径小于0.5cm者)可用DDP 100毫克/次,或卡铂400毫克/次,或Taxol 180毫克/次,2～3周1次。

②腹腔加静脉化疗:适用于腹腔肿瘤体积较大(病灶直径大于0.5cm)的患者。可用Taxol $135mg/m^2$,静脉滴注24h,第1天;DDP $100mg/m^2$,静脉滴注,第2天;Taxol $60mg/m^2$,静脉滴注,第8天。3～4周重复。或用CBP(AUC 7～9)静脉滴注,继以Taxol $135mg/m^2$,静脉滴注24h,DDP $100mg/m^2$,静脉滴注。3～4周重复。

③新辅助化疗(术前化疗):晚期卵巢癌患者于术前化疗(全身或加胸腹腔治疗)可使患者身体状况得到改善,缩小肿瘤,有利于完成最佳肿瘤细胞减灭术,而且可以减少并发症,但不影响患者的生存时间。

4.放疗

(1)适应证:全腹放疗主要用于首次手术加化疗完成后的巩固治疗,也可用于术后足够化疗后"二探"对复发癌经最佳减灭术后行全腹放疗,有一定效果。对术后残瘤局限于盆腔者行盆腔放疗效果更好。

(2)方法与剂量

①盆腔照射:照射野的大小以患者体型而定,通常照射范围上自脐孔水平,下至闭孔窝下

缘,外缘为骨盆外 1～2cm,约 15cm×15cm 或 20cm×15cm 大小,可方形、菱形或长方形。前后两野对称垂直照射,盆腔正中平面肿瘤剂量 40～50Gy。

②全腹照射:全腹固定照射野范围为上自横隔上 1～2cm,下至闭孔窝下缘,两侧包括两侧腹膜,全腹面积为(24～30)cm×10cm,前后平行对称照射。照射剂量为 20～28Gy,6～7 周,每天 1.0～1.2Gy。为减少肝、肾损伤,自后方挡肾,剂量限于 15～18Gy;前方挡肝,剂量限于22～25Gy。

③全腹加盆腔照射:这种照射方法即在全腹照射基础上加盆腔补充照射,使盆腔的总剂量达到 40～50Gy。

第九节 卵巢生殖细胞肿瘤

卵巢生殖细胞肿瘤来源于卵巢的原始生殖细胞,发病率远低于上皮性癌,居原发性卵巢肿瘤的第二位,黄种人及黑种人发病率高于白种人,占所有卵巢肿瘤的 15%～20%,其中良性占95%,多在成年女性中发生,平均发病年龄 30～40 岁;恶性仅占 5%,主要发生在儿童和青春期,平均年龄 19 岁,占青少年卵巢肿瘤的 60%～70%,绝经期后则很少见。原始生殖细胞具有向不同方向分化的潜能,由原始性生殖细胞组成的肿瘤称作无性细胞瘤;原始生殖细胞向胚胎的体壁细胞分化称为畸胎瘤;向胚外组织分化,瘤细胞与胎盘的间充质细胞或它的前身相似,称作卵黄囊瘤;向覆盖在胎盘绒毛表面的细胞分化,则称为绒毛膜癌。以往恶性生殖细胞瘤的预后很差,但在近 20 余年里,有效的化疗方案的出现使得卵巢生殖细胞肿瘤的治疗及结局有了明显改善,5 年生存率由以往的 10%～20%上升到 80%～90%,甚至在大多数患者中保留生育功能也成为可能。2003 年 WHO 将卵巢生殖细胞瘤分为七大类,即无性细胞瘤、卵黄囊瘤(内胚窦瘤)、胚胎癌、多胚瘤、非妊娠性绒毛膜癌、混合性生殖细胞瘤、畸胎瘤(成熟性、不成熟性、单胚层型)。但近年来国外常于将其分为无性细胞瘤及非无性细胞瘤两类,原因在于无性细胞瘤是最常见的恶性生殖细胞瘤,占 30%～50%,预后与非无性细胞瘤差别很大,而非无性细胞瘤常合并存在。

一、临床特征

恶性卵巢生殖细胞瘤主要发生在青少年女性中,平均年龄 16～20 岁,主要的症状和体征几乎一致,将近 85%的患者均为腹痛及可触及的盆腹腔包块,约有 10%的患者可出现急腹症,通常是因肿瘤破裂、出血、卵巢扭转造成,这种情况在卵黄囊瘤、混合性生殖细胞瘤中更为常见,常被误诊为急性阑尾炎而手术。还有一些较少见的症状和体征,如腹胀(35%)、发热(10%)、阴道出血(10%)及少数患者还会出现性早熟。妊娠期或产后期也是生殖细胞瘤发生的时段,Gordon 等报道 158 例无性细胞瘤中有 20 例是在妊娠期及产后发现的。血清 AFP增高意味着卵黄囊瘤成分的生殖细胞瘤存在。妊娠期的生殖细胞瘤可被成功治疗,有报道在妊娠中晚期手术切除肿瘤及化疗不会影响胎儿健康。然而,快速的疾病进展、流产及早产也有报道,尤其在非无性细胞瘤中。许多生殖细胞瘤拥有相对单一的生物标志物成分,使之容易在血液中被查出。特异性及敏感性均高的放射免疫技术检测 HCG 及 AFP 更有利于患者的监测。卵黄囊瘤产生 AFP,绒毛膜癌产生 HCG,但在胚胎癌、多胚瘤及混合性生殖细胞瘤中也可产生 AFP 和 HCG,小部分含有多核合体滋养细胞的无性细胞瘤也可产生低水平的 HCG,若有 AFP 升高或 HCG>100U/mL 时则说明该肿瘤不是无性细胞瘤,相应的治疗也需调整。未成熟畸胎瘤通常不表达 AFP 及 HCG,但少数未成熟畸胎瘤可产生 AFP。第 3 个肿瘤标志物就是乳酸脱氢酶(LDH),它在无性细胞瘤中明显增高,但其特异性不如前两者,因此诊断性大打折扣。CA125 有时也会在生殖细胞瘤中非特异性升高,但诊断意义不大。

1.畸胎瘤

畸胎瘤是来源于生殖细胞的肿瘤,具有向体细胞分化的潜能,大多数肿瘤含有至少 2 个或 3 个胚层组织成分,可分泌 CA19-9。大多数畸胎瘤为成熟性畸胎瘤,又称囊性畸胎瘤,是最常见的生殖细胞瘤,约占所有卵巢肿瘤的 1/4。肉眼观,肿瘤呈囊性,充满皮脂样物,囊壁上可见头节,表面附有毛发,可见牙齿。镜下可见其由 3 个胚层的各种成熟组织构成,以表皮和附件组成的单胚层畸胎瘤称为皮样囊肿;以甲状腺组织为主的单胚层畸胎瘤则称为卵巢甲状腺肿,其中 1% 可发生恶性变,多发生在老年女性,组织学和发生在甲状腺部位的癌相似;在畸胎瘤恶变中约 3/4 为鳞状细胞癌,其他包括类癌、基底细胞癌、甲状腺癌和腺癌等。卵巢未成熟性畸胎瘤和成熟性囊性畸胎瘤的主要不同是,在肿瘤组织中可见未成熟组织。未成熟性畸胎瘤占 20 岁以下女性所有恶性肿瘤的 20%,随年龄的增大,发病率逐渐减少。肉眼观,未成熟性畸胎瘤呈实体分叶状,可含有许多小的囊腔。实体区域常见未成熟的骨或软骨组织,镜下在与成熟性畸胎瘤相似的组织结构背景上,可见未成熟神经组织组成的原始神经管和菊形团,偶见神经母细胞瘤的成分。预后和肿瘤分化有关,高分化的肿瘤一般预后较好,而由未分化的胚胎组织构成的差分化肿瘤则预后较差。

2.无性细胞瘤

无性细胞瘤是由未分化、多潜能原始生殖细胞组成的恶性肿瘤,同一肿瘤发生在睾丸则称为精原细胞瘤。大多数患者的年龄在 10~30 岁。无性细胞瘤仅占卵巢恶性肿瘤的 2%,可分泌胎盘碱性磷酸酶(PLAP)、LDH 及巨噬细胞集落刺激因子(M-CSF)。肉眼观,肿瘤一般体积较大,质实,表面结节状。约 15% 的无性细胞瘤含有和胎盘合体细胞相似的合体细胞滋养层成分,肿瘤细胞中胎盘碱性磷酸酶阳性可有助于诊断的确立。无性细胞瘤对放疗和化疗敏感,5 年生存率可达 80% 以上,晚期主要经淋巴道转移至髂部和主动脉旁淋巴结。

3.胚胎癌

胚胎癌主要发生于 20~30 岁的青年人,比无性细胞瘤更具有浸润性,是高度恶性肿瘤。肉眼观,肿瘤体积小于无性细胞瘤,切面肿瘤边界不清,可见出血和坏死。若伴有畸胎瘤、绒毛膜癌和卵黄囊瘤成分,应视为混合性肿瘤。

4.卵黄囊瘤

又称内胚窦瘤,因组织形态和小鼠胎盘的结构很相似而取此名,多发生在 30 岁以下妇女,是婴幼儿生殖细胞肿瘤中最常见的类型,生物学行为呈高度恶性,体积一般较大,结节分叶状,边界不清,切面可有局部出血坏死。镜下见多种组织形态:①疏网状结构,是最常见的形态,相互交通的间隙形成微囊和乳头,内衬立方或扁平上皮,背景呈黏液状。②S-D小体,由含有肾小球样结构的微囊构成,中央有一纤维血管轴心。免疫组织化学显示肿瘤细胞 AFP 和 α_1-抗胰蛋白酶阳性。③多泡性卵黄囊结构,形成与胚胎时期卵黄囊相似大小不等的囊腔,内衬扁平上皮、立方上皮或柱状上皮,囊之间为致密的结缔组织。④细胞外嗜酸性小体也是常见的特征性结构。

二、治疗

1.治疗原则

卵巢恶性生殖细胞肿瘤以手术治疗为主,化疗是很重要的辅助治疗。放疗对无性细胞瘤很敏感,效果好。

2.手术治疗

(1)手术分期:手术分期的信息对明确病变累及范围,提供预后参数以及指导术后治疗至关重要。其手术分期与上皮性卵巢癌原则相同。

①尽管横切口外观更为美观,但通常仍需行竖切口以充分暴露手术野,便于分期活检,切除盆腔较大的肿瘤以及上腹部的转移病变。

②若有腹腔积液,应吸取积液行细胞学检查。若无腹腔积液,则应在手术操作前冲洗盆腔及双侧结肠旁沟,取冲洗液行细胞学检查。

③仔细检查全腹腔脏器,有条理触诊。检查横隔下、结肠、大网膜、腹膜表面、整个腹膜后、小肠浆膜及肠系膜,发现任何可疑部位,应行活检或切除。

④仔细检查卵巢原发瘤及盆腔,仔细评估双侧卵巢的大小,有无明显肿瘤受累,包膜破裂,外生性赘生物及周围组织粘连。

⑤若病变局限,如仅限于卵巢或位于盆腔,则需对高危部位随机活检,包括大网膜(多处广泛活检)以及如下部位的腹膜表面:双侧结肠旁沟、子宫直肠陷凹、盆侧壁、膀胱子宫反折腹膜以及膈下,任何粘连部位都应取组织活检。

⑥腹主动脉旁及双侧盆腔淋巴结应仔细触诊,任何可疑的淋巴结都应切除或活检,若未及可疑部位,上述部位仍应取样。

根据仔细的手术探查,对可疑部位或任何粘连部位活检或切除行病理检查进行手术分期。

(2)手术方式

①单侧附件切除术(保留生育功能手术):由于大部分患者为年轻妇女,希望保留生育功能,而除无性细胞瘤外,双侧卵巢受累罕见。因此,对年轻 I 期患者行单侧附件切除是可能的,也是安全的。无性细胞瘤双侧较多见(10%~15%),单侧附件切除需慎重。但有学者提出,对 I 期单纯无性细胞瘤的年轻患者,肿瘤直径在 10cm 以下,性腺无发育不良,无 46XY 核型,对侧卵巢活检阴性,可作为单侧附件切除术的参考。其他类型恶性生殖细胞肿瘤,对侧卵巢外观正常,不必行卵巢活检,以免导致粘连及卵巢功能受损而不孕,倘若对侧卵巢异常增大,则应行活检或囊肿切除。若对侧卵巢同时伴有良性畸胎瘤,可行卵巢囊肿剥除,保留正常卵巢组织。

②双侧附件及全子宫切除术:晚期患者(Ⅱ~Ⅳ期)可有双侧卵巢受累(此时可从患侧卵巢

转移至对侧），或混合性生殖细胞肿瘤含有无性细胞瘤成分时也可有双侧卵巢受累，须行双侧附件切除和子宫切除。若冰冻结果提示为退化的性腺或临床征象提示肿瘤具有两性成分，也应行双侧附件及子宫切除。若冰冻结果难以明确诊断，则需依靠术前女性染色体组型的检测来明确，决定行患侧附件切除还是行双附件和全子宫切除。

③首次肿瘤细胞减灭术：对初次手术时即遇到广泛转移的卵巢恶性生殖细胞肿瘤，建议应实行与晚期上皮性卵巢癌相同的手术治疗原则，即首次肿瘤细胞减灭术，尽最大努力切除肿瘤，达满意减灭的患者与术后仍有较大残余瘤者相比，毫无疑问预后要好。同卵巢上皮性肿瘤一样，根据转移播散的部位，分为盆腔肿瘤细胞减灭术、腹腔肿瘤细胞减灭术、腹膜后淋巴结切除术或取样。

多数临床研究显示，存在转移的患者或未完全切除肿瘤的患者预后较差，术后化疗后的无瘤生存率为 53%～91%。

总的来说，卵巢生殖细胞肿瘤，尤其是无性细胞瘤，比上皮性卵巢癌对化疗更敏感。因此，在生殖细胞肿瘤中对转移灶的广泛切除，特别是对大的腹膜后淋巴结的切除尚存在争议。即便是广泛转移的肿瘤，仍可行保留生育功能的手术，保留对侧正常卵巢及子宫。

3.化疗

(1)多数卵巢恶性生殖细胞肿瘤仅进行手术治疗，其复发风险高；但对ⅠA期Ⅰ级的非成熟畸胎瘤可术后仅予以观察，因为其复发罕见；Ⅰ期无性细胞瘤术后可仅予观察，因为复发时多能通过手术或放疗治愈。

(2)对多数患者，须行 3～4 周期的 BEP 方案(BLM,VP-16,DDP)。原发性绒毛膜癌选用 MTX,ACT-D 方案治疗 4～6 个疗程。

历史上，第一个成功治疗卵巢恶性生殖细胞肿瘤的化疗方案为 VAC 方案(长春新碱、放线菌素 D、环磷酰胺)或 VAC 类方案。然而，对于晚期患者，VAC 方案治疗后的长期存活率仍低于 50%。基于 BEP 方案在男性睾丸癌治疗中显示的优异前景，GOG 开展了评价 BEP 方案在卵巢生殖细胞肿瘤中的疗效的前瞻性研究，结果显示，该方案高度有效，93 例纳入研究患者中有 91 例随访期间无肿瘤复发。尽管未对 BEP 方案及 VAC 方案进行对照比较，但基于以上试验结果，前者显然是卵巢生殖细胞肿瘤治疗的最佳方案。

4.放疗

大多数恶性生殖细胞肿瘤对放疗不敏感，一般不需要辅助放疗。但无性细胞瘤是一种对放射线高度敏感的肿瘤，放疗可以治愈。放疗对已有小孩而肿瘤为晚期，或有远处转移或化疗后复发的患者具有重要价值。术后放疗存活率可达 100%。

照射范围根据肿瘤扩散及转移的部位而定，放射量一般如下。3 周内全腹给予 2000～2500cGy，淋巴结受累区(盆腔或腹主动脉旁)增加 1000～1500cGy。如果扩散至纵隔或锁骨上，分别给予 2500cGy 及 3000cGy；肝转移全肝照射 2500cGy，再缩野肿瘤局部照射至 3000cGy；肾转移照射量 2000cGy；脑转移全脑照射 2000～2500cGy，后缩野肿瘤局部照射至 3500cGy。

第十节　卵巢性索间质肿瘤

卵巢性索间质肿瘤来源于原始性腺中的性索及间质组织,发育中的性腺中原始性索向上皮分化形成颗粒细胞瘤或支持细胞瘤,向间质分化则形成卵泡膜细胞瘤或间质细胞瘤;向女性性索间质方向分化则形成卵巢颗粒细胞瘤或卵泡膜细胞瘤或两者混合瘤,向男性性索间质方向分化则形成睾丸支持细胞瘤或间质细胞瘤或两者混合瘤。因此卵巢性索间质肿瘤可分为四大类:①颗粒细胞瘤,包括成人型、幼年型;②卵泡膜瘤,包括卵泡膜细胞瘤、卵泡膜纤维瘤、纤维肉瘤、硬化性间质瘤;③支持间质细胞瘤,包括支持细胞瘤、间质细胞瘤、支持-间质细胞瘤(高、中、低分化及含异源成分的)、网状细胞瘤、混合性支持间质细胞瘤;④环状小管性索肿瘤,包括未分类型、两性母细胞瘤、类固醇细胞瘤(间质黄体瘤、Leydig 细胞瘤、门细胞瘤、非门细胞瘤、无其他特殊性的类固醇细胞瘤)。

卵巢性索间质肿瘤占所有卵巢恶性肿瘤的 7%左右,大多数此类肿瘤是良性或低度恶性潜能肿瘤,预后较好,约 90%的卵巢性索间质肿瘤会产生甾体激素而具内分泌功能,故又称为卵巢功能性肿瘤,因此除纤维瘤外,患者常有相应激素的内分泌异常症状。过多的雌激素产生,无论是肿瘤合成增加还是雄激素的外周转化,均会作用于靶器官产生相应症状,如性早熟、月经紊乱、绝经后出血等,此外,也有患子宫内膜癌、乳腺癌的风险。相反,快速出现的去女性化甚至男性化的症状如闭经、月经量过少、多毛、声音变粗、肌肉发达等则与高雄激素有关,血液检测可发现睾酮及雄烯二酮明显升高,因此,内分泌激素的测定有助于此类肿瘤的诊断。

一、颗粒细胞瘤

尽管卵巢颗粒细胞瘤最初描述是在 1859 年,但此病的病理机制、发病因素始终不清。曾怀疑与促生育药或避孕药有关,但在 1965—1994 年对芬兰颗粒细胞瘤发病情况的调查显示,颗粒细胞瘤的发病率从 1965—1969 年到 1985—1994 年反而下降了 40%,期间用氯米芬者增加了 13 倍、用绝经期促性腺激素者增加了 200 倍,用口服避孕药也增加了 5 倍,似乎说明与促生育药或避孕药的关系不大。卵巢颗粒细胞瘤大约占了恶性性索间质肿瘤的 70%,占所有卵巢恶性肿瘤的 5%,所有颗粒细胞瘤均应视为潜在恶性或低度恶性,围绝经期时易发病,但也有一部分是在儿童和青年女性中发病,两者的组织学上有区别,以下分别讨论。

1.成人型卵巢颗粒细胞瘤

占所有卵巢颗粒细胞瘤的 95%,多以不规则阴道出血、腹胀、腹痛而就诊,12%可以有腹水,因分泌雌激素,故可出现乳腺胀痛、子宫肥大、宫内膜增生甚至癌变等相关症状。Gusberg 等观察了 69 例卵巢颗粒细胞瘤患者的子宫内膜标本,结果显示不典型腺瘤样增生 42%,原位腺癌 5%,浸润性腺癌 22%;另一项研究也注意到子宫内膜增生者 55%,腺癌 13%。成年人颗粒细胞瘤属低度恶性,生长缓慢,90%均在 I 期时被诊断,I 期的 10 年生存率为 86%～96%,晚期者 10 年生存率仅有 26%～49%。双侧不多见,<10%,若有复发则中位复发时间为 6 年,复发后的中位生存期为 5.6 年。22%的患者可出现肿瘤破裂,该肿瘤的一个突出特点就是

复发间期很长,最长者可超过 10 年,提示该肿瘤持续隐匿的病灶可能生长极其缓慢。手术分期是最重要的预后因素,此外,肿瘤的体积、破裂与否、组织学亚型、细胞核异形程度、有丝分裂象等也可能与预后相关。有效的血清学肿瘤标志物首先会想到雌激素,但遗憾的是雌激素在诊断或复发监测时很少升高,因而临床应用价值不大。一些由颗粒细胞衍生的蛋白物质如抑制素、卵泡调节蛋白和米勒管抑制物被发现有应用前景,在一项对 27 个患者的前瞻性研究中显示,手术前血清抑制素较正常卵泡期水平升高 7 倍并且监测到在临床发现复发前数月时即可再次升高,由此可见,抑制素对于诊断及监测卵巢颗粒细胞瘤而言是一个有希望的肿瘤标志物。

2.幼年型卵巢颗粒细胞瘤

卵巢肿瘤发生在儿童期及青春期是比较少见的,即便见到,大多数也为生殖细胞瘤,只有 5%～7%是性索间质肿瘤,而在此年龄段的性索间质肿瘤主要为幼年型颗粒细胞瘤。将近 90%的幼年型颗粒细胞瘤发生在青春期前的女孩,也可发生在婴儿中,但预后好,大多数不超过 30 岁,其生物学特性与成年人型有所区别。青春期前发病的女孩多有同性性早熟,可乳房增大、阴毛出现、阴道分泌物增多、体态改变等,血清雌二醇可以升高(17/17),孕酮(6/10)、睾酮(6/8)也可升高,血黄体生成素、卵泡刺激素水平受抑制,偶尔也有雄激素分泌特征出现。此病患者常会因肿瘤破裂(约 10%)或扭转而急诊就诊,10%～36%的患者可有腹水。临床手术分期显示,88%为 ⅠA 期,2%为 ⅠB 期,Ⅱ～Ⅳ 期者少见。据报道,幼年型颗粒细胞瘤常伴发软骨瘤病(Ollier 病)或血管瘤病(Maffucci 综合征),常提示可能与中胚叶发育不良有关。有报道在 212 例患者中,有 80 例伴有同性性早熟,其中只有 2 例肿瘤相关死亡,说明此类患者可能预后更好。与成年型颗粒细胞瘤相比,幼年型颗粒细胞瘤复发间期相对要短,多不超过 3 年,晚期患者尽管少但预后差,一项研究显示 13 例 Ⅱ～Ⅳ 期患者 10 例死亡,仅 3 例存活。手术分期仍然是最可靠的预后因素,此外,肿瘤的体积、细胞核异形程度、有丝分裂象等也可能与预后相关。

二、卵泡膜瘤

1.卵泡膜细胞瘤

卵泡膜细胞瘤是由充满脂质的间质细胞构成,偶尔也见黄素化,几乎均为良性肿瘤,仅占卵巢肿瘤的 1%,发病年龄比其他性索间质肿瘤要大,多数患者是在 60～70 岁时发生,早于 30 岁发生者不到 10%,双侧发生率 2%,卵巢外播散罕见。由于大多数卵泡膜细胞瘤可分泌激素,因此 60%的患者可出现异常阴道出血,同颗粒细胞瘤一样,也会出现无对抗雌激素刺激的相关病变如子宫内膜病变等,一部分有黄素化卵泡膜细胞瘤者可有雄激素功能,如肌肉发达等,但让人难以理解的是,一种变异的黄素化卵泡膜细胞瘤可与硬化性腹膜炎有关,此型常双侧受累且有丝分裂活跃。盆腔包块也是常见症状,包块最大可达 40cm,偶尔也可出现腹水。

2.卵泡膜纤维瘤

是最常见的卵巢性索间质肿瘤,占所有卵巢癌的 4%,包块可大可小,无激素活性,可发生于任何年龄,但以 50～60 岁多见。超过 10cm 的肿瘤中 10%～15%可有腹水,还有 1%的患者可产生胸腔积液,也可产生卵巢纤维瘤,它是一种常伴有基底细胞痣的遗传病。卵泡膜纤维瘤通常为良性,但若细胞密度增加及有丝分裂活跃则有可能为低度恶性潜能肿瘤。纤维肉瘤是高度恶性肿瘤,已与卵泡膜纤维瘤完全不同,预后极差,也极罕见。

3.硬化性间质瘤

硬化性间质瘤仅占性索间质瘤的不足 5％,常在 20～40 岁发生,80％多在 30 岁以前以月经不调及盆腔痛而就诊,肿瘤相对较大,罕见有腹水,无内分泌活性,均为良性,均为单侧。目前为止,没有特异性肿瘤标志物被发现,预后好。

三、支持间质细胞瘤

又称为睾丸母细胞瘤,因形态上类似于不同发育期的睾丸细胞而得名。单纯的支持细胞瘤很罕见,仅占支持间质细胞瘤的不足 5％,平均发病年龄 30 岁,有 2/3 的肿瘤可分泌雌激素,可产生雌激素相关症状,肿瘤多不大,平均 9cm,多为单侧 I 期病变,大部分为高分化,属于良性病变,仅少数为恶性,该肿瘤可能伴有过量的高血压蛋白酶(肾活素)产生而导致顽固性高血压和低血钾,还可引起波伊茨-耶格综合征(以下简称为 PJS)。单纯的间质细胞瘤也很罕见。

支持间质细胞瘤也不多见,只占卵巢肿瘤的不足 0.2％,平均诊断年龄为 25 岁,只有不足 10％的患者发生在初潮前或绝经后,高分化肿瘤多发生在年龄偏大者,临床为良性,而病理切片显示具有网状结构者常为低分化肿瘤,易发生在年龄偏小者,卵巢外播散率为 2％～3％,多为恶性,双侧少见,中、低分化支持间质细胞瘤应视为恶性。主要症状是月经紊乱、男性化、腹痛和腹部包块。肿瘤内部可出血坏死,也可以扭转而急诊就诊。肿瘤大小与细胞分化程度有关,5cm 左右的通常分化好,而＞15cm 的通常分化差。可有过多的雌激素或雄激素分泌,从而产生相应症状及体征,高雄激素化发生在 10％～35％的患者,与肿瘤细胞分化无关。高雌激素可以由雄激素经外周转化而来,血浆的雄激素水平常增高,尿 17-酮,包括脱氢表雄酮通常正常或略高。应用 GnRHa 可抑制卵巢肿瘤分泌的雄激素水平,手术后雄激素水平会下降,症状也随之好转。支持间质细胞瘤约有 18％为恶性,可经腹膜种植及淋巴播散。

与前述肿瘤一样,手术分期是最重要的预后因素,幸运的是,97％的支持间质细胞瘤均在 I 期时被发现。肿瘤细胞的分化程度也与预后相关,报道显示约 50％为中分化、10％高分化、20％是异源性,其余为差分化。高分化肿瘤几乎无播散也无复发,预后好,临床良性;将近 10％的中分化、60％的差分化及 20％的异源性肿瘤被证明有临床恶性行为,异源性肿瘤中即可含有内胚层成分如胃肠上皮和癌样组织,又可含有中胚层间叶成分如骨骼、肌肉和软骨,75％的异源性支持间质细胞瘤含内胚层成分明显,其预后与中分化的同源肿瘤相似;而仅占 5％支持间质细胞肿瘤的含中胚层间叶成分的异源性肿瘤均为差分化癌,预后极差。网状结构与预后有相关,约有 10％的肿瘤可见与睾丸网状结构相似的组织学类型,在年轻患者(平均 15 岁)中更常见,与雄激素相关的临床表现少,所以不易发现。肿瘤体积、有丝分裂活性及肿瘤是否破裂也可影响预后。Leydig 细胞可合成睾酮,雄激素分泌过多也可能影响预后,超过 50％的支持间质细胞瘤可直接或间接地表现出高雄激素症状,在血中及组织免疫染色中均能发现高雄激素表达,所以,监测血浆睾酮水平可及时发现肿瘤复发。也有报道部分支持间质细胞瘤可产生抑制素和 AFP,在睾丸组织中也同样显示 Sertoli 和 Leydig 细胞可产生抑制素,Leydig 细胞可合成 AFP,至于抑制素、AFP 与支持间质细胞瘤之间的相关性还不十分清楚,有待于大样本的进一步研究。

四、环状小管性索肿瘤

包括未分类型、两性母细胞瘤及类固醇细胞瘤,被认为是组织学表现介于 Sertoli 细胞与颗粒细胞之间的一类肿瘤,与 PJS 有一定相关性,占性索肿瘤的 6% 左右。Young 等报道发现在 74 例环状小管性索肿瘤中将近 1/3 的患者出现 PJS,而在一组对 34 例 PJS 患者的研究报道中也发现其患乳腺癌及妇科恶性肿瘤的风险明显升高(RR=20.3),1 例为卵巢支持间质肿瘤,3 例为卵巢环状小管性索肿瘤。伴有 PJS 的卵巢环状小管性索肿瘤具有典型的肿瘤体积小(许多是显微镜下)、多灶、钙化和双侧等特点,发病年龄在 40～50 岁,不伴有颗粒细胞或支持细胞增生,临床过程良性;而非 PJS 肿瘤体积大、罕见多灶及钙化、均为单侧,发病年龄在 30～40 岁,常伴有颗粒细胞或支持细胞增生,约 20% 为恶性。临床表现主要为不规则阴道出血、腹痛或腹部不适,另外伴有 PJS 的卵巢环状小管性索肿瘤患者还可有 PJS 的相应症状,如黏膜、皮肤特定部位色素斑,胃肠道多发性息肉等,此类患者通过临床检查很难发现肿瘤,而大多数非 PJS 的卵巢环状小管性索肿瘤患者经阴道或腹部触诊常可发现肿瘤。该肿瘤也有高雌激素分泌特性,会产生子宫内膜增生等一系列相关症状,尽管在幼女中很少发生此病,但一旦诊断为此病则几乎均有同性性早熟出现,在非 PJS 的卵巢环状小管性索肿瘤患者也可产生孕酮,因此也可见到子宫内膜蜕膜样变,血睾酮可正常。15% 的 PJS 伴有卵巢环状小管性索肿瘤的患者可产生宫颈恶性腺瘤,该病复发率高,治疗反应差,患者预后不佳;而无 PJS 的卵巢环状小管性索肿瘤患者其肿瘤的转移、复发均与原发肿瘤的大小、有丝分裂活性有关。鉴于 PJS 和卵巢环状小管性索肿瘤之间的密切关系,有必要从其病理机制上进行深入探讨,但两病本身均较罕见,难以进行大样本研究,故其潜在联系始终不清。

五、治疗

1.手术治疗

手术是基本治疗方法,手术范围则按肿瘤性质、患者年龄及对生育要求考虑。多数卵巢性索间质肿瘤(如纤维瘤、泡膜细胞瘤、支持细胞瘤、硬化性间质瘤等)是良性的,应按良性卵巢肿瘤处理。有些是低度或潜在恶性的(如颗粒细胞瘤、间质细胞瘤、环管状性索间质瘤等),处理方案如下。

(1)由于多数肿瘤是单侧发生,对早期、年轻的患者可行单侧附件切除术及分期手术,保留生育功能。

(2)对于期别较晚或已经完成生育的年龄较大患者,适合行全子宫双附件切除(TAH/BSO)进行手术分期,或行肿瘤细胞减灭手术。

2.化疗

仅在存在低度恶性转移灶和残余肿瘤的时候才有化疗的指征。可以使用4～6个周期的BEP、VAC、PAC。因为分化不良的或Ⅱ期或以上期别的支持细胞-间质细胞肿瘤更有可能复发,所以术后需要行辅助化疗。

3.随访

因为这类肿瘤多数具有低度恶性、晚期复发的特点,故应坚持长期随诊。

4.患者预后

颗粒细胞肿瘤的10年存活率为90％,20年存活率为75％。支持细胞-间质细胞肿瘤的5年存活率为70％～90％。

第十一节　输卵管肿瘤

一、输卵管良性肿瘤

输卵管良性肿瘤较恶性肿瘤更少见。输卵管原发性良性肿瘤来源于副中肾管或中肾管。输卵管良性肿瘤的组织类型繁多,其中以输卵管腺瘤样瘤常见,其他如乳头状瘤、血管瘤、平滑肌瘤、畸胎瘤等均罕见,由于肿瘤体积小,通常无症状,术前难以诊断,预后良好。

（一）诊断

1.临床表现

(1)不育为常见症状,在生育年龄伴有不生育者。输卵管腺样瘤多见于生育年龄妇女,80％以上同时患有子宫肌瘤。

(2)阴道排液增多,浆液性,无臭。

(3)急腹痛及腹膜刺激症状:当肿瘤较大时如发生输卵管扭转,或肿瘤破裂,或输卵管梗阻,多量液体通过时可引起腹绞痛。

(4)妇科检查:肿瘤较小者检查不一定扪及,稍大时可触及附件区肿块。

2.辅助检查

(1)B超显像检查:不同的肿瘤表现出不同的图像。

(2)腹腔镜检查:直视下见到输卵管肿瘤即可诊断。

(3)病理检查:手术切除标本送病理,即可明确诊断。

（二）治疗

手术治疗:输卵管切除术或者肿瘤剥除术。

二、输卵管恶性肿瘤

输卵管恶性肿瘤,有原发和继发之分。原发性肿瘤包括原发性输卵管腺癌(卵管癌)、极其罕见的鳞癌、肉瘤、绒毛膜癌、恶性中胚叶混合瘤、癌肉瘤、恶性畸胎瘤等;继发性肿瘤多由腹腔内其他脏器的恶性肿瘤转移至输卵管而形成,其症状、体征及治疗皆取决于原发病灶。输卵管癌发病率占女性生殖器官恶性肿瘤的 0.1%～1.8%,5 年存活率为 5%～25%。其发病原因至今未明,因患者常伴发慢性输卵管炎及不孕症,故有人认为本病可能与输卵管炎有关。因其临床少见而症状不典型,长期以来被认为是最难确诊的恶性肿瘤之一。

(一)诊断

1.症状

(1)阴道排液:阴道排液是输卵管瘤最常见而且最具特征性的症状。排液常呈阵发性,排液性质不一,排液量或多或少,排液呈浆液性黄水,有时呈血性,一般无臭味。当输卵管癌有坏死或浸润血管时,均可产生阴道流血。

(2)腹痛:多发生于患侧,为钝痛,经过一阶段后逐渐加剧而且呈痉挛性绞痛。当阴道排出水样或血样液体后疼痛缓解。

(3)腹部肿块:部分患者可扪及下腹肿块。

(4)外溢性输卵管积液:指疼痛缓解,肿块消失,伴有阴道大量排液的现象。

(5)其他:输卵管癌肿增大压迫附近器官或癌肿盆腹腔转移时可出现腹胀、尿频、肠功能紊乱及腰骶部疼痛等。部分患者有腹腔积液,移动性浊音阳性。

2.体征

输卵管位于盆腔,体征不典型。妇科检查可扪及肿块,肿块小者 3～4cm,多呈长椭圆形,大者平脐,呈实性或囊实性,一般表面光滑,位于子宫一侧或后方,活动受限或固定不动。

3.辅助检查

(1)实验室检查:有学者报道,在本病症状出现之前 3～11 个月即有 CA125 水平升高,因此 CA125 的测定可作为输卵管癌诊断及预后的重要参考指标。另有人发现患者 CA199、CEA 均可升高。

(2)特殊检查

①细胞学检查:如阴道脱落细胞学检查找到癌细胞,特别是腺癌细胞,而宫腔及子宫颈管检查均阴性,则输卵管癌诊断可成立,但诊断阳性率在 50% 以下。重复涂片检查,用子宫帽或月经杯收集排出液,直接进行宫腔吸刮或后穹隆取材可提高阳性率。

②诊断性刮宫即子宫内膜检查:持续存在不能解释的异常阴道排液、不规则的子宫出血,宫腔探查未发现异常,刮出内膜检查阴性,则应想到输卵管癌可能。若内膜检查发现癌灶,虽然首先考虑子宫内膜癌,但亦不能排除输卵管癌向宫腔脱落和转移的可能。

③B 超检查:可确定肿块的部位、大小、性质及有无腹水等,但难与输卵管脓肿、异位妊娠及卵巢肿瘤相区别。

④宫腔镜的检查:检查时应特别注意输卵管的开口处,并吸取输卵管内液体进行细胞学检查,同时观察子宫内膜情况,有无肿瘤存在。

⑤腹腔镜检查:可在直视下了解盆腔内的情况。在早期输卵管癌可见到输卵管增粗,外观为输卵管积水呈茄子状。如癌灶已穿破输卵管壁或已转移至周围脏器,可直接见到赘生物。应用腹腔镜检查提高了术前诊断率,但能经腹腔镜检查发现的输卵管癌已不是早期。

⑥CT 及 MRI:如有条件可做 CT 或 MRI 检查。腹部及盆腔的 CT 检查能确定肿块的性质、部位、大小、开关以及种植和转移在腹膜上的肿瘤,并可了解腹膜后淋巴有无转移。

4.诊断要点

(1)病史:有慢性生殖器官炎症史,可有原发或继发不育史。

(2)发病年龄:以 50～60 岁居多,尤以绝经后为多见。

(3)阴道排液:水样、色黄或血性。

(4)阴道不规则流血:表现为绝经后少量出血或经期不规则出血。

(5)下腹疼痛:表现为一侧钝痛及酸痛,如阴道大量排液时,可发生剧烈的疼痛。

(6)肿块:部分患者可扪及腹部肿块,肿块有时可随排液的多少而发生大小的变化,有时甚至消失。

(7)晚期:可出现腹腔积液、恶病质。

(8)妇科检查:子宫一侧或后方可扪及大小不等的固定肿物,似腊肠或形态不规则,质偏实或呈囊性,无压痛。

(9)阴道细胞涂片检查:可找到腺癌细胞,如临床能排除子宫内膜及颈管内膜癌,则可诊断为本病。

(10)诊断性刮宫:分段诊刮和探查宫腔,以除外宫腔、颈管的癌瘤。

(11)病理检查:输卵管切片可见管壁增厚,腔内充满灰白色乳头状或颗粒状癌细胞,常伴感染、坏死及暗棕色浑浊脓样液体。输卵管癌按肿瘤增生分化程度分为乳头状腺癌、乳头小泡状腺癌及小泡髓样癌三级,以小泡髓样癌分化最差,预后最差。

(12)B 超及 CT 检查:可明确肿块的部位、大小、性质及有无腹腔积液等。

(13)内镜检查:可协助除外卵巢、宫体及宫颈的恶性肿瘤。

5.鉴别诊断

(1)输卵管积水:少数病例可能由于积液,腔内压力过大,积液冲出峡部自阴道排出,但排出液清澈。妇科检查时肿块囊性感强,表面光滑,活动性大。

(2)良性输卵管乳头癌:中、晚期亦有阴道排液,但通过 CT 及 B 超检查,可明确肿块的存在,病检无恶性变化。

(3)卵巢肿瘤:卵巢肿瘤多呈球形一般无阴道排液现象。而输卵管则常呈腊肠形或椭圆形,其少巨大者。除腹腔镜检查外,一般检查在术前极难区别输卵管肿瘤与卵巢肿瘤。B 超下见到正常卵巢形态以及对肿瘤形态及供血状况的描述常有助于鉴别诊断。

(4)子宫内膜癌:可有阴道流液,但多为阴道流血,诊断性刮宫较子宫内膜活检更具有鉴别诊断价值。

(5)附件炎性肿块:辙输卵管脓肿及输卵管卵巢积水在外形上难与输卵管癌鉴别,但炎性肿块常伴有周围的粘连,管腔内为黄色液体或脓液,无乳头或髓样组织,剖开标本即可与输卵管癌区别。

(6)输卵管妊娠:常伴有停经史,有腹痛及内出血等急腹症的表现,血 β - HCG 升高,剖开输卵管见内有胚囊或胎盘组织。

（二）治疗

1.手术治疗

是输卵管癌最根本的治疗方法，可经腹行全子宫加双附件、大网膜及阑尾切除术。术中应注意：

（1）已有转移的肿块，应争取切除；可疑病灶可做冰冻切片病理检查，有阳性发现者亦应尽可能切除。

（2）常因盆腔有广泛严重粘连，一般不主张行盆腔淋巴结清除术。

2.放射治疗

为术后辅助治疗，一般多用外照射。

第四章 妊娠滋养细胞疾病

第一节 葡萄胎

葡萄胎属良性滋养细胞疾病,因多个水泡相连形如葡萄而得名,又称水泡状胎块。1895年,Marchard首次描述了葡萄胎妊娠中存在绒毛滋养层增生,并提出葡萄胎能进一步发展为绒毛膜癌。葡萄胎病变仅局限于子宫腔内,不侵犯肌层,也不向远处转移。根据在宫内侵犯范围的不同分为两类,即完全性葡萄胎(CHM)和部分性葡萄胎(PHM),前者整个子宫腔内充满大小不等的水泡状物,后者仅有部分绒毛变性,有滋养细胞增生,有或无胎儿。

一、流行病学

妊娠滋养细胞疾病的发生率在世界不同的区域差异很大,亚洲国家葡萄胎的发生率是北美或欧洲国家的7~10倍,如我国葡萄胎的发生率是1:125次妊娠,而美国葡萄胎的发生率则是1:1500次妊娠,发病率差异的原因可能与地区、人种及数据统计方面等有关。有关统计往往是医院内葡萄胎患者与孕产妇住院患者数字的比例,是基于住院数据的发生率,不是真正的人群发生率。Jeffers等人报道了一项爱尔兰的研究,研究中将妊娠前3个月和中期妊娠流产的胚胎组织送病理检查,发现完全和部分性葡萄胎的发生率分别是1:1945和1:695次妊娠。

某些人群中葡萄胎的高发生率与社会经济水平和营养状况密切相关。一项病例对照研究中观察到完全性葡萄胎与饮食中胡萝卜素和动物脂肪的减少有关。Parazzini等也报道了缺少胡萝卜素与葡萄胎及其后遗症的增加风险相关。维生素A缺乏地区其葡萄胎的发生率也高。猕猴的维生素A缺乏会导致产生精原细胞和精母细胞的生精上皮的变性。因此,饮食因素如胡萝卜素可能部分解释了完全性葡萄发生率的地区差异。但部分性葡萄胎的发生风险与饮食因素无关。

完全性葡萄胎的风险随母亲年龄的增长而增加。40岁以上的妇女患完全性葡萄胎的风险增加5~10倍,超过50岁妊娠妇女3个中就有1个是葡萄胎,而且发展为妊娠滋养细胞肿瘤(GTN)的风险也显著增加。年龄较大的妇女其卵子更易异常受精。但Parazzini等人报道部分性葡萄胎的发生风险与母亲年龄不相关。

完全性和部分性葡萄胎的某些流行性特征差别较大。完全性和部分性葡萄胎的发生风险与自然流产和不孕病史有关,与没有流产史的妇女相比,有过2次或更多次流产史的妇女,其完全性葡萄胎和部分性葡萄胎的风险分别是 3.1 和 1.9;受孕困难和不孕症患者患完全性和部分性葡萄胎的风险分别是 2.4 和 3.2。有报道部分性葡萄胎的发生风险与口服避孕药和不规则月经史相关。一项病例对照研究认为,GTN 的发生风险与激素相关,月经量少和初潮在 12 岁后的女性患绒癌的风险增加。Palmer 等报道应用口服避孕药可能增加绒癌风险。

二、发病机制

葡萄胎的发病原因至今不明,假说很多,但都只能解释部分现象。近年来妊娠滋养细胞疾病的免疫学机制和分子机制研究较多。

1.免疫学机制

妊娠滋养细胞疾病(GTD)能够治愈,很大程度上可能是由于宿主针对滋养层细胞表达的父系抗原的免疫应答所致,绒癌患者的预后与淋巴细胞和单核细胞浸润到肿瘤宿主界面的强度相关。由于浸润到绒癌的淋巴细胞和巨噬细胞很可能暴露父系抗原和癌蛋白,免疫细胞可能被激活,免疫激活细胞通过释放细胞因子可以提高 GTD 的退化。据报道,细胞因子可以在体外抑制绒癌细胞的增殖,并增加绒癌细胞人白细胞抗原(HLA)的表达,因而增加免疫原性。

宿主体内的免疫应答强度依赖于滋养细胞肿瘤的免疫原性,患者和其伴侣的组织相容性可能有利于持续性 GTN 的发展。如果两者是组织相容性的,具有父系抗原的滋养细胞肿瘤可能在母体中没有免疫应答,但组织相容性也不是持续性 GTN 发展的必要条件,HLA 系统还可能影响快速进展和致死性 GTN 的临床结局。

完全性葡萄胎的所有染色体都是父源的,一个完全性葡萄胎相当于一个同种异体移植物,并且可能刺激母体的免疫反应。有证据表明完全性葡萄胎存在细胞和体液免疫反应,与正常胚胎相比,葡萄胎植入部位的 T 辅助细胞浸润增加了 5 倍。患完全性葡萄胎的母体宿主对父系的 HLA 致敏,荧光免疫分析确定了在葡萄胎绒毛膜中 HLA 的分布。HLA,HLB,HLC 抗原分布在葡萄胎绒毛膜中的间质细胞而不是滋养层绒毛的间质细胞。当滋养层绒毛断裂并且 HLA 阳性的绒毛间质细胞释放到母体循环中时,母体宿主可能因此被父系 HLA 致敏。

2.分子发病机制

与其他肿瘤一样,生长因子和癌基因在葡萄胎组织和绒毛膜癌中也发挥重要作用。在完全性葡萄中 p53 和 c－fms 基因表达增加,正常胎盘和 GTN 之间 c－fms 表达无明显差异;绒癌中 ras 和 c－mycRNA 表达量也增加。Fulop 等研究了正常胎盘、完全性和部分性葡萄胎、绒毛膜癌中各种生长因子和癌基因的表达,发现完全性葡萄胎和绒毛膜癌中以 c－myc、c－erbB2、bcl－2、p53、p21、Rb 和 MdM2 基因过度表达为特征,可能与 GTN 的发病有关。Batorfi 等检测到了 22 例完全性葡萄和 11 例绒毛膜癌中 p53 表达增加,并存在 p53 基因突变。但确切的分子机制仍有待进一步探讨。

有研究表明,绒毛膜癌和完全性葡萄胎的滋养层中表皮生长因子受体(EGFR)的表达水平比正常胎盘和部分性葡萄胎中明显增高。完全性葡萄胎中,EGFR 和 c－erB3 滋养细胞绒毛外的强烈表达与葡萄胎后 GTN 的发生发展密切相关,EGFR 相关家族的癌基因可能在 GTN 的发病机制中很重要。细胞外蛋白酶例如基质金属蛋白酶(MMPs)在调节细胞基质间相互作用和基底膜降解中发挥了重要作用,与肿瘤侵袭和转移有关。绒毛膜癌与完全性及部分性葡萄胎、正常胎盘组织相比,前者 MMP - 1 和 MMP - 2 表达明显增加,MMP - 1 的组织抑制物(TIMP - 1)表达减少,可能导致绒癌细胞的侵袭。

互补 DNA 微阵列分析已经用来研究 GTN 中不同基因的表达。Kim 等人研究了完全性葡萄胎和正常胎盘中不同的基因表达,发现 91 个上调基因和 122 个下调基因,但这些不同表达的基因在 GTN 中扮演什么角色还不十分清楚。Vegh 等人利用互补 DNA 表达分析研究绒毛膜癌和正常胎盘中基因表达的差异,发现绒毛膜癌细胞中热激蛋白- 27 显著下调,这与肿瘤对化疗敏感有关。杂合性丢失可能与 GTN 发病中的肿瘤抑癌基因有关,Matsuda 等人的研究发现,8 个绒毛膜癌细胞系中的 7 个在 7p12 - q11.23 区域存在一个或多个纯合子的缺失,表明在此区域的缺失可能在绒毛膜癌的发病机制中起着重要作用。但也有相反的结论,Ahmed 等人在 12 例绒毛膜癌中没有检测到 7 号染色体的杂合性丢失,Burke 等人在 14 例完全性葡萄胎后 GTN 的患者中也未检测到 7q11.2 和 8p12 - p21 缺失,因此,还将继续尝试以确定对 GTN 发病中关键的基因事件。

3.细胞遗传异常

完全性葡萄染色体核型大多是 46XX,完全是父系来源,为单精子(23X)空卵受精后复制形成。尽管大多数完全性葡萄是 46XX 核型,但约 10％的完全性葡萄的核型为 46XY。这种 46XY 的完全性葡萄因为双精子空卵受精而形成。尽管完全性葡萄染色体是父系来源的,但线粒体 DNA 仍是母系来源的。部分性葡萄胎的染色体核型多为三倍体,是由 1 个正常的卵细胞与 2 个单倍体精子同时受精而形成,核型为 69XXY、69XXX 或 69XYY。非三倍体的部分性葡萄胎也有报道,往往在早期易被误诊为完全性葡萄胎。

家族性复发性葡萄胎(FRHM)比较罕见,即同一家系中有 2 个或 2 个以上成员反复(2 次或 2 次以上)发生葡萄胎。一般完全性葡萄胎的染色体全部来自父系,称为孤雄源性完全性葡萄胎,而 FRHM 的染色体来源于双亲,称为双亲源性。研究表明,FRHM 的基因定位于染色体 19q13.4 的 1.1Mb 区域。这个基因的突变导致在女性生殖系印迹的失调,同时伴有女性胚胎和胚胎外组织的不正常发育。具有 FRHM 的患者与近亲婚配有关,并且具有进展为 GTN 的风险,与孤雄源性完全性葡萄的风险相同。

三、症状和体征

1.完全性葡萄

人绒毛膜促性腺素(HCG)测定和超声的广泛使用使完全性葡萄常常在出现临床症状和体征之前即被诊断。Soto - Wright 等人调查了 1988—1993 年新英格兰滋养细胞疾病中心(NETDC)的完全性葡萄患者的临床表现和结局,与 1965—1975 年的患者相比较,其症状及体征的分布情况大有改变。

(1)停经后阴道出血:阴道出血是完全性葡萄的最常见症状,89％～97％的患者有此症状。不规则阴道出血量时多时少。若葡萄胎组织从蜕膜剥离,母体大血管破裂可造成大出血、休克,甚至死亡。如反复阴道出血,可导致贫血。

（2）子宫异常增大：38％～51％的完全性葡萄患者由于葡萄胎组织迅速增加和宫腔积血使子宫体积明显大于停经月份。子宫增大往往伴有滋养细胞增殖和 HCG 的显著升高。

（3）卵巢黄素化囊肿：大量 HCG 刺激卵巢卵泡膜细胞发生黄素化而形成卵巢黄素化囊肿。其直径通常在 6～12cm，最大可达 20cm，通常为双侧性，也可为单侧，多房，囊内为血性或淡黄色液体。文献报道约有 26％的葡萄胎患者并发卵巢黄素化囊肿。血清 HCG 水平很高的患者中卵巢黄素化囊肿发生率高，葡萄胎清宫术后，如果卵巢黄素化囊肿持续存在，血 HCG 水平下降亦很缓慢。

（4）妊娠剧吐：剧吐与过度增大的子宫和高 HCG 值相关，高血清雌激素水平也可能是剧吐的原因。8％～26％的患者有剧吐症状。

（5）子痫前期：同正常妊娠相比，葡萄胎妊娠呕吐发生早，持续时间长且严重，可在孕 24 周前即出现妊娠高血压症候群如高血压、水肿、蛋白尿等，妊娠早期出现的子痫前期症状几乎被认为是葡萄胎所特有的病理特征，子痫罕见。12％～27％的完全性葡萄患者可有先兆子痫，主要发生在子宫过大和 HCG 水平过高的患者中。但在 1988—1993 年 NETDC 的 74 例完全性葡萄患者中仅 1 例表现为子痫前期。

（6）甲状腺功能亢进：葡萄胎组织能产生一种类似促甲状腺素的化合物，HCG 本身也有促甲状腺功能亢进的作用，因而患者可能出现心动过速等甲状腺功能亢进症状，血 T_3、T_4 通常升高，但与典型的甲状腺功能亢进表现不完全相同，极少出现突眼和震颤。葡萄胎清除后甲状腺功能亢进症状和体征可迅速消失。Galton 等人报道 11 例完全性葡萄胎患者在葡萄胎组织清除前都有血清 T_3、T_4 的升高。甲状腺功能亢进几乎均发生在高 HCG 水平的患者中，但 HCG 是否刺激甲状腺仍有争议。Amir 等发现在 47 例完全性葡萄患者中，血 HCG 和游离 T_3、T_4 之间无显著相关性；Nagataki 等对 10 例患者的观察也提示游离 T_4 和 HCG 不相关。但高纯化的 HCG 可能有内在刺激甲状腺活性的功能。

2.部分性葡萄胎

部分性葡萄胎患者与完全性葡萄胎的临床特征不尽相同，表现不典型，极少出现子宫增大、卵巢黄素化囊肿、甲状腺功能亢进等，易与稽留流产以及不全流产混淆，此时应做组织学检查以免漏诊、误诊。1979 年 1 月至 1984 年 8 月 NETDC 的 81 例部分性葡萄胎的患者中，只有 3 例子宫异常增大，2 例并发子痫前期。Szulman 和 Surti 等分别报道有子宫大小大于停经月份的部分性葡萄胎患者为 8％～11％（2/25；9/81），子痫前期发生率仅 4％，没有卵巢黄素化囊肿、甲状腺功能亢进或剧吐。部分性葡萄胎多在刮宫标本的组织学检查时被诊断。

四、诊断

根据上述症状及体征，子宫孕 5 个月大小仍无胎心、胎动，即应考虑为葡萄胎。早期伴妊娠剧吐、妊娠高血压疾病征象及卵巢黄素化囊肿可支持诊断，有阴道水泡样物排出则可确诊。HCG 测定及 B 超检查可协助诊断，但最终确诊仍需要病理检查。

1.超声检查

超声检查葡萄胎敏感、可靠，可见特有的囊泡状超声图像。B 超常见的表现：①子宫增大超过孕周;②宫腔内回声丰富,充满弥漫分布的光点及小囊状无回声区,即典型的葡萄胎落雪征;③见不到胎儿及附属物影像;④多数患者显示一侧或双侧黄素化囊肿。多普勒超声检查时,正常妊娠在孕 6 周时可听到胎心,孕 12 周后阳性率达 100%,而葡萄胎只能听到一些子宫血流杂音。

2.血清 HCG 测定

正常妊娠时受精卵着床后数日形成滋养细胞并开始分泌 HCG,葡萄胎时滋养细胞高度增生产生大量 HCG,明显高于相应月份的正常妊娠,这种差别可用于葡萄胎的辅助诊断。HCG是由合体滋养细胞分泌的一种糖蛋白激素,其分子量为 37 000~38 000,它与垂体产生的促卵泡素(FSH)、黄体生成素(LH)、促甲状腺激素(TSH)一样,均有 α 及 β 两个亚单位通过非共价键结合而成,其中 α 亚单位都相同,可发生交叉免疫反应,各激素的生物活性取决于特异性的β 亚单位。HCG 测定即检测 β 亚单位,它在体内以多种形式存在,包括完整分子 HCG(HCG)、缺核 HCG(HCGn)、缺核游离 β 亚单位(HCG – βn)、游离 β -亚单位(HCG – β)以及 β核心片段(HCG – βcf)等。正常妊娠时,血液中的主要分子为完整分子 HCG,尿液中为 β 核心片段,而葡萄胎及 GTN 产生更多的 HCG 相关分子,因此同时测定血液和尿液中 HCG 相关分子,有助于葡萄胎及 GTN 的诊断和鉴别诊断。

HCG 检测以及超声的普遍应用,使诊断能够在孕 8 周之内、典型症状及体征出现前即可做出,故多数学者建议联合应用 HCG 测定和超声检查。

五、治疗

1.清宫

葡萄胎诊断一经成立,应及时清宫。但清宫前首先应注意有无休克、子痫前期、甲状腺功能亢进及贫血等合并症,出现时应先对症处理,稳定病情。清宫应由有经验的妇科医师操作。停经大于 16 周的葡萄胎清宫术应在超声引导下进行。一般选用吸刮术,其具有手术时间短、出血少、不易发生子宫穿孔等优点。由于葡萄胎清宫时出血较多,子宫大而软,容易穿孔,所以清宫应在手术室内进行,在输液、备血准备下,充分扩张宫颈管,选用大号吸管吸引。待葡萄胎组织大部分吸出、子宫明显缩小后,改用刮匙轻柔刮宫。为减少出血和预防子宫穿孔,可在充分扩张宫颈管和开始吸宫后静脉滴注缩宫素,应用缩宫素一般不增加发生滋养细胞转移和肺栓塞的风险。通常一次刮宫即可刮净葡萄胎组织。若有持续子宫出血或超声提示有妊娠物残留,需要第二次刮宫。

在清宫过程中,若发生滋养细胞进入子宫血窦造成肺动脉栓塞,甚至出现急性呼吸窘迫、急性右心衰竭时,要及时给予心血管及呼吸功能支持治疗,一般在 72h 内恢复。急性呼吸窘迫也可由甲状腺功能亢进、子痫前期等合并症引起。为安全起见,建议子宫大于妊娠 16 周或有合并症者应转送至有治疗经验的医院进行清宫。

组织学是葡萄胎的最终诊断依据,所以葡萄胎每次刮宫的刮出物,必须送组织学检查。取材应注意选择近宫壁种植部位、新鲜无坏死的组织。

2.卵巢黄素化囊肿的处理

卵巢黄素化囊肿在葡萄胎清宫后会自行消退,一般不需处理。若发生急性蒂扭转,可在超声引导或腹腔镜下做穿刺吸液,囊肿也多能自然复位。若扭转时间较长发生坏死,则需做患侧附件切除术。

3.预防性化疗

不常规推荐。研究显示,预防性化疗可降低高危葡萄胎发生 GTN 的概率,因此预防性化疗仅适用于有高危因素和随访困难的完全性葡萄胎患者,但也非常规。预防性化疗应在葡萄胎排空前或排空时实施,选用单一药物,一般为多疗程化疗至 HCG 阴性。部分性葡萄胎不做预防性化疗。

4.子宫切除术

单纯子宫切除不能预防葡萄胎发生子宫外转移,所以极少应用,除非患者合并其他需要切除子宫的指征,绝经前妇女应保留两侧卵巢。当子宫小于妊娠 14 周大小时可直接切除子宫。手术后仍需定期随访。

第二节　妊娠滋养细胞肿瘤

妊娠滋养细胞肿瘤 60％继发于葡萄胎妊娠,30％继发于流产,10％继发于足月妊娠或异位妊娠,其中侵蚀性葡萄胎全部继发于葡萄胎妊娠,绒癌可继发于葡萄胎妊娠,也可继发于非葡萄胎妊娠。侵蚀性葡萄胎恶性程度低于绒癌,预后较好。绒癌恶性程度极高,发生转移早而广泛,在化疗药物问世以前,其死亡率高达 90％以上,但随着诊断技术及化疗的发展,预后已得到极大的改善。

一、病理

侵蚀性葡萄胎的大体检查可见子宫肌层内有大小不等的水泡状组织,宫腔内可以没有原发病灶。当病灶接近子宫浆膜层时,子宫表面可见紫蓝色结节。病灶也可穿透子宫浆膜层或侵入阔韧带内。镜下可见水泡状组织侵入肌层,有绒毛结构及滋养细胞增生和异型性。但绒毛结构也可退化,仅见绒毛阴影。

绒癌的大体检查可见肿瘤位于子宫肌层内,可突向宫腔或穿破浆膜,单个或多个,大小不等,无固定形态,与周围组织分界清,质地软而脆,海绵样,暗红色,伴明显出血坏死。镜下见肿瘤细胞由细胞滋养细胞、合体滋养细胞及中间型滋养细胞组成,成片状高度增生,明显异型,不形成绒毛或水泡状结构,并广泛侵入子宫肌层造成出血坏死。肿瘤不含间质和自身血管,瘤细胞靠侵蚀母体血管而获取营养。

二、临床表现

1.无转移滋养细胞肿瘤

大多数继发于葡萄胎妊娠。

(1)阴道流血：在葡萄胎排空、流产或足月产后，有持续的不规则阴道流血，量多少不定。也可表现为一段时间的正常月经后再停经，然后又出现阴道流血。长期阴道流血者可继发贫血。

(2)子宫复旧不全或不均匀性增大：常在葡萄胎排空后4～6周子宫尚未恢复到正常大小，质地偏软。也可受肌层内病灶部位和大小的影响，表现出子宫不均匀性增大。

(3)卵巢黄素化囊肿：由于 HCG 的持续作用，在葡萄胎排空、流产或足月产后，双侧或一侧卵巢黄素化囊肿持续存在。

(4)腹痛：一般无腹痛，但当子宫病灶穿破浆膜层时可引起急性腹痛及腹腔内出血症状。若子宫病灶坏死继发感染也可引起腹痛及脓性白带。黄素化囊肿发生扭转或破裂时也可出现急性腹痛。

(5)假孕症状：由于 HCG 及雌、孕激素的作用，表现为乳房增大，乳头及乳晕着色，甚至有初乳样分泌，外阴、阴道、宫颈着色，生殖道质地变软。

2.转移性滋养细胞肿瘤

易继发于非葡萄胎妊娠，或为经组织学证实的绒癌。肿瘤主要经血行播散，转移发生早而且广泛。最常见的转移部位是肺（80%），其次是阴道（30%），以及盆腔（20%）、肝（10%）和脑（10%）等。局部出血是各转移部位症状的共同特点。

转移性滋养细胞肿瘤可以同时出现原发灶和继发灶症状，但也有不少患者原发灶消失而转移灶发展，仅表现为转移灶症状，容易造成误诊。

(1)肺转移：可无症状，仅通过 X 线胸片或肺 CT 做出诊断。典型表现为胸痛、咳嗽、咯血及呼吸困难。这些症状常呈急性发作，但也可呈慢性持续状态。在少数情况下，可因肺动脉滋养细胞瘤栓形成，造成急性肺梗死，出现肺动脉高压、急性肺功能衰竭及右心衰竭。

(2)阴道转移：转移灶常位于阴道前壁及穹窿，呈紫蓝色结节，破溃时引起不规则阴道流血，甚至大出血。一般认为系宫旁静脉逆行性转移所致。

(3)肝转移：为不良预后因素之一，多同时伴有肺转移。病灶较小时可无症状，也可表现右上腹部或肝区疼痛、黄疸等，若病灶穿破肝包膜可出现腹腔内出血，导致死亡。

(4)脑转移：预后凶险，为主要的致死原因。一般同时伴有肺转移和（或）阴道转移。转移初期多无症状。脑转移的形成可分为3个时期，首先为瘤栓期，可表现为一过性脑缺血症状，如猝然跌倒、暂时性失语、失明等。继而发展为脑瘤期，即瘤组织增生侵入脑组织形成脑瘤，出现头痛、喷射样呕吐、偏瘫、抽搐直至昏迷。最后进入脑疝期，因脑瘤增大及周围组织出血、水肿，造成颅内压进一步升高，脑疝形成，压迫生命中枢，最终死亡。

(5)其他转移：包括脾、肾、膀胱、消化道、骨等，其症状视转移部位而异。

三、诊断

1.临床诊断

(1)血清 HCG 测定：HCG 水平异常是主要的诊断依据。影像学证据支持诊断，但不是必需的。

葡萄胎后滋养细胞肿瘤的诊断标准：在葡萄胎清宫后 HCG 随访的过程中，凡符合下列标准中的任何一项且排除妊娠物残留或再次妊娠即可诊断为妊娠滋养细胞肿瘤。①HCG 测定

4次呈高水平平台状态(±10%),并持续3周或更长时间,即1、7、14、21日;②HCG测定3次上升(>10%),并至少持续2周或更长时间,即1、7、14日。

非葡萄胎后滋养细胞肿瘤的诊断标准:当流产、足月产、异位妊娠后,出现异常阴道流血,或腹腔、肺、脑等脏器出血,或肺部症状、神经系统症状等时,应考虑滋养细胞肿瘤可能,及时行血HCG检测。对HCG异常者,结合临床表现并除外妊娠物残留或再次妊娠,可诊断妊娠滋养细胞肿瘤。

(2)超声检查:是诊断子宫原发病灶最常用的方法。在声像图上子宫可正常大小或不同程度增大,肌层内可见高回声团块,边界清但无包膜;或肌层内有回声不均区域或团块,边界不清且无包膜;也可表现为整个子宫呈弥漫性增高回声,内部伴不规则低回声或无回声。彩色多普勒超声主要显示丰富的血流信号和低阻力型血流频谱。

(3)X线胸片:为常规检查。肺转移典型的X线征象为棉球状或团块状阴影,转移灶以右侧肺及中下部较为多见。胸片可见病灶是肺转移灶计数的依据。

(4)CT和磁共振检查:胸部CT可以发现肺部较小病灶,是诊断肺转移的依据。磁共振主要用于脑、腹腔和盆腔转移灶的诊断。对X线胸片阴性者,应常规检查胸部CT。对X线胸片或胸部CT阳性者,应常规检查脑、肝CT或磁共振。

(5)其他检查:如血细胞和血小板计数、肝肾功能等。

2.组织学诊断

在子宫肌层内或子宫外转移灶组织中若见到绒毛或退化的绒毛阴影,则诊断为侵蚀性葡萄胎;若仅见成片滋养细胞浸润及坏死出血,未见绒毛结构者,则诊断为绒癌。若原发灶和转移灶诊断不一致,只要在任一组织切片中见有绒毛结构,均诊断为侵蚀性葡萄胎。

组织学证据对于妊娠滋养细胞肿瘤的诊断不是必需的,但有组织学证据时应以组织学诊断为准。

四、临床分期

采用FIGO妇科肿瘤委员会制定的临床分期,该分期包含了解剖学分期和预后评分系统两个部分(表4-2-1,表4-2-2),规定预后评分≤6分者为低危,≥7分者为高危,其中预后评分≥13分及对一线联合化疗反应差的肝、脑或广泛转移者为极高危。例如,一患者为滋养细胞肿瘤肺转移,预后评分为6分,此患者的诊断应为"妊娠滋养细胞肿瘤(Ⅲ:6)"。预后评分是妊娠滋养细胞肿瘤治疗方案制定和预后评估的重要依据,而解剖学分期有助于明确肿瘤进程和各医疗单位之间比较治疗效果。

表4-2-1 滋养细胞肿瘤解剖学分期(FIGO,2000年)

期别	肿瘤范围
Ⅰ期	病变局限于子宫
Ⅱ期	病变扩散,但仍局限于生殖器(附件、阴道、阔韧带)
Ⅲ期	病变转移至肺,有或无生殖系统病变
Ⅳ期	所有其他转移

表 4-2-2 FIGO/WHO 预后评分系统(2000 年)

评分	0	1	2	4
年龄(岁)	<40	≥40	—	—
前次妊娠	葡萄胎	流产	足月产	—
距前次妊娠时间(月)	<4	4～<7	7～12	>12
治疗前血 HCG(IU/L)	≤10^3	>10^3～10^4	>10^4～10^5	>10^5
最大肿瘤大小(包括子宫)	—	3～<5cm	≥5cm	—
转移部位	肺	脾、肾	胃肠道	肝、脑
转移病灶数目		1～4	5～8	>8
先前失败化疗	—	—	单药	两种或两种以上药物

五、治疗

(一)治疗原则

GTN 采取以化疗为主、适当配合手术和放疗的综合治疗。早期或低危患者可单药化疗,晚期、高危及耐药病例以多药化疗为主,局部治疗为辅,对肝、脑转移及直径超过 5cm 的病灶化疗不满意时应尽早手术或放疗,单个转移灶可手术或放疗,多个病灶宜放疗。化疗方案应合理、足量、及时,在治疗过程中必须强调个体化原则。

1. Ⅰ期

Ⅰ期患者的治疗方案主要根据患者有无生育要求而定,如果患者不要求保留生育功能,则可行子宫切除术+单药辅助化疗。进行辅助化疗是基于如下 3 个原因:①减少手术后肿瘤细胞的播散;②维持血液和组织中的细胞毒药物浓度以杀灭在手术过程中可能播散的肿瘤细胞;③对手术时可能已经出现的隐性转移进行治疗。有研究显示,术前没有转移的患者行肺部CT 检查时可发现约 40% 存在隐性转移,因此,在子宫切除术时或术后进行化疗是有益的,且不增加手术并发症。

单药化疗是Ⅰ期保留生育功能患者的首选治疗方案。Roja-Espaillat 等对 512 例Ⅰ期GTN 进行单药化疗,其中 419 例(84%)完全缓解,其余 83 例耐药患者改用联合化疗或手术治疗后获得缓解。如果患者对化疗耐药并想保留生育能力,可以考虑行子宫局部切除术,术前可用超声、MRI 及 PET-CT 等方法来确定肿瘤的位置。

2. Ⅱ期和Ⅱ期以上

对于Ⅱ期及更晚期患者,低危者仍以单药化疗为主,常用的一线单药化疗药物有 MTX、5-FU、KSM;而高危者则以多药联合化疗为主,结合手术等的综合治疗。手术作为辅助治疗手段,对控制大出血等各种并发症、消除耐药病灶、减少肿瘤负荷和缩短化疗疗程等方面有一定作用,在某些特定情况下可以应用。高危 GTN 的化疗方案首推以 5-FU 为主的联合化疗方案或 EMA-CO 方案。

（二）化疗

1.低危 GTN 的化疗

如前所述,低危 GTN 首选单药化疗,MTX 是目前治疗低危 GTN 首选的单药化疗药物,尽管放线菌素 D(Act-D)单药化疗初次缓解率略高于 MTX,且二方案的化疗疗程数相似,但由于放线菌素 D 近期不良反应比 MTX 大,因而一般作为 MTX 失败后的解救方案。5-FU 和 VP16 也用于单药化疗,但 VP16 有诱发第二原发癌的可能,而 5-FU 的使用较复杂,因此影响了两者在临床上的广泛应用。为减少 MTX 的不良反应,一些学者建议同时给予甲酰四氢叶酸(FA)解毒,但有学者测定了在 FA 给予之前血清 MTX 水平,发现无一例患者 MTX 达到致毒水平($>10\mu mol/L$),因而认为在 MTX 单药化疗期间没有必要给予 FA。

Lurain 等总结了布鲁尔滋养细胞肿瘤中心 30 年来对低危 GTN 的治疗情况,253 例采用 MTX 化疗,剂量为 $0.4mg/(kg \cdot d)$,最大剂量 25mg,用 5 天,其中 226 例(89.3%)完全缓解,22 例(8.7%)改用放线菌素 D 后达到缓解,仅 5 例(2.0%)用多药联合化疗或子宫切除达到治愈。不良反应发生率仅 4.7%,因此得出结论,对于低危患者单一 MTX $0.4mg/(kg \cdot d)$,最大剂量 25mg,用 5 天。本方案为首选,是最安全有效的方案。产生 MTX 耐药的影响因素:治疗前血清 HCG 水平$>50\ 000U/L$,前次妊娠不是葡萄胎,组织学诊断为绒癌。

根据 1983 年 WHO 制定的 GTN 预后评分标准,低危 GTN 单药化疗的缓解率为 60%～90%,总治愈率可达 100%,复发率低于 5%。新的 FIGO 临床分期取消了中危组,将低危评分标准从≤4 分提高到≤6 分。采用新的 FIGO 分期后,有关低危 GTN 患者单药化疗的疗效如何已引起部分学者的关注,从现有的报道来看一线化疗的疗效有所下降。Matsui 等报道了单药化疗治疗 272 例低危 GTN 的疗效,结果发现初次治疗的有效率为 75.7%,耐药患者更改化疗方案后均达完全缓解,患者的年龄、有否子宫外转移灶、治疗前 HCG 水平和子宫切除与否并不影响初次治疗的疗效,但初次治疗无效患者的预后评分显著高于有效者。学者对 61 例新的 FIGO 分期评分为低危的 GTN 患者采用 MTX 单药化疗的疗效进行了分析,结果发现采用 MTX $0.4mg/kg$ 治疗的 51 例患者的初次完全缓解率为 68.6%,采用 MTX+FA 方案治疗的 10 例患者的初次完全缓解率为 30.0%,所有初次治疗无效者经补救化疗后均达到完全缓解;经多因素分析发现影响初次化疗疗效的独立预后因素有治疗前 HCG 水平、MTX 化疗方案和新的 FIGO 预后评分。Abrao 等比较了采用新的 FIGO 临床分期后低危 GTN 患者 MTX 单药、Act-D 单药、MTX+Act-D 联合化疗 3 种方案的疗效,结果显示,MTX 单药、Act-D 单药及两药联合 3 种方案的完全缓解率分别为 69%、61.4%、79.1%,治疗持续时间及所需疗程数相似。不良反应发生率在联合化疗为 62.5%,MTX 单药组为 28.6%,Act-D 单药组为 19.1%,表明对于低危 GTN,单药化疗与联合化疗疗效相似,而联合化疗明显增加了不良反应的发生率,且未减少化疗疗程数及化疗持续时间,因此认为,采用新的 FIGO 评分系统后,低危 GTN 患者仍应首选 MTX 或 Act-D 单药化疗,联合化疗可作为二线方案。

低危 GTN 通常需进行多疗程化疗,HCG 首次转阴后一般再化疗 1 个疗程,HCG 下降缓慢或病灶弥漫的 GTN 需再巩固 2～3 个疗程的化疗。由于单药 MTX 化疗第 1 个疗程后 44.8%～81.5%的患者达到完全缓解,因此有学者认为第 1 个疗程后应根据血清 HCG 下降趋势判断是否采用单疗程化疗,但应特别强调患者的知情同意和依从性,告诫其随访的重要性。

如果第 1 个疗程后 HCG 水平连续 3 周呈平台或再次升高或第 1 个疗程结束后 HCG 水平没有呈一个对数下降，则不宜采用单疗程化疗。Karen 等报道了 105 例低危 GTN 使用 MTX 100mg/m² 静脉推注，再静脉滴注 200mg/m² 12h，如果 HCG 2 周内下降 1 个对数以上则不再给药，结果发现 44.8%患者仅单疗程给药即达完全缓解。FIGO 对低危患者停止化疗的指征：HCG 正常后至少巩固化疗 1 个疗程，对于 HCG 下降缓慢或病变范围广泛者，HCG 正常后再给予巩固化疗 2~3 个疗程。

2.高危 GTN 的化疗

高危 GTN 的化疗方案国内多选用 5-FU 或 FUDR 为主的化疗方案，如 FAV(FUDR+Act-D+VCR)或 FAEV(FUDR+Act-D+VP16+VCR)。国外则以联合化疗方案 EMA-CO 为主(表 4-2-3)。EMA-CO 方案初次治疗高危转移病例的完全缓解率达 67%~78%，远期生存率达 85%~94%。根据现有报道，EMA-CO 的耐受性较好，最常见的不良反应为骨髓抑制，其次为肝肾毒性。由于 G-CSF骨髓支持和预防性止吐治疗的实施，EMA-CO 方案的计划化疗剂量强度得到保证。我国是 GTN 的高发地区，在治疗高危病例方面有着丰富经验，以5-FU 为主的联合化疗方案治疗高危和耐药 GTN 的完全缓解率也达到了 80%，但应该重视的是，使用 5-FU 时应注意预防和及时治疗严重胃肠道不良反应及其并发症。高危 GTN 患者停化疗的指征，首先推荐在症状体征消失、转移灶消失及 HCG 每周测定 1 次、连续 3 次阴性后再巩固 2~3 个疗程，也可采用 FIGO 妇瘤委员会推荐的停药指征，即对初治规范的患者 HCG 阴性后继续巩固化疗 3 个疗程再停药。

表 4-2-3　EMA/CO 化疗方案

时间	药物	剂量	用法
EMA 部分			
第 1 天	VP16	100mg/m²	加入 250mL 生理盐水中静脉滴注 1h
	KSM	0.5mg	加入 250mL 5%葡萄糖注射液中静脉滴注 1h
	MTX	100mg/m²	加入 20mL 生理盐水中静脉推注
	MTX	200mg/m²	加入 1000mL 生理盐水中静脉滴注 12h
第 2 天	VP16	100mg/m²	加入 250mL 生理盐水中静脉滴注 1h
	KSM	0.5mg	加入 250mL 5%葡萄糖注射液中静脉滴注 1h
	FA	15mg	于 MTX 给药 24h 后肌内注射，每 12h 1 次，共 4 次
CO 部分			
第 8 天	VCR	1mg/m²	加入 20mL 生理盐水中静脉注射
	CTX	600mg/m²	加入 250mL 生理盐水中静脉滴注 1h

注：第 15 天重复下一疗程，VCR 总量≤2mg

3.耐药或复发 GTN 的化疗

通常情况下，耐药 GTN 是指化疗过程中血清 β-HCG 下降不满意或下降呈平台或甚至上升，影像学检查提示病灶不缩小或增大，甚至出现新病灶。化疗过程中，每周检测血清 β-HCG水平，经过 1 个疗程化疗后，血清 β-HCG 未呈对数下降，提示有耐药可能；若经过 2

个疗程化疗后，血清β-HCG 的下降仍未达到一个对数，则为耐药。对于治疗后血清β-HCG 连续 3 周正常，又经适当疗程的巩固治疗后停止治疗的患者，在停止治疗后，再次发生血清 β-HCG水平的升高，且排除了再次妊娠的患者，目前常根据血清β-HCG 水平再次升高距停止治疗的时间间隔来定义是耐药或是复发。多数文献把停止治疗后 3 个月内发生血清β-HCG 水平再次升高的患者诊断为耐药，停止治疗后 3 个月以上的诊断为复发。

造成 GTN 耐药和复发的主要因素：①化疗方案选择不合理，如高危患者选择了单药，或未选用敏感性药物；②剂量不足，疗程不足，未巩固化疗，血清β-HCG 降至正常即停药，但实际上当测定血β-HCG 为 1U/L 时，体内还有 105 个滋养细胞；③血清β-HCG 下降缓慢，又未及时更改化疗方案；④广泛转移，尤其是存在肝、脑转移；⑤化疗不良反应重，延误或拖长化疗间隙或未能按计划坚持化疗；⑥检测方法不敏感，未采用灵敏的β-HCG 测定，被阴性假象所掩盖；⑦临床医生处理 GTN 的经验有限；⑧患者的经济承受能力差；⑨末次妊娠距开始治疗之间的时间间隔超过 12 个月以及化疗 7 个疗程后血清β-HCG 仍未下降至正常。

对于低危患者，单药化疗出现耐药或治疗后复发，可以改用另一种单药，如 MTX 治疗失败，可改用5-FU 或 Act-D，仍可以达到完全缓解，如果出现耐药，则推荐采用二药联合化疗，常用的方案如下。

（1）MTX+KSM：MTX 14～16mg/m²，静脉滴注，连用 5 天；KSM 0.3～0.4mg/m²，静脉滴注，连用 5 天。间隔 2～3 周。

（2）5-FU+KSM：5-FU 24～26mg/(kg·d)+5%葡萄糖注射液 500mL，8h 匀速静脉滴注；KSM 4～6μg/(kg·d)+5%葡萄糖注射液 200mL，静脉滴注 1h。

（3）MTX/CF+KSM：MTX 50mg 或 1mg/kg 于第 1、3、5、7 天肌内注射；CF 0.1mg/kg 于 MTX 后 24h 肌内注射；KSM 500μg，第 2、4、6、8 天静脉滴注。间隔 2 周。

（4）VP16+KSM：VP16 100mg/(m²·d)+生理盐水 300mL，静脉滴注，连用 5 天；KSM 500μg/d+5%葡萄糖注射液 200mL，静脉滴注，第 3～5 天用。5 天为 1 个疗程（对于骨髓抑制严重者，可免除第 1～2 天的 VP16，即两药均连用 3 天），间隔 9 天。

以上方案也可作为单药化疗耐药或失败的二线补救方案。目前联合化疗已成为许多晚期肿瘤化疗的趋势，在选择化疗方案时要注意：①每一药物单独应用必须有效；②联合应用的药物疗效应具有协同作用；③毒性反应必须在患者可耐受范围，以保证化疗顺利进行；④各药之间最好具有不同的抗癌机制，作用于肿瘤细胞代谢的不同时期。

尽管 EMA-CO 方案对于高危 GTN 非常有效，但仍有不到 30%的患者在初次治疗后发生耐药或完全缓解后复发。当用 EMA-CO 方案化疗后血清 HCG 始终处于高于正常的低水平或下降至正常后又上升，应视为肿瘤细胞发生耐药，应改用二线方案 EMA-EP，即将原方案中的长春新碱和环磷酰胺替换成 VP16 与顺铂。Lurain 等报道了 26 例高危 GTN 患者应用 EMA-CO 初治失败或复发的病例，总生存率为61.5%，其中 EMA-CO 初治失败的 10 例中 9 例改用 EMA-EP 方案后完全缓解，MTX 或 Act-D 为基础的化疗失败者 16 例，改用 BEP（博来霉素+VP16+顺铂）、VIP（VP16+异环磷酰胺+顺铂）和 ICE（异环磷酰胺+卡铂+ VP16）等方案后 10 例（63%）临床缓解。

除全身化疗外，还有一些特殊的化疗途径。①局部注射：主要用于外阴阴道、宫旁转移瘤的治疗。常与全身化疗同时进行,给予 5 - FU,每次 250～500mg,间隔 1～2 天。②膀胱灌注:膀胱转移时,也常与全身化疗同时进行,间隔 1～2 天向膀胱内注入 5 - FU 500mg,并嘱患者采取相应的体位使病变部位尽可能多地浸入药液中。③胸腔灌注:多用于肺叶切除术后拔管前或血胸穿刺时,给予 5 - FU,每次 1000mg。④鞘内注射:用于脑转移者,主要药物为MTX,每隔 1～3 天 1 次,3～4 次为 1 个疗程,第 1 及第 2 次为 MTX 15mg＋6mL 注射用水,第3 及第 4 次为 MTX 10mg＋4mL 注射用水,疗程间隔为 3～4 周。要注意的是采用以上化疗时要从全身的化疗剂量中扣除局部所用药量,以免药物中毒。

(三)手术治疗

由于 GTN 对化疗药物非常敏感,加上敏感的血清标志物 HCG 的监测,化疗已成为 GTN首选的治疗方法,手术在 GTN 的治疗中已退于次要地位,但是在一些特殊情况下,手术切除子宫原发灶及转移瘤对 GTN 患者仍有重要价值,如对低危无转移 GTN 患者,子宫切除术能减少所需化疗药物的总量,对控制 GTN 的并发症以及处理耐药患者等方面均具有重要地位。

1.子宫切除术或子宫病灶切除术

子宫切除术或子宫病灶切除术的适应证:①无生育要求的低危无转移 GTN 患者,经短疗程化疗后行子宫切除术,以缩短治疗时间、减少化疗疗程数;②对局限于子宫的耐药病灶,可根据对生育的要求与否行子宫全切除术或保留子宫的子宫病灶剔除术;③对于子宫病灶穿孔腹腔内出血或子宫大出血的 GTN 患者,急诊行全子宫切除术;④对 PSTI 及 ETT 是首选的治疗方式。

(1)手术范围及方法:GTN 患者的子宫切除范围应在开腹探查盆腔情况后决定,要注意盆腔静脉情况,尤其为卵巢及子宫旁血管,确认无明显充盈者仅行全子宫切除或保守全子宫切除术,而周围有明显静脉充盈或宫旁、子宫骶骨韧带处有病灶者则做子宫次广泛切除术。GTN手术与其他手术的不同点在于:①高位结扎并切除卵巢动静脉,一般到髂总水平,以清除存在于卵巢静脉中的瘤细胞;②游离输尿管至膀胱水平,在主韧带中间钳夹切断,以尽量切净宫旁静脉丛;③若无阴道穹部转移,阴道切除水平同全子宫切除,有转移时一定要全部切除病灶;④淋巴结转移很少,一般不需做淋巴结清扫。

是否保留卵巢要根据患者的年龄、病变部位及范围而定,对于年轻患者尽量保留一侧卵巢,一般将病变所在侧或卵巢静脉充盈的一侧卵巢切除而保留对侧卵巢,但若保留的一侧卵巢静脉中仍可能存在瘤细胞,可术中给予 5 - FU 250mg 注入卵巢静脉中。

(2)子宫病灶剜出术:GTN 患者中有相当一部分为未产妇,迫切需要保留生育功能,在不得不手术治疗时采用该手术为最佳术式,即可缩短 HCG 转阴所需的化疗时间,减少化疗毒性反应,又可以达到保留子宫的目的。适应于年轻未育、子宫内单个耐药病灶、HCG 水平不很高、子宫外无明显转移灶者。

(3)手术注意事项:①术中可能出血较多,注意备血;②术前 2～3 天开始化疗,术后第 2 天继续用药,完成疗程;③化疗药物可致伤口愈合延迟,因此拆线时间不宜过早,由 7 天延至 11天;④及时监测 HCG 水平及胸部情况,尽早发现有无转移扩散情况;⑤术后长期随访 2 年,2 年内不宜妊娠。

2.肺叶切除术

肺是滋养细胞肿瘤最常见的转移部位,约 90％的肺转移灶可经化疗而消退,但仍有小部分患者化疗后病灶消退到一定程度即不再消退或消退很慢,甚至增大,此时单纯化疗效果已不理想,可考虑手术治疗,防止进一步发展。肺部转移灶的手术可以是肺叶切除或肺部病灶切除,主要适用于:①原发病灶已控制、肺转移灶局限于一叶、转移阴影有局限趋势;②经化疗后HCG 水平下降至正常或接近正常;③无其他部位的转移病变或其他器官转移灶化疗后控制;④全身情况良好,无手术禁忌证。一般采取肺叶切除或肺段切除术。由于 GTN 为血行播散性肿瘤,手术中的操作挤压会造成瘤细胞扩散,因此要先结扎肺静脉、肺动脉,最后处理支气管,即逆行性肺叶切除术。处理下肺静脉要仔细,一旦出现结扎脱落或血管撕裂,会造成难以控制的左心房出血,后果严重。术前先化疗 2～3 天,术后继续用药至 1 个疗程结束。

3.脑肿瘤切除术

绒癌晚期患者脑转移发生率可达 20％,侵蚀性葡萄胎也有约 2％,常因引起脑出血与水肿致颅内压急剧升高而危及患者生命,此时应先保持呼吸道通畅,快速滴注甘露醇及地塞米松,采用呼吸机控制呼吸,维持 $PaCO_2$ 在 3.33～4kPa。目前治疗的治疗主要以早期预防和及时有效的化疗为主,采用"全身—局部—应急"的三联模式,以多药联合化疗结合鞘内给药方式化疗,对于颅内压过高者,特别是脑疝形成者应采取手术治疗。手术方式有直接切除肿瘤和姑息性手术,后者即采用不同的方法暂时缓解颅内压增高,以争取时间化疗或放疗,主要术式有脑室引流术、开颅去骨瓣减压术;而肿瘤摘除术,即紧急降压后,对可摘除的颅内血肿及转移瘤可行摘除术,术后辅以化疗或放疗。由于脑转移常常是多灶性的,手术难以切净,所以对通过开颅手术切除顽固耐药病灶的手术要慎重。

4.其他转移灶的手术

阴道转移结节也是 GTN 常见的转移灶,一般在没有破溃出血时不主张行手术切除,如果发生破溃大出血,则需要进行切除并缝合止血。

学者曾治疗 1 例绒癌肝转移患者,在全身化疗的第 3 天时发生肿瘤破裂腹腔内大出血,尽管立即手术,但仍无法切除病灶,只能纱垫压迫止血同时继续全身化疗联合肝动脉灌注5－FU1g,1 周后再次开腹取出纱垫,止血成功。

(四)放疗

晚期高危患者往往发生多个脏器转移,全身化疗能够控制绝大多数病灶,所以化疗是GTN 的主要治疗手段,但对于化疗控制不佳的局部病灶,如肺、肝或颅内单个孤立的病灶直径大于 5cm,产生耐药无法继续化疗时可考虑进行放疗。全颅照射可有效预防颅内出血的发生,Yordan 等报道,有颅内转移单纯化疗的患者病死率是 44％(11/25 例),而 18 例采用化疗与放疗联合治疗者,病死率为 0。放疗的指征:①外阴、阴道、宫颈等广泛转移灶的急性出血;②脑、肝等重要脏器转移,而急需解除症状,或盆腔病灶不能切除者;③化疗后的残余病灶或因手术不彻底有盆腔残留病灶者;④耐药性绒癌;⑤盆腔肿瘤广泛浸润,化疗效果不佳,估计手术困难者,可先行术前照射。

第三节　胎盘部位滋养细胞肿瘤

胎盘部位滋养细胞肿瘤(PSTT)是一种少见的滋养细胞肿瘤,来源于胎盘种植部位,起初曾被称为"滋养细胞假瘤""非典型绒毛膜上皮瘤""合体细胞瘤"以及"合体细胞性子宫内膜炎"等。随着认识的深入,PSTT这一兼有良恶性内涵的命名得以公认,并正式与葡萄胎、侵蚀性葡萄胎和绒毛膜癌并列,成为第4种滋养细胞肿瘤疾病。该肿瘤在临床上一般呈良性经过,但有15%~25%出现转移和复发,可转移至肺、肝、腹腔和脑,转移部位的组织学特征和原发部位相同,病死率约20%,其生物学行为不同于滋养细胞的生理性浸润,也不同于绒毛膜癌。

一、发病机制

1.细胞学

1984年,Kuman等首先提出PSTT起源于绒毛外的中间型滋养细胞。在正常妊娠时,卵子受精后分裂为两种功能的细胞,一种细胞分裂发育成胚体,另一种细胞发育成为胚外组织,包括滋养细胞。而滋养细胞作为干细胞,分别分化成合体滋养细胞和中间型滋养细胞,后者根据解剖部位的不同又分为绒毛型、种植型和绒毛膜型3种亚型,各种亚型具有不同的形态和免疫组化特征,并可分化为不同类型的肿瘤。①绒毛型:细胞为多角形,胞质丰富,嗜酸或透明,单个细胞核;②种植型:细胞为多角至梭形,胞质丰富,嗜双色性,偶尔胞质可呈空泡状,细胞核可以单个也可为多个;③绒毛膜型:细胞圆形或多角形,胞质丰富,嗜酸性或透明,常为单个细胞核。PSTT来源于种植型细胞。

2.分子生物学

中间型滋养细胞向PSTT转化的分子机制目前尚不清楚,但研究发现PSTT可产生类纤维蛋白,人胎盘催乳素(HPL)和大量的妊娠相关主要基础蛋白(MBP)。研究表明,MBP作为PSTT的标记物比HPL和细胞角蛋白的特异性更强,而且可能是一项可靠的预测肿瘤侵蚀性的指标。另外,还可以整合素、人类白细胞抗原G、黑色素瘤细胞黏附因子、尿激酶型蛋白水解酶和CA125等作为标记物。正常中间型滋养细胞的侵蚀性受到严格控制,有关PSTT的基因分子生物学研究显示,该组病例中p53和Ki-67基因呈高表达,并同时表达所有类型的细胞周期蛋白(包括A,B,D1和E)以及周期依赖性激酶,且p53阳性细胞与表达细胞周期蛋白A的细胞区域一致,Bcl-2不表达,EGFR表达升高。这些因素不仅可能是肿瘤发生的先决条件,还可能与预后相关。

3.遗传学

采用聚合酶链反应对PSTT遗传起源的研究提示,它可能来源于双源基因产物的正常妊娠,或父源性完全性葡萄胎,发病的遗传基础可能涉及有活性的父源性X染色体(Xp),其雄激素受体位点表现为低甲基化。结合体细胞染色体单纯父源性基因的表达,可能成为癌的易感或启动因素的发现,推测父源性X染色体参与PSTT发病的途径可能有两个:①Xp上有显性致癌基因,如Exsl、Pem、MYCL2和IAP等;②功能性Xp含量异常。使用染色体原位杂交发现,恶性的 PSTT 核型为二倍体,比较基因杂交显示,PSTT 的 DNA 复制数目并无改变,说明 PSTT 的恶性行为与 DNA 的复制数目无关,这一点也有助于 PSTT 与绒癌的鉴别。

二、病理特点

肉眼见子宫体积增大,子宫全切标本见肿瘤位于胎盘种植部位,呈息肉状或结节状,突向宫腔或弥漫浸润子宫壁,切面紫红、棕褐色、灰白灰红相间,可有灶状出血,一般无绒癌那样广泛的出血。

显微镜下无绒毛结构,无典型的细胞滋养细胞及合体滋养细胞,主要表现为形态单一的中间型滋养细胞。

三、临床特点

PSTT 临床上较少见。根据英国 Sheffield 滋养细胞肿瘤中心 1984—2004 年的资料分析,所有 7489 例妊娠滋养细胞疾病中 PSTT 仅 17 例,占 0.23%。大多数发生于生育年龄,平均年龄 30 岁左右,但也有报道发生于绝经后妇女。大多数患者先行妊娠为足月产,也可继发于流产、引产,仅 5%~8% 有完全性葡萄胎病史。距末次妊娠的时间从 6 个月到 22 年,平均为 18 个月。

临床症状主要表现为闭经或不规则阴道出血。少数患者可表现为肾病综合征、肾小球损害等病征,其原因可能为肿瘤引起的免疫复合物沉积所致。血 β-HCG 测定多数轻度升高或不高,HPL 测定一般为轻度升高或阴性。10%~15% 的患者诊断时已发生子宫外转移,10% 的患者治疗后出现复发。最近的文献报道子宫外转移的 PSTT 可超过 30%。最常见的转移部位为肺、盆腔和淋巴结,而肝、肾和中枢神经系统的转移相对较少见。多数文献报道 I 期患者生存率近 100%,而有转移患者生存率仅 30% 左右。

四、诊断及鉴别诊断

1.诊断

PSTT 的临床表现无特异性,血清 HCG 轻度升高或不升高,故诊断需结合临床表现、病史、形态学特点,最终依据病理学确诊。

2.鉴别诊断

PSTT 和上皮样滋养细胞肿瘤(ETT)属于特殊类型的滋养细胞肿瘤,临床上均罕见,和绒癌的鉴别诊断要点见表 4-3-1。

表 4-3-1　PSTT、ETT 和绒癌的鉴别诊断

鉴别点	PSTT	ETT	绒癌
临床表现	流产样表现	异常阴道出血	停经和阴道出血
葡萄胎史	5%~8%	14%	50%
血清 HCG	低(<2000U/L)	低(<2000U/L)	高(>10 000U/L)

续表

鉴别点	PSTT	ETT	绒癌
化疗疗效	不肯定	不肯定	好
肿瘤细胞	种植型中间型滋养细胞	绒毛膜型中间型滋养细胞	绒毛前滋养细胞
细胞大小和形态	大和多角形	均匀一致性的小圆细胞	不规则，易变形
生长方式	单个细胞或片状浸润	上皮样巢状或索状或实性肿块样生长	两种特性：细胞滋养细胞和合体滋养细胞
出血	局限性或偶尔	常见	多见
细胞坏死	极少见	广泛	广泛
钙化	无	常见	无
肌纤维	存在	存在	无
核分裂	变异较大，0～6/10HPF	变异较大，1～10/10HPF	高，2～22/10HPF
HPL	+++	-/+	+/+++
HCG	-	-/+	++/+++
Mel-CAM	+++	-/+	+/+++
PLAP	-	++	-/+

HPL:胎盘生乳素;Mel-CAM:黑色素瘤细胞黏附因子;PLAP:胎盘碱性磷酸酶

五、分 期

FIGO 妇科肿瘤委员会于 2002 年颁布了妊娠滋养细胞肿瘤（GTN）的临床分期,可用于 PSTT 的分期,但预后评分系统并不合适。目前认为影响 PSTT 预后的主要高危因素:①有子宫外转移灶;②有丝分裂指数＞5 个/10HPF;③距离先前妊娠时间＞2 年。

六、治 疗

手术是首选的治疗方法,原则是切除一切病灶,手术范围为全子宫切除及双侧附件切除术。年轻妇女若病灶局限于子宫,卵巢外观正常可保留卵巢。不推荐保留生育功能,但对年轻希望生育、Ⅰ期且病灶局限者,可采用刮宫、宫腔镜或局部病灶切除等方法,并予以化疗。这类治疗尚缺乏大样本临床资料支持,需充分知情同意和严密随访,发现异常应及时手术。有高危因素的患者术后应给予辅助性化疗。因 PSTT 对化疗的敏感性不及侵蚀性葡萄胎和绒癌,故应选择联合化疗,首选的化疗方案为 EMA-CO。而对于无高危因素的患者一般不主张术后辅助性化疗。

第五章　子宫内膜异位症与子宫腺肌病

第一节　子宫内膜异位症

一、定义

子宫内膜异位症（以下简称内异症）是指子宫内膜组织在子宫腔以外的其他部位种植、生长、形成病灶，认为是一种雌激素依赖性疾病、炎性疾病。病灶主要位于卵巢、盆腔腹膜、直肠子宫陷凹，也可累及盆腔其他脏器及盆腔外组织器官。患者可以无症状，有症状者多表现为疼痛和不孕。一般认为，在育龄妇女中有 10%～15% 的发病率，且近年有明显上升趋势，有"现代病"之称。在不孕女性中该发病率升至 30%，而对于月经周期规律且性伴侣精液正常的女性，其发病率更升至 50%。疼痛可表现为痛经、慢性盆腔痛、性交痛、排便痛等多种形式。患病年龄可从青春期到绝经后，是严重影响妇女健康和生活质量的多发病、常见病。

二、流行病学

据报道，全球曾因内异症相关症状接受治疗的育龄妇女达 176 000 000 人。内异症已成为卫生健康投入的一个重要疾病种类。世界内异症研究项目最近的研究数据表明，在 10 个国家每年每个内异症患者直接及间接的花费是 12 419 美元（约 9579 欧元），其中约 1/3 为直接医疗花费，2/3 主要为治疗相关的丧失生育方面的花费。该项目表明，生活质量降低是直接医疗花费和总费用最重要的一个预测指标。该研究结果表明，内异症相关的经济负担重，与糖尿病、克罗恩病和风湿免疫病等慢性疾病相当。早先的一项关于 1418 名有或没有内异症女性的研究也得出相似结论。该研究发现，通常在基础医疗中，从出现症状到手术诊断内异症一般间隔 6.7 年，因此，内异症对健康相关的生活质量产生显著影响。患病女性每人每周平均损失10.8 个工时，主要由于工作效率下降。工作生产率的损失若转化为主要的费用，较低为尼日利亚，每人每年 208 美元，较高为印度，每人每年 23 712 美元。

2011 年国际内异症会议上，有学者统计，自 2008 年至 2011 年 Pubmed 上新发表的内异症科学论文共 3176 篇，是 2008 年以前所有文章总数基础上增加 21.5%，反映出对该领域的研究强度明显加大。发表论文大多数为传统的内异症研究方向，包括病因、手术、组织学、病理学、疼痛、癌症、不孕，也有一些新出现的研究题目，如干细胞、蛋白组学、基因组学、血管形成、遗传和炎症等。

遗传和环境因素共同成为内异症的高危因素，内异症的遗传特质较为复杂。候选基因的研究报道称内异症和一些基因标志物间有联系。但大多数在不同研究中可重复性差，且作为该病的遗传学高危因素，常常在不同研究结果有所不同。在澳大利亚双胞胎、冰岛人和恒河猴的几个研究中，表明基因在内异症的遗传性中占约50%。国际ENDO‐GENE数据分析得出疾病高危的基因基础，为早期家族性研究结果提供了很好的支持。该研究还发现中重度内异症（rAFS分期Ⅲ或Ⅳ）的基因负荷较轻度内异症重（rAFS分期Ⅰ和Ⅱ）。

有研究认为饮食和营养在内异症发病中通过影响体内甾体激素水平等也发挥重要作用。但目前少有相关的研究发表，故对此认识仍不是十分清楚，也没有形成统一明确的建议。最近有一项基于人群的病例对照评价内异症的饮食相关发病风险的研究，结果表明某些特殊的食物成分与内异症高危相关：脂肪摄入总量增加、奶制品摄入增加与内异症风险降低有关，类胡萝卜素和水果摄入增加与内异症风险增加有关。

此外，一篇包括11项的综述报道成人中内异症和体重指数（BMI）间有相关性，在另5项研究中发现在青少年中该相关性依旧存在。成人BMI和内异症间有中度的负相关性。在更年轻的人群中，该相关性更明显，调整年龄、出生体重、初潮年龄、孕次和口服避孕药使用情况后，仍存在该相关性。另有一项研究也报道，在均衡了年龄和是否吸烟后，多个因素中，BMI仍然是内异症发生的独立影响因素。BMI最小一组患者（<18.5）发生深部浸润型内异症的风险最高。

此外，非人类哺乳动物和大鼠的研究还发现，环境中的污染物，特别是对内分泌有损害的物质，可能与内异症发病有关。暴露时间很重要。例如宫内己烯雌酚暴露会增加成人80%患内异症的风险。动物实验还证实，有机氯（一类化学物质，包括二噁英、四氯二苯并-对-二噁英、杀虫剂甲氧氯和双对氯苯基三氯乙烷以及有二噁英样作用的多氯化联苯基等）成人暴露能促进内异症发生。

三、发病机制

1885年，Von Rokitansky首次描述该病。1921年，Sampson提出了经血逆流种植学说，成为主导理论。目前普遍认为有遗传和免疫易感性的人群，经血逆流、体腔上皮化生或经淋巴管播散而在子宫腔以外形成子宫内膜异位组织病灶。但病因仍不甚清楚，应该是多因素作用的结果，包括某些表观遗传因素导致的遗传易感性，而某些环境因素的暴露可能促进或诱发其致病。

（一）内异症病灶形成的基本条件

在内异症病灶的形成过程中，经血逆流种植应达到四个"必须"：①经输卵管逆流入盆腔的经血中必须含有子宫内膜组织；②内膜碎片中的腺上皮和间质细胞必须是"活的"；③这些细胞必须有能力种植在盆腔组织器官上；④盆腔内异症病灶的解剖分布与经输卵管播散的方式必须一致。而且，逆流之内膜需突破"三道防线"：腹水中的炎症因子、腹腔中的免疫细胞和腹膜的细胞外基质。郎景和院士经相关组织病理和分子生物学研究，总结出了内异症形成"三部曲"：黏附、侵袭、血管形成，可将其称为"3A"程序。黏附是异位内膜"入侵"盆腹腔腹膜或其他脏器表面的第一步,继而突破细胞外基质,血管形成是其种植后生长的必要条件,亦所谓"生根、生长、生病"的"三生"过程。"3A"程序还可明晰解释及描述内异症临床病理表现,即早期的红色病变、典型黑色病变及后期白色病变。

(二)在位内膜在内异症发生发展中的作用

有学者发现,经血逆流基本上是一种生理现象。而不同人(罹患或不患内异症)逆流经血中的内膜碎片能否在"异地"黏附、侵袭、生长,在位内膜的差异可能是根本原因,是发生内异症的决定因素。已有越来越多的临床基础研究集中在内异症患者在位内膜的特性上,目前的发现主要集中在以下几方面:

1.在位内膜的雌激素自分泌和孕激素抵抗特性

众所周知,内异症是一种激素依赖性疾病,除外周循环中雌激素的作用外,在位内膜本身存在激素代谢与合成异常。例如,芳香化酶 P450 将雄烯二酮和睾酮转化为雌酮和雌二醇,在正常内膜组织中不表达,Bulun 等研究发现它在患者在位内膜中有表达,导致位内膜局部雌激素水平升高。Kitawaki 等利用芳香化酶鉴别是否存在腺肌症、内异症和子宫肌瘤,其敏感性和特异性分别为 91% 和 100%。另有研究表明患者在位内膜腺体中 ER 表达明显升高,而内膜血管内皮细胞、间质细胞和血管周围组织中减少。此外,对芳香化酶 P450 表达起调节作用的前列腺素 E_2(PGE$_2$)升高,引起催产素/催产素受体活性增加,与患者子宫过度蠕动及蠕动紊乱相关,持续异常的蠕动可能导致内膜基底层损伤,激活内膜的免疫因子释放,可能导致更多有活性(或基底层)的子宫内膜碎片剥落,并且其逆流进入盆腔并异地种植生长的概率增加。局部升高的雌激素水平还可能促进多种细胞因子分泌,使在位内膜腺上皮细胞和间质细胞增殖能力异常升高。

正常内膜组织中孕激素通过孕激素受体(PR)有对抗雌激素、促进间质蜕膜化的作用。但患者在位内膜中 PR 表达异常,如 PRA mRNA 下调,PRB/PRA mRNA 比例上升,以及 PR 蛋白总量升高等均表明在位内膜对孕激素的反应能力下降,即孕激素抵抗。此外,患者在位内膜中受 HOX 基因家族调节且与内膜容受相关的其他蛋白因子表达下调,如 pinopodes 和 IGFBP。另有研究报道患者内膜分泌不足,分泌期较正常女性延迟 2 天以上;该趋势在Ⅲ～Ⅳ期或合并不孕的患者更为显著,是孕激素抵抗的组织学表现。

2.在位内膜的免疫原性及局部免疫微环境异常

内异症患者盆腔免疫系统对逆流的内膜碎片未能进行清除,除了局部微环境中免疫系统功能失调外,在位内膜的异常改变可能使其具有免疫耐受、免疫逃逸或主动改造微环境中免疫状态的能力,从而促进其本身在异地(如盆腔)存活、生根和生长。

研究发现,患者在位内膜的腺体上皮细胞中 HLA-DR 表达增加;HLA-A、B、C 异常表达,HLA-1 在腺体和间质细胞表达均升高,以分泌期间质细胞中为著。异常抗原表达促使特异性子宫内膜抗体产生,Kreiner 等报道患者内膜中 IgG 的水平升高,并尝试将其作为诊断指标,其敏感性为 88.8%,但特异性仅为 62.5%。

异常抗原表达还可能导致多种细胞因子合成与释放异常,这些细胞因子参与细胞增殖及炎症反应。Kyama 等研究表明内异症患者 IL-1 水平在分泌期升高,IL-1 受体Ⅱ在腺上皮组织中下降。Ponce 等报道 IL-6 在分泌期的 mRNA 及蛋白表达下降。在位内膜血管内皮细胞中 IL-8 表达下降;IL-8 受体(CXCR1、2)升高,其中 CXCR1 在增殖期升高,而 CXCR2 在整个月经周期中均升高。增殖期内膜 IL-13 和 IL-15mRNA 和蛋白水平升高,而 IL-18 表达降低。Kyama 等报道 TNF-mRNA 水平在月经期升高,而 TNF-β 受体 Ⅱ 的水平降低。多个研究还报道内异症患者在位内膜单核细胞趋化蛋白(MCP-1)在腺上皮细胞中升高,在增殖期尤甚。还有研究发现巨噬细胞刺激因子在分泌晚期在位内膜表达增强;巨噬细胞迁移抑制因子水平升高。T 淋巴细胞调节因子 RANTES 表达在患者分泌晚期内膜中表达也升高。此外,还有研究发现在位内膜中 $CD3^+$、$CD3^+CD16^-$ 和 $CD3^+CD56^-$ 细胞数目减少,而 $CD16^+$、$CD16b^+$、$CD3^-HLA^-DR^-$、$CD3^-CD45RA^-$ 和 $CD56^-CD16^+$ 细胞数目增多;该学者应用这些指标联合临床表现和血清 CA125 建立诊断模型,其敏感性为 61%,而准确性为 95%。

3.在位内膜细胞黏附及细胞外基质的异常特性

黏附是异位内膜入侵盆腹腔腹膜或其他脏器表面的第一步。该过程涉及在位内膜的细胞黏附分子、细胞外基质及两者间的相互作用,其改变影响内膜细胞脱落以及脱落细胞的黏附能力;同时,也可能是导致内异症不孕患者胚胎着床异常的原因之一。

诸多研究关注整合素的表达,它是一种涉及细胞间相互作用的重要蛋白。有研究报道,整合素 $β_3$ 的亚单位在患者在位内膜中表达缺陷。与健康妇女或其他因素导致的不孕女性相比,内异症患者植入窗在位内膜的 β 和 $αvβ_3$ 单位在亚单位表达降低。另有一组研究表明患者月经期的 β 单和 $αvβ_3$ 单位表达升高,提示其表达在月经周期的不同时段有所差异。在不同类型的内膜细胞中表达也有差异,例如,上皮细胞中 $α_3β_1$ 亚单位表达升高,但间质细胞中 $β_1$ 亚单位表达降低,$αvβ_3$ 单位在血管内皮细胞中表达升高。最近有报道,$αvβ_5$ 血管内和 $αvβ_6$ 血管内亚单位在上皮及间质细胞中表达与对照组相近,但在血管内皮中表达升高。$α_6$ 亚单位在正常内膜中位于腺体细胞的基底面,而内异症患者在位内膜中则表达于细胞的其他面,即出现表达膜的黏附能力。MaLsuzaki 等人报道内异症患者钙黏蛋白 E(cadherinE)在分泌中期表达升高,而分泌晚期表达下降。对细胞外基质的微阵列分析研究发现分泌期骨桥蛋白下调,vitementin 表达下降。细胞内黏附分子(ICAM-1、CD54)在内膜细胞中密度下降,分泌中期 β-catenin在内膜细胞中密度表达升高。局部黏附激酶(FAK)是一种与 integrin 相互作用的细胞受体,将细胞外基质的信号传递给细胞骨架,内异症患者内膜在分泌期 FAK mRNA 和蛋白的表达升高。

在形成异位病灶、内膜细胞黏附并侵入腹膜间皮组织的过程中,细胞还表达某些蛋白负责突破或修复细胞外基质,该类蛋白中最重要的一类为基质金属蛋白酶(MMP)。Chung 等人的研究表明在整个月经周期内异症患者的 MMP-2mRNA 明显升高,Uzan 等报道 MMP-2 蛋白水平升高;MTI-MMP(MMP 细胞膜亚型 Ⅰ,主要负责激活 MMP-2)也升高;间质细胞中 MMP-1 水平下降,但在上皮细胞中无明显改变。Kyama 等发现 MMP-3mRNA 和蛋白水平升高。有报道上皮细胞内 MMP-7 和 MMP-9 水平升高。金属蛋白酶组织抑制物(TIMP)蛋白在分泌期表达升高,但 mRNA 水平无明显差异;TIMP-2 和 3 分别在整个月经周期与分泌期表达降低。另有多项研究表明在位内膜中尿激酶升高,也有报道仅在分泌期升高。

4.在位内膜的增殖与凋亡调节异常

有报道,内异症患者在位内膜中多种参与调节细胞增殖生长因子表达异常。在分泌中期和晚期,转化生长因子(TGF)1mRNA 的表达下降。另有研究发现 TGF 超家族中的 activin 在内异症患者表达升高,该蛋白对内膜生长和间质蜕膜化均有重要作用;Cripto 作为 activin 拮抗蛋白,在增殖期的表达下降。胰岛素样生长因子(IGF)在多种组织中表达,IGF 结合蛋白参与 IGF 的转运调控,两者共同刺激/调控组织的生长与分化;在患者在位内膜腺体中 IGF-BP3 表达增加。肝细胞生长因子(HGF)及其受体(c-Met)在在位内膜中表达也显著升高,HGF 在整个内膜组织中表达均升高,而 c-Met 主要在上皮细胞内表达升高。Annexin.1 的表达升高;在位内膜分泌期中期因子蛋白及多效生长因子 mRNA 表达升高。在位内膜还被发现有诸多凋亡和细胞周期调节异常。内异症患者在位内膜细胞凋亡的易感性降低、凋亡细胞数目也减少。另有研究发现 Bcl-2 表达水平明显升高;凋亡前蛋白 Bcl-xsmRNA 水平显著升高;分泌期在位内膜腺体中 MCL-1 升高,Bak 表达水平降低;MCL-1：Bax、Bcl-2：Bax、Bcl-2：Bak、Bcl-xl：Bax、Bcl-xL：Bcl-x5 比例均升高,表明内膜中抗凋亡微环境增强。Penna 等报道在位内膜中凋亡调节因子 calpain5、活化的 caspase3 和 caspasel 水平降低。

增殖标志物 Ki-67 在病变及正常子宫内膜均有表达,有多项研究发现在位内膜中 Ki67 表达增强。研究发现在患者在位内膜中端粒酶反转录酶 mRNA 增加,端粒酶活性增加,且酶的长度也长于对照组。增殖细胞核抗原(PCNA)也被用于检测在位内膜的增殖状况,Wingfield 等发现在位内膜内皮细胞、间质细胞、腺体上皮细胞中增殖细胞的数目增加。Hapangama 等人研究发现分泌期 PCNA 和核仁的数目增加,rH2AX(DNA 损伤的标志物)水平降低。P21 活化激酶-1(Pak-1)是细胞存活的重要蛋白,在许多重要信号途径中起作用,在位内膜中该蛋白表达升高。Johnson 等研究表明内异症患者在位内膜增殖期 c-myc(参与促进细胞生长和增殖)水平升高。Pan 等人研究表明整个月经周期 c-fos 水平升高。Survivin 是调节凋亡及细胞增殖的重要蛋白,Zhang 等的研究表明在位内膜中 Survivin 表达升高。

5.在位内膜具有的血管生成能力异常

血管内皮生长因子(VEGF)是研究最多的在内膜表达的原始血管形成因子。VEGF 诱导血管生成、血管扩张和通透性增加,在内膜的生理性重建中起重要作用。Tan 等研究表明患者分泌晚期在位内膜中 VEGF 在腺体中的表达明显升高,而在间质中无明显差异。Novella-Maestre 等研究还发现多巴胺受体-2mRNA 表达水平降低,该受体参与 VEGF 信号调节。血管生成素(Ang-1 和 2)通过结合内膜细胞激酶 2(Tie-2)起作用,有研究发现在位内膜整个月经周期中 Ang-1、2 mRNA 和蛋白表达升高,分泌期 Ang-2 和 Tie-2 mRNA 水平明显升高。血小板来源的生长因子-A 在重度内异症患者在位内膜中表达下降;血小板反应蛋白-1 水平降低;激肽酶原-1 表达降低。还有学者对微血管密度(MVD)进行了研究。Bourlev 等发现正常内膜整个周期中 MVD 保持相对恒定,而内异症患者在位内膜中分泌期 MVD 明显升高,Khan 等发现间质中 MVD 升高。内皮糖蛋白阳性细胞的血管数目也较正常对照升高。

6.在位内膜的组织学差异

Fedele 等人在 1990 年就曾报道了内异症相关不孕症患者的在位内膜在光镜、扫描电镜和透射电镜下的超微结构改变。内膜表面呈现更多的异质性,如不规则腺体、有丝分裂的上皮和间质细胞数目减少。近年来,一些学者关注在位内膜中神经纤维的表达情况。Tokushige 等学者在 2006 年首次报道在内异症患者在位内膜中功能层中可以 100% 检出小的神经纤维。2007 年,该研究组在后续的小样本先期临床观察中,用神经标志物 PGP9.5 作为诊断工具,用 20 例内异症患者、17 例对照,报道诊断敏感性和特异性均为 100%。2009 年,该研究小组进行了较大样本的双盲实验,报道诊断敏感性为 98%,特异性为 83%。有趣的是,内膜活检标本 6 例假阳性的患者中有 4 例,尽管未能得到手术病理学的证实,但患者均有或高度可疑有内异症病史(如痛经、性交痛和不孕),这些患者很可能为术中漏诊内异症。Bokor 等也对在位内膜的神经纤维进行检测并基于 PGP9.5、血管活性肠肽、P 物质建立了一个预测诊断模型,所得敏感性为 95%,特异性为 100%。Wang 等利用突触素和神经特异性烯醇化酶染色发现在位内膜中神经内分泌细胞的密度高于正常对照。

7.蛋白质组与转录组学

蛋白质组学研究对蛋白表达和调节对疾病进展所起作用的研究中起到越来越重要的作用。Zhang 等人用 2D 凝胶电泳和质谱分析研究发现内异症患者在位内膜与正常对照间有 11 个差异表达蛋白位点,这些蛋白参与细胞骨架、细胞周期、信号转导和免疫。Wang 等发现患者在位内膜 223 个差异表达蛋白质峰。Ding 等学者还对内异症患者的线粒体蛋白质进行了研究,建立了有 3 个差异蛋白峰的预测模型,对内异症鉴别的准确性为 87.5%,敏感性为 86.2%。另有研究发现多种差异表达蛋白,功能包括热休克蛋白、膜粘连蛋白 A2 等分子伴侣;参与氧化还原、蛋白和 DNA 降解(如二磷酸核苷还原酶、脯氨酰 4-羟化酶);分泌蛋白(如载脂蛋白 A1)。目前大多蛋白质组学研究选用的样本量很小,但有学者尝试应用在位内膜差异蛋白表达建立内异症诊断模型,如 Kyama 等报道利用 SELDI-TOF-MS 针对中-重度内异症筛选出 5 个下调质谱峰,诊断敏感性为 89.5%,特异性为 90%;而轻度内异症筛选出 4 个质谱峰(2 个上调 35.956kDa 和 90.675kDa,2 个下调 1.924kDa 和 2.504kDa),诊断敏感性和特异性均达 100%。

近来有学者开始关注内异症在位内膜转录组学 MicroRNA 的改变。MicroRNA 参与 mRNA 转录后调节,对 mRNA 转录起抑制调节作用。Aghajanova 等研究发现相对于轻度内异症,重度内异症在位内膜转录子 microRNA 21(MIR21)和 DICER1 上调,可能与基因沉默及表基因组学调控相关。

(三)干细胞在子宫内膜异位症发病中可能的作用

随着整个医学及生物学界对干细胞研究的深入,近来对子宫内膜干细胞的研究开始受到关注。有假说提出,在位子宫内膜基底层的干/祖细胞发生改变或异常脱落,进而逆流入盆腔,在局部微环境的刺激诱导下进入增殖、分化程序,最终发展成子宫内膜异位病灶。

众所周知,子宫内膜是具有高度更新能力的组织,很早人们就认为子宫内膜存在干/祖细胞驱动它进行不可思议的快速增生和重建工作。近几年已有验证子宫内膜干细胞的实验报道。Chan 等将纯化的子宫内膜单个上皮或间质细胞进行体外培养,能形成 >50 个细胞的克隆,其中少数细胞能形成含 4000 个细胞以上的大克隆;Gargett 等报道分别有 0.09% 和 0.02% 上皮和间质细胞能形成大克隆,这些细胞进行 30～32 次群体倍增后才静止或向成熟细胞分化;Schwab 等随后又证明增生期、分泌期和非活动性(萎缩、发育不良或孕激素治疗后)子宫内膜细胞的克隆形成比率无显著性差异。以上实验结果向我们强烈提示,子宫内膜组织中确有极少数细胞拥有强大的增殖潜能。Kato 等的研究从子宫内膜组织中分离 SP 细胞(一类具有 Heochst33342 染料泵出特征的组织干细胞亚群,经荧光活化细胞分选技术获得),体外培养形成克隆的 SP 细胞在特殊介质中被诱导分化,一类聚集形成腺体样结构,并出现成熟上皮细胞表型,如 CD9＋/E－cadherin＋,另一类则簇集呈梭形,出现成熟间质细胞表型,如 CD13＋/vimentin＋,表明子宫内膜中的原始细胞具有向成熟组织细胞分化的潜质。Schwab 等在体外不同培养介质中,成功地将分选的 CD146＋/PDGF－R 子宫内膜间质细胞诱导成具有脂肪细胞、平滑肌细胞、软骨细胞或成骨细胞形态学特点并表达组织特异标志物的分化成熟细胞,表现出类似于骨髓干细胞的多能分化能力。如上大量实验结果表明,子宫内膜中确有表型原始、颇具增殖潜能的细胞,并能分化为多种成熟组织细胞,这些特征提示子宫内膜干细胞的存在以及它在子宫内膜重建中的作用。

基于子宫内膜的生理特点和诸多临床基础研究结果,基底层可能是内膜干细胞的主要处所。迄今为止,为数不多的子宫内膜干细胞研究中,学者们都强调取材应包括内膜-肌层交界及黏膜下 5～10mm 肌层组织,以保证获得内膜基底层组织细胞。尽管子宫内膜干细胞的定位还缺乏直接依据,但已有一些实验结果间接支持以上推论。Schwab 和 Gargett 发现具有间充质干细胞特征的 CD146＋/PDGF－R＋细胞位于基底层小血管旁;Cho 等报道称造血干细胞标志物 CD34 和 c－kit/CD117 在基底层腺体和(或)间质细胞表达,表达水平不受激素水平和内膜增殖状态影响。此外,与人类子宫内膜结构和生理功能类似的小鼠子宫内膜中也发现存在具有干细胞特征的 LRC,且位于小鼠子宫内膜-肌层交界处,该结构类似于人子宫内膜基底层。Leyendecker 等对子宫内膜下浅肌层蠕动功能的研究发现,EM 患者子宫蠕动强度增加、节律紊乱、宫腔压力增大,一方面可能促进脱落内膜逆行进入输卵管,另一方面更可能导致内膜-肌层交界处组织形成微损伤,促使基底层细胞异常脱落或侵入深肌层。

还有学者利用抑制性消减杂交和基因芯片技术的研究发现,gremLin－1 mRNA 和蛋白在内异症患者在位内膜血管内皮细胞中的表达特异性增强。已知 gremLin－1 蛋白功能相符,它参与多种组织中干/祖细胞分化的调节,维持干/祖细胞的未分化状态。该结果提示异位症发病可能与在位内膜干/祖细胞或其调控因素异常有关。还有研究提出,形成内异症的干细胞除了来源于子宫内膜基底层外,还可能有其他来源。但目前仍缺乏特异性的鉴定标志物分离筛选这些干细胞,这成为该领域研究最大的限制点。

以上研究表明患者在位内膜在诸多方面与正常内膜存在差异,大多数研究着眼于对内异症发病机制的探索,能带给临床基础研究者重要的提示,这些组织学、分子生物学、基因学、蛋白质组合转录组学研究结果,或许可以被用于内异症在位内膜异常标志物的筛选,进而建立在位内膜诊断的标准。

内异症的病理类型多样,临床表现复杂多变,极具侵袭和复发性,具有恶变潜能,时时使临床诊疗陷入困顿,成为难治之症。尽管现已初步建立内异症的临床诊疗策略,但仍旧面临疼痛与不孕治疗效果不佳、内异症术后或停药后复发率高的问题,深部内异症的处理问题,内异症恶变的问题,以及内异症早期诊断的问题。这些问题的解决有赖于对发病机制的洞悉,而内异症的临床基础研究热点始终是围绕亟待解决的临床问题展开的。尽管内异症的基础理论研究和临床诊治实践都有了令人欣喜的进展,但仍有诸多问题未能解决。这是挑战,也是契机,需要我们从临床到基础更加深入全面地思索与探究。

四、诊断

1.临床表现

（1）症状

①疼痛：包括痛经（典型者为继发性痛经,并渐进性加重）、非经期腹痛（慢性盆腔痛）、性交痛及排便痛等；卵巢内异症囊肿破裂可引起急性腹痛。疼痛多位于下腹部、腰骶部及盆腔中部,有时可放射至会阴部、肛门及大腿,常于月经来潮时出现,并持续至整个经期。

②不孕：本病患者不孕高达40%。引起不孕的原因复杂,中重度患者可因卵巢、输卵管周围粘连而影响受精卵运输。

③月经异常：15%~30%患者有经量增多、经期延长或月经淋漓不尽。

④盆腔包块。

⑤其他特殊部位的内异症。

a.消化道内异症：大便次数增多或便秘、便血、排便痛等。

b.泌尿道内异症：尿频、尿痛、血尿及腰痛,甚至造成泌尿系统梗阻及肾功能障碍。

c.呼吸道内异症：经期咯血及气胸。

d.瘢痕内异症：剖宫产等手术后腹壁切口瘢痕处结节,经期增大,疼痛加重；会阴切口或切口瘢痕结节,经期增大,疼痛加重。

（2）体征：①子宫后倾固定、直肠子宫陷凹、宫骶韧带触痛性结节。②附件囊性不活动包块。③直肠阴道间隙触及触痛性结节,或直接在阴道看到局部隆起的小结节或紫蓝色斑点。④腹壁瘢痕子宫内膜异位病灶可在切口瘢痕内触及结节状肿块。⑤囊肿破裂时有腹膜刺激征。

2.辅助检查

（1）血液检查

①血 CA125 可能增高,重症高于轻症患者,但其变化范围较大,临床上多用于重度内异症和疑有深部异位病灶者。在诊断早期内异症时,盆腔液 CA125 较血清值更有意义。

②抗子宫内膜抗体是内异症的标志性抗体,患者血中检验出该抗体,表明体内有异位内膜刺激及免疫内环境改变。

（2）影像学检查（盆腔 B 超、CT、MRI）：可确定异位囊肿位置、大小和形状。典型的卵巢内异症囊肿 B 超影像为附件区无回声包块,内有强光点。MRI 对卵巢内异症囊肿、盆腔外内异症及深部浸润病灶的诊断和评估有意义。

（3）其他：静脉肾盂造影、膀胱镜、结肠镜等。

五、鉴别诊断

1.卵巢恶性肿瘤

早期无症状,有症状时多呈持续性腹痛、腹胀,病情发展快,一般情况差,除有盆腔包块外,多伴有腹水。B超显示包块为混合性或实性，血清 CA125 值多显著升高，腹腔镜检查或剖腹探查可鉴别。

2.盆腔炎性包块

多有急性或反复发作的盆腔感染史，疼痛无周期性，平时亦有下腹部隐痛，可伴发热和白细胞增高等，抗生素治疗有效。

六、病理类型

内异症最常见的部位包括卵巢、膀胱子宫陷凹，直肠子宫陷凹，阔韧带后叶，子宫骶韧带、子宫表面，输卵管，结直肠，阑尾以及圆韧带。其他较少见的部位包括阴道、宫颈、阴道直肠隔、回肠、腹股沟管、腹壁、膀胱、输尿管、脐等。还有一些罕见的病例报道乳腺、胰腺、肝、胆囊、肾、尿道、脊椎、骨、周围神经、脾、纵隔等处及中枢神经系统内异症。同一个患者可能合并多处内异症病灶。

（一）卵巢子宫内膜异位症

分为Ⅰ型和Ⅱ型，后者又分为Ⅱa、Ⅱb、Ⅱc 型。Ⅰ型卵巢内膜异位囊肿：囊肿多小于 2cm，与卵巢紧密粘连，层次不清，不易剥离；Ⅱa 型卵巢内膜异位囊肿：内膜种植灶表浅地累及卵巢皮质，未达囊肿壁，常合并功能性囊肿；Ⅱb 型卵巢内膜异位囊肿：内异症的种植灶已累及囊肿壁，但与卵巢皮质的界限清楚，较易剥离；Ⅱc 型卵巢内膜异位囊肿：异位种植灶穿透到囊肿壁并向周围扩展。囊壁与卵巢皮质致密粘连并伴有纤维化。卵巢与盆侧壁粘连，体积较大，手术不易剥离。

（二）腹膜子宫内膜异位症

腹膜内异症是指发生在盆腹腔腹膜的各种内异症病灶，主要包括红色病变（早期病变）、蓝色病变（典型病变）及白色病变（陈旧病变）。

（三）深部浸润型内异症

深部浸润型内异症（DIE）是指病灶浸润深度 0.5cm 以上，DIE 可以位于膀胱子宫陷凹、直肠陷凹和盆腔侧壁，但主要位于直肠陷凹如宫骶韧带、直肠子宫陷凹、阴道直肠隔、阴道穹窿、直肠或者结肠壁。DIE 位于宫骶韧带、阴道（包括阴道直肠隔、阴道穹窿）、直肠壁、膀胱者分别占65.5％、17.5％、9.5％、7.5％。其中直肠阴道隔包括两种情况，一种为假性阴道直肠隔内异症，即直肠子宫陷凹的粘连封闭，病灶位于粘连下方；另一种为真性阴道直肠隔内异症，即病灶位于腹膜外，在直肠阴道隔内，直肠子宫陷凹无明显解剖异常。

（四）其他类型（腹壁，会阴，膀胱，输尿管，肺）

根据输尿管上皮、黏膜下层（包括肌层）是否受累，输尿管内异症分为内生型和外生型两种；内生型表现为输尿管壁纤维性增厚、黏膜下层增生，或者从黏膜层突出息肉样的瘤状肿物突入管腔；外生型主要是输尿管上皮受累，输尿管受到外在性的压迫。

七、内异症的分型

但到目前为止，内异症还没有一个能够令人满意和统一的分型，这正是我们未来工作需要攻克的难题。

(一)rAFS 的意义和局限性

自 1921 年 Sampson 首次描述了内异症囊肿以来的近 100 年中,对内异症临床分型的研究和评估从来没有停止过。由于内异症病变广泛、形态多样,临床症状多样,诞生了众多的分型。内异症分型的演变反映了对内异症临床问题不断认识。Acosta 于 1973 年提出将内异症分成浅表型腹膜病变和卵巢内膜异位囊肿。美国生育协会于 1979 年在此基础上提出了内异症的临床分期,并于 1985 年、1996 年两次修订了 rAFS 评分表。这是目前全世界临床上最普遍使用的内异症临床分期。这个评分系统仍然是以浅表病灶和卵巢内异症囊肿为主要的分型对象,强调了盆腔粘连的影响力。它对浅表性病灶的分值权重比较低,对卵巢内异症囊肿分值权重相对高,根据卵巢内异症囊肿的大小设定不同的分值,盆腔直肠陷凹的粘连程度分值权重最高。根据这个分型系统,绝大多数 I 型和 II 型的患者是浅表性病灶,III 型和 IV 型患者则是单侧或双侧大的卵巢内异症囊肿。rAFS 分型仍然有它的局限性。首先它是一个术者的主观评分,而且可重复性差。有研究报道同一术者中 rAFS 再评分的相关性仅为 0.38,而不同术者间为 0.52,最大的差异发生在对卵巢囊肿和直肠陷凹封闭程度的评分中。更为重要的是,rAFS 分期对于患者妊娠结局、疼痛症状、复发的预测没有很好的相关性,与疼痛最为密切的深部浸润型病灶在 rAFS 系统中没有得以重视。

深部浸润型内异症(DIE)指浸润深度≥5mm 的内异症,常常累及重要脏器如肠道、输尿管以及膀胱等。DIE 与疼痛症状密切相关,影响患者的生存质量。大部分 DIE 病灶位于后盆腔,某医院的资料显示:98.4% 的 DIE 病灶位于后盆腔,常常累及重要脏器如直结肠或者输尿管,与疼痛症状关系密切,但是在 rAFS 评分系统中却没有相应的体现和重视。因此,随着对 DIE 的认识不断扩展和深入,现行的 rAFS 分期的片面性越来越明显,从而出现一系列的新的分型系统来补充 rAFS 分期。

(二)盆腔深部浸润型内异症(DIE)的分型

1992 年,Koninckx 基于发生学的理论提出的分型将浸润型病灶与腹膜外的腺肌瘤区分开,把直肠子宫陷凹 DIE 分为三型:①I 型:圆锥形浸润病灶;②II 型:深部病灶,表面有广泛粘连,可能为肠道受牵引而形成;③III 型:大部位病灶位于腹膜下方,侵犯阴道直肠隔,为外在性腺肌瘤。2001 年,Martin 等将 DIE 分为宫颈后、阴道直肠陷凹以及阴道直肠隔三种。宫颈后内异症包括阴道直肠陷凹前部分、阴道后穹窿、宫颈后方的后腹膜区;阴道直肠陷凹内异症包括阴道壁、直肠壁、直肠子宫陷凹;而阴道直肠隔内异症指腹膜内无明显病灶、病灶位于腹膜外的孤立病灶。2003 年,法国的 Chapron 根据盆腔 DIE 的解剖分布特征,提出 DIE 的手术分型,将盆腔部位的 DIE 分为前部(A)和后部(P)。A 包括膀胱返折和膀胱病变,P 又分为 P1(宫骶韧带病灶)、P2(阴道病灶)和 P3(肠道病灶)。P3 又分为无阴道浸润(V-)、有阴道浸润(V+)以及多发肠道病灶。

2005 年提出的 ENZIAN 分型是所有内异症分型中最为复杂的分型,旨在对 DIE、腹膜后病灶以及盆腔其他器官内异症进行分型以作为 rAFS 分型的补充。ENZIAN 分型根据三个轴向或水平,把后盆腔归纳为 A、B、C 三个腔,并根据病变的严重度进行分类。其表示的符号:E 代表有内异灶,数字表示病变的大小,数字后的小写英文字母表示病变的解剖部位,若是双侧病变则用两个小写英文字母表示。A是代表直肠陷凹和阴道的纵轴的病变:E1a为孤立的直肠陷凹病灶,E2a为病变累及阴道上1/3,E3a为病变累及阴道中1/2,E4a为病变累及阴道下1/3;B代表子宫骶韧带和主韧带的病变:E1b为孤立的骶韧带结节小于1cm,E1bb代表双侧E1b,E2b为病灶直径大于1cm,E3b为病变累及主韧带,除外输尿管积水,E4b代表病灶累及主韧带至盆壁和(或)输尿管积水;C代表直肠和结肠病灶:E1c代表孤立的阴道直肠隔病灶,E2c代表直肠受累直径小于1cm,E3c直肠病灶大于1cm、小于3cm,除外肠梗阻,E4c表示直肠病灶大于3cm和(或)肠梗阻。此外,FB为膀胱DIE,FU为输尿管DIE,FI为小肠DIE。Haas在219例接受腹腔镜手术的内异症患者中比较了ENZIAN分型和rAFS分型,研究发现ENZIAN分型有助于描述盆腔DIE病灶,但是由于该分型过于繁琐、细微,同样也没有很好地反映患者的不育,从而没有得到妇科医师们的广泛接受和使用。

某医院对177例盆腔后DIE(PDIE)研究中,将临床症状和腹腔镜手术治疗纳入分型的依据,对其临床分型做了初步探讨。根据病灶是否累及阴道穹窿和直肠将PDIE分为3型:①单纯型,即未累及穹窿或者直肠的DIE,包括骶韧带、直肠子宫陷凹的病灶;②穹窿型,浸润阴道穹窿的DIE;③直肠,后盆腔病灶累及直肠伴或不伴穹窿浸润。结果发现3种类型DIE临床症状之间有一定的特征性,穹窿型患者性交痛、肛门坠胀的发生率高,而直肠型患者排便痛的发生率增加,病程最长。在手术治疗中,直肠型手术时间最长、完全切净率最低,穹窿型术中出血量较多,这两种类型手术的难度均明显大于单纯型的患者。这样的分型定义清晰,手术中容易界定,临床操作性较好。但协和分型中对肠道DIE的分型还需进一步细化,长期效果还需要进一步随诊观察,合理性尚须进一步验证。

(三)子宫内膜异位症不育指数

Adamson和Pasta通过收集579例内异症患者的腹腔镜术中的病灶情况,进行统计学分析,找出与妊娠相关的因素,提出了子宫内膜异位症不育指数(EFI),并在222例患者中进行了前瞻性研究。该评分综合了EM严重程度、病史因素和输卵管功能,可有效评估EM患者的生育能力。病史因素和手术因素的评分相加最后得出EFI评分。根据子宫内膜异位症不育指数(EFI)可评估子宫内膜异位症患者对不育的影响。有学者报告子宫内膜异位症不育指数不同,其3年的累积妊娠率亦不同。若不育指数在9~10分,3年累积妊娠率可达70%以上;而不育指数为0~3分者,3年累积妊娠率几乎为零。

(四)AAGL子宫内膜异位症表格系统

2007年,美国妇科腔镜协会(AAGL)开始提出了这套内异症表格分型系统。严格地讲,这不是一个分型系统,而是一个基于Excel表格的计算机统计系统,旨在通过详尽记录患者术中的病灶形态学特征,最终为提出新的分型提供大量、详尽和可靠的数据。基于这些数据,AAGL已经开始邀请全球30位著名的内异症专家对那些可能对疼痛和不育相关的重要因素进行加权。现在这些专家在各个中心开展回顾性研究再评价和验证这些相关因素。有望在不久的将来,能诞生一个新的既准确反映病变范围和程度,又与疼痛和不育良好相关的分型系统。AAGL这项严谨而细致的宏大计划体现了多中心、多学科的完美结合。目前正在评估中。

理想的临床分期方法应该基于疾病的自然史、病变浸润的深度、症状的严重性以及受累器官的最终结局,可以反映病变的严重性、进展情况、预后,指导临床治疗,预测患者的预后。内异症的分型虽然历经了 100 多年的演变,至今仍然没有一个全面的满意的分型。新的分型可能会基于组织病理学、影像学以及分子学。相信不远的将来内异症分型的研究会有进一步的发展。

八、治疗

内异症目前没有满意的治疗。对于轻度、中度特别是不孕而无疼痛症状的患者是否给予治疗仍然存在争议,因为对照研究没有显示给予卵巢抑制的治疗可以显著地增加妊娠率,而安慰剂对照的研究又显示这些患者的病情会不断进展加重,治疗可以阻止病情进展。对有疼痛症状的内异症进行治疗的益处是毫无疑问的,至少可以在一定时期内控制症状。治疗的基本策略是解决患者的临床问题,即以临床问题为主导的治疗模式。具体治疗方案要考虑以下因素:①年龄;②生育要求;③症状的严重性;④既往治疗史;⑤病变范围;⑥患者的意愿。治疗措施必须个体化。对盆腔疼痛、不孕以及盆腔包块的治疗要分别对待。向患者解释以获得患者对治疗的理解和配合是治疗中重要的一部分。2015 年颁布的《子宫内膜异位症的诊治规范》中明确提出治疗的目的:减灭和消除病灶,减轻和消除疼痛,改善和促进生育,减少和避免复发。治疗的方法可分为手术治疗、药物治疗、介入治疗、中药治疗以及辅助治疗如辅助生育治疗等。

(一)药物治疗

1.假孕疗法

本法是采用雌激素或不联合雌激素的大量孕激素,产生一种高激素性闭经,其产生变化与正常妊娠期相似,故名假孕。由于大量持续服用高效孕激素,抑制垂体促性腺激素及卵巢性激素的分泌,造成无周期的低雌激素状态,人工合成的孕激素与内源性雌激素共同作用,造成高孕激素的闭经和子宫内膜呈蜕膜化,形成假孕,使异位的子宫内膜蜕膜化,间质水肿,坏死直至萎缩。

(1)单一孕激素

①甲地孕酮(妇宁片):8～10mg,每日 2 次,连服 6 个月。

②炔诺酮(妇康片):从一般剂量开始,逐量增加,增至原剂量 3～4 倍,共持续 6～12 个月。具体为月经周期第 5～26 天用药,每日口服 5～10mg,第 1 周每日 5mg,第 2 周 10mg,第 3 周每日 2 次,每次 10mg,连服 3～12 个月。

③醋酸甲羟孕酮(甲孕酮、MPA):10mg 每日 2 次,连服 6 个月。或月经周期第一天起 10mg,每日 3 次,连服 3 个月。或 100mg 每日 1 次,连服 3 个月。

④长效醋酸甲羟孕酮针剂:150mg 肌内注射,每月 1 次,共 6 个月。

(2)口服避孕药:各种口服避孕药均可诱发假孕。其中以含高效孕激素类制剂效果为好。左旋-18-甲基炔诺酮 0.5mg＋乙炔雌二醇 0.05mg,每日 1 片,连服 6～9 个月。每次有突破性出血后增加 1 片,至闭经为止。

2.假绝经疗法

药物阻断下丘脑促性腺激素释放激素和垂体促性腺激素的合成和释放,直接抑制卵巢甾体激素合成,使子宫内膜萎缩,导致闭经,此称假绝经疗法。

(1)达那唑:月经周期第一天起每日 $400\sim800$mg,分 $2\sim4$ 次口服,持续 $6\sim9$ 个月。用药期间使血清 E_2 水平维持在 $20\sim50$pg/mL 水平。服药时间长短取决于个体反应和疾病的分期。对仅有腹膜种植而无卵巢巧克力囊肿者,一般使其闭经 $3\sim4$ 个月已足够使病灶完全退化。

服药后可有低雌激素症状,雄激素同化作用,如多毛、痤疮、体毛增加等。

(2)内美通(孕三烯酮、三烯高诺酮、R2323):月经第一天开始服 1 片(2.5mg),间隔约 3 天,每周共 2 次,持续 6 个月。本药也有体重增加、多毛、痤疮等雄激素同化作用,部分出现肝功能损害。

3.促性腺激素释放激素及其类似物(表 5-1-1)

表 5-1-1 常用 GnRHa 药物剂量、用法和使用期限

常用药物	剂量	使用时间	用法
亮丙瑞林(Leuprolide acetate)	$0.5\sim1$mg/d	共 20 周	皮下注射
醋酸亮丙瑞林(Leuprolide Depo)	$3.75\sim7.5$mg/m	共 6 个月	肌内注射
那法瑞林(Nafarelin)	200μg/d	共 6 个月	喷鼻
贝瑟林(Beuserelin)	900μg/d	共 6 个月	喷鼻
戈舍瑞林(Goserelin)	3.6mg/m	共 6 个月	皮下埋植

4.三苯氧胺(他莫昔酚、TAM)

是一种非甾体类的雌激素拮抗剂。每次 10mg,1 日 $2\sim3$ 次,连服 $3\sim6$ 个月。

5.米非司酮(RU486)

具有强抗孕激素作用,用药造成闭经,使病灶萎缩,疼痛缓解。

每次 50mg/d,连服 6 个月,用药第 1 个月即闭经。国内均以低剂量使用,每日 10mg,连续 90 天,也获满意疗效。

(二)手术治疗

1.治疗的原则

子宫内膜异位症多发生于育龄期妇女。既往的治疗采取子宫双附件切除的根治性手术较多,近年来随着对发病机制的不断认识,尤其是郎景和院士提出"在位内膜决定论"和"源头治疗学说"之后,子宫内膜异位症治疗的模式不断的演变和进步,越来越重视对患者的人性关怀和保留生育功能。目前子宫内膜异位症的治疗遵循:缓解症状、保留生育、手术微创和提高生活质量的原则。2015 年中华妇产科杂志刊出的《子宫内膜异位症的诊治规范》就是在长期临床研究的基础上结合我国国情提出的诊治规范,将上述原则贯穿于临床诊治中,也是我们在将来一段时期内应该秉承坚持的规范。

2.腹腔镜在子宫内膜异位症诊断中的价值

腹腔镜诊断内异症的标准:

(1)腹膜型内异症:①红色病变:隆起的丘疹、息肉状病变、红色或透明的囊泡,周围腹膜上

有明显的血管形成;②蓝色病变:呈蓝色或黑色皱缩斑块状;③白色病变:纤维化挛缩斑块或者结节;④混合病灶:指有两种以上颜色的病灶。

(2)卵巢子宫内膜异位囊肿:灰白色,表面可有蓝色结节或者卡灰色斑块,多与子宫后壁、宫骶韧带以及卵巢窝粘连,其内容为巧克力样液体。

腹腔镜是目前诊断内异症的最佳手段或者金标准,但文献报道腹腔镜诊断与组织病理学诊断有一定的不符合性,腹腔镜诊断为内异症而组织学得以证实的仅为18%～60%。尽管如此,多数妇科医师在烧灼或破坏内异症病灶之前并不常规进行病灶的活检。某医院的研究提示内异症腹膜病变范围广,形态多样,具有非对称性分布的特点,80.8%的内异症腹膜病灶位于盆腔后半部分,且左侧病灶(58%)多于右侧病灶(42%)。左侧卵巢巧克力囊肿(简称"巧囊")亦明显多于右侧巧囊。这一分布特点与文献报道一致,支持Sampson的经血倒流理论。左侧盆腔由于乙状结肠的存在,使得倒流的经血不易到达盆腔液中被稀释和被免疫细胞清除,易积聚在局部,增加异位内膜种植的机会。研究还发现:腹腔镜诊断腹膜型内异症总的PPV为67.6%,Sen为93.7%,NPV为81.4%,Spe为38.3%,提示腹腔镜诊断某一特定内异症病灶,并不一定均能被病理诊断证实。但对内异症患者而言,腹腔镜诊断与病理诊断的符合率达到100%,即一个患者存在多个病灶,且至少有一个病灶病理有阳性发现。对这一现象的合理解释是内异症患者病灶多比较分散,取一处病灶病理检查不一定有病理阳性发现,但如果多处活检,获得阳性病理发现的机会增加,特别是蓝色病灶以及位于宫骶韧带的病灶。故如果以患者而非单个病灶为研究主体,腹腔镜对肉眼可见的内异症诊断是非常准确的。在腹腔镜手术时,进行内异症病灶多处活检切除,既可提高病理诊断的阳性率,又增加了切除病灶的彻底性。另一方面,腹腔镜下观察正常的腹膜,病理检查依然有18.5%的阳性率,提示内异症存在镜下病变,腹腔镜手术有可能遗漏这些病灶。这一发现提示手术不可能切除所有内异症病灶,从形态学角度阐述了术后药物治疗的必要性,也为手术联合药物治疗效果优于单纯手术提供了病理学依据。研究显示蓝色病灶的病理阳性率(简称阳性率)最高(94.2%),其次为白色病灶(71.0%),而红色病灶(32.8%)及混合病灶(30.8%)阳性率较低。不同部位的内异症病灶阳性率不同,其中以宫骶韧带的阳性率最高,其次为膀胱腹膜反折及阔韧带,这些发现反映了内异症病变的多样性和异质性,提示手术治疗的困难性和多样性。

3.子宫内膜异位症手术的合理性

研究提示痛经、慢性盆腔痛、性交痛以及大便痛与盆腔内异症的部位和浸润深度有关,位于盆腔后部的深部浸润病灶与疼痛关系密切。对这一结果的解释:宫骶韧带结节,特别是深部浸润的宫骶韧带结节、阴道直肠隔结节,在月经期充血水肿而体积增大,压迫位于该部位的感觉神经而导致痛经及大便痛。宫骶韧带结节侵犯的范围广,如双侧结节以及阴道直肠隔结节的存在,性生活时可以由于外部压力的作用而导致神经受刺激而疼痛。直肠子宫陷凹封闭提示盆腔后方的病变较为严重,容易出现疼痛症状。故切除盆腔病灶特别是盆腔后半部的结节,可以解除对神经的压迫,减少病变负荷以及相关炎症因子的产生,从而明显缓解痛经,这一点已经在临床实践中得到证实,故手术是内异症疼痛的基本治疗。

不孕是内异症基本表现之一,子宫内膜异位症不孕的原因不是单一性,而是多种因素同时存在的。这些因素包括:①盆腔粘连导致的解剖改变,输卵管粘连、扭曲、伞部活动受限、梗阻,影响对卵子的捕捉以及卵子或受精卵的运送;②未破卵泡黄素化综合征(LUFS);③卵巢功能不正常;④子宫的容受性改变;⑤免疫内分泌因素等。手术可以分离盆腔的粘连、切除病灶、恢复盆腔解剖,而且术中反复冲洗盆腔,可以有效去除盆腔液中的有害细胞因子,促进内异症患者妊娠。如有研究比较早期内异症腹腔镜治疗组及腹腔镜诊断组术后妊娠率,结果发现妊娠超过20周者腹腔镜治疗组为30.7%,而腹腔镜诊断组仅为17.7%,提示手术对不孕有利。因此,手术是内异症不孕的基本治疗。

卵巢是子宫内膜异位症最常见的部位,占17%～44%。卵巢子宫内膜异位囊肿约占盆腔良性肿瘤的1/3。对于任何的卵巢肿物,最重要的是要鉴别其良恶性,但目前的临床手段包括病史、查体、影像学检查以及血清肿瘤标志物检查等,并不能完全判断肿瘤的性质。卵巢巧囊对药物治疗不敏感,特别重要的是,目前认为卵巢巧囊与卵巢癌如卵巢子宫内膜样或者透明细胞癌关系密切,卵巢巧囊的恶变率约为1%。故卵巢巧囊首选手术治疗。

4.不同类型内异症的腹腔镜治疗

(1)腹膜型内异症:浅表腹膜型内异症的发生最可能的机制是经过输卵管逆流至盆腔的经血中内膜在腹膜上种植而形成的。支持点包括腹膜病灶的非对称性分布,即子宫后半部分和左侧多见;常伴有盆腔粘连;阻塞性生殖道畸形的患者易发生内异症等。浅表腹膜型内异症主要的临床表现为痛经,亦可有慢性盆腔疼痛或者性交痛。盆腔检查体征较好,可有双侧宫骶韧带增粗结节以及触痛,单纯的浅表腹膜型内异症超声波检查常常无阳性发现。很多情况下,这种类型的内异症在不明原因的不孕检查中发现。手术治疗比较简单,可以采取冷刀切除、电凝、激光或者超声刀烧灼等方法处理。对浅表腹膜型内异症而言,采用手术治疗、药物治疗抑或期待治疗还有不同的看法,但大部分学者认为手术可有效缓解疼痛症状。有循证医学证据表明:腹膜型内异症激光治疗后一年的疼痛复发率仅为10%,而期待治疗疼痛复发率为89%。对没有盆腔包块或者不孕的患者,有人主张药物治疗以缓解症状,药物效果不好再考虑手术。

(2)卵巢子宫内膜异位囊肿:卵巢巧囊的发生机制比较复杂。目前主要有三种理论:一种是 Hughesdon 及 Brosens 等提出的种植理论,认为卵巢巧囊是倒流经血中的内膜碎片在卵巢上种植生长并向卵巢皮质内浸润生长的结果;第二种理论是 Sampson 提出的卵巢巧囊继发于卵巢功能性肿瘤如滤泡囊肿或者黄体囊肿;第三种是由 Nisolle 及 Donnez 等提出的化生理论,认为卵巢表面间皮内陷而化生成内异症的腺体及间质而形成囊肿疾病。卵巢巧囊虽然病理形态是良性改变。但分子学研究表明巧囊与卵巢恶性肿瘤有着某些共同特点,近年对内异症恶变的代谢、酶、受体及分子机制等进行了深入的研究,发现内异症与癌的诸多关系,主要有以下几个方面:

①乳糖代谢的异常:半乳糖-1-磷酸尿苷酰转移酶(GALT)是乳糖代谢的重要酶。内异症患者 GALT 基因突变率高。在动物试验中发现 GALT 基因突变与卵巢癌的发生有关。

②纤维酶原激活系统异常:内异症及肌腺症的种植与浸润的发生机制与恶性肿瘤类似,可能受细胞黏附分子及降解细胞外基质的酶所调节。尿激酶型纤溶酶原激活物(uPA)可能为局部调节肿瘤浸润的分子,异位内膜上皮细胞过度表达 uPAR 与间质细胞过度分泌 uPA 与异位内膜的浸润特性有关。

③雌孕激素及其受体调节异位及在位内膜细胞的增生。异位内膜病灶没有正常子宫内膜

分泌期雌孕激素受体的生理性的降调节作用。异位内膜失去了在位内膜的周期性改变,显示增生变化。

④内异症的分子生物学改变:如单克隆起源、杂合性丢失(LOH)、基因的改变如抑癌基因PTEN/MMACI 及 TP53 基因的丢失等。

卵巢巧囊应首选手术治疗。腹腔镜由于手术微创,术后粘连减少而成为治疗卵巢巧囊首选的手段。卵巢巧囊的手术方式主要有两类:一类为巧囊剔除术,另一类为巧囊穿刺或开窗＋囊内壁烧灼术。前者的理论根据认为巧囊为卵巢良性肿瘤,其发生是卵巢间皮的化生,是真正的肿瘤;后者的理论根据认为巧囊是逆流至盆腔的子宫内膜种植在卵巢表面,继而向卵巢皮质内陷而形成的假囊壁,即巧囊壁是卵巢皮质的一部分,并非真正的肿瘤,故没有必要剥除囊肿壁。巧囊穿刺＋囊内壁烧灼术操作较简单,但常不易完全破坏囊肿壁,有研究表明子宫内膜腺体侵及囊壁的深度可达 $1\sim3mm$,而激光烧灼的深度仅为 $0.3mm$,故不能达到有效破坏病灶的目的,术后复发率高。如果使用电凝方法破坏囊内壁,烧灼的深度亦难以控制,烧灼不足造成病灶残留,烧灼过度则造成卵巢组织的热损伤。巧囊穿刺＋囊内壁烧灼术的另一个缺点是手术标本少或无标本,故可能遗漏早期卵巢恶性肿瘤的诊断。囊肿剔除术可以完全剥除巧囊壁减少了复发的机会,而且,由于有病理的最后诊断,故不会遗漏恶性肿瘤的诊断。回顾性研究表明,比较腹腔镜巧囊剔除术与巧囊穿刺＋囊内壁烧灼术后复发率,随诊 42 个月,巧囊剔除组复发率明显低于囊壁烧灼组,分别为 23.6％及 57.8％。巧囊剔除术后 48 个月经超声波诊断的累计复发率为 11.7％,而再次手术率为 8.2％。目前仅有两项前瞻性随机对照研究(RCT)比较了两种手术方法术后复发及妊娠的差异。一项 RCT 是 1998 年意大利的 Beretta P 等报道的比较两种治疗卵巢巧囊腹腔镜手术方式的效果,64 例卵巢巧囊的患者随机分为囊肿剔除组及巧囊壁烧灼组。主要观察指标为疼痛缓解率及术后妊娠率。随诊 24 个月,结果显示巧囊剔除组疼痛复发率明显低于巧囊壁烧灼组(痛经的复发率:15.8％ vs 52.9％;性交痛复发率:20％ vs 75％;慢性盆腔疼痛复发率:10％ vs 52.9％)。巧囊剔除组手术至同疼痛症状的间隔时间比巧囊壁烧灼组明显延长(19 个月 vs 9.5 个月)。巧囊剔除组累计妊娠率为 66.7％,明显高于巧囊壁烧灼组。结果提示巧囊剔除术比巧囊壁烧灼术手术效果更好,并发症相当。另一项 RCT 是 2004 年伊朗的 Alborzi 报道的上述两种手术方式的效果比较。研究包括 100 例卵巢巧囊患者。主要观察指标为术后 2 年症状体征的复发率以及再手术率以及术后 1 年的累计妊娠率。结果显示:巧囊剔除组术后 2 年疼痛的复发率、卵巢囊肿的复发率以及再手术率均低于巧囊壁烧灼组(疼痛复发率:15.8％ vs 56.7％,$P=0.001$;囊肿复发率:17.3％ vs 31.3％,$P=0.16$;再手术率:5.8％ vs 22.9％,$P=0.03$)。巧囊剔除组术后 1 年的累计妊娠率为 59.4％,明显高于巧囊壁烧灼组的 23.3％。该研究结果提示:与腹腔镜下巧囊壁烧灼术比较,巧囊剔除术术后疼痛和囊肿复发的机会减少,再手术率降低,而妊娠率更高,故巧囊剔除术的手术效果更好。一项荟萃分析显示:巧囊穿刺＋囊内壁烧灼术后复发率比巧囊剔除术升高 3 倍,分别为 18.4％及 6.4％(OR:3.09;95％可信限:1.78~5.36),而术后妊娠率也较低,故目前以巧囊剔除术为卵巢巧囊首选的手术方式。卵巢巧囊剔除术的最大缺点是有可能造成卵巢组织的丢失。2002 年,日本的 Hachisuga 等对 73 例手术剥离的卵巢巧囊壁进行病理检查,按手术剥离的难易程度分成两组,A 组为手术容易剥离的囊壁(61 例),B 组为手术剥离困难的囊壁(12 例)。

结果显示:A组68.9%的囊壁上均有原始卵泡,卵泡数目1~25个,平均6.6个。49.1%的囊壁与卵巢白体相连。而B组囊壁上均未发现卵泡。研究结果提示容易剥除的卵巢巧囊壁可能会造成卵泡的丢失和卵巢组织的破坏。同一年,意大利的Muzzi对26例剥离的卵巢巧囊标本进行组织学检查,结果表明54%的标本有卵巢组织,但这些卵巢组织均无正常卵泡,故认为巧囊剔除术并不减少卵巢的储备。由于在该研究中学者所研究的囊肿壁只是位于巧囊粘连部位与卵巢门之间的小块组织,所以2005年Muzzi又报道了对不同部位卵巢巧囊壁病理检查结果。标本1取自囊肿与卵巢窝的粘连处,标本2取自囊肿粘连处和卵巢门之间部位,标本3取自卵巢门部位。结果:标本1中,64%的囊壁上均有卵巢组织,平均厚度为(0.3±0.2)mm,94%的卵巢组织内无卵泡或者仅有原始卵泡,仅有个别病例囊肿壁存在初级或者次级卵泡;标本2中,54%的囊壁上有卵巢组织,平均厚度为(0.3±0.1)mm,88%的卵巢组织内无卵泡或者仅有原始卵泡,12%的囊肿壁存在次级卵泡;标本3中,71%的囊壁上有卵巢组织,平均厚度为(0.8±0.4)mm,85%的卵巢组织内存在初级或者次级卵泡。研究结果显示:卵巢巧囊剔除术不可避免会造成部分卵巢组织的丢失,但有功能的卵巢组织丢失仅仅出现在卵巢门部位。提示手术技术很重要,清楚的解剖界面的剥离以及邻近卵巢门手术时趋向保守,可减少卵巢组织的丢失。

卵巢巧囊手术后对辅助生育的影响目前结论不一。有研究表明卵巢巧囊术后卵巢体积缩小,促排卵效果,卵子回收率低。但一项包括了870个周期体外受精(IVF)回顾性研究表明,卵巢巧囊术后IVF的妊娠率与输卵管因素相当。特别重要的是,手术侧卵巢对促排卵的反应与非手术侧卵巢相似。卵巢巧囊术后对辅助生育的影响值得进一步研究。

5.子宫内膜异位症的神经阻断术

子宫同时受交感神经及副交感神经的双重支配,而这些神经纤维通过宫骶韧带进入宫旁,在宫颈的后侧方形成Frabkenhauser神经丛。故在理论上切除宫骶韧带有助缓解内异症引起的疼痛。子宫切除术后可明显缓解痛经症状已经在临床实践中得到证实。推测痛经的缓解与宫骶韧带切断有关。为了进一步明确保守手术以及子宫神经切断术(LUNA)对疼痛的效果,Vercellini对180例内异症的患者进行随机双盲对照研究,比较内异症保守性腹腔镜手术同时进行LUNA与否对盆腔疼痛以及患者生活质量的影响。LUNA组腹腔镜下切除内异灶病灶,同时将双侧宫骶韧带近宫颈侧切除长度及深度各1cm;而非LUNA组则仅切除内异灶,而不行LUNA。结果显示:LUNA组与非LUNA组术后1年疼痛的复发率分别为29%及27%。两组3年的随诊率分别为36%及32%。疼痛复发时间,对生活质量的影响以及性生活满意度两组均无差异。提示内异症保守手术同时行LUNA对内异症疼痛无进一步的改善作用,其原因可能是子宫神经切除不完全。另一种子宫神经去除术为骶前神经切除术(PSN)。来自盆腔神经丛的近心端的纤维在骶胛上方形成腹壁下神经丛及腹壁中神经丛,然后再形成腹壁上神经丛,即所谓"骶前神经"。这束神经在腹膜后第4~5腰椎椎骨前疏松的网眼状组织中发散开。在椎骨和骶前神经之间,有骶中动静脉走行,手术时易受到损伤。骶前神经位于髂血管三角区,其解剖标志为:右侧为输尿管,还有右髂总动静脉;左侧为乙状结肠、肠系膜下血管以及左侧输尿管。由于乙状结肠的存在,很少能够看到左侧输尿管。PSN和LUNA一样,只和中线部位的疼痛有关,与附件区的疼痛无明显关系。来自卵巢和输卵管远端的痛觉传入神经纤维,自卵巢丛,经过漏斗骨盆韧带,进入主动脉和肾丛。2002 年 Cochrane 资料表明,与腹腔镜下单纯异位内膜病灶切除比较,同时施行 PSN 不能提高疼痛的缓解率。但这些资料的主要问题是样本量太小。有一项随机对照研究发现开腹 PSN 中线部位的痛经完全缓解,由于伦理委员会认为剥夺中线部位痛经患者 PSN 的疗效不符合伦理学要求而被中止。2003 年,Zullo 报道一项内异症痛经治疗的随机双盲研究,比较内异症腹腔镜保守手术＋PSN(治疗组)与单纯保守手术的效果(对照组),结果表明治疗组的痛经治愈(即完全无痛或轻疼痛不需要治疗者)率明显高于对照组。两组术后 6 个月及 12 个月的治愈率分别为 87.3％和 60.3％以及85.7％和 57.1％。两组术后的痛经、性交痛以及慢性盆腔痛的程度以及频率均低于术前。而治疗组差异更为明显,且治疗组对阴道直肠内异症的治疗效果较好。有学者认为 PSN 可进一步提高保守性腹腔镜对内异症痛经的效果。

第二节　子宫腺肌病

一、概述

子宫内膜腺体和间质侵入子宫肌层,即为子宫腺肌病。在激素的影响下发生出血、肌纤维结缔组织增生,形成弥漫性病变或局限性病变,也可形成子宫腺肌瘤。

子宫腺肌病多发生于 30～50 岁的经产妇,多合并内异症和子宫肌瘤。子宫腺肌病与内异症病因不同,但都受雌激素影响。

二、临床表现

(1)典型症状:经量增多、经期延长以及进行性加重的痛经。

(2)伴有月经过多的患者可有贫血表现。

(3)妇科检查子宫均匀增大呈球形,一般不超过妊娠 12 周大小。

三、诊断

1.症状＋体征

可初步诊断。

2.影像学检查

(1)超声:子宫增大,肌层增厚,后壁更明显,子宫内膜线前移。病变部位为等回声或回声增强,其间可见点状低回声,病灶与周围无明显界限。

(2)MRI:子宫内存在界线不清、信号强度低的病灶,T_2 加权像可有高信号强度的病灶,子宫内膜-肌层结合带变宽,>12mm。

3.血清 CA125

多数升高,多不超过 200IU/L。

4.病理检查

是诊断的金标准。

四、治疗

1.药物治疗

目前尚无根治本病的有效药物。年轻有生育要求、近绝经期、不接受手术或者保守手术治疗后症状复发者,可考虑药物治疗。

(1)对症药物治疗:多采用非甾体消炎药(吲哚美辛、萘普生、布洛芬等),缓解慢性盆腔痛及痛经,适用于无严重症状的患者。对症治疗不能阻止病情进展。

(2)雄激素类衍生物

①孕三烯酮:19-去甲睾酮甾体类药物,可拮抗孕激素与雌激素,能增加游离睾酮含量,减少性激素结合球蛋白水平,抑制 FSH、LH 峰值并减少 LH 均值,使体内雌激素水平下降,异位内膜萎缩、吸收,也是一种假绝经疗法。用法:每次 2.5mg,2 次/周,6 个月为一疗程。其不良反应较低,对肝功能影响较小且可逆,且用药量少、方便。

②达那唑:为合成的乙炔睾酮衍生物,可抑制 FSH、LH 峰,抑制卵巢甾体激素生成并增加雌孕激素代谢,直接与子宫内膜雌孕激素受体结合抑制内膜细胞增生,最终导致内膜萎缩,出现闭经,又称假绝经疗法。达那唑还可以影响子宫腺肌病患者机体的免疫功能,治疗期间痛经可消失,停药后会复发。不良反应主要有体重增加、乳房缩小、痤疮、皮脂增加、多毛、声音改变、头痛、潮热及肌肉痛性痉挛等,但发生率低,症状不严重。用法:每次 200mg,2～3 次/日,持续6 个月。

(3)促性腺激素释放激素激动剂(GnRHa):为人工合成的十肽类化合物,能促进垂体细胞分泌黄体生成激素和促卵泡激素,长期应用对垂体产生降调作用,可使 LH 和 FSH 分泌急剧减少。有研究表明子宫腺肌病导致不孕与化学和免疫等因素有关,而 GnRHa 有调节免疫活性的作用,使腹水内细胞因子浓度减少,使白细胞介素-1(IL-1)和肿瘤坏死因子(TNF-α)显著减少,抑制了腹膜炎性细胞因子和局部炎性反应,且使子宫大小形态恢复正常,从而改善了妊娠率。但 CnRHa 作用是可逆性的,故对子宫腺肌病合并不孕的治疗在停药后短期内不能自行受孕者,应选择辅助生殖技术。GnRHa 用于治疗子宫腺肌病有增多趋势,连续使用 GnRHa 后子宫缩小,患者闭经、痛经消失。不孕症患者停药后妊娠机会可能增加。长期应用 CnRHa 可引起低雌激素症状,如潮热、多汗、阴道干燥,尤其可使骨密度降低,故连续用 6 个月后,应进行骨密度测量。配合"反向添加疗法",可以较安全地延长 GnRHa 的使用时间至1 年甚至更长时间。

(4)米非司酮:为孕激素受体调节剂,有较强的抗孕激素作用,无雌激素样影响,无骨质流失危险,还有抑制血管生成作用。不良反应有轻度潮热、阴道干涩等症状。用法:于月经第1～3天开始口服(10mg/d) 3 个月,患者可出现停经、痛经消失,子宫体积明显缩小。

(5)左炔诺孕酮宫内节育系统(曼月乐)治疗:其作用是基于子宫内膜水平的局部高剂量的孕酮,可引起蜕膜样变、上皮萎缩及产生直接的血管改变,使月经量减少,甚至闭经。其不良反应较传统的宫内节育器少,主要为突破性出血,常发生于放置后的最初 6 个月。曼月乐植入 12 个月可显著减小患者子宫体积,痛经、月经量过多等临床症状得到明显缓解,观察表明曼月乐对月经过多和轻中度痛经效果较好,对重度痛经效果不够理想。长期应用可能产生的不良反应包括头痛、乳房胀痛、脂溢性皮炎、痤疮和体重增加等。

2.手术治疗

目前认为手术治疗适应证包括以下几种情况:①痛经等症状严重药物治疗不能缓解者;②子宫体积较大,大于孕 10 周者;③出现了压迫症状或者贫血等;④合并盆腔其他部位子宫内膜异位症者。

子宫腺肌病手术治疗包括根治手术和保守手术。根治手术即为子宫切除术,保守手术包括血管介入治疗、子宫腺肌瘤切除术、子宫内膜及肌层切除术、腹腔镜下子宫肌层电凝术、腹腔镜子宫神经去除术和骶前神经阻断术等。

(1)子宫切除术:如果患者无生育要求,且病变广泛、保守治疗无效、合并子宫肌瘤或者存在子宫内膜癌的高危因素,如家族史、糖尿病或多囊卵巢综合征,建议行子宫切除。子宫切除可通过阴道、腹腔镜或者开腹手术完成。

(2)保守手术

①血管介入性治疗:血管性介入治疗子宫腺肌病的机制是通过栓塞子宫的供血动脉,使子宫内的病灶坏死吸收萎缩,从而达到治疗目的。通过介入治疗可一定程度上改善月经过多及痛经症状,但其远期效果尚有待观察。

②子宫腺肌瘤或子宫病灶切除术:适用于年轻、要求保留生育功能的子宫腺肌病患者。手术要求尽量切除病变组织,可以明显改善症状,增加妊娠概率。子宫腺肌病病变多为弥散性,界限不清,几乎不可能彻底切除病灶。单纯子宫腺肌病病灶切除术术后疼痛缓解率低、复发率高。对于子宫体积大,手术操作有困难或者贫血的患者,术前应用 GnRHa 可减少子宫血供,缩小子宫体积,纠正贫血,有利于手术的操作。

③子宫病灶电凝术:子宫肌层内病灶电凝术可以引起肌层内病灶坏死,从而达到治疗目的。对于 40 岁以上的腺肌病患者,肌层内病变广泛不能有效切除病灶,而患者无生育要求但希望保留子宫,可以考虑这种术式。

④子宫内膜切除术:指在宫腔镜下行子宫内膜切除术治疗子宫腺肌病,术后患者月经量明显减少,甚至闭经、痛经好转或消失。该术式对轻症患者的月经量及痛经有明显改善,但对中重度患者无效。

⑤LUNA 和 PSN:子宫的感觉神经与交感、副交感神经伴行,阻断这些神经的通路,可能阻断痛觉的神经冲动信号向中枢的传导,从而减轻症状。目前认为,腹腔镜 LVNA 和 PSN 是治疗疼痛的有效手段之一。

第六章　不孕症

第一节　输卵管性不孕

由于炎性反应所引起的输卵管阻塞或通而不畅是女性不孕症的重要原因,临床约占 1/3。引起输卵管炎的病原体可有两个来源,一是阴道内的菌群包括需氧菌及厌氧菌,主要细菌有葡萄球菌、链球菌、大肠杆菌及绿脓杆菌,厌氧菌主要有消化链球菌、消化球菌、脆弱类杆菌等;二是来自外界的病原体如结核杆菌、淋球菌、沙眼衣原体等。可单独或混合感染,常是混合性感染,约 2/3 的患者伴厌氧菌感染。近年来由于性传播疾病引起的慢性输卵管炎的发生率有上升趋势。

一、输卵管炎的传播途径

(1)沿生殖器官黏膜上行感染,如淋病双球菌感染宫颈黏膜、子宫内膜和输卵管黏膜。

(2)经淋巴途径传播:致病菌沿阴道上部及宫颈旁腹膜后淋巴系统向输卵管蔓延,见于流产后、产褥期和放置宫内节育器(IUD)后的感染。

(3)血行播散:由感染灶经血行感染腹膜,而后感染输卵管,如结核菌感染。

二、慢性输卵管炎的病理改变

1.慢性间质性输卵管炎

临床较多见。输卵管因淋巴细胞浸润、组织纤维化而增粗,黏膜皱襞显著减少甚至消失。输卵管僵硬或蜷曲,常与卵巢或阔韧带后叶形成不同程度的粘连。管腔阻塞(部分或全部)或伞端阻塞闭锁。部分患者管腔变细,但通畅。显微镜下见输卵管各层广泛淋巴细胞和浆细胞浸润,上皮细胞增生肥大,黏膜皱襞纤维化粘连,融合阻塞管腔。

2.峡部结节性输卵管炎

由于输卵管黏膜腺上皮局部浸润管壁肌层使峡部肌层增厚。输卵管峡部呈黄色或棕色坚实的结节,直径 1~2cm,浆膜光滑。纤维镜下见肌层散布输卵管上皮所形成的腺腔,腔外肌纤维增生肥大,输卵管常被分割为几个管道,严重者管腔完全闭锁。

3.输卵管积水

多数认为是由输卵管伞端粘连,管腔内渗出物积聚所致,也有认为是输卵管积脓,脓性物吸收后残留液体形成。外观呈长茄状或腊肠状,远端较大。管壁外表光滑,壁薄而透明,管内液体清亮,管壁与周围组织一般无粘连或仅轻微粘连。镜下见积水上皮细胞呈扁平或低柱状。

4.慢性输卵管积脓

可反复发作,脓为黏稠脓液。管壁呈纤维增厚,黏膜表面灰白色,光滑或颗粒状,皱襞萎缩或消失。管壁与周围组织粘连严重,可形成输卵管卵巢脓肿。镜下见管壁中有淋巴细胞、中性粒细胞和浆细胞浸润。

三、临床表现

可有或无急性盆腔炎病史、阑尾炎史。急性淋病性输卵管炎常伴有急性泌尿道感染的症状,如尿痛、尿频、尿急等。流产或产后发生者应详细询问流产或分娩后的情况。月经可正常或失调。

妇科检查:腹部一般无压痛,外阴检查注意前庭大腺有无肿大,外阴有无赘生物,尿道口及尿道旁腺有无炎性表现。按摩前阴道壁有无脓液流出,流出液送细菌培养并做革兰检查。双合诊检查注意双侧附件区有无增厚、压痛及包块。输卵管炎时常可在子宫一侧或双侧触到索条状增粗的输卵管,并有轻压痛;输卵管积水或输卵管卵巢囊肿,则可触及一侧或两侧的囊性肿物,活动多受限。

四、诊断

根据病史、症状及体征,B 型超声可协助诊断。

五、慢性输卵管炎导致不孕的原因

(1)慢性输卵管炎常伴有盆腔慢性炎性反应,使性交疼痛或因疼痛而害怕性交。

(2)生殖道分泌物增多,呈脓性 pH 改变,可影响精子存活和活动。

(3)子宫和输卵管黏膜层炎性反应、充血,纤毛运动功能受损或纤毛破坏,影响精子和卵子的运送。

(4)输卵管管腔内炎性反应,粘连导致输卵管阻塞或积水,使输卵管阻塞,精子和卵子不能相遇。

(5)输卵管周围粘连造成输卵管伞部闭锁或影响输卵管蠕动和拾卵作用。

(6)有慢性盆腔炎时,卵巢功能受损可引起月经失调。

六、临床常用的输卵管通畅性检查

常用的方法有输卵管通液或通气试验、子宫输卵管造影;近来有报道腹腔镜与输卵管通液联合检查、B 型超声监视下行子宫输卵管通液检查、宫腔镜下行输卵管插管检查、借助介入放射学技术进行选择性输卵管造影和再通术等。上述方法可不同程度提示输卵管的通畅性、阻塞部位、管腔内的形态变化及病因病理,为诊断提供依据。此外,介入性检查有助于对轻度输卵管扭曲的矫正、内膜粘连的分离、管腔内残留物的排除等,起到一定治疗作用。

(一)检查注意事项

检查前必须查明生殖道无活动性炎性反应,包括阴道、宫颈检测致病微生物为阴性。若有炎性反应者,经治愈后方可检查。检查周期内禁止性生活。检查时间宜选择在月经干净后3～7天。因检查时间太早,子宫内膜尚未完全修复,检查中的气体或油剂可能进入血窦,形成栓塞;亦可能将宫腔中残存的经血挤推到输卵管,进入腹腔,以致引起感染或子宫内膜异位症。若在排卵期后进行检查,子宫内膜已较肥厚,易造成输卵管内口假性阻塞;同时介入宫腔的导管类器械擦伤内膜,易致术中及术后子宫出血。内膜进入腹腔也可导致子宫内膜异位症发生。

输卵管内口与峡部管腔细,肌层较厚,受到刺激时易发生痉挛。因此在通畅检查前、中应适当应用镇静剂或解痉药,以防止假象,误导医师做出错误结论。

在实施检查术中必须遵照无菌操作原则,防止医源性感染。检查当日体温应低于37.5℃。

在通畅性检查中注意堵紧宫颈外口,防止漏气、溢液,以免影响检查结果判定。近年来出现一次性双腔输卵管通液器,带有气囊,可避免漏气、溢液发生。在一个月经周期内只能做一项介入性检查,例如不能在诊刮术后继之做通畅性检查,或通液术后再行造影术。尤其是碘油造影术后数月才可施行其他生殖系统手术。

(二)检查方法

1.输卵管通液试验

注入含庆大霉素8万单位,地塞米松5mg或糜蛋白酶10 000U(注意有发生过敏者)的生理盐水20～30mL,同时加入阿托品0.5mg,以防输卵管痉挛,将气囊导管放入宫颈内口,缓慢注入液体。根据推注阻力、有无液体反流和患者下腹是否疼痛来判定输卵管通畅情况。判定标准如下。

(1)输卵管通畅:推注液体无阻力,或开始有一定阻力,后阻力消失,宫颈无液体反流,患者下腹无疼痛。

(2)输卵管通而不畅:推注液体有阻力或开始阻力较大,后阻力减小但仍存在,有少量液体反流,患者自觉下腹轻微疼痛。

(3)输卵管阻塞:推注液体阻力大,注液不足8～10mL即不能推注液体,液体反流多,患者下腹疼痛明显。

本方法设备简单,操作方便,既是检查方法,也有治疗作用,是目前最常用的输卵管检查方法,其判定输卵管通畅性的准确性为84.2％～85％。缺点是不能判定输卵管阻塞的侧别和确切部位。

2.子宫输卵管造影

子宫输卵管造影(HSG)是目前国内外对输卵管通畅定性、定位最常用的检查方法。除前述的禁忌证及注意事项外,术前需做碘过敏试验,阴性者方可施术。

(1)造影剂

①碘油:常用40％碘化油、30％乙碘油等。油剂的优点是黏稠度高、密度大,影像清晰;流动慢,摄片时间比较充裕;刺激性小,过敏反应少,有X线设备的医院均可进行。缺点是吸收慢,滞留在输卵管梗阻部位或滞在盆腔粘连包块内时间长,油皂化后含有脂肪酸,刺激组织发生肉芽肿,加重输卵管炎或引起慢性腹膜炎。

②碘水:常用的有 60% 或 76% 泛影葡胺。碘水造影的优点是黏稠度低,可扩散到输卵管的分泌物内,使梗阻之管腔显示充分;流动快,一次完成摄片;吸收快,注入 10~30min 即被吸收,经肾脏排出。缺点是有一定刺激性;注入时需适当加局麻药物;流动快,消失快,有时术者与摄片者配合不好或经验不足,照片显影不清晰。

(2)造影方法:造影前排空大小便,消毒外阴、阴道和宫颈。在无菌操作下抽出造影剂 7~10mL,因导管内需容纳 2mL,宫腔内容 3~5mL。将金属导管或双腔导管插入宫颈内堵紧。排出导管中气泡,以防误诊为息肉或肌瘤。在透视下边注入边观察,至子宫输卵管均充盈即摄片;或在不透视下缓慢注入,至患者下腹胀即摄片。如注入时有明显阻力感或患者疼痛难以忍受时,应停止注射,总注入量 5~10mL。如注入碘水剂,则连摄 2 片,相隔 10~15min;若注入碘油剂,第 1 片洗出观察后,酌情摄第 2 片,待 24h 后,擦洗阴道,清除可能残留在阴道内的碘剂,再摄盆腔平片 1 张。若输卵管通畅,则输卵管内无油剂残留,进入盆腹腔的油剂呈涂抹状影像,子宫腔内残留呈纵行条状影,阴道内呈横行条状影,输卵管伞部残留呈香肠状影。

造影是女性不孕检查中比较安全、简便有效的方法,可在 X 线摄片上显示清晰的图像及长期保存。造影不但可了解输卵管是否通畅,并可全面观察宫腔及输卵管内部的情况,但造影不能准确反映盆腔的病变和粘连程度。

(3)并发症与造影后处理

①静脉回流:可能由于子宫内膜为器械损伤,内膜有炎性反应或注射压力过高、造影剂量过大等。有文献报告,若油剂发生油性栓塞、过敏反应,患者在造影中或造影后咳嗽、胸痛、心悸、烦躁、休克昏迷,可致猝死。因此术前应做好抗过敏、抢救休克的准备。

②感染:原有炎性反应引起发作,或无菌操作不严致医源性感染,引起子宫炎、附件炎、盆腔炎、腹膜炎等。应注意防治感染,适当用抗生素。为防止器械内残存污物引起感染,术前消毒要确实无微生物污染;术后应将导管、注射器用乙醚洗净腔内,或在小苏打溶液内浸泡后洗净,以免碘油滞留管内,下次应用时引起不良刺激或感染。最好应用一次性器械,以杜绝交叉感染。

如术中、术后患者疼痛较重,应当在放射科就地休息观察,必要时留观察室或住院诊治,以免发生意外。

3.子宫输卵管声学造影

子宫输卵管声学造影,目前国内外多采用过氧化氢溶液作为声学造影剂。过氧化氢溶液对人体无害,对子宫、输卵管黏膜无刺激,具有明显的声学效果。过氧化氢溶液注入囊腔后,在人体过氧化氢酶作用下迅速分解产生游离氧,形成大量微气泡,既可防治感染又产生泡沫效应。微气泡与软组织具有较大的密度差,在声像上形成强烈反射。在 B 型超声观测下,可较明确地动态看到输卵管内的液体流动情况,若通畅则子宫直肠凹可出现液性暗区;不通畅时则有利于判定梗阻部位,若伞部梗阻,可测到输卵管积液的液性暗区。

此法优点是在超声扫描下通液,借助动态影像学能较准确地判定输卵管通畅情况,通液后的输卵管及盆腔状态,有利于诊断与治疗,且无放射线对人体造成影响,是今后的发展方向。

(1)适应证:凡适应输卵管通水或 X 线碘油造影的患者均可行子宫输卵管声学造影术。通畅性检查宜选择在月经净后 3~7 天。

（2）禁忌证：内外生殖器急性炎性反应，宫颈重度糜烂或脓性分泌物多，严重滴虫性或霉菌性阴道炎患者；月经期或子宫出血疾病、盆腔活动性结核。术前1周内禁止性生活。

（3）方法：适度充盈膀胱，取膀胱截石位，常规2％碘伏消毒外阴、阴道后，暴露宫颈，消毒宫颈后，插入双腔造影管。

B型超声监视下先显示子宫纵切面及清晰的宫腔回声，然后将0.5％～1.5％过氧化氢溶液缓缓注入，可见过氧化氢溶液产生的微细气泡弥散在宫腔-输卵管内，呈强回声。一般注入3～5mL即可显示宫腔结构；注入10～20mL可显示双侧输卵管。

（4）输卵管通畅性判断：①双侧输卵管通畅。纵切面显示宫腔分离＜7mm，继续注入后横切面显示双侧输卵管腔内强回声，流动达输卵管伞端散开，子宫直肠窝内见积液。②一侧输卵管通畅。推注稍有阻力，宫腔分离＜10mm，液体从一侧输卵管外溢，子宫直肠窝也可见积液。③双侧输卵管梗阻。推注阻力大，停止推注时液体反流，宫腔分离＞11mm，子宫直肠窝无积液。若输卵管阻塞在近伞端，液体在阻塞处呈涡流状。

（5）并发症及其处理：常见有下腹痛，轻者无需处理，重者可给予解痉剂及哌替啶等镇痛药。个别患者在插入双腔管气囊扩张后或向宫腔推入显影剂后可出现迷走神经兴奋的典型症状，如心动过缓、血压下降、面色苍白、大汗、头昏、胸闷不适，需引起重视。可立即皮下或静脉注射阿托品0.5mg及吸氧等。

术后1周内禁性生活，有阴道出血者应延长；术后常规用抗生素3～5天。少数患者可有少量阴道出血，2～3天可自行停止，无需处理；量较多者，给予消炎止血药。

4.宫腔镜下输卵管通液检查

宫腔镜的优点在于不但能直接观察宫腔内的生理和病理变化，定位取活检，同时进行宫腔内病变的治疗，而且可观察输卵管开口的形状及周围有无息肉等病变存在。在宫腔镜下选择性输卵管插管可明确输卵管通畅的侧别，若能在B型超声监视下则诊断更为确切。

5.腹腔镜下输卵管通液检查

腹腔镜下输卵管通液是目前评价输卵管通畅性的金标准，在国外被许多生殖中心列为不孕症的常规检查步骤。腹腔镜下可看清输卵管的形态、有无粘连及子宫内膜异位症等，经宫颈注入1％的美蓝液20mL，在腹腔镜下能直接观察输卵管伞端有无美蓝溢出，有则说明输卵管通畅。如输卵管有粘连可同时行粘连分离手术、电灼异位症病灶等手术。

七、治疗

（一）药物治疗

对患有慢性盆腔炎症者，先抗感染、对症治疗。

1.抗生素

选择敏感抗生素，月经第5天开始，连服15～20天。第2个月开始宫腔注药。

2.地塞米松

20天减量法。月经第5天开始服，每天3mg服5天，2.25mg服5天，每天1.5mg服5天，每天0.75mg服5天，共20天。与抗生素联合应用。

3.中药

选择口服大黄蜜虫丸、桂枝茯苓胶囊、桃红四物汤等。选用中药液保留灌肠。这些中药具有活血化瘀、理气行滞、清热解毒、软坚散结之功效,并具有抑菌、抗感染、消除粘连、疏通管道等作用。

4.物理疗法

超短波透热疗法、药物离子导入等。

(二)手术治疗

根据输卵管病变的部位、性质及阻塞的程度选用不同手术方法治疗。

1.宫腔注药

手术时间、方法及禁忌证同输卵管通液。选择庆大霉素、地塞米松、α-糜蛋白酶加生理盐水或低分子右旋糖酐30～50mL,隔天1次,每月宫腔注药2～3次,或复方丹参注射液14mL加生理盐水20mL宫腔注药。

宫腔注药前后B超检查对照。根据注液压力大小、注液量、腹痛情况结合B超下检查子宫直肠凹液体量的增加与否,可以判断宫腔注药效果。如果注药的阻力越来越小,表示管腔阻塞部分逐渐被疏通;输卵管完全通畅后第2个月可做HSG,了解输卵管通畅度。如果注药治疗2～3次无明显进展,则应停止宫腔注药治疗。

宫腔注药价格便宜,操作简便,不需特殊设备,适用于输卵管近端管腔狭窄、管腔轻度粘连阻塞,黏液栓阻塞或输卵管通畅不良伴输卵管周围轻度粘连的患者。对输卵管积水、伞端阻塞及周围粘连疗效不佳。

反复的宫腔操作可能增加子宫和输卵管感染,导致医源性的输卵管阻塞、盆腔炎症或盆腔粘连。

2.宫腔镜下输卵管插管通液治疗

(1)输卵管插管通液的指征:①HSG显示输卵管通而不畅。②先天性输卵管纤细、迂曲、过长者。③输卵管近端阻塞,尤其是子宫角部阻塞者效果较好。④轻度管腔粘连或阻塞的患者。

(2)输卵管插管通液通畅度判断及注意事项:插管通液时以液体反流和推注压力大小来判断输卵管通畅度,20kPa为阻力小,53.33～106.67kPa为阻力中等,>133.33kPa为阻力大。

插管通液时可同时用腹部B超监测注入液体的流向,以及输卵管内、卵巢窝周围或子宫直肠陷凹液体聚集状况。

通液后5～7天B超复查,了解有无输卵管积水、盆腔积液等。若无异常情况,可每月通液1次,直至输卵管通畅为止。必要时选择HSG复查。

输卵管远端阻塞最好选择宫、腹腔镜联合手术。

(3)输卵管插管通液疗效及特点:可直接检视子宫腔内的生理、病理变化和输卵管开口情况,直视下定位子宫内膜活检。对合并有子宫内膜息肉、黏膜下肌瘤等轻微病变的患者可同时给予治疗。输卵管插管通液是直接将液体注入输卵管管腔内,在输卵管管腔内形成较高的压力,容易使管腔轻度粘连、组织碎片及黏液栓、小血栓等被冲开。

输卵管插管通液的疗效高于宫腔注药,且腹痛明显减轻。缺点是宫腔镜无法观察及评价输卵管伞端及盆腔粘连情况,对输卵管远端阻塞、伞端积水治疗效果差。无腹腔镜监视下插管有时可能造成输卵管穿孔。

3.介入放射学治疗

由于输卵管的特殊解剖和形态,药物治疗很难取得满意疗效。输卵管介入再通术主要是采用导管、导丝等专门器材,通过插入导管、导丝,利用导丝的推进、扩张、分离作用等,使输卵管疏通至伞端。该手术具有直观性、可视性、操作简便、安全、损伤小的优点,可在门诊进行;熟练者输卵管插管成功率约96%,手术时间一般20min左右,术后观察1h即可回家。介入再通术成功者,术后第2个月再次行HSG,评估输卵管通畅情况。如输卵管正常可以促排卵治疗,早日妊娠。如输卵管再次阻塞,可行第2次介入再通术。

介入治疗为治疗输卵管阻塞开辟了一条新的治疗途径,主要用于输卵管近端阻塞者。近端阻塞再通成功率为80%～90%,术后4年妊娠率为50%。

输卵管介入再通术对于输卵管近端阻塞比输卵管远端阻塞的再通率和受孕率高,壶腹部阻塞疗效次之,而伞部阻塞疗效最差。

输卵管介入再通术是治疗输卵管阻塞性不孕症较好的方法,但该方法需要一定的设备条件,并难以反复使用而受到限制。

4.腹腔镜治疗

腹腔镜手术适用于输卵管远端阻塞,如伞端狭窄、闭锁、积水、积脓;输卵管结扎术后要求复通;采用辅助生殖技术前的辅助治疗,如输卵管积水行输卵管结扎术;其他可进行输卵管造口、整形、松解盆腔粘连等治疗的类型,恢复盆腔的正常解剖形态和功能。腹腔镜手术创伤小、恢复快、住院时间短、较安全。使用腹腔镜对输卵管伞端及其周围粘连行分离术,术后宫内妊娠率为29%～62%,与显微手术52%的妊娠率相近;造口术后宫内妊娠率为19%～48%。但腹腔镜不能评估不孕症患者宫腔情况,对输卵管近端阻塞或管腔内粘连无法治疗。

常用的手术方法有以下几种。

(1)输卵管伞端及其周围粘连分离术:适用于HSG显示输卵管通畅,而伞端周围粘连。首选腹腔镜手术,术后宫内妊娠率与显微手术相近。

(2)输卵管造口术:HSG显示输卵管伞端粘连闭锁,可施行输卵管远端造口术。腹腔镜造口术后宫内妊娠率约25%。该手术复发率较高,术后伞端口再闭锁或输卵管周围再次粘连,影响输卵管伞捕捉成熟卵功能。

对患有输卵管积水者不宜做造口术。因为输卵管积水者其输卵管管腔内黏膜、纤毛细胞都已受到损害,伞端有粘连,即使经过手术治疗,通液表示基本通畅,但输卵管黏膜的功能减弱甚至消失,并且输卵管伞端和输卵管管腔很容易再次发生粘连,输卵管妊娠的可能性较高。在体外受精-胚胎移植时,输卵管积水管腔内的液体不断流入宫腔,胚胎移入宫内,受到液体毒性的损害不能生存,必须将积水的输卵管从输卵管根部结扎。

(3)输卵管-子宫吻合术:适用于输卵管间质部及峡部阻塞者。

(4)输卵管端端吻合术:适用于输卵管结扎后要求复孕者。此类手术成功率较高,妊娠率可达84%。

5.宫腔镜联合腹腔镜治疗

适用于输卵管阻塞同时可能存在宫腔病变的不孕患者。宫、腹腔镜联合应用治疗输卵管性不孕,克服了两者单独使用的局限性,可在直视下发现宫腔及盆腔异常情况并同时治疗。宫腔镜治疗输卵管近端阻塞和管腔粘连效果最好,在腹腔镜监视下宫腔镜直视输卵管插管通液,可避免插管过深或角度不当引起子宫穿孔的危险。腹腔镜治疗远端阻塞效果较好,并可行盆腔粘连松解以恢复子宫、输卵管、卵巢的正常解剖位置与生理功能,盆腔 EMT 病灶去除,输卵管末端阻塞的造口术等。

6.体外受精-胚胎移植(IVF-ET)

为解决输卵管性不孕,IVF-ET 技术应运而生。该技术跨越了妊娠必须依赖输卵管的人类生殖历史,开创了辅助生殖技术治疗不孕症的新纪元。IVF-ET 技术的诞生被认为是 20 世纪世界医学史上最伟大的事件之一,标志性事件为 1978 年 7 月 25 日世界上首位试管婴儿 Louise Brown 在英国诞生。输卵管性不孕是 IVF-ET 的首选适应证,对于无法疏通或手术难以矫正的输卵管阻塞、输卵管积水、严重盆腔粘连影响拾卵或受精卵输送障碍的输卵管性不孕,可选用 IVF-ET。IVF-ET 是一种具有远大前景的人工助孕技术,目前国内已普遍开展此项业务。IVF-ET 对技术、设备要求较高,手术费用昂贵,妊娠率 40% 左右。

第二节 子宫内膜异位症性不孕

一、子宫内膜异位症(EMT)对生育的影响因素

国外学者提出一个新概念,即子宫内膜异位症性不孕。近年来学者们已经提供了 EMT 与不孕之间存在相关性的大量证据,但因果关系和机制目前仍无定论。美国人口协会调查表明,每年在不孕症人群中,约增加 5 万新的 EMT 患者,EMT 人群不孕症发病率是非 EMT 者的 20 倍,提示 EMT 合并不孕症已产生严重不良后果。

(一)盆腔解剖结构变化致机械因素

盆腔 EMT 可产生类似炎症的反应及诱发出多种细胞因子和产生免疫反应,特别在中、重度 EMT 患者中,常常发生盆腔解剖结构的破坏,导致盆腔广泛播散种植、刺激盆腔腹膜发生粘连、器官位置异常、功能丧失。在腹膜表面,使表层细胞内的间质中肥大细胞释放出组胺及激酶,增加血管通透性,产生水肿、纤维蛋白和血浆渗出、毛细血管堵塞、管腔梗阻,形成永久性瘢痕,突出表现在对卵巢和输卵管的影响。输卵管浆膜面 EMT 病灶或卵巢内膜异位囊肿病灶,均可使输卵管扭曲、粘连成束、瘢痕形成。当卵巢异位囊肿破裂时,广泛的炎性刺激导致大网膜粘连、包裹,不但影响了输卵管蠕动,也影响了卵细胞的摄取和受精卵的运行;EMT 还可干扰精子黏附于输卵管上皮及其种植前的随意运动能力,从而阻碍受精。当病灶破坏致卵巢门或卵巢实质部位后,不但影响卵子排出,更重要的是影响卵子的生成。当子宫被周围包绕的内膜异位囊肿广泛粘连时,位置后倾、固定,也可使精子不易进入宫腔,而导致不孕。

女性生殖道畸形引起 EMT 已被认可,由于畸形的多种类、多部位及复杂表现,常导致诊治困难。但多数致病原因还是生殖器官发育异常,失去正常解剖位置及功能异常,形成梗阻及经血逆流;也有虽无梗阻、无月经,仍以体腔上皮化生原理出现,以致发病。

女性生殖道畸形综合征(MRKH)包括①阴道宫颈缺如;②子宫体发育不良(原始子宫);③肾或骨骼发育异常;④卵巢发育及功能正常。

MRKH 在遗传学上为女性,但为何会合并有 EMT 呢? 1903 年病理学家 Mayer 提出体腔上皮化生学说(激活)。2000 年日本学者 Enastu 报道一例 MRKH 合并 EMT 典型病例:19 岁,原发闭经,腹腔镜诊断为 MRKH,行阴道成形术。6 年后腹痛就诊,CA125 170.2U/mL,左附件 4.9cm×4.6cm×4.4cm 肿块,腔镜下证实 EMT。

保守手术后,每年 EMT 的复发率为 13.60%。

(二)内分泌与卵巢功能异常

临床和实验研究证明,在 EMT 患者体内存在内分泌紊乱和卵巢功能异常的表现,这种功能的失调是导致 EMT 患者不孕的主要原因之一。

1.高催乳素血症

研究表明 EMT 合并不孕患者易发生高催乳素血症,催乳素(PRL)的高低与 EMT 病变的轻重呈相关性。当 PRL 升高时可干扰 GnRH-LH 的分泌,影响黄体功能。在卵泡期 PRL 的升高可抑制性激素的合成及分泌,从而影响卵泡的发育、成熟及排卵,并降低黄体生成素(LH)受体的数量,使卵泡对 LH 的刺激失去敏感性,影响排卵。Hirschowity 等发现 9 例 EMT 患者中 8 例有泌乳现象,故予命名为"泌乳-子宫内膜异位综合征"。

2.卵巢未破卵泡黄素化综合征

在 EMT 患者中常合并未破卵泡黄素化综合征(LUFS),占 18%~79%。此类患者有临床排卵现象,如基础体温双相、子宫内膜有分泌期改变、在黄体期孕酮升高等。但腹腔镜下无排卵征象,卵巢表面无排卵瘢痕,而卵泡的颗粒细胞与卵泡内膜细胞可发现黄素化现象。分析原因可能是神经内分泌功能失调,抑制促性腺激素的分泌,LH 峰值低或反应迟钝,未经排卵而直接黄素化形成。

3.无排卵性月经和黄体功能不足

EMT 患者常伴有无排卵性月经。Soule 等报道 350 例患者中有 58 例(17%)不排卵或稀少排卵。Acosta 报道 107 例中 29 例(27%)无排卵。观察到 EMT 患者中具有较高自然流产率,据文献报道可达 40%~60%,临床表现黄体期≤10 天,诊刮病理报告子宫内膜呈不成熟分泌相,孕酮(P)值较正常人低。研究还发现 EMT 患者卵泡早期静脉血中雌二醇降低,而孕酮增高,由此而影响下一周期卵泡的发育和干扰了颗粒细胞 LH 受体形成,还影响排卵的胚胎着床。另有研究 EMT 患者血中睾酮有增高现象,也可导致月经失调及影响受孕。

4.瘦素的变化

瘦素是近年来发现的一种由脂肪细胞分泌的肽类激素,对生殖具有双重调节作用。EMT 不孕患者腹腔液中瘦素水平升高,这种过高浓度的瘦素,一方面影响颗粒细胞分泌,阻止 LH 诱发的雌激素产生,干扰优势卵泡发育;另一方面诱导单核巨噬细胞相关细胞因子分泌增加,抑制精子活动,干扰精卵结合,增加胚胎毒性。另外瘦素能促进 TH1 淋巴细胞分泌 IFN-γ,抑制了子宫内膜生长因子,影响滋养层的发育和刺激子宫收缩,导致早期胚胎丢失。高浓度的瘦素还能直接抑制子宫内膜基质细胞的蜕膜化过程影响孕卵着床。

(三)子宫内膜与胚胎着床异常

随着人工辅助生育技术的提高,发现 EMT 患者存在排卵率高、妊娠率低的现象。临床结果表明 EMT 不孕患者行 IVF/ET 时,胚胎移植率可高达 85%,但妊娠率仅为 20% 左右;由此说明 EMT 患者在位内膜异常,存在胚胎着床不良因素,使子宫内膜容受性下降。基础研究证实,整合素、选择素、钙黏素等细胞黏附分子,与子宫内膜容受性密切相关,属关键性蛋白特异表达;在妇科良性病变中,如 EMT、PCOS、输卵管积水、黄体功能不足等,由于以上子宫内膜生物学标志表达异常,均表现为子宫内膜容受性降低。因此,整合素已作为子宫内膜容受性一个公认衡量指标,在子宫内膜腺上皮及基底膜均有多种整合素的表达,呈周期性变化,并与子宫内膜"着床窗"的开放同步。实验研究发现部分 EMT 患者,在位内膜整合素 αVβ3 表达减弱,因为黄体中期整合素 αVβ3 表达缺失或延迟,降低了子宫内膜对胚胎的容受性。氯米芬促排卵时,降低了子宫内膜上皮细胞整合素 αVβ3 表达,直接影响了子宫内膜容受性。

在 EMT 患者的围着床期,子宫内膜出现腺体数、腺体开口数、基质有丝分裂、内膜表面纤毛再生不全、分泌细胞表面微绒毛极少等一些超微结构改变,出现细胞轻度变性,也影响子宫内膜容受性。

NOXA10 基因在子宫内膜发育成熟过程中,可调控基质蜕膜化、白细胞浸润等作用,其在子宫内膜表达对胚胎着床十分重要。正常女性胚胎种植窗口期子宫内膜 NOXA10 表达上调,但 EMT 患者内膜存在 NOXA10 基因表达缺陷。

(四)其他相关生育干扰因素

1.抗子宫内膜抗体

抗子宫内膜抗体(EMAb)是一种以子宫内膜为靶抗原,引起一系列免疫反应的自身抗体。近年来越来越多研究证明 EMT 是一种自身免疫性疾病,在患者的外周血和腹腔液中均可出现多种非器官特异性抗体及器官特异性抗体,其中 EMAb 在 EMT 的发病及不孕中起重要作用。EMT 患者在位和异位内膜中,HLA-DR 抗原表达均高于正常子宫内膜水平,这种升高的子宫内膜 HLA-DR 抗原刺激巨噬细胞活性,激活免疫功能,在病灶周围及盆腔微环境中,产生大量子宫内膜抗体,加重疾病进程,影响了生殖的全过程。

2.腹腔内环境的变化

在正常月经周期及生理状态下,腹腔液的容积和内容物的浓度均存在变化,腹腔液微环境变化,对卵子的发育、排卵、精子运动、精卵结合、胚胎分裂及着床都可产生一定影响。

在正常状态下,腹腔液由卵泡破裂而来,并非输卵管分泌形成,因此腹腔液的容积取决于卵泡的质量、黄体血管化及激素分泌情况,在月经周期第 14~21 天最多。而在 EMT 患者中腹腔液量高于正常组,其容积与妊娠率呈负相关,也即腹腔液容积小时比大的妊娠率高。

(1)腹腔液细胞成分的变化:在输卵管通畅的腹腔液中,细胞成分由子宫内膜、巨噬细胞及淋巴细胞组成,巨噬细胞占 82%~98%,淋巴细胞占 10%,巨噬细胞功能是吞噬盆腔内的细胞碎片、精子、红细胞并促黄体生成。在 EMT 患者的腹腔液中,巨噬细胞明显增多,而造成不孕。表现在①EMT腹腔液中巨噬细胞数量多、活力强、体积增大、对刺激反应性强、酶释放增多、吞噬精子能力增强;②释放一系列细胞因子对生殖过程发生影响。如降低精子穿透力;产生氧化反应导致不孕;白细胞介素(IL-1)增多、PGE_2增多,阻止早期胚胎蛋白的合成,产生胎毒作用;肿瘤坏死因子(TNF)减退胚胎发育中细胞分裂能力。

(2)腹腔液中激素的变化:EMT患者LH值在卵泡期和黄体期均显著高于正常组,PRL值升高,腹腔液中E_2浓度高于妊娠者,PG值异常增高,可导致排卵异常。有证明孕酮是精子获能重要的体内天然激动剂,能诱导人类精子的超激活运动。实验证明,腹腔液中孕酮剂量增加,精子运动的各项参数均可增加。

3.心理性因素干扰

EMT患者中70%～80%伴有不同程度的痛经,痛经的种类及部位各不相同。其中性交时剧烈疼痛与不适,常使女方产生惧怕性交的恐惧心理,特别是深部结节型-子宫直肠陷凹病变,累及双侧骶韧带,牵及骶神经时,引起腰骶部疼痛、性交痛,以致性交困难,减少性交机会而致受孕率降低。

对于生活节奏紧张、工作压力过大、长期处于应激状态者,缺乏规律作息及必要的休息,长此以往将使机体免疫力低下,内分泌功能紊乱,促成EMT的发生及发展,直接导致不孕。

二、病理

EMT最常见的发生部位为靠近卵巢的盆腔腹膜及盆腔器官的表面。根据其发生部位不同,可分为腹膜EMT、卵巢EMT、子宫腺肌病等。

1.腹膜EMT

腹膜和脏器浆膜面的病灶呈多种形态。无色素沉着型为早期细微的病变,具有多种表现形式,呈斑点状或小泡状突起,单个或数个呈簇,有红色火焰样病灶,白色透明病变,黄褐色斑及圆形腹膜缺损。色素沉着型为典型的病灶,呈黑色或紫蓝色结节,肉眼容易辨认。病灶反复出血及纤维化后,与周围组织或器官发生粘连,子宫直肠陷凹常因粘连而变浅,甚至完全消失,使子宫后屈固定。

2.卵巢EMT

卵巢EMT最多见,约80%的内异症位于卵巢。多数为一侧卵巢,部分波及双侧卵巢。初始病灶表浅,于卵巢表面可见红色或棕褐色斑点或小囊泡,随着病变发展,囊泡内因反复出血积血增多,而形成单个或多个囊肿,称为卵巢子宫内膜异位囊肿。因囊肿内含暗褐色黏糊状陈旧血,状似巧克力液体,故又称为卵巢巧克力囊肿,直径大多在10cm以内。卵巢与周围器官或组织紧密粘连是卵巢子宫内膜异位囊肿的临床特征之一,并可借此与其他出血性卵巢囊肿相鉴别。

3.子宫骶韧带、直肠子宫陷凹和子宫后壁下段的EMT

这些部位处于盆腔后部较低或最低处,与经血中的内膜碎屑接触机会最多,故为EMT的好发部位。在病变早期,子宫骶韧带、直肠子宫陷凹或子宫后壁下段有散在紫褐色出血点或颗粒状散在结节。由于病变伴有平滑肌和纤维组织增生,形成坚硬的结节。病变向阴道黏膜发展时,在阴道后穹窿形成多个息肉样赘生物或结节样瘢痕。随着病变发展,子宫后壁与直肠前壁粘连,直肠子宫陷凹变浅,甚至完全消失。

4.输卵管 EMT

内异症直接累及黏膜较少,偶在其管壁浆膜层见到紫褐色斑点或小结节。输卵管常与周围病变组织粘连。

5.子宫腺肌病

分为弥散型与局限型两种类型。弥散型的子宫呈均匀增大,质较硬,一般不超过妊娠 3 个月大小。剖面见肌层肥厚,增厚的肌壁间可见小的腔隙,直径多在 5mm 以内。腔隙内常有暗红色陈旧积血。局限型的子宫内膜在肌层内呈灶性浸润生长,形成结节,但无包膜,故不能将结节从肌壁中剥出。结节内也可见陈旧出血的小腔隙,结节向宫腔突出颇似子宫肌瘤。偶见子宫内膜在肌瘤内生长,称之为子宫腺肌瘤。

6.恶变

EMT 是一种良性疾病,但少数可发生恶变,恶变率为 0.7％～1％,其恶变后的病理类型包括透明细胞癌、子宫内膜样癌、腺棘癌、浆液性乳头状癌、腺癌等。EMT 恶变 78％发生在卵巢,22％发生在卵巢外。卵巢外最常见的恶变部位是直肠阴道隔、阴道、结肠、盆腹膜、大网膜、脐部等。

三、临床表现

(一)症状

1.痛经

是常见而突出的症状,多为继发性,占 EMT 的 60％～70％。多于月经前 1～2 天开始,经期第 1～2 天症状加重,月经净后疼痛逐渐缓解。疼痛多位于下腹深部及直肠区域,以盆腔中部为多,多随局部病变加重而逐渐加剧,但疼痛的程度与病灶的大小不成正比。

2.性交痛

多见于直肠子宫陷凹有异位病灶或因病变导致子宫后倾固定的患者。当性交时由于受阴茎的撞动,可引起性交疼痛,以月经来潮前性交痛最明显。

3.不孕

EMT 不孕率为 40％～60％。主要原因是腹水中的巨噬细胞影响卵巢的分泌功能和排卵功能,导致黄体功能不足(LPD)、未破卵泡黄素化综合征(LUFS)、早孕自然流产等。EMT 可使盆腔内组织和器官广泛粘连,输卵管变硬僵直,影响输卵管的蠕动,从而影响卵母细胞的拣拾和受精卵的输送;严重的卵巢周围粘连,可妨碍卵子的排出。

4.月经异常

部分患者可因黄体功能不足或无排卵而出现月经期前后阴道少量出血、经期延长或月经紊乱。内在性 EMT 患者往往有经量增多、经期延长或经前点滴出血。

5.慢性盆腔痛

71％～87％的 EMT 患者有慢性盆腔痛,慢性盆腔痛患者中有 83％活检确诊为 EMT;常表现为性交痛、大便痛、腰骶部酸胀及盆腔器官功能异常等。

6.其他部位 EMT 症状

肠道 EMT 可出现腹痛、腹泻或便秘。泌尿道 EMT 可出现尿路刺激症状等。肺部 EMT 可出现经前咯血、呼吸困难和(或)胸痛。

(二)体征

典型的盆腔 EMT 在盆腔检查时,可发现子宫后倾固定,直肠子宫陷凹、子宫骶韧带或子宫颈后壁等部位扪及 1～2 个或更多触痛性结节,如绿豆或黄豆大小,肛诊更明显。有卵巢 EMT 时,在子宫的一侧或双侧附件处扪到与子宫相连的囊性偏实不活动包块(巧克力囊肿),往往有轻压痛。若病变累及直肠阴道隔,病灶向后穹窿穿破时,可在阴道后穹窿处扪及甚至可看到隆起的紫蓝色出血点或结节,可随月经期出血。内在性 EMT 患者往往子宫胀大,但很少超过 3 个月妊娠,多为一致性胀大,也可能感到某部位比较突出犹如子宫肌瘤。如直肠有较多病变时,可触及一硬块,甚至误诊为直肠癌。

四、诊断

(一)病史

凡育龄妇女有继发性痛经进行性加重和不孕、性交痛、月经紊乱等病史者,应仔细询问痛经出现的时间、程度、发展及持续时间等。

(二)体格检查

(1)妇科检查(三合诊)扪及子宫后位固定、盆腔内有触痛性结节或子宫旁有不活动的囊性包块,阴道后穹窿有紫蓝色结节等。

(2)其他部位的病灶如脐、腹壁瘢痕、会阴侧切瘢痕等处,可触及肿大的结节,经期明显。

临床上单纯根据典型症状和准确的妇检可以初步诊断 50% 左右的 EMT,但大约有 25% 的病例无任何临床症状,尚需借助下列辅助检查,特别是腹腔镜检查和活组织检查才能最后确诊。

(三)影像学检查

1.超声检查

可应用于各型内异症,通常用于Ⅲ～Ⅳ期的患者,是鉴别卵巢子宫内膜异位囊肿、直肠阴道隔 EMT 和子宫腺肌病的重要手段。巧克力囊肿一般直径为 5～6cm,直径＞10cm 较少,其典型的声像图特征如下。

(1)均匀点状型:囊壁较厚,囊壁为结节状或粗糙回声,囊内布满均匀细小颗粒状的反光点。

(2)混合型:囊内大部分为无回声区,可见片状强回声或小光团,但均不伴声影。

(3)囊肿型:囊内呈无回声的液性暗区,多孤立分布,但与卵巢单纯性囊肿难以区分。

(4)多囊型:包块多不规则,其间可见隔反射,分成多个大小不等的囊腔,各囊腔内回声不一致。

(5)实体型:内呈均质性低回声或弱回声。

2.磁共振成像（MRI）

对卵巢型、深部浸润型、特殊部位内异症的诊断和评估有意义，但在诊断中的价值有限。

（四）CA125 值测定

血清 CA125 浓度变化与病灶的大小和病变的严重程度呈正相关，CA125≥35U/mL 为诊断 EMT 的标准，临床上可以辅助诊断并可监测疾病的转归和评估疗效，但 CA125 在不同的疾病间可发生交叉反应，使其特异性降低而不能单独作为诊断和鉴别诊断的指标。CA125 在监测 EMT 方面较诊断 EMT 更有价值。

在Ⅰ～Ⅱ期患者中，血清 CA125 水平正常或略升高，与正常妇女有交叉，提示 CA125 阴性者亦不能排除 EMT。而在Ⅲ～Ⅳ期有卵巢子宫内膜异位囊肿、病灶侵犯较深、盆腔广泛粘连者，CA125 值多升高，但一般不超过 200U/mL。腹腔液 CA125 的浓度可直接反映 EMT 病情，其浓度较血清高出 100 多倍，临床意义比血清 CA125 大。CA125 结合 EMAb、B 超、CT 或 MRI 可提高诊断准确率。

（五）EMAb

EMT 是一种自身免疫性疾病，因为在许多患者体内可以测出抗子宫内膜的自身抗体。EMAb 是 EMT 的标志抗体，其产生与异位子宫内膜的刺激及机体免疫内环境失衡有关。EMT 患者血液中 EMAb 水平升高，经 GnRH-a 治疗后，EMAb 水平明显降低。测定抗子宫内膜抗体对 EMT 的诊断与疗效观察有一定的帮助。

（六）腹腔镜检查

腹腔镜检查是诊断 EMT 的金标准，特别是对于盆腔检查和 B 超检查均无阳性发现的不育或腹痛患者更是重要手段。在腹腔镜下对可疑病变进行活检，可以确诊和正确分期，对不孕的患者还可同时检查其他不孕的病因和进行必要的处理，如盆腔粘连分解术、输卵管通液及输卵管造口术等。

五、EMT 的分期

（一）美国生殖学会 EMT 手术分期

目前，世界上公认并应用的子宫内膜异位症分期法是 rAFS 分期，即按病变部位、大小、深浅、单侧或双侧、粘连程度及范围，计算分值，定出相应期别。

此评分法将 EMT 分为 4 期。Ⅰ期（微小）：1～5 分；Ⅱ期（轻度）：6～15 分；Ⅲ期（中度）：16～40 分；Ⅳ期（重度）：40 分以上。

以上分期方法均需经开腹或腹腔镜手术进行，不适用无手术条件患者。

（二）EMT 的临床分期

Ⅰ期：不孕症未能找到不孕原因而有痛经者，或为继发痛经严重者。妇科检查后穹窿粗糙不平滑感，或骶韧带有触痛。B 超检查无卵巢肿大。

Ⅱ期：后穹窿可触及＜1cm 的结节，骶韧带增厚，有明显触痛。两侧或一侧可触及＜5cm 肿块或经 B 超确诊卵巢增大者，附件与子宫后壁粘连，子宫后倾尚活动。

Ⅲ期：后穹窿可触及＞1cm 结节，骶韧带增厚或阴道直肠可触及结节，触痛明显，两侧或一侧附件可触及>5cm 肿块或经 B 超确诊附件肿物者。肿块与子宫后壁粘连较严重,子宫后倾活动受限。

Ⅳ期:后穹窿被块状硬结封闭,两侧或一侧附件可触及直径>5cm 肿块与子宫后壁粘连,子宫后倾活动受限,直肠或输尿管受累。

对Ⅰ期、Ⅱ期患者选用药物治疗,如无效时再考虑手术治疗。对Ⅲ期、Ⅳ期患者首选手术治疗,对Ⅳ期患者行保守手术治疗预后较差。对此类不孕患者建议在术前药物治疗 2~3 个月后再行手术,以期手术容易施行,并可较彻底清除病灶。

六、EMT 与不孕

在不孕患者中,30%~58%合并 EMT,在 EMT 患者中不孕症的发病率为 25%~67%。EMT 合并不孕的患者治疗后 3 年累计妊娠率低于无 EMT 者;患 EMT 的妇女因男方无精子行人工授精,成功率明显低于无 EMT 的妇女。EMT 对生育的影响主要有以下因素。

(一)盆腔解剖结构改变

盆腔内 EMT 所产生的炎性反应以及其所诱发的多种细胞因子和免疫反应,均可损伤腹膜表面,造成血管通透性增加,导致水肿、纤维素和血清血液渗出,经过一段时间后,发生盆腔内组织、器官粘连。其粘连的特点是范围大而致密,容易使盆腔内器官的解剖功能异常。一般 EMT 很少侵犯输卵管的肌层和黏膜层,故输卵管多为通畅。但盆腔内广泛粘连可导致输卵管变硬僵直,影响输卵管的蠕动,或卵巢与输卵管伞部隔离,从而影响卵母细胞的拣拾和受精卵的输送,严重者可导致输卵管阻塞。如卵巢周围的严重粘连或卵巢子宫内膜异位囊肿破坏正常卵巢组织,可妨碍卵子的排出。

(二)腹水对生殖过程的干扰

EMT 患者腹水中的巨噬细胞数量增多且活力增强,不仅吞噬精子,还可释放白细胞介素-1(IL-1)、白细胞介素-2(IL-2)、肿瘤坏死因子(INF)等多种细胞因子,影响精子的功能和卵子的质量,不利于受精过程及胚胎着床。腹水中的巨噬细胞降低颗粒细胞分泌黄体酮的功能,干扰卵巢局部的激素调节作用,使 LH 分泌异常、PRL 水平升高、前列腺素(PG)含量增加,影响排卵的正常进行,可能导致淋巴细胞增殖性疾病(LPD)、LUFS、不排卵等。临床发现 EMT 患者 IVF-ET 的受精率降低。盆腔液中升高的 PG 可以干扰输卵管的运卵功能,并刺激子宫收缩,干扰着床和使自然流产率升高达 50%。

七、治疗

EMT 患者多因痛经和不孕求治,治疗目的主要是缓解疼痛,去除或减少病灶,恢复盆腔正常解剖关系,改善生育功能。治疗原则根据患者年龄、有无生育要求、症状、病灶部位及轻重程度、范围,选择个体化的治疗方法,以满足不同患者的要求。

1.期待治疗

适用于病变小、症状轻的 EMT 患者,一般可定期随访不做处理。痛经者可给前列腺素合成酶抑制剂如吲哚美辛、布洛芬口服或消炎痛栓塞入肛门缓解疼痛。有生育要求者应行有关不孕症的各项检查,如输卵管通畅性试验、卵巢功能的检查及监测排卵等,排除其他不孕原因后,指导同房,以促进妊娠。但因 EMT 随卵巢激素的周期性变化而处于不断进展之中。在期待过程中,多数患者不但未受孕而疾病又有进展。因此在不孕症做腹腔镜检查时应分解粘连,切除病灶,以促进受孕。妊娠后病变组织多坏死、萎缩,分娩后症状可缓解。近围绝经期患者如能忍受疼痛,也可定期随访至卵巢性激素自然衰退,症状可能改善。

2.药物治疗

EMT 的药物治疗方法很多,以激素抑制治疗效果最好。异位内膜同在位内膜一样可在雌孕激素作用下发生增殖、出血,且多数异位内膜含雌孕激素受体,因此外源性的雌孕激素可与异位内膜上的受体结合,使异位内膜萎缩、蜕膜样变、坏死而被吸收。

(1)孕激素疗法:孕激素及口服避孕药治疗,即传统的假孕疗法。多用于轻症 EMT,其目的是使异位的内膜萎缩。高效孕激素可抑制垂体促性腺激素的分泌,造成无周期性的低雌激素状态,体内低雌激素使内膜萎缩,同时高效孕激素可直接作用于在位与异位内膜,导致内膜蜕膜化、萎缩,形成假孕。

常用药物:醋酸甲孕酮 40mg/d,炔诺酮 5mg/d,醋酸炔诺酮 8mg/d,连续服用 6~12 个月,也可用醋酸甲羟孕酮针剂 150mg,每月 1 次,肌内注射,连用 6 个月。应用后症状体征改善率为 80%,但约 20% 的患者在治疗停止半年后复发。

此法可用于对达那唑、GnRHa 禁忌者。对较大的卵巢内膜异位囊肿效果差。

不良反应有恶心、乳房胀痛、阴道点滴出血、体重增加等。

(2)口服避孕药:持续服用避孕药不但可抑制排卵起避孕作用,而且可使在位和异位内膜萎缩,诱发假孕,各种口服避孕药均可用来诱发假孕,而以含高效孕激素类制剂效果最好。

用法:十八甲基炔诺酮,1~2mg/d;甲地孕酮,4~8mg/d;己酸孕酮,250mg,每周 1 次,肌内注射;醋酸甲羟孕酮避孕针,150mg,肌内注射,每月 1 次,连续 6 个月。在治疗初期,因药物刺激异位内膜增生充血,部分患者盆腔痛可一过性加重。

不良反应:口服避孕药后可有月经改变,多数表现为服药当月的月经提前或延后,可见轻度恶心、呕吐、乳房触痛、头痛、眩晕、疲劳等症状,一般不需处理,可在 24h 后自行消失,如症状较重或持续存在应及时就诊。

(3)达那唑:达那唑是人工合成的 17α-乙炔睾丸酮衍生物,平均半衰期 28h。于 1971 年,由 Greenblat 首先应用于 EMT 的治疗。

达那唑能抑制下丘脑 GnRH 脉冲式释放,从而抑制垂体促性腺激素的分泌,使卵巢分泌的甾体激素下降,子宫内膜萎缩,出现闭经。因短暂闭经而使异位子宫内膜萎缩,同时也阻止月经来潮时经血逆流种植腹腔。因垂体释放的 FSH 和 LH 均为低值,故又称假绝经。达那唑还可以直接竞争雌激素受体而拮抗雌激素的作用。

①用法:常用剂量为 200mg,2~3 次/天,自月经第 1 天开始,连续服用 6 个月。停药数周可恢复排卵。疗程长短取决于个体的反应和疾病的分期,对仅有腹膜种植而无 EMT 症状者,一般 3~4 个月的闭经可使病灶完全退化;<3cm 的卵巢 EMT,疗程可延长至 6 个月;卵巢肿物直径>3cm 时常需 6~9 个月,但通常病变不能彻底清除。随机开始服药者用药开始几周可有少量阴道流血,但对治疗效果无影响。

②治疗效果:取决于疾病的分期、用药剂量和血清 E_2(能反映卵巢抑制程度)。随着用药后闭经的开始,症状可逐渐好转。疗程结束时 90% 症状可完全消失。用药剂量在 800mg/d 时,妊娠率为 50%～83%,妊娠多发生于停药后 3～6 个月,占 76.92%。停药 1 年后复发率为 23%,以后每年的复发率为 5%～9%。异位病灶组织雌孕激素受体阳性者,治疗效果优于受体阴性者,且复发率低。达那唑治疗无效或复发患者多为剂量不足、疗程过短或病灶雌孕激素受体阴性者,复治时应增加剂量,延长疗程,或改用其他药物如孕三烯酮(内美通)、他莫昔芬、GnRHa 等,或手术治疗。

③不良反应:由于雄激素升高和雌激素不足,导致 80% 的患者出现不同程度的不良反应,如体重增加、痤疮、多毛、音调低沉、潮热、乳房缩小和萎缩性阴道炎等。此外,用药期间丙氨酸氨基转移酶(ALT)可显著增高,出现肝功损伤和明显不良反应者应及时停药。有报道达那唑对脂代谢有明显不利影响,不应作为长期连续治疗的药物。由于肝功损害和体质量增加等不良反应,降低了患者的接受性,限制了达那唑在临床中的使用。

④禁忌证:包括肝、肾、心功能不全,高脂血症和动脉粥样硬化症,栓塞性疾病,糖尿病等。

(4)孕三烯酮(内美通):是 19-去甲睾酮衍生物,于 20 世纪 80 年代开始用于 EMT 的治疗,具有较强的抗孕激素活性和中等抗雌激素作用。可通过抑制垂体分泌 FSH、LH,抑制排卵,使体内雌、孕激素水平下降,导致闭经,使异位的内膜萎缩、退化。孕三烯酮(内美通)能与孕激素受体结合,并能与雄激素受体结合,其雄激素作用与炔诺酮相似。该药在体内半衰期长达 24h,故可每周仅用药 2 天。

①用法:月经第 1 天开始,孕三烯酮(内美通)2.5mg,每周 2 次,连续服用 6 个月。

②治疗效果:治疗后症状改善率为 90%,体征改善率为 66%,疗效优于达那唑,治疗后 24 个月妊娠率为 60%,其中停药第一个月妊娠率为 15%,未发现子代畸形,停药复发率为 12%～17%。

③不良反应:与剂量有关,主要不良反应有体重增加、痤疮加重、头痛、恶心、性欲降低、ALT 升高等。因不良反应而停药者＜17%,抗癫痫药和利福平可加速孕三烯酮(内美通)代谢,不宜同时服用。

此药服用方便、易被患者接受,对肝功能的影响较小,很少因 ALT 升高而中途停药,但价格较贵。

(5)他莫昔芬(TAM):又名三苯氧胺,为三苯乙烯化合物。结构和药理作用与氯米芬相似,是非甾体类的雌激素拮抗剂。三苯氧胺竞争体内雌激素受体,降低雌激素效应,并可刺激孕激素的合成,而起抗雌激素作用。

①用法:他莫昔芬 10mg,2 次/天,连续服用 3～6 个月。

②治疗效果:他莫昔芬治疗期间不抑制排卵,月经周期正常,内分泌测定 FSH、LH、P 在正常范围内。缓解疼痛效果优于达那唑,痛经消失率为 52.84%～88.5%,症状体征改善率为 88.5%～100%。

③不良反应:主要为类雄激素反应,如抑郁、潮热、恶心、呕吐、水肿、阴道炎、一过性痤疮加重等,反应较轻,停药后可消失。他莫昔芬具有弱雌激素样作用,长期应用可引起子宫内膜增生,甚至癌变,因此应严格掌握适应证,对子宫内膜癌高危人群应改用其他方法。

(6)GnRHa：GnRHa 为下丘脑促性腺激素释放激素(GnRH)类似物(激动剂)。

GnRHa 将 GnRH 的第 6 位和第 10 位氨基酸进行置换或去除，得到一种 9 肽化合物，较 GnRH 稳定性强，半衰期延长，并且与 GnRH 受体的亲和力大大增强，生物学效应增加 50～200倍。GnRHa 对 GnRH 受体亲和力高，与 GnRH 受体结合形成激素受体复合物，进入细胞核引起一系列生物效应，垂体迅速释放 Gn，若 GnRHa 持续应用，GnRH 受体耗竭，使 Gn 分泌急剧下降，明显抑制卵巢功能而引起一系列围绝经期变化。这种去垂体状态可随停药而恢复。常用种类：布舍瑞林 900～1200μg/d，喷鼻，3 次/天；那法瑞林 0.4～0.8mg/d，喷鼻，3 次/天；戈舍瑞林 3.6mg/月，皮下或腹壁注射；丙氨瑞林 150μg/d，肌内注射；亮丙瑞林3.75～7.5mg/月，肌内注射；曲普瑞林 3.75mg/月，皮下或肌内注射。

应用 GnRHa 治疗前几天可出现一过性 LH、E_2 升高，所以应从黄体期或月经周期第 1 日开始用药，使垂体快速脱敏。一般持续用药 6 个月。用药期间可定期检测 E_2 水平，指导用药。Barbieri 报道，治疗期间 E_2 浓度控制在 73.2～219.6pmol/L(20～60pg/mL)为宜。治疗2～3 个月后，LH、E_2 即可达卵巢去势水平，并伴症状、体征改善。治疗后症状完全缓解率高于 50%，部分缓解率高于 90%，体征改善率约 50%，妊娠率为 50%，故 GnRHa 对 EMT 的短期疗效相当肯定，但异位病灶完全消退则需较长时间。GnRHa 适用于达那唑治疗无效或复发者，但对有卵巢内膜异位囊肿者疗效差，故仍不能完全替代手术治疗。复发率为 16%～59%。

不良反应：类似围绝经期综合征表现(低雌激素状态)，如多汗、潮热、阴道干燥、嗜睡、疲劳、易怒、乳房缩小、骨质疏松、偏头痛、抑郁、性欲降低等，主要不良反应为骨质丢失。偶有皮肤干燥、脱发、皮疹、下肢抽搐、体重增加和胃肠道反应。GnRHa 的优点是对肝脏等重要脏器无损害，无男性化作用，可反复应用。大量资料表明，GnRHa 治疗 EMT 的疗效较达那唑好，不良反应较达那唑明显少而轻。

反向添加治疗：由于 EMT 治疗期间出现低雌激素状态，在开始给药的 6 个月后骨盐量减少 2%～5%，为改善患者的生活质量补充外源性雌激素，即为反向添加治疗，使血清雌激素水平控制在 109.8～183.0pmol/L(30～50pg/mL)，则可避免或减轻 GnRHa 对正常组织的不良影响，如避免潮热等血管运动性症状、骨盐量减少等不良反应。常用方法：①GnRHa＋炔诺酮 5mg/d；②GnRHa＋结合雌激素片0.625mg/d＋醋酸甲羟孕酮 2.5mg/d；③GnRHa＋替勃龙片 2.5mg/d(或 1.25mg/d)。一般自治疗 12 周起开始给药。治疗期间应监测 E_2 水平以调整用量。

(7)米非司酮：米非司酮是 19 世纪 80 年代人工合成的 19-去甲类固醇炔诺酮的衍生物，用于终止早孕；20 世纪 90 年代中后期开始用于治疗 EMT。与孕激素受体有高度亲和力，具有强抗孕激素作用及抗糖皮质激素作用，其与子宫内膜孕激素受体的亲和力比孕酮高 5 倍。用药后，对抗孕激素，使在位及异位病灶萎缩、闭经。子宫内膜对米非司酮很敏感，通过对子宫内膜形态学观察，发现米非司酮除诱导月经外，还可阻滞子宫内膜的发育，干扰子宫内膜完整性。动物试验显示，米非司酮使子宫内膜中一些细胞因子水平发生变化，如白血病抑制因子、转化生长因子 β 等，这些因子已被证明与 EMT 的发生、发展有关。因此，米非司酮可能经局部的细胞因子介导而起到治疗的作用，是一种颇有前景的治疗方法。

用法：目前无统一剂量。Kettel 报道 50mg/d 连续用药 6 个月，在用药的第 1 个月即闭经。

用药期间症状消失约50%，约50%患者雌激素保持在生理水平。疗效与达那唑和GnRHa相近。国内已使用低剂量（10mg/d）连续90天，获得满意疗效。

不良反应：因药物剂量小，无明显不良反应。长期应用可产生抗皮质激素反应，但Kettel报道剂量为50mg/d时无抗皮质激素作用。其他不良反应有恶心、呕吐、头晕等。该药停服后易复发。

雌激素水平下降可引起潮热、阴道淋漓出血、阴道干燥、体重轻微增加等。其中主要是潮热，约占26%，ACT轻微升高，与该药90%经肝脏代谢有关，其他有乏力、头痛，极少数乳房缩小，一般停药后不良反应消失。

（8）棉酚：棉酚是从棉子中提取的多羟联苯萘醛类化合物，20世纪80年代初用于EMT，疗效和安全性已证实。在位与异位内膜及子宫肌肉均对棉酚敏感。棉酚可抑制卵巢功能和子宫内膜，引起月经过少、月经稀发、闭经，使异位内膜病灶缩小。其作用有可逆性，且受年龄影响，年龄越轻对棉酚越敏感，停药后功能恢复也越快。

用法：醋酸棉酚20mg，1次/天，连服2个月，减为20mg，每周2次，6～8个月一个疗程。有生育要求者，将疗程缩至6个月。因棉酚可导致血钾降低，服药期间应加用10%枸橼酸钾10mL，每日2～3次。治疗后症状改善率为90%，体征改善率为80%。

不良反应：主要为低雌激素反应和胃肠道反应，肝功损伤及低钾血症等。

3.手术治疗

手术治疗可在短期内对解除疼痛和促进生育有较好效果，是治疗EMT的主要措施。尤其适用于药物治疗无效的重症患者。目的在于去除子宫内膜异位结节，分离粘连，缓解疼痛，减少复发和术后粘连；恢复盆腔器官正常解剖关系及生理功能，以利恢复生育能力。对于卵巢子宫内膜异位囊肿，应首选手术治疗。

EMT手术治疗，从手术方式上可分为保守性手术、保留卵巢功能及根治性手术；从手术途径上可分为剖腹手术和腹腔镜手术。

（1）保守性手术：适用于有生育要求的EMT患者。手术治疗包括切除或烧灼肉眼可见的异位病灶，分离粘连，剥除卵巢内膜异位囊肿，修复卵巢，输卵管通液及对输卵管梗阻者进行整形，行子宫悬吊术以防再次粘连。

保守手术后的妊娠率为40%～60%，临床症状缓解率为59%～100%。腹腔镜下切除治疗效果等于或优于期待治疗或药物治疗，且不良反应小，术后恢复快，创伤小。有学者认为EMT合并不孕症，不论期别或病变如何，均为腹腔镜手术指征。与剖腹手术相比，腹腔镜手术具有无可比拟的优点。

Matynorv对镜下子宫内膜异位囊肿剔除后12～14个月行第2次腹腔镜检查，未发现盆腔粘连。在缓解疼痛方面，腹腔镜保守手术后Ⅲ～Ⅳ期缓解率为91.2%；在治疗不孕方面，国外报道轻度EMT患者腹腔镜手术后的妊娠率达53.5%～73.0%，国内报道，术后6个月妊娠率Ⅰ、Ⅱ期为25%，Ⅲ期为16.7%。术后1年内妊娠率较高，术后2年仍未妊娠者则以后妊娠机会减少。手术后复发率为26%～36%，复发后再次行手术治疗者，术后极少妊娠。

（2）子宫神经切断术（LUNA）：Reddy等对EMT引起的盆腔疼痛患者采用LUNA，离断宫颈及宫体下部敏感的神经纤维，使患者疼痛减轻。切断的部位近宫颈处，切断子宫骶骨韧带,将韧带离断去除 2～5cm,深达 1cm,以确保所有的神经纤维切除,但需防止输尿管损伤。LUNA 可明显减轻正中部疼痛。若神经切断不全,疼痛可复发,患者常需再次手术治疗。

(3)骶前神经切断术:即切断腹下神经丛,适用于严重盆腔正中部疼痛的 EMT 患者,常与EMT 保守性手术与 LUNA 同时进行,在行此手术时,应严格掌握手术适应证以提高手术成功率。骶前神经切断术可缓解盆腔中部疼痛,但附件疼痛的患者不适宜行此手术。

(4)保留卵巢功能的手术:适用于年龄 45 岁以下,无生育要求,或同时合并子宫肌瘤、子宫腺肌病及卵巢内膜异位囊肿者。手术中切除盆腔内病灶、同时行子宫全切或子宫次全切除手术,但要保留至少一侧卵巢或部分卵巢以维持患者卵巢功能,又称半根治手术。手术后复发率为 2.7%～20%,低于保留生育功能者,约 24% 的患者出现围绝经期综合征。Vercellini 综述了过去 20 年的文献发现,对可能来源于子宫的慢性疼痛做子宫切除,术后 83%～97% 疼痛减轻或改善。

(5)根治性手术:适用于近围绝经期的重症 EMT 患者,对于无生育要求的重症患者,经药物治疗无效,或行保留卵巢功能手术后复发的,可放宽手术指征,年龄在 35 岁以上即可施行根治手术。根治性手术包括全子宫切除,双侧输卵管、卵巢切除和其他种植病灶的切除。根治手术后需激素替代,常用雌-孕激素疗法,可避免重新激活可能残余的子宫内膜异位病灶。虽根治性手术被认为是一种很确切的治疗疼痛的办法,但术后少数患者可仍有轻微症状,术后疼痛仍会复发,复发率为 3%。

(6)其他治疗:①子宫动脉栓塞,Siskin 用子宫动脉栓塞治疗 EMT 引起的经量过多,3 个月后,92.3% 症状和生活质量有明显改善;6 个月后 MRI 显示平均子宫体积减小 42%。有学者认为子宫动脉栓塞是月经过多和 EMT 患者非手术疗法有前途的选择,但仍需大样本的前瞻性研究来确定这种方法的安全性和有效性。②乙醇治疗法,适用于卵巢内膜异位囊肿,术后复发者或有生育要求者。应用介入超声技术对卵巢异位囊肿患者行阴道超声下穿刺注入99.9% 乙醇。月经干净后 3～7 天,行硬膜外麻醉或局麻加静脉镇静剂,消毒后经阴道扫描,确定穿刺部位和方向。用 16 号或 14 号穿刺针沿指引线,通过导向器进行囊肿穿刺,用 50mL 注射器或 80～93kPa 的负压吸引器进行吸引。吸引困难时,可用相当于吸引量的生理盐水注入,再吸引。如此反复操作,直至吸引液透明时为止,注入 99.9% 乙醇。乙醇量相当于吸出量的 80%,于囊内停留 15min 吸出,重复注入乙醇 1 次。最后以生理盐水冲洗囊肿内腔,冲洗吸引干净后,拔除穿刺针。60 例手术患者无 1 例乙醇吸收过量症状(面色潮红、心率增加等)。动态监测乙醇浓度,在术后 30min 最高值达 371mg/L,低于影响人判断力和灵敏性阈值500mg/L,可认为在治疗中遵守 15min 这一固定的保留时间标准,从乙醇吸收浓度讲是安全的。随访 1 年或 2 年的远期疗效,复发率无显著差异,且几乎与开腹手术疗效相同。痛苦小、费用低、操作简单是该疗法的独特优点。但穿刺后复发率高于 30%。

4.腹腔镜手术与剖腹手术的比较

近 10 余年来,腹腔镜已在临床上广泛应用,各种手术器械的发展已使腹腔镜从过去的单纯诊断发展成为以治疗为目的的手术工具。腹腔镜手术是目前治疗 EMT 的重要方法,也是最好的方法。其优点在于手术视野清晰,尤其是对直肠子宫陷凹、宫骶韧带、卵巢下缘、阔韧带后叶等处易于探察,易发现并去除异位病灶;手术后粘连发生少,可反复多次进行;手术损伤小,术后恢复快,住院时间短,患者心理上更易接受;术后妊娠率高于或等于剖腹手术。而剖腹手术是 EMT 的标准外科治疗方法,与腹腔镜手术相比,剖腹手术强化触诊,便于检查腹膜后间隙、肠管,及对深部病变做细致操作。尤其适用于以下患者:行腹腔镜手术或药物治疗后,盆腔疼痛及不育未改善者;病变广泛,病情复杂,对腹腔镜手术技巧要求较高者;需与卵巢恶性肿瘤鉴别者;合并有子宫肌瘤、子宫腺肌病者。

5.药物与手术联合治疗

对 EMT 患者进行药物治疗时,可因患者盆腔严重致密的粘连,致病灶内药物达不到有效浓度而影响疗效,且停药后短期内病变可能复发。手术治疗,尤其是保守手术治疗后,易复发,手术后易发生粘连,影响手术效果。常将手术与药物治疗结合起来达到较单一治疗更好的疗效。

(1)术前联合药物治疗:目前认为药物对 EMT 病灶的抑制作用主要出现在前 2 个月,所以术前用药多为 1~3 个月。术前用药的缺陷在于药物抑制疗法可能掩盖一些隐蔽病变,使手术不彻底。优点是可缩小异位病灶,减少盆腔充血,从而减少术中出血,降低手术所需切除范围。同时,减少腹腔液容量并使其纤维蛋白含量降低,使手术中病灶更易分离、剥除,降低手术难度。若术前联合使用 GnRH-a,还可避免黄体形成,从而避免将黄体误认为卵巢内膜异位囊肿。

(2)术后联合药物治疗:优点是可抑制手术中未能切除的残余异位病灶,降低复发率,延长复发间隔时间。但对于有生育要求、年龄偏大的患者,有报道认为术后联合药物治疗可延误患者受孕,错过术后 1 年最易妊娠的时间。因此对于此类患者可不用药物治疗,积极怀孕。妊娠即是最好的治疗。

6.合并不孕症的治疗

对于轻度 EMT 患者可选择期待治疗,其妊娠率和常规治疗的妊娠率相近,5 年累积妊娠率可达 90%。由于 EMT 患者经药物或手术治疗后妊娠多发生于治疗后 1 年内,尤其是半年内,而治疗后 2 年未孕者,妊娠机会明显降低,所以凡确诊为 EMT 者,应积极治疗不孕。对于手术或药物治疗无效、高龄妇女,其生育能力下降,应采取积极措施。

诱导排卵加宫腔内人工授精是第一线有效的治疗方案,且费用低,操作相对简单。每周期妊娠率可达 6.5%~16.3%。其失败率与 EMT 的严重程度有关,对于严重的 EMT Ⅲ~Ⅳ 期应尽快予以辅助生殖。人类辅助生育技术需时相对较短,可能是目前 EMT 合并不孕的最有效的治疗方法。根据患者具体情况,可选择施行输卵管内配子移植术(GIFT)、输卵管内合子移植术(ZIFT)或体外受精-胚胎移植(IVF-ET),以前 EMT 患者施行辅助生育技术者,其卵母细胞获取率、卵细胞受精率、妊娠率常低于其他指征者。目前在施行助孕技术,常规超促排卵前,先应用 GnRHa 治疗 1~3 个月,即长方案,使 EMT 患者在 IVF 助孕过程中的卵子生长与数量及妊娠率均明显提高,达到与其他原因不孕 IVF 助孕同样的成功率。

第三节 排卵障碍性不孕

一、诊断

预测排卵是诊断排卵障碍的重要手段,通常需通过几个周期的连续观察方能较准确地判断有无排卵。月经状态对排卵的监测有重要意义。一般来说,95%的月经周期规则的妇女可有正常排卵,目前临床上常采用以下方法来诊断排卵。

(1)基础体温(BBT):无损伤性监测方法。测量机体静息状态下的体温,要求经 6h 以上充足睡眠,醒来后未做任何活动之前测量正常妇女排卵后孕酮≥4ng/mL,其降解产物刺激下丘脑的体温调节中枢,使 BBT 上升。黄体期 BBT 较卵泡期高 0.3~0.5℃,来月经时 BBT 又降到卵泡期水平,这种体温称双相型体温。需要注意的是,双相型体温不能预测排卵时间,而是提示体温上升前有过排卵,因此,单用 BBT 不能准确判断排卵情况,须与其他方法综合应用。

(2)宫颈黏液检查:宫颈黏液随 E_2 水平升高而增加,在排卵前 1~2 天或当日可达 0.4~1.5mL,是卵泡晚期的 4~6 倍。性质稀薄透明,呈拉丝状,黏液涂片呈典型羊齿状结晶,提示即将排卵。

(3)血 E_2 测定:卵泡早期 E_2 为 5~50pg/mL,排卵前 3 天开始明显升高,可达 200pg/mL,前两天可达 300pg/mL。至 LH 峰前 24h E_2 可≥400pg/mL,这时的值被称作 E_2 峰值。血 E_2 峰值后 24~48h 排卵。

(4)血 LH 测定:通常于月经周期第 8 天开始每日测定血 LH 水平。卵泡晚期 LH 可达 20~40U/L;排卵前达高峰,为 40~200U/L,这时的值被称作 LH 峰值。约 97%的排卵发生在血 LH 峰值后的 24h 以内。

(5)血 P 测定:一般 P≥4ng/mL 提示有排卵。

(6)B 超监测:自然排卵周期第 5~7 天可检测出一组小卵泡 8~12 天小卵泡发展为优势卵泡,直径可达 10mm 或更大,通常只有 1 个。此后优势卵泡以每日 2~3mm 速度增大,发育为成熟卵泡。成熟卵泡的典型超声特征:卵泡直径≥17~18mm;卵泡液增多,卵泡位于卵巢边缘,边界清晰,透亮度好;80%的成熟卵泡可见卵丘结构;卵泡周围出现透声环。排卵的超声特征:80%表现为卵泡消失,卵泡壁塌陷,形态不规则,壁厚;卵泡内出现密度较高的光点;20%的排卵可出现陶氏窝积液。排卵前内膜厚度可达 10mm 以上。

(7)子宫内膜活检。

(8)判断卵巢功能,并诊断子宫内膜病变。一般于预期月经来潮前 1~3 天及月经来潮后 6~24h 进行,若须做子宫内膜组织检查,则以 6h 内为宜。分泌期子宫内膜提示有排卵,增生期子宫内膜提示无排卵。若子宫内膜分泌期改变较正常落后 2~3 天以上或更久,即为黄体功能不足。

二、治疗

排卵障碍的治疗主要针对两个方面,一方面针对卵泡发育不良,另一方面针对卵泡排出障碍。

（一）卵泡发育障碍的治疗

1.月经周期调节

也可以作为促排卵前的预处理，在促排卵前使用。对月经紊乱的患者进行内分泌功能的调节，一般选择人工周期疗法。对有生育要求的患者，尽量选择天然雌激素和孕激素，可采用戊酸雌二醇片（补佳乐）＋黄体酮胶丸的方法，或戊酸雌二醇片/雌二醇环丙孕酮片复合包装（克龄蒙）、雌二醇片/雌二醇地屈孕酮片复合包装（芬吗通）等，也可采用短效避孕药来调节月经周期。

2.氯米芬（CC）促进卵泡发育

CC 是目前临床上广泛应用的口服促排卵药物，方法简单，价格便宜，可单独或与其他的促排卵药物联合使用，CC 化学结构与雌激素类似，具有较强的抗雌激素作用和微弱的雌激素效应。CC 与内源性雌激素竞争下丘脑及垂体雌激素受体，抑制雌激素对下丘脑的负反馈作用，促进垂体释放 FSH 和 LH，从而诱导卵泡发育和排卵。CC 适用于性腺轴功能基本完整、体内有一定量雌激素无排卵或稀发排卵者。低雌激素患者对 CC 治疗无反应。另外，CC 并不能改善卵母细胞的质量，因此，对排卵正常的妇女，应用 CC 并不能提高其妊娠率。

（1）治疗方案：月经周期第 1～5 天开始，50mg/d，连服 5 天。如果疗效不佳，CC 剂量可每月递增 50mg，逐渐增至 200mg/d。每个剂量可试 2～3 个周期。

（2）疗效：促排卵率为 70％左右，每个周期妊娠率为 20％～30％，连续 6 个月累计妊娠率为 60％～75％。妊娠率低于排卵率的原因：

①CC 抗雌激素作用，使宫颈黏液变稠。

②黄体功能不足。

③未破卵泡黄素化综合征，发生率 31％。

④子宫内膜变薄。

⑤其他不孕因素存在。

3.来曲唑促进卵泡发育

临床上常用的 CC 和促性腺激素类等促排卵药物可带来一些不良反应，如宫颈黏液质量差、子宫内膜薄、子宫内膜成熟延迟、卵巢过激、多胎妊娠等。近来国外许多研究报道，治疗雌激素依赖性疾病的芳香酶抑制剂——来曲唑可作为生育调节剂用于促进人和动物模型卵泡的发育。

来曲唑（LE）是近年来新出现的促排卵药，2001 年 Mitwally 等正式将其应用于临床，并取得良好疗效。来曲唑刺激卵泡生长发育，而卵泡发育的启动，可以引起雌激素和抑制素增加。同时由于来曲唑（LE）不占据雌激素受体，可通过继发的负反馈作用抑制 FSH 的释放，使发育中的卵泡可能出现优势选择，从而减少多胎妊娠率和 OHSS 的发生危险；同时发现 LE 无类似 CC 的抗雌激素作用，对宫颈黏液、子宫内膜等影响小，妊娠率也较 CC 促排卵高。

LE 促使卵泡生长，与 CC 和促性腺激素类药物相比显示出一定优势，有望成为一线促排卵药物。

用药方法：月经周期第 3 天开始，口服来曲唑片 2.5mg/d，共 5 天。根据疗效可延长用药时间。

4.他莫昔芬

其结构与 CC 相似,有弱的抗雌激素作用,对宫颈黏液影响小,不良反应较 CC 少,疗效与 CC 相似,多用于对 CC 无效者。

用法:月经第 5～9 天,10mg/d,根据疗效,最大剂量可递增至 20mg/d。

5.注射用尿促性素(HMG)

每支含 FSH 75U、LH 75U。

(1)适应证:适用于内源性促性腺激素不足或缺乏者,如希恩综合征、下丘脑性不排卵、CC 治疗无效者及辅助生殖技术。高促性腺激素闭经患者(如卵巢早衰)不宜用 HMG 促排卵。

(2)用法:第 3～12 天,HMG 75IU,每天 1 次,需要多次的卵泡监测,过度刺激发生的机会偏大,根据卵泡监测结果调整 HMG 用量,待卵泡成熟,注射 HCG 5000～10 000IU。

(3)疗效:有报道排卵率几乎达到 90%,妊娠率为 50%～70%。

6.高纯 FSH 以及重组 FSH

每支含 FSH 75U,LH 以及杂质蛋白含量低,可皮下注射,促排卵效率高,对卵子无不良影响,受孕率较高,不良反应少(OHSS 发生率降低),但费用高,用法及剂量同 HMG,主要用在试管婴儿的超促排卵。

7.溴隐亭

高催乳素血症患者在溴隐亭治疗后可以恢复排卵。若无排卵,同时加用 HMG 或 CC 诱发排卵。

(1)使用方法:从小剂量开始,1.25mg/d,晚餐时服用。根据其治疗效果及耐受性,每周增加 1 次剂量,如 1.25mg、每天 2 次,2.5mg、每天 2 次,依此类推。一般每天用量为 5～7.5mg。治疗有效指征为溢乳停止,PRL 恢复正常,月经规律,排卵及妊娠。对不良反应严重不能耐受者,阴道给药效果同口服。

(2)溴隐亭+CC:服溴隐亭同时在月经第 5 天开始加用 CC 50mg,每天 1 次,必要时可增加 CC 用量,若无效时才改用 HMG。卵泡成熟时注射 HCG。

8.中西医结合促进卵泡发育

中医理论认为肾精充盛,肾阳鼓动,肝郁之疏泄,冲任气血调畅,精卵方能成熟并正常排出。若内有肾虚为本,卵子难以发育成熟;外兼肝郁、血瘀滞或痰湿阻滞,冲任气血失调则阻碍卵子排出,故肾虚冲任失调为排卵功能障碍性不孕的主要病机。因此,补肾调冲是治疗排卵障碍的方法。

9.联合促排卵

根据患者的个体差异选择上述一种或多种方法进行促排卵,效果较好,如常见的 CC/HMG/HCG 促排卵法效果确切;中西医结合促排卵,费用低,临床常用联合促排卵的方法。

(二)卵泡排出障碍的治疗

1.HCG

当卵泡发育成熟时给予,可模拟内源 LH 峰促进排卵、维持黄体功能。适用于卵泡发育成熟而不排卵者,如 LUFS;或与其他促排卵药合用如 CC、HMG、高纯 FSH、rFSH,促进排卵效果。单纯应用 HCG 无明显促进卵泡发育的作用。

用药方法和剂量:促排卵过程中,当卵泡直径≥18mm 时,给予 HCG 5000～10 000IU 肌内注射,一般注射 HCG 后 36h 左右排卵。

2.GnRHa 类药物

曲普瑞林或丙氨瑞林代替 HCG 在高危周期中诱发排卵,能获得与 HCG 相似的排卵率、妊娠率,但能明显降低 OHSS 发生率。

用药方法和剂量:促排卵过程中,如果直径≥18mm 卵泡超过 2 个、中小卵泡较多、血 E_2≥7340pmol/L 时,为避免发生 OHSS,禁用 HCG 诱发排卵,改用曲普瑞林 0.1～0.2mg 皮下注射,或丙氨瑞林 0.15～0.45mg 肌内注射,排卵后补充黄体 12～14 天。

第四节　多囊卵巢综合征与不孕症

多囊卵巢综合征(PCOS)是育龄妇女内分泌疾病中最常见的一种,多从青春期开始,各种症状持续至绝经前后,几乎覆盖女性一生,患病率为 55％～20％。妇科内分泌临床占 20％～60％,是引起排卵障碍性不孕的主要原因。自 1935 年 Stein 和 Leventhal 首次报道该病来,迄今仍病因不明,其病理生理变化复杂,临床表现呈多态性,主要的临床症状是月经稀发或闭经,并可引起肥胖、痤疮、多毛等体征。本病确切的病因不清楚。家系调查显示 PCOS 有遗传倾向,近年来研究认为子宫内激素环境影响成年个体的内分泌状态,提示有非遗传因素的作用。PCOS 还合并其他病理改变,常由于不排卵,子宫内膜单纯受雌激素刺激,导致子宫内膜增生,子宫内膜癌发病风险高于正常人群。无论肥胖与否,多数患者合并高胰岛素血症及胰岛素抵抗,部分合并代谢综合征,血中低密度脂蛋白(LDL)及三酰甘油(TG)增高,高密度脂蛋白(HDL)降低,患者将来患 2 型糖尿病、动脉粥样硬化及冠心病的风险增加。因此到目前为止,PCOS 仍是妇科内分泌研究的热点与难点。

一、病因

PCOS 的确切病因目前尚不清楚,多数研究结果认为下丘脑-垂体-卵巢轴异常、肾上腺功能异常、高胰岛素血症与胰岛素抵抗及遗传环境因素等均可能是 PCOS 的致病原因。

1.下丘脑-垂体-卵巢轴异常

(1)PCOS 患者的促性腺激素 FSH 和 LH 分泌不协调,LH 分泌过多,但无周期性改变和峰值形成,而 FSH 分泌则呈低水平,LH/FSH 比值上升,LH/FSH＞2～3。

(2)PCOS 患者体内雌激素来源较多,小部分来自小卵泡的少量分泌,大部分是来自卵巢与肾上腺分泌的过多雄激素在周围组织转化为雌酮。持续上升的雌激素对下丘脑形成不适当的反馈,致 GnRH 分泌频率增高,LH 随之上升;高水平的 LH 又刺激卵泡膜细胞及间质细胞,产生过多的雄激素,同时抑制性激素结合球蛋白(SHBG)的合成,使游离雄激素增多,其中的雄烯二酮(A)转化为雌酮(E_1),高雄激素通过增加 LH 对 GnRH 的敏感性造成 LH 上升,形成

PCOS 的恶性循环。

（3）PCOS 患者的雌二醇（E_2）水平在早卵泡期未降低，其负反馈作用使 FSH 处于低水平，但并未完全抑制，可刺激卵泡不断生长，却不能刺激卵泡发育至成熟，从而形成不同阶段的多个小卵泡。

（4）PCOS 患者卵巢内的多个小卵泡又合成过多的抑制素，使 FSH 进一步降低，形成 PCOS 的恶性循环。

（5）PCOS 患者下丘脑-垂体功能发生异常，主要是多巴胺活性与数量相对不足，对 GnRH 释放的抑制性减弱，使垂体分泌 GnRH 增多。

2.胰岛素抵抗与高胰岛素血症

近来研究发现，PCOS 患者 50%～70% 均存在胰岛素抵抗（IR），认为 IR 及随后出现的高胰岛素血症在 PCOS 的高雄激素形成中起重要作用，是 PCOS 很多病理生理的基础。IR 是指体内胰岛素促进细胞、组织和器官利用葡萄糖的效能降低，即胰岛素敏感性下降，机体需超过正常量的胰岛素才能在胰岛素的效应器官产生正常的生理效应。IR 可分为 3 类：①由于基因突变致胰岛素结构改变，使胰岛素抗体形成，破坏过多胰岛素，可造成受体前 IR；②由于基因异常或病理状态导致胰岛素受体数目或亲和力下降，可造成严重的受体水平 IR；③由于某些酶的变化而影响胰岛素对糖代谢的调节造成的 IR 称为受体后 IR。

由于胰岛素抵抗，机体为维持正常的血糖水平，代偿性地增加胰岛素的含量，形成高胰岛素血症。高胰岛素血症引起高雄激素血症，已为大家所公认。高胰岛素血症引起高雄激素血症的途径有下面几种。

（1）高胰岛素直接作用于卵泡膜细胞，与其上的胰岛素样生长因子（IGF-1）受体结合，刺激雄激素的合成。

（2）高胰岛素可增强卵泡膜细胞内细胞色素 P450c17α 雄激素合成酶活性，加速孕酮转化为 17-羟孕酮，后者可转化为雄激素。

（3）高胰岛素使游离 IGF-1 增加，并增强 IGF-1 的活性，从而增强 LH 刺激卵泡膜分泌雄激素的作用。

（4）IR 状态下，胰岛素介导受体酪氨酸自身磷化途径有缺陷，使细胞对葡萄糖跨膜运输功能下降。

3.IGF-1 与 PCOS

IGF-1 存在于各种增生组织如子宫内膜和卵巢组织，并在生殖生理和病理中起重要作用。目前认为 PCOS 的临床和生化特征包括高雄激素引发的持续无排卵、胰岛素抵抗和肾上腺雄激素分泌过多等，可能与 IGF-1 对卵巢、肾上腺及周围组织活性作用的增强有关。

4.肾上腺功能异常

肾上腺在 PCOS 发病中有重要作用，肾上腺功能异常分两类：一是肾上腺与卵巢中雄激素合成酶 P450c17α 活性增强，使两者来源的雄激素皆升高；二是 PCOS 患者的肾上腺对促肾上腺皮质激素（ACTH）反应敏感，由于皮质醇清除率加速，ACTH 代偿性分泌，致肾上腺分泌雄激素过多。肾上腺分泌的雄激素有脱氢表雄酮（DHEA）与硫酸脱氢表雄酮（DHEAS）。DHEAS 又可作为 PCOS 合成甾体激素的前体，使卵巢合成雄激素增加。胰岛素对肾上腺源的雄激素合成有抑制作用,但对于 IR 的 PCOS 患者,胰岛素抑制 DHEA 的作用较弱。

5.遗传因素

有学者报道 PCOS 患者有家族史且由基因缺陷引起。但有关此方面的问题尚有待进一步研究。

二、病理生理

1.IR

有 50%～60%的 PCOS 患者在空腹状态或服糖情况下出现高胰岛素分泌,IR 可使 PCOS 患者出现血脂代谢异常,TG 及 LDL 升高而 HDL 降低,患者患高血压、糖尿病及心血管疾病等并发症增加。

2.高雄激素血症

PCOS 患者的主要病理生理变化就是体内雄激素增高,高雄激素与高 LH 血症及高胰岛素有关。适当的雄激素可促进卵泡发育,过多时可干扰 LH 对颗粒细胞的作用和卵泡成熟,阻止优势卵泡出现,并加速卵泡的闭锁。

3.高 LH

PCOS 患者 LH/FSH>2～3,是由于下丘脑 GnRH 脉冲发放频率增高的结果。另有研究显示,高胰岛素可增强 LH 产生,LH 是促进雄激素合成的最重要因子,所以高 LH 血症必然会导致高雄激素血症。

4.卵泡成熟障碍

卵巢局部自分泌-旁分泌调控机制异常可能是 PCOS 不排卵的原因。Franks 等发现 PCOS 卵泡内表皮生长因子(EGF)浓度高于正常人,提示 EGF 浓度过高可能抑制卵泡对 FSH 的敏感性而影响卵泡生长。胰岛素与 LH 的协调作用促使的高雄激素血症也可导致卵泡发育的调节失常形成卵巢多囊样改变。

5.肥胖

体重指数[体重(kg)/身高的平方(m²)]>25 为肥胖。约 50% PCOS 患者表现为肥胖,肥胖妇女受孕机会较少,通过锻炼和饮食控制降低体重,可使生育能力明显提高。目前已证明瘦素与女性生殖功能密切相关,瘦素是脂肪细胞分泌的一种蛋白激素,肥胖者中瘦素明显偏高,研究显示其能通过调节下丘脑-垂体-卵巢轴的功能,也可直接作用于卵巢激素的分泌,减弱卵泡细胞对 FSH 刺激的敏感性。另有学者认为,PCOS 肥胖可降低肝脏 SHBG 的合成,使血清游离睾酮水平增高,雄激素作用被放大,加重了排卵障碍。

三、临床表现

1.月经失调

月经稀发以至闭经,绝大多数是继发性闭经。闭经前常有月经稀发或月经过少,也有患者月经规律而无排卵。部分患者表现为无排卵性功能性子宫出血。

2.无排卵不孕

无排卵不孕多为排卵障碍而引起的原发性不孕,约占无排卵患者的 30%。

3.高雄激素血症

高雄激素血症为 PCOS 最常见且比较恒定的诊断根据,但临床测定值与种族、体重、年龄等相关。一般依靠体征如皮肤改变、年轻患者有多毛(亚洲妇女较少见)、痤疮、年龄较大者可有脱发秃顶等辅助诊断。

4.肥胖

约半数 PCOS 患者有肥胖表现,多在青春期前后出现。肥胖程度与临床表现密切相关。肥胖者的高雄激素血症、IR 和不排卵的发病率高于正常体重者。

5.卵巢增大和多囊性变

PCOS 卵巢的特征性改变为双侧卵巢增大,通过 B 超和腹腔镜检查可确定卵巢体积;卵巢皮质增厚,可见多个小卵泡在卵巢皮质下呈车轮状排列。

6.黑棘皮病

黑棘皮病是重度胰岛素抵抗的体征,典型表现为颈后、腋下、外阴、腹股沟皮肤角化过度,有时呈细小疣状改变,皮肤色素增加。

7.激素变化

激素变化可表现为雄激素过多、高雌酮血症、LH/FSH 比值升高(≥2～3)、高胰岛素血症等。

四、辅助检查

1.超声检查

首选阴道超声。典型的改变可见卵巢体积增大,每个平面可见 10 个以上直径＜2～6mm 大小不等的卵泡,靠近皮质排列呈项链状,称"环珠征",并伴卵巢间质增生(超过卵巢体积的 25%)。

2.激素测定

诊断 PCOS 需排除先天性肾上腺增生症(测量血 17-羟孕酮),甲状腺异常(查血 TSH),高催乳素血症(查血 PRL)以及库欣综合征。但如无相关指征,此数个检查可省略。血雄激素测定是有必要的,睾酮有升高,SHBG 降低,但 DHEAS 和双氢睾酮(DHT)的测定不是必要的,仅少数患者有升高。雌激素水平多相当于早中卵泡期水平,无周期性变化。LH 升高,并较恒定地维持在卵泡期水平,FSH 则在卵泡早期水平,LH/FSH＞2～3。

3.空腹血糖及空腹胰岛素测定

空腹血糖/空腹胰岛素＜3 时可认为有高胰岛素血症。

4.血脂状况

怀疑合并代谢综合征时应监测 TG 和 HDL。

五、诊断

具备以下三项标准中的两项即可诊断为 PCOS：

(1)排卵障碍。

(2)高雄激素血症。

(3)卵巢的改变：B 超下表现为每侧卵巢内有 10～12 个直径 2～9mm 的小卵泡,在卵巢包膜下呈车轮状排列,双侧卵巢体积≥10mL。

六、鉴别诊断

1.卵巢产生雄激素的肿瘤

如门细胞瘤,支持间质细胞瘤,可产生大量雄激素。B 型超声、CT 可助鉴别。

2.肾上腺皮质增生

是一种常染色体隐性遗传病,由于皮质醇生物合成的过程中有酶的缺陷,21 羟化酶的缺陷最常见,可引起 17 羟孕酮和雄激素增高,ACTH 试验反应亢进。

七、近期及远期合并征

(一)糖尿病

按 WHO 的诊断标准,肥胖 PCOS 患者中的糖耐量降低比例达 40%,20～44 岁的 PCOS 患者患非胰岛素依赖性糖尿病的患病率达 20%～40%,远高于匹配人群的 10%。妊娠糖尿病的人群发生率为 20%～40%,显著高于正常人群的 3%～9%。

(二)心血管疾病发生率增高

高血压患病率较同年龄妇女增加 4 倍,PCOS 患者绝经后的高血压患病率较非 PCOS 人群高出 2 倍。冠心病的发生率虽高于正常人群,但由于患者长期高雌激素水平的心血管保护作用,患者冠心病死亡率并不增加。

(三)子宫内膜癌发生率增加

肥胖、糖尿病及高血压是子宫内膜癌的高危因素,称为子宫内膜癌三联征。长期无排卵、高血压、糖尿病、肥胖及不育是 PCOS 及子宫内膜癌的共同特征。PCOS 患者有 50%～70% 伴有 IR,以 IR 为主的 2 型糖尿病患者患子宫内膜癌的相对危险性是正常人的 3～4 倍。PCOS 患者由于排卵障碍,子宫内膜长期受单一的低浓度雌激素刺激,缺乏孕酮的调节和周期性子宫内膜脱落,且患者体内的雄激素水平较正常妇女增高 3～4 倍,雄激素可转化为雌酮导致子宫内膜多为增殖期改变或有不同程度的增生,进而发生非典型增生,甚至引发子宫内膜癌。PCOS 患者患子宫内膜癌的风险较正常高 5 倍以上,有的研究甚至认为可以达到 10 倍。在未经治疗的 PCOS 患者,子宫内膜增生的发生率高达 35%,子宫内膜癌的发生率则达 8%。

对于从未接受治疗、月经周期＞3 个月、子宫内膜厚度≥7mm 或者反复出现阴道不规则流血的患者,应常规进行诊刮。超声提示子宫内膜增厚的患者,即使没有阴道不规则流血,亦应先进行诊刮,明确有无子宫内膜增生。

（四）自然流产率上升

PCOS 患者早期自然流产的发生率为 30%～50%，是正常妇女的 3 倍，而其复发性早期流产发生率为 36%～82%。接受 IVF-ET 的 PCOS 患者，早期自然流产发生率为 20%～35%，高于同龄对照组。血清 E_2 和 P 异常负反馈，导致垂体 LH 峰频率减少，引起卵泡发育成熟障碍；高雄激素和高胰岛素可能通过直接损害卵子及早期胚胎造成流产；生长因子紊乱影响卵泡甾体激素的合成，影响卵泡正常发育，使胚胎质量下降导致流产。P/E_2 比例失调、高雄激素、LH/FSH 比例失调、胰岛素抵抗与高胰岛素血症等使子宫内膜增生异常和功能缺陷，造成子宫内膜容受性下降，或子宫内膜发育与胚胎发育不同步，从而引起胚胎着床障碍和早期自然流产。

妊娠中、晚期并发症主要有妊娠期糖尿病、妊娠期高血压疾病，新生儿体重显著降低，分娩及新生儿期并发症增加。

（五）代谢综合征

患有代谢综合征的患者容易发生的相关疾病主要有糖尿病、高血压、冠心病及血脂异常等。PCOS 患者 2 型糖尿病的发病风险是正常人群的 5～10 倍，妊娠后发生 2 型糖尿病的危险较正常人群高出 10 倍以上。PCOS 患者 30 岁以前高血压的发生率与正常同龄人群差异不大，30～45 岁发病率较正常同龄人群高 3～5 倍，绝经后患者高血压发病率 3 倍于正常人群。PCOS 患者患冠心病危险的比值比在 5 左右，发生心肌梗死危险的比值比在 5～10。与体重匹配的正常妇女相比，PCOS 患者常伴有血三酰甘油、总胆固醇、低密度脂蛋白、极低密度脂蛋白、载脂蛋白 C-Ⅲ等血中浓度升高，高密度脂蛋白水平和 ApoAl 浓度降低。肥胖 PCOS 较不肥胖 PCOS 患者更为明显。

八、治疗

由于 PCOS 的病因不清，所以目前尚无针对病因学的彻底、有效治疗方案。当前的治疗方法选择主要是根据患者的临床症状、对生育的要求、病情的程度和先前治疗的效果以及防止子宫内膜恶变等，制定综合治疗方案。治疗的近期目标为调节月经周期、治疗多毛和痤疮、控制体重；远期目标为预防糖尿病、保护子宫内膜，预防子宫内膜癌及心血管疾病。对年龄＞35岁的无排卵患者，做常规诊刮和子宫内膜病检，以了解子宫内膜组织学变化，并排除子宫内膜癌。

对肥胖型伴发胰岛素抵抗的 PCOS 患者，强调减轻体重和二甲双胍的治疗，不主张首选避孕药或腹腔镜下卵巢打孔术。对以高雄激素血症为主要表现的 PCOS 患者，在鉴别器质性原因的高雄激素血症之后，主张给予短效避孕药或其他抗雄激素制剂降低血雄激素水平，继而诱发排卵。

（一）减轻体重

减轻体重是治疗 PCOS 的基本原则。肥胖患者通过低热量、低糖、低脂肪饮食和一定的运动量减肥法（如每天跑步、快速步行或骑自行车 1h），降低体重的 5%～10%，可以降低胰岛素水平以及细胞色素 P450c17α 的活性，使雄激素水平下降，LH/FSH 比率正常，改变或减轻月经紊乱、多毛、痤疮等症状,并有利于不孕的治疗。有时足以产生规律的排卵月经周期和受孕,至少有利于诱发排卵和改善妊娠结果。这是通过降低胰岛素,升高 SHBG 和胰岛素样生长因子结合蛋白-1 的浓度,从而减少卵巢雄激素合成和循环的游离睾丸酮来实现的。另外降低体重至正常范围可以阻止该疾病长期发展的不良后果,如糖尿病、高血压、高血脂和心血管疾病。体重减轻应循序渐进,减轻过快容易反弹。要求在 6 个月内减少原有体重的 8%～10%。减重应在开始不孕症治疗前进行,而不是与治疗同步。

(二)高雄激素血症的治疗

1.短效避孕药

对于不需要生育,或有多毛、痤疮的 PCOS 患者,或性激素水平提示高雄激素或(和)高 LH,建议服用短效避孕药。目前常用的效果较好的有妈富隆、达英-35 和优思明。

(1)达英-35:含有炔雌醇和醋酸环丙孕酮(CPA)。CPA 是具有抗雄激素及抗促性腺激素作用的人工合成孕激素,与炔雌醇合用,可有效地降低雄激素活性,改善 PCOS 患者异常的内分泌环境。达英-35 抗雄激素作用较妈富隆强,对雄激素水平较高的患者,优先选择达英-35。

达英-35 每片含炔雌醇 0.035mg,CPA 2mg。月经第 1～5 天开始,每天 1 片,连服 21 天,停药第 8 天口服第 2 周期避孕药,共服 3～6 个月。

达英-35 短期治疗痤疮的效果很明显,但对多毛需要 8～12 个周期才有明显的效果。治疗持续时间越长,所达到的效果及维持作用越好。

(2)优思明:每片含有 0.03mg 炔雌醇和 3mg 屈螺酮,具有与达英-35 相似的抗雄激素作用。屈螺酮具有抗盐皮质激素活性和抗雄激素活性作用,对抗水钠潴留,阻断雄激素受体,不引起水钠潴留,不增加体重,甚至有减轻体重的效果。对肥胖或有发胖倾向的 PCOS 患者长期服用避孕药时,首选优思明。用法同达英-35。

2.螺内酯(安体舒通)

该药是利尿剂,因有抗雄激素的作用,所以被用于治疗高雄激素血症。每天 60～200mg,分 3 次口服,应用 3～6 个月后,根据治疗效果调整剂量。在治疗的早期患者可能出现多尿,数天后尿量会恢复正常。肾功能正常者一般不会发生水和电解质的代谢紊乱。如果患者有肾功能损害及血钾偏高,不宜使用该药。由于螺内酯没有调节月经的作用,如果患者仍然有月经稀发或闭经,需定期补充孕激素或与短效避孕药联合应用,以免发生子宫内膜增生症或子宫内膜癌。

3.地塞米松(DXM)

DHEAS 水平升高,提示肾上腺皮质来源的雄激素增多。地塞米松为抑制肾上腺源的雄激素的首选药物,很小剂量即可有效地抑制肾上腺激素的产生,晚上服可抑制 ACTH 的夜间脉冲式分泌,降低肾上腺的雄激素水平,使卵泡微环境的雄激素水平下降,促进卵泡对 Gn 的反应性。0.25～0.75mg/d,连服 3～6 个月。

(三)对 IR 及高胰岛素血症的治疗

1.低热量饮食及加强运动

此是治疗肥胖的 PCOS 妇女以改善其胰岛素敏感性的黄金标准方案。体重减轻后可改善 PCOS 内分泌的基础,使循环中的雄激素及胰岛素水平下降,SHBG 上升,从而恢复月经周期,有自然怀孕的可能。

2.胰岛素增敏剂

胰岛素增敏剂的应用是解决和打破 PCOS 发病的关键环节。胰岛素增敏剂可以降低 PCOS 患者高胰岛素血症对于排卵的影响,能降低胰岛素水平,提高胰岛素敏感性,使雄激素水平降低,减轻体重,有利于恢复排卵和月经周期。长期使用可降低 IR,因而能降低发展成糖尿病和心血管疾病的风险。胰岛素增敏剂主要是双胍类和噻唑烷二酮类,前者主要包括二甲双胍,后者则包括罗格列酮和匹格列酮等。

(1)二甲双胍(MET):二甲双胍是目前用于改善 IR 最常见的药物,有助于减轻体重并降低空腹血清胰岛素水平。它通过增加外周组织对胰岛素的敏感性,并抑制肝糖原合成,增加肌肉对葡萄糖的摄取和利用的双重作用,降低血清胰岛素水平,改善胰岛素抵抗,进而治疗 PCOS 患者的高雄激素血症。FDA 批准二甲双胍为诱发排卵药,对胎儿无毒性,亦无致畸作用,排卵率约为 46%,与氯米芬相近。IVF 治疗中应用二甲双胍虽然没有增加妊娠率和活产率,但可降低 OHSS 的风险。近年来已有不少学者提出将二甲双胍作为 PCOS 的一线治疗。二甲双胍可以减少 PCOS 患者早孕期间的自然流产率,并能减少妊娠糖尿病的发生,并不增加胎儿畸形的发生率。

①治疗方案:每次 250~500mg,每天 3 次,进食时服用,连续治疗 3~6 个月后对患者进行评价。如果胰岛素抵抗得到改善,则停用二甲双胍。停药随访期间,如果再次出现明显的 IR,可重新选用二甲双胍治疗。

②不良反应:应用二甲双胍相当安全,无论单独用还是与 CC 合用。二甲双胍常见的不良反应为恶心、呕吐、腹胀或腹泻不适等胃肠道反应,发生率为 15%~20%,多可耐受,继续服药 1~2 周后症状会减轻或消失。要慎用于有肾功能损害的妇女,因为有发生乳酸酸中毒的危险。虽然孕期应用二甲双胍没有发现增加新生儿出生缺陷和畸形率,且可使早孕期流产率降低 80%,但通常认为一旦妊娠,是否继续使用应根据病情权衡利弊,必须用药时应做到患者知情同意。对有 IR,甚至已发生糖耐量减退的患者,最明智的是孕前治疗,纠正健康状况后再妊娠。

(2)罗格列酮:罗格列酮通过提高肌肉和脂肪组织对胰岛素敏感性和抑制肝糖原合成,改善 IR 和高胰岛素血症。

罗格列酮每天 4mg,一般连续用药 3 个月。肝功能不良、酸中毒和心功能不良者不宜使用。一旦患者妊娠应停用罗格列酮。

目前,在治疗 IR 时往往首选二甲双胍,如果二甲双胍疗效欠佳,则加用罗格列酮。对重度 IR,开始时就可以联合使用二甲双胍和罗格列酮,二药联合使用对 PCOS 患者内分泌失调的治疗作用优于单独使用二甲双胍,并大大升高了 PCOS 患者的妊娠率。

服用二甲双胍或罗格列酮 3 个月后,雄激素和胰岛素水平均下降,但二甲双胍使雄激素下降更为显著,罗格列酮使胰岛素抵抗程度下降更为显著。罗格列酮可以提高 CC 抵抗患者的排卵率,而且优于二甲双胍。

(四)调整月经周期,防止子宫内膜增生和癌变

孕激素治疗适用于无生育要求、月经频发、月经稀发、闭经、无明显高雄激素临床和实验室表现、无明显胰岛素抵抗的无排卵患者。可单独采用定期孕激素治疗,以恢复月经。孕激素类药物有醋酸甲羟孕酮(MPA)、地屈孕酮(达芙通)、黄体酮软胶囊(琪宁)、黄体酮胶囊(益玛欣)、黄体酮软胶囊(安琪坦)等。单纯从保护子宫内膜的角度来说,推荐用法为:

1.MPA

月经开始后第 15~18 天开始口服,每天 6~10mg(2mg/片),连服 10~14 天。至少 2 个月撤退出血 1 次,以保护子宫内膜,减少子宫内膜癌的发生。

该方法经济实用,适用于性激素水平正常的 PCOS 患者,或经济困难、无避孕要求、无生育要求的 PCOS 患者。但用药后内分泌状况和代谢状况未得到改善,PCO 本身无好转,高雄激素状况无变化。

2.其他黄体酮制剂

常用的有达芙通、琪宁、益玛欣、安琪坦,月经第 15 天开始口服,连用 10~14 天。

(五)促进生育、药物促排卵治疗

对于有生育要求的患者,经过一系列的减肥、抗雄激素、抗 IR,部分患者恢复排卵或者受孕,但多数患者还是需要促排卵治疗。为了提高妊娠成功率,促排卵前必须先治疗高雄激素血症和 IR,使血睾酮、LH 和胰岛素水平恢复至正常范围,增大的卵巢恢复正常,卵泡数减少。

促排卵前的预处理措施如下:①降低体重 5%;②降低 LH 水平,使用达英-35 或优思明、GnRHa;③降低睾酮水平,口服螺内酯、达英-35 等;④降低胰岛素水平,口服二甲双胍、罗格列酮等。

1.氯米芬(CC)

CC 为一线促排卵药。CC 是雌激素受体拮抗剂,它能竞争性地结合下丘脑、垂体上的雌激素受体,解除雌激素对下丘脑-垂体-卵巢轴的抑制,下丘脑因此反射性地释放 GnRH,刺激垂体释放 FSH、LH,作用于卵巢促进卵泡的发育。

(1)应用指征:无排卵或稀发排卵,体内有一定雌激素水平,血 PRL 水平正常,输卵管通畅,男方精液正常。PCOS 患者只要有正常的基础 FSH 和雌激素水平均可应用。

(2)禁忌证:妊娠、肝脏疾患、不明原因的异常子宫出血、卵巢增大或囊肿。

(3)用法:月经周期第 2~5 天开始口服(无周期患者在排除妊娠后即可开始用药),每天 50~100mg,连服 5 天。服 CC 后,当 $E_2 \geqslant 1101pmol/mL$ 或 B 超下优势卵泡直径>18mm 后注射 HCG 5000~10 000IU,注射后 32~36h 排卵。

一般停用 CC 5~10 天内会出现直径>10mm 的卵泡。如果停药 10 天还没有出现直径>10mm 卵泡,则视为 CC 无效。如低剂量的 CC 无效,第 2 个周期加量,每天 100mg,共服 5 天;每天服 CC 100mg 无效,第 3 个周期每天 150mg,共服 5 天;连用 3 个月仍无排卵,可认为 CC 抵抗。

(4)疗效:应用 CC 后 70%~80%的患者排卵,22%~30%妊娠。绝大多数妊娠发生在用药起始的 6 个排卵周期,很少超过 12 个周期,因此治疗周期应控制在 6 个排卵周期。如未妊娠,可选择二线治疗,如 FSH/HMG 促排卵或腹腔镜下卵巢打孔术(LOD)。

PCOS 患者治疗效果与肥胖、高雄激素、年龄、卵巢体积以及月经紊乱情况等有关。

造成高排卵率和低妊娠率与 CC 所导致的外周抗雌激素作用有关。如治疗后宫颈黏液的质量和数量均下降,发生子宫内膜发育不良、黄体功能不足(LPD)以及未破卵泡黄素化综合征(LUFS)。

(5)不良反应:不良反应的发生和严重性与个体敏感性高低有关。用药后卵巢增大 15%、潮热 11%、腹部不适 7.4%、视力模糊和闪光暗点 1.6%;少数人可出现头痛、脱发、OHSS。视力并发症应作为再用 CC 的禁忌证。OHSS 非常罕见,多胎妊娠略增加。

2.他莫昔芬(TMX)

TMX 与 CC 一样是选择性雌激素受体抑制剂,其结构上、药理上与 CC 类似。其促排卵与治疗黄体功能不足的作用及效果也与 CC 相近。主要用于月经稀发的无排卵患者和对 CC 无反应的患者。自月经第 2～5 天开始,每天口服 10～20mg,每天 1 次或每天 2 次,共 5 天,连续半年。

不良反应有经量减少、粉刺、体重增加、潮热、头晕、头痛等,OHSS 少见。排卵率 60%～80%,妊娠率 10%～56%,不增加流产率。

对于年龄>40 岁的患者,由于其 E_2 值降低,而 TMX 具有 E 的激动剂作用,可使内膜息肉增生,因此不宜长期应用,谨防子宫内膜癌发生。

3.来曲唑

(1)作用机制:芳香化酶抑制剂主要包括来曲唑和阿纳曲唑(ANA)。芳香化酶抑制剂可通过抑制芳香化酶的作用,阻断雄激素如雄烯二酮和睾酮向 E_1 和 E_2 转换,使体内雌激素降低,阻断其对下丘脑和垂体的负反馈作用,使垂体 Gn 分泌增加,从而促进卵泡的发育和排卵。来曲唑半衰期短(48h),不占据雌激素受体。因此,多诱导单个卵泡发育,且没有外周抗雌激素作用,不具有 CC 的抗雌激素效应,2.5～5mg/d 对子宫内膜无影响。对于 CC 抵抗或 CC 促排卵周期中 EM 发育不良的 PCOS 患者可选择来曲唑促排卵。

(2)用药方法:月经周期 2～5 天开始口服,2.5～5mg/d,连续 5 天。当优势卵泡直径≥18mm 后,注射 HCG 5000～10 000IU,一般注射后 32～36h 排卵。

(3)不良反应和并发症:来曲唑的诱发排卵剂量小,不良反应少见,耐受性好。长期大剂量服用后可能出现中度的潮红、恶心、疲劳、体重减轻、失眠等。其致畸作用有待观察,因此在应用来曲唑促排卵前,应首先除外妊娠。

(4)治疗效果(与 CC 促排卵比较)

①来曲唑组排卵率(84.3%)和周期妊娠率(20%)与 CC 组(86%、14.7%)相似。

②来曲唑组单个优势卵泡发生率为 80.9%,CC 组为 61%。

③来曲唑组注射 HCG 日,EM 的厚度为 0.99cm,显著高于 CC 组的 0.82cm。来曲唑组 EM 的厚度与自然周期没有差异,表明来曲唑不抑制 EM 的发育。

4.促性腺激素(Gn)

(1)作用机制:Gn 能启动卵泡的募集、选择、优势化及成熟,并可促进性激素合成;而 HCG 具有 LH 的生物活性,一次大剂量用药可促发卵泡成熟及排卵,并可支持黄体功能。在使用

HMG 诱发卵泡发育成熟后,HCG 可促进排卵。

(2)适应证:Gn 作为二线促排卵药,适用于下丘脑-垂体-卵巢轴功能低下或 CC 治疗无效者。

(3)用药方法

①基本方法:月经第 2～5 天或孕激素撤退性出血的第 2～5 天开始(只要卵巢处于静止状态,排除子宫内膜病变后,可开始于卵泡期的任何时间),HMG/FSH 每天 75IU 肌内注射,当宫颈黏液评分(CMS)≥8 分,单个卵泡直径≥18mm 停用 HMG,肌内注射 HCG 5000～10 000IU。排卵多发生于注射 HCG 后 36～48h。嘱患者注射 HCG 后第 2～3 天同房。

存在以下情况时要慎用 HCG:直径≥16mm 卵泡数≥2 个;或直径≥16mm 卵泡数≥1 个,且直径≥14mm卵泡数≥2 个。以上情况可改用 GnRHa 类药物诱发排卵,如达菲林 0.1～0.2mg 皮下注射或丙氨瑞林 0.15～0.45mg 肌内注射。

②Gn 递增方案(Step-Up):通常起始剂量为 37.5～75IU/d,经期的任何时间都可以开始使用。卵泡有反应者以原量维持,无反应者每隔 5～7 天加用 HMG 37.5～75IU,直到卵泡有反应后维持原量至卵泡成熟。一般最大剂量为 225IU/d。当主导卵泡≥18mm 时停用 HMG,肌内注射 HCG 5000～10 000IU。

下一个促排卵治疗周期,可根据前一周期卵巢反应的阈值和刺激情况调整 Gn 的起始剂量。

③Gn 递减方案(Step-Down):起始剂量一般为 150～225IU/d,连续 5 天,然后进行 B 超监测卵泡发育和 E_2 水平。当卵泡直径≥10mm 时开始减量,每 3 天减量 37.5IU/d,减至 75IU/d 维持,直到优势卵泡直径≥18mm 时注射 HCG 5000～10 000IU。

④Gn 递增、递减序贯法:结合递增、递减法两种方案的特点,首先应用递增方案,当主导卵泡直径达 14mm 时,FSH 减半直至 HCG 日。开始的递增方案是为了找到卵巢反应的 FSH 阈值,而在卵泡晚期减少 FSH,可使多余的卵泡闭锁,主导卵泡则继续生长,有利于单卵泡发育。

小剂量递增方案具有安全、不易发生卵巢过度反应的特点,缺点是费时、费用高。递减方案具有省时、费用低的特点,但是容易发生卵巢过度反应。

对 Gn 反应敏感的患者选用递增方案;对 Gn 反应不敏感的如肥胖、高雄激素的患者选用递减方案。

⑤CC+HMG/FSH:在月经周期第 2～5 天开始口服 CC 50～150mg/d,连用 5 天,CC 应用的最后 1 天或次日开始应用小剂量的 HMG/FSH,75IU/d,待主导卵泡≥18mm 时停用 HMG/FSH,肌内注射 HCG 10 000IU。该治疗方案周期妊娠率接近或达到单用 Gn 的水平,可以减少 HMG/FSH 用量及促排卵时间,降低促排卵费用。

⑥HMG+DXM:PCOS 患者雄激素水平较高,影响正常卵泡发育。当其对 CC+HMG 治疗无反应时,可以在 CC+HMG 治疗时加用 DXM 0.25～0.5mg,或口服强泼尼松 5mg/d,于月经第 2 天开始,连续7～10 天。

(4)黄体支持

①HCG:适用于 OHSS 低危患者,如单卵泡排卵后隔 2～3 天肌内注射 HCG 2000IU,共

3～5次,持续整个黄体期。对于高危型OHSS患者,宜选用黄体酮补充黄体,禁用HCG,以防发生OHSS。

②黄体酮:根据黄体酮的剂型,给药途径有肌内注射、口服、经阴道给药,根据促排卵需要选择用药方法。排卵后24h开始用药,持续时间12～14天。

肌内注射:黄体酮每支20mg,常用剂量为20～60mg/d。

阴道栓剂:雪诺酮每剂含微粒化黄体酮90mg,每天1～2次。其疗效与黄体酮肌内注射相似。

口服给药:可选下列一种黄体酮口服。达芙通,每天20～40mg,分2次口服。益玛欣,每天200～400mg,分2次口服。琪宁,每天200～300mg,分2次口服。安琪坦,每天200～300mg,分2～3次空腹口服或阴道给药。

③雌激素:在COH周期,黄体后期不仅孕酮水平下降,E_2水平也下降。补充E_2有助于维持黄体功能和提高妊娠率。排卵后每天口服戊酸雌二醇4～6mg,持续整个黄体期。

以上黄体支持药物及用法主要适用于IVF-ET,诱发排卵者药量可以适当减少。

(5)促排卵注意事项:以上促排卵过程中,如果≥18mm卵泡超过2～3个,中小卵泡较多,血E_2≥7340pmol/L时,为避免发生OHSS,禁用HCG诱发排卵,改用GnRHa类药物诱发排卵,如达菲林0.1～0.2mg皮下注射,或丙氨瑞林0.3～0.45mg肌内注射,排卵后补充黄体12～14天。

PCOS是典型的性腺轴功能紊乱疾病,到目前为止仍是促排卵治疗中非常棘手的问题。在PCO患者使用Gn刺激中,OHSS的发生率为10%～12%,而卵巢形态正常者,发生率仅为0～3%。由于PCOS患者有内源性Gn及E,故一般先试用CC或来曲唑治疗。若治疗无反应,可以试用HMG/FSH治疗。理论上PCOS患者更适于应用高纯度FSH,因为可避免对内源性LH的分泌放大作用。CC抵抗的PCOS无排卵患者对相对低剂量的Gn刺激反应特别敏感,其反应阈值与过度反应阈值非常接近,因此治疗范围特别窄,略高于无效剂量极可能引起卵巢过度刺激。成功诱发排卵的Gn剂量和用药时间因人而异,即使同一患者不同时期中卵泡对Gn的反应也不尽相同。因此用药之前评估患者的高雄激素水平、LH水平、窦卵泡数、年龄、雄烯二酮及胰岛素样生长因子-1(IGF-1)水平等,初步估计患者的反应剂量。准确的剂量主要依赖于医生的临床经验和治疗效果来判断。应根据患者对Gn的反应性,在治疗中摸索并调整其剂量。

(6)疗效:PCOS患者注射HMG/FSH排卵率为83%～90%,但周期妊娠率仅5%～15%,累计妊娠率为30%～60%。这些患者中高雄激素血症的慢性无排卵患者的预后最差。

(7)并发症

①OHSS:为Gn应用中严重的、医源性的并发症。应用Gn促排卵后OHSS的发生率轻度为8.4%～23%,中度0.5%～7%,重度0.8%～7.1%。近年来随着促排卵药物使用的增多,其发生呈上升趋势,有潜在的生命危险。OHSS预防较难,HMG的最小有效剂量与发生OHSS剂量之间非常接近,略高于无效剂量极可能引起卵巢过度刺激,且对药物反应有明显个体差异和周期差异,即使同一患者不同时期中卵泡对Gn的反应也不尽相同。过去认为促排卵时不注射HCG不会发生OHSS,但有报道不注射HCG仍然会发生OHSS。预防和早期识

别 OHSS 非常重要,及时识别危险因素,应用个体化促排卵方案,严密监护卵巢的反应性,及时调整 Gn 用量。

对 PCOS 患者做好促排卵前期准备,使用口服避孕药和双胍类药物改善激素环境。如口服达英-35 或优思明,同时口服二甲双胍。顽固性高 LH 水平可考虑应用 GnRHa 超长方案,或对此类患者采用超声下未成熟卵泡穿刺术,连续 2~3 个周期,可以减少重度 OHSS 的发生。促排卵过程中加强 E_2 及超声监测,并根据监测结果调整 HMG 用量,必要时可采用滑行方法。控制黄体期 HCC 用量,严重者应放弃该周期,不用 HCG。对 OHSS 高危患者,于采卵日或取卵后静脉注射人白蛋白 10~20g,可以预防或减少 OHSS 的发生,而且降低了 OHSS 的严重程度。也可采用未成熟卵母细胞体外成熟(IVM)。

在没有降调节或用 GnRHa 抑制内源性 LH 的周期,可利用 GnRHa 的"flare-up 效应"产生内源性 LH 达到促排卵目的。由于 LH 活性持续的时间较 HCG 短,在体内持续 24~36 小时,降低 OHSS 的发生。

②多胎妊娠:PCOS 患者使用 Gn 促排卵多胎率高达 15%~17%,大多数为双胎,也偶有三胎或更高序者。多胎妊娠发生率决定于卵巢的敏感性、监测是否严格。对于高序多胎妊娠者可给予 B 超指引下选择性减胎术,以改善妊娠结局。

③自然流产:PCOS 患者自然流产率为 20%~25%,高于自然妊娠 15%的流产发生率。胎儿畸形率与正常妊娠相同。

5.促性腺激素释放激素类似物

促性腺激素释放激素类似物包括促性腺激素激动剂(GnRHa)和拮抗剂(GnRHant)两种,均能在垂体水平抑制内源性 Gn 分泌,因而显著降低 PCOS 过高的 LH 水平而被用于 PCOS 促排卵。

CC 抵抗的无排卵 PCOS 患者内源 LH 水平升高,使她们在应用外源 Gn 刺激排卵时由于抑制了卵母细胞成熟抑制因子使未成熟卵母细胞过早成熟,卵泡易发生过早黄素化。升高的 LH 也不利于颗粒细胞的类固醇合成。另外,升高的 LH 水平可能与 PCOS 流产率高有关。

GnRHa 有长效和短效制剂,对 PCOS 患者以选用长效制剂为宜。GnRHa 的应用有利于降低 PCOS 患者的内源 LH 水平,对外源 Gn 产生反应,避免卵泡过早黄素化。

GnRHant 和 GnRHa 均可抑制循环中的 LH 浓度升高,但 GnRHant 方案小卵泡少,这可能降低有高反应趋势的 PCOS 患者发生 OHSS 的风险。拮抗剂方案的应用还可以选用 GnRHa 替代 HCG 诱导卵母细胞的排出,从而进一步降低 OHSS 的风险。

6.溴隐亭

对于高催乳素血症的 PCOS 妇女,应给予溴隐亭治疗,抑制垂体催乳素分泌,促进排卵。每天口服 2.5~7.5mg,服药期间每月复查 PRL,根据 PRL 水平调整药物剂量和疗程。

(六)手术治疗

因为手术的疗效不肯定,目前不推崇专门去开腹或行腹腔镜下卵巢楔形切除术或卵巢打孔术,但是因其他原因开腹或腹腔镜检查时,可同时行卵巢楔形切除术或卵巢打孔术。要特别注意手术治疗后可发生卵巢和盆腔粘连,甚至造成卵巢早衰,应该在药物治疗无效的情况下考虑手术方法。

1.卵巢楔形切除术

该手术由于术后卵巢输卵管周围粘连,这种粘连影响术后妊娠率,且疗效短暂,个别患者发生卵巢早衰,目前该术式已不应用。

2.腹腔镜下卵巢打孔术(LOD)

(1)促排卵机制:手术去除了卵巢内的机械屏障,减少了卵巢的体积,使卵巢的血流增加,间接调节垂体-卵巢轴,血 LH 及 T 水平下降,增加妊娠机会,并可能降低流产的危险。术后首先是血清雄激素水平显著下降,接着雌激素及 LH 下降,FSH 升高,所有这些激素水平的改变解除了卵泡成熟的障碍,从而导致排卵。

(2)适应证:PCOS 无排卵不孕、对 CC 耐药,持续高 LH 水平的患者;因其他疾病需腹腔镜检查盆腔;随诊条件差,不能或不愿做 Gn 治疗监测。不提倡为了预防对 Gn 的高反应而进行卵巢的广泛电凝。该方法较适合身材苗条的高雄激素血症和卵巢增大卵泡数目较多的病例,对肥胖的胰岛素抵抗患者效果不明显。建议选择 BMI<34,LH>10IU/L,游离睾酮高者作为治疗对象。

(3)手术效果:腹腔镜下行多囊卵巢打孔术,疗效可与 Gn 促排卵相仿,无 OHSS 和多胎妊娠的发生。手术损伤小,术后粘连相对少,恢复快,价格适中。若为寻找不育原因行诊断性腹腔镜手术,可同时进行打孔,每侧卵巢打 3~8 个直径 3mm、深 2~4mm 的孔。治疗后总的排卵率为 78.1%,自然妊娠率约为 50%,妊娠后自然流产率减低。大约 50% 的 LOD 患者术后需要加用药物促排卵等辅助治疗。

(4)术后可能出现的问题:无效,卵巢早衰;16%~27% 有轻度盆腔粘连,但不影响输卵管卵巢的解剖关系。

3.未成熟卵母细胞体外成熟(IVM)

1992 年开始,IVM 用于难治性 PCOS 的助孕治疗,后用于 IVF 中卵巢低反应性以及高反应有 OHSS 可能的患者。对于经积极治疗 6 个周期仍未妊娠者可考虑 IVF-ET。在月经第 3~5 天开始注射小剂量 Gn,为预防 IVF 治疗中 OHSS 的发生,在卵泡直径 12~14mm、子宫内膜厚度达到 6mm 以上时注射 HCG 10 000IU,36h 后穿刺卵泡,取出未成熟的卵母细胞,体外培养成熟,行 IVF-ET 或单精子卵细胞质内注射(ICSI)。由于卵泡未最终成熟,E_2 水平在安全范围内,可以避免 OHSS 的发生,但其子代的安全性目前受到关注。

有学者研究对 PCOS 患者进行无刺激周期 IVM,取得较好效果。未刺激周期不使用促排卵药,避免大量使用超促排卵药产生的不良反应,尤其是对于难治性中重度 PCOS 患者,可预防 OHSS 的发生。IVM 简化 IVF 方案、缩短治疗时间、减少患者复诊次数、节省医疗费用,因而具有非常明显的优越性。未刺激周期更适合 IVM/IVF-ET,临床妊娠率接近传统的 IVF/ICSI。国外研究表明,连续 4 个自然周期 IVF 治疗的累计妊娠率可达 46%,活胎出生率达 32%。每个自然周期结合 ICSI 技术与一个卵巢刺激周期相比,二者的起始周期着床率和活胎率几乎相同。IVM 现已成为生殖医学领域的重要研究课题。

4.经阴道超声下未成熟卵泡穿刺抽吸术(IMFP)

月经周期第 3 天阴道超声计数窦卵泡数,第 10~12 天复查超声,如双侧无直径>8mm 的卵泡,则给予 HCG 10 000IU,36h 后在阴道超声引导下行 IMFP,可连续 2~3 个周期穿刺;或月经第 5 天开始每天注射 Gn 75～150IU,当卵泡直径达到 10～12mm 时,肌内注射 HCG 10 000IU,34～36h 后在阴道超声指引下,采用 16G 或 17G 穿刺针,负压 7.5kPa,从不同角度对两侧卵巢的小卵泡进行穿刺抽吸,连续 2～3 个周期穿刺。在下次月经第 3 天,复查性激素,并计数卵巢窦卵泡数,如每侧卵巢窦卵泡数≤10 个,T 和 LH/FSH 值明显下降,可用 HMG 常规促排卵治疗。如果未达到上述标准,则再行 IMFP。

研究表明,IMFP 可以改善 PCOS 患者的内分泌状态,即降低 T 和 LH/FSH 值,并减少窦卵泡数。能使 CC 抵抗的 PCOS 不孕患者获得良好的单卵泡发育和单胎妊娠率。术后促排卵治疗中,很少发生严重的 OHSS。

IMFP 与腹腔镜手术相比,手术创伤小、风险小。由于是在阴道超声引导下,穿刺针进入卵巢都是在卵巢的下级,部位局限,负压小,对卵巢几乎没有大的损伤,术后不易造成盆腔粘连,不会造成长期的不可逆的损伤如卵巢早衰等,但 IMFP 的长期治疗效果可能不如卵巢楔形切除术或腹腔镜下卵巢打孔术。IMFP 术后维持时间较短,如果连续穿刺后不能及时进行下一步治疗尽早妊娠,6～8 个月后会重新出现窦卵泡计数上升,T 和 LH/FSH 值再度升高。因此,IMFP 术后需及时促排卵治疗,以获得满意效果。

(七)IVF - EF 的应用

指征:对于有生育要求的顽固的 PCOS 患者,经 Gn 促排卵和手术方法仍未妊娠者,同时存在输卵管因素和(或)男方因素不孕者,IVF - ET 技术是非常有效的治疗方法,可以帮助获得妊娠。

一般在诱导排卵后 6 个周期或宫腔内人工授精 3～4 个周期仍未妊娠者可以行 IVF - FT,但在控制性超排卵治疗周期中应注意预防发生中重度 OHSS,以免造成严重的不良后果。对难治性 PCOS 中卵巢低反应或高反应有发生 OHSS 可能的患者,可以选择 IVM 及 IVF - ET 技术。

第七章　宫腔镜诊疗技术

第一节　宫腔镜检查

　　宫腔镜是一种纤维光源的内镜。宫腔镜检查指应用膨宫介质扩张宫腔,通过插入宫腔的光导玻璃纤维窥镜直视观察子宫颈管、子宫颈内口、子宫腔及输卵管开口的生理与病理变化,以便针对病变组织直观准确取材并送病理检查;同时也可直接在宫腔镜下手术治疗。

一、宫腔镜检查适应证

　　(1)异常子宫出血。
　　(2)可疑宫腔粘连及畸形。
　　(3)可疑妊娠物残留。
　　(4)影像学检查提示宫腔内占位病变。
　　(5)原因不明的不孕或反复流产。
　　(6)宫内节育器异常。
　　(7)宫腔内异物。
　　(8)宫腔镜术后相关评估。

二、宫腔镜手术适应证

　　(1)子宫内膜息肉。
　　(2)子宫黏膜下肌瘤及部分影响宫腔形态的肌壁间肌瘤。
　　(3)宫腔粘连。
　　(4)纵隔子宫。
　　(5)子宫内膜切除。
　　(6)宫腔内异物取出,如嵌顿节育器及流产残留物等。
　　(7)宫腔镜引导下输卵管插管通液、注药及绝育术。

三、禁忌证

1.绝对禁忌证
　　(1)急、亚急性生殖道感染。

（2）心、肝、肾衰竭急性期及其他不能耐受手术者。

2.相对禁忌证

（1）体温＞37.5℃。

（2）子宫颈瘢痕，不能充分扩张者。

（3）近期（3个月内）有子宫穿孔史或子宫手术史者。

（4）浸润性子宫颈癌、生殖道结核未经系统抗结核治疗者。

四、器械

全景式宫腔镜有硬管型和软管型两种。

1.硬管型宫腔镜

由镜体和镜鞘组成，镜体外径有2～4mm数种，视角30°斜面的宫腔镜最适合观察子宫腔。镜体在液体膨宫介质中具有轻微放大效果，物镜与物像间距离越大，放大倍数越小，如距离为3cm时，放大倍数为1，以上数值各种类型的宫腔镜略有不同。镜管内含有光导纤维，经连接光缆将冷光源的光线导至物镜端，在检查时能照亮宫腔。镜鞘直径3～5mm，操作时液体膨宫介质通过其入水管道灌注、冲洗、膨胀宫腔，保持清晰的宫腔内视野。有些宫腔镜还附有闭孔器，插入鞘内后其前端类似子宫扩张器。

2.软管型宫腔镜

即纤维宫腔镜，其镜体为软性，尖端外径3.1～4.9mm，可向两侧各弯曲100°～120°，比硬性镜的视野盲区少，容易观察两侧输卵管开口。

此外，宫腔镜还需要照明的冷光源、液体或CO_2膨宫装置和图像转播系统。

五、膨宫介质

1.膨宫气体

主要用CO_2，其折射指数为1.00，与其他介质比较视野相对较大，清晰度高。但需专用充气装置，不如液体膨宫简便。使用不当有危险。

2.膨宫液体

（1）生理盐水：其折射指数为1.37，为等渗液体，易于冲去宫内组织碎片和血块，但黏稠度差，易与血液混合，妨碍视线。

（2）5％葡萄糖液：黏稠度较高，视野较清晰，但使用时器械、手套表面发黏，产生不适感。

六、术前准备

1.镜器消毒

现代内镜消毒的方法是用氧化乙烯气体消毒，一些新的镜子在紧急情况下可以高压灭菌而不损坏透镜，但不能作为常规。目前常用的方法是光学镜管、摄像机镜头等用75％酒精纱布擦拭消毒，其他器械浸泡消毒或甲醛蒸熏。

（1）40％甲醛蒸熏：消毒箱内每立方米放200mL 40％甲醛，同时分别放置同量的水，以利于甲醛有效地挥发,消毒 12h 以上。

(2)灭菌王浸泡:一份灭菌王加两份蒸馏水,消毒 15min。使用前用灭菌生理盐水冲净消毒液。

(3)2%戊二醛浸泡:消毒 20min,使用前用生理盐水冲去消毒液。

2.检查时间的选择

除特殊情况外,一般以月经净后 5 天内为宜,此时子宫内膜为增生早期,内膜薄,黏液少,不易出血,管腔内病变容易暴露,观察满意。对不规则出血的患者,在止血后任何时间均可检查。在子宫出血期有必要检查时,可酌情给予抗生素后进行。

七、麻醉及镇痛

为减少术中反应,可于术前口服或注射镇痛药或肌内注射阿托品。宫颈管松弛或用软镜者可不用麻醉,常用的镇痛及麻醉方法如下:

1.消炎痛栓

检查前 20min 将消炎痛栓 50～100mg 塞入肛门深处。消炎痛能抑制前列腺素的合成和释放,消除对痛觉的增敏作用,故有良好的镇痛效果,其血浆半衰期为 20min,故镇痛持续时间不长,适用于宫腔小操作,术后可迅速离院。

2.宫颈旁神经阻滞麻醉

两侧宫颈旁各注入 1%普鲁卡因 5～10mL。

3.宫颈管黏膜表面麻醉

用长棉签浸 2%利多卡因溶液插入宫颈管,上达内口水平,保留 2min。

4.子宫内膜喷淋麻醉

0.25%布比卡因 8mL 通过特制的管腔喷注器喷注于子宫内膜表面 5min。

八、手术步骤

(1)受术者于术前排空膀胱,如需与 B 超联合检查,保持膀胱适度充盈。

(2)取截石位,以 0.5%碘伏常规消毒外阴、阴道,用宫颈钳挟持宫颈前唇,以探针探明宫腔深度和方向,根据鞘套外径,扩张宫颈,一般使用硬镜需扩张至 4.5～5 号。

(3)液体膨宫需排空鞘套与光学管间的空气,缓慢置入宫腔镜,打开光源,注入膨宫液,膨宫压力 98～110mmHg(13～15kPa),CO_2 膨宫压力 60～80mmHg,流速 20～30mL/min。待宫腔充盈后,视野明亮,可转动镜体并按顺序全面观查。先检查宫底和宫腔前、后、左、右壁,再检查子宫角及输卵管开口,注意宫腔形态,有无子宫内膜异常或占位性病变,必要时取材活检,最后在缓慢退出镜体时,仔细检视宫颈内口和宫颈管。

(4)宫腔镜检查后取内膜做组织病理学检查:目前趋于遵循以下四原则。

①正常宫腔所见,尤其绝经妇女,可不取材送检。

②一般病变,可吸宫或随机刮取内膜送检。

③明显的局灶病变,应镜下活检或定位取材送检。

④明显的弥漫性病变,用环形电极切除全部内膜的功能层送检。

九、术后处理

（1）检查时，患者可诉下腹隐痛，大多于 1h 后缓解。术后数日可有微热，术后一周内少量出血。故术后禁止性生活两周，必要时给抗生素预防感染，并针对原发病进行处理。

（2）并发症及其防治

①损伤：与一般宫腔镜手术相同，在扩宫和插入鞘套时，易发生宫颈撕裂、子宫穿孔等，多与操作粗暴有关，纤维宫腔镜检查亦有发生子宫穿孔者。一旦鞘套已进入宫颈内口，则发生穿孔机会减少。B 超介入下置镜可减少和防止损伤。易发生子宫穿孔的高危病例因素有疑有癌瘤、结核、哺乳期、绝经后妇女等。于检查前 4h 放入宫颈扩张棒，可使宫颈软化，防止损伤。膨宫压力过高时，可引起输卵管破裂，有控制装置可避免。

②出血：一般宫腔镜检查后可有少量出血，多在 1 周内净，未见因镜检而发生严重出血者。出血较多时可对症处理。

③感染：极少见，发生率约 0.3%。偶发病例均有慢性盆腔炎史，故于术前应详细询问病史，盆腔检查时注意有无触痛和增厚，术时和术后酌情给予抗生素。

④心脑综合征：扩张宫颈和膨胀宫腔导致迷走神经张力增加，表现出与人工流产时相同的心脑综合征症状，很少见，可对症处理。

⑤过敏反应：个别患者对右旋糖酐过敏，引起皮疹、哮喘等症状。不能应用 Hyskon 液及羧甲基纤维素钠。

⑥空气栓塞和气腹：液体膨宫时注水管内空气未排净及 CO_2 膨宫时，均可能引起空气或 CO_2 气体栓塞，表现为气急、胸闷、呛咳等，应立即停止操作，以防发生生命危险。气腹乃因 CO_2 逸入过多，引起腹胀、肩痛，CO_2 吸收后即消失。

十、宫腔镜检查所见

1.基本形态

（1）子宫内膜：月经期、增殖期、分泌期、内膜发育不全、内膜增生等。

（2）隆起：息肉状、息肉、内膜肥厚、乳头状、结节状、半球状、球状。

（3）腺管开口：点状、轮状，管状。

（4）表面：粗糙、凹凸不平。

（5）透明度：透明、半透明、不透明。

（6）颜色：白、灰白、黄白、褐、淡红、红、紫红。

（7）硬度：硬、软、脆弱。

（8）坏死：点状、斑状、弥漫状。

（9）正常血管或良性血管：分毛细血管网、细血管、树枝状血管。

（10）异常血管：血管呈现部分狭窄，走行断续或中断，突然弯曲、蛇样弯行及突起中可透见的中心血管等。

2.正常宫腔的宫腔镜所见

(1)子宫颈管:正常的子宫颈管呈圆形或椭圆形管筒状,表面为淡红或鲜红的黏膜所覆盖,纵横走向皱褶较多,明显异于子宫腔的内膜,扩张宫颈时可引起颈管损伤,镜下可见创面及出血。

(2)子宫颈内口:呈圆形或椭圆形,边缘平滑、整齐,偶有轻度不规则者,其内膜较子宫内膜略苍白。

(3)子宫角和输卵管开口:子宫角在宫腔尚未展开呈较深且暗的漏斗状,完全展开后于其顶端或顶端内侧可见输卵管开口。输卵管开口多呈圆形或椭圆形,偶呈星状或月芽状。有时可见到收缩呈缝隙状。

(4)出血:血片、血丝和血块可附着在子宫内膜表面或悬浮于宫腔内,色泽因出血时间长短而异,有鲜红、暗红、紫红、紫黑色不等,可随膨宫液的流动而移位。内膜下的出血点或斑,可散在或融合成片,呈红色或暗红色出血灶,其表面有内膜覆盖,故不随膨宫液的流动而移位。若小静脉或毛细血管活动出血,可看到血液由出血灶缓缓流出。小动脉出血呈波动状。若出血多,即与膨宫液融成红色一片,以至视野模糊不清。

(5)黏液:呈白色絮状,随膨宫液飘动、变形,有时亦可附着于子宫内膜表面,与内膜碎片难以鉴别。

(6)内膜碎片:多部分附着于子宫壁,部分垂落于宫腔内,色苍白或淡红,在膨宫液中形态较黏液强直,可抖动但不移位。

(7)气泡:注水管内未排净的气体进入宫腔,呈微泡聚集于子宫前壁或底部。

(8)子宫内膜

①生育期子宫内膜:因月经周期变化可分月经期、增殖期及分泌期3类。月经的第4日就有约1mm的淡红色内膜覆盖在于宫腔内。增殖中期内膜渐变成赤红色,腺开口部均等分布,看来像在内膜中的草莓一样,到增殖后期时草莓样的内膜变肥厚达4~5mm,凹凸不平。分泌中期时内膜肥厚加上水肿变化,呈现息肉状突出,呈淡黄红色、半透明,可透见上皮下血管,腺开口变得不清楚,到分泌后期时,内膜可肥厚到7~8mm,起伏不平,呈白色或黄白透明,白色点状的腺管开口不明显。月经开始前的内膜变得更水肿、肥厚,乳白色的上皮下可见到溢血斑。月经前期子宫内膜间质水肿消退,内膜重趋变薄,表面细微皱襞增多,可伴有散在红色斑块的内膜下小血肿,内膜较脆易出血。月经期子宫内膜因子宫内膜剥脱,伴有点状出血斑和苔样苍白的剥离面,可见毛糙的血管及腺体残端。

②绝经期子宫内膜:呈萎缩状,内膜变薄、平滑、黄白色不透明,常可见到溢血斑。

3.异常宫腔的宫腔镜所见

(1)子宫内膜增生:可为限局性或弥漫性。因异常子宫出血(AUB)做宫腔镜检查者子宫内膜增生占4%~20%,其发生率变化之大,反映了此症难以用宫腔镜诊断。轻症者难以与月经前期的子宫内膜相区别,重症者则较明显,在增生早期子宫内膜很薄时较易诊断。子宫内膜增生的诊断,须靠活检组织学检查确定。

(2)宫腔内异常隆起和赘生物:包括子宫颈息肉样增生、宫颈息肉、子宫颈癌、子宫内膜息肉、黏膜下肌瘤、内突型壁间肌瘤、外生型(结节型、乳头型)子宫内膜癌,偶见限局性子宫内膜增生过长或妊娠物宫内残留等亦表现为宫内占位性病变。

(3)宫腔内解剖结构和形态异常:包括双角子宫、鞍状子宫、纵隔子宫等畸形,壁间肌瘤、宫腔粘连、子宫结核以及内生型(浸润型、溃疡型)子宫内膜癌等。

(4)子宫内异物:有子宫节育器(IUD)和(或)IUD的尾丝、断裂的宫颈扩张棒、剖宫产时遗留的丝线、残留的胎骨、胚物等。按各种异物的外观特征,一般不难诊断。但可因异物过小,宫腔内出血、黏液、内膜碎片或某些病灶的掩盖而发生误诊或漏诊。

(5)宫腔炎症

①慢性非特异性子宫内膜炎:多见于绝经后妇女,内膜充血呈绛红或火红色,上皮下血管网密集增多,表面有轻微皱褶。异物、癌症等宫内病变周围的子宫内膜多伴有慢性炎症,呈现充血、水肿、渗出甚至坏死。

②宫腔积脓:子宫腔表面覆盖一层稠厚、棕黄或黄绿色的脓痂,洗去后可显露其下方表面粗糙、颗粒状暗红或棕红色发炎的内膜,常合并其他子宫内器质性病变,例如子宫内膜癌。

③子宫内膜结核:宫腔狭窄,不规则,腔内充满黄白色或灰黄色杂乱、质脆的息肉状赘生物,双侧子宫角被封闭。晚期病例宫腔严重变形、粘连、瘢痕组织坚硬,难以扩张和分离。

十一、宫腔镜B超联合检查

将宫腔镜和B超两项先进诊断技术联合应用,改变了宫腔镜单纯诊断宫内病变,B超单纯诊断宫壁内外病变的限制,克服了单纯宫腔镜检查不了解黏膜下肌瘤与子宫肌壁间关系,和单纯B超不能发现<1~2mm宫内占位性病变,不能为黏膜下肌瘤定位等缺点,使两者互补,通过一次检查,可以及时、全面、准确地了解患者宫内、宫壁及盆腔情况,为诊断提供可靠资料,还扩大了宫腔镜和B超检查的适应证,为迅速而准确地诊断妇科疾患开辟了新的途径。

1.宫腔镜B超联合检查的适应证

(1)凡有宫腔镜检查指征者。

(2)盆腔包块,欲了解其与子宫的关系者。

(3)决定子宫肌瘤的手术方式。

2.宫腔镜B超联合检查方法

(1)适度充盈膀胱。

(2)于宫腔镜检查开始前,先做二维超声,探查子宫位置、大小、有无畸形,子宫壁厚度,宫腔线位置,黏膜厚度,有无子宫肌瘤,肌瘤的数目、位置和大小及附件情况等。

(3)宫腔镜检查同前,可在B超引导下顺宫腔方向置入镜体。在宫腔镜检视宫腔情况的同时,用B超探头在耻骨联合上方做横切与纵切,以宫内的膨宫液和镜体为参照物,进行全方位的观察。镜体后退时,注意膨宫前后的声像图变化,宫壁有无膨宫液渗入等。

3.宫腔镜B超联合检查的异常所见

(1)宫内病变

①子宫畸形:膨宫液使子宫充分膨胀后,B超图像可显示子宫底部有无纵隔及其长度、宽度、厚度等,准确提示纵隔子宫的诊断。

②宫腔积血:宫腔镜只能发现宫腔粘连,但看不到粘连以上的宫腔内情况,联合检查可同时观察到因粘连造成宫内积血的部位、范围及单房或多房等。

③宫内异物:如完全嵌入宫壁或被内膜覆盖的 IUD,联合检查可精确定位。

(2)宫壁和宫外病变

①壁间肌瘤:联合检查将宫腔镜所见宫内形态改变与 B 超提示壁间肌瘤的位置、大小及内突程度相结合,对内突型壁间肌瘤精确定位。

②子宫腺肌病:联合检查时,若子宫腺肌病的异位腺体开口于子宫腔,膨宫液可进入宫壁,在声像图上显示为病变部位呈不均质的云雾状强回声。

③子宫浆膜下肌瘤和附件肿物:可清楚地观察其与子宫和子宫腔的关系。

十二、手术探究

1.宫腔镜检查失败

原因可能有以下各点:

①宫腔内有气泡或出血。

②宫口太松,膨宫液外漏。

③子宫膨胀不全,视野不清。

④宫颈狭窄或子宫屈度过大,妨碍宫腔镜插入。

⑤宫腔内病变为内膜增生、畸形或粘连,可影响全景和(或)输卵管开口的观察。

⑥快速注入多量液体,使内膜水肿,影响观察效果。

2.宫腔镜检查与其他方法的比较

由于宫腔镜能直接检视子宫内景,故对大多数子宫内疾病可迅速做出精确的诊断。有人估计对有指征的患者做宫腔镜检查,可使经其他传统方法检出的子宫内异常率从 28.9% 提高到 70%,其中不少患者经宫腔镜检查发现的异常,应用其他传统方法无法诊断。

(1)与子宫输卵管(HSG)比较:造影时宫腔内的小血块、黏液、内膜碎片以及造影剂不足等,均可造成 X 线的假阳性征象。此外,技术操作因素、造影剂的选择及读片解释差异,皆可引起误诊。据统计 HSG 发现异常者,仅 43%～68% 得到宫腔镜证实。因宫腔镜仅能窥视子宫内表面,不能了解子宫壁和输卵管内情况,故镜检不能完全代替 HSG。

(2)与宫颈扩张及刮宫术(D&C)比较:诊刮为盲视手术,仅凭术者的感觉和经验进行,易发生漏诊,如宫腔内病变中,特别是质地柔软的息肉,常刮不到,局限性病灶不能定位。有统计即使有经验的妇科医生,刮宫后内膜残留率亦高达 20%～25%。宫腔镜检查可以弥补诊刮之不足。Brooks 报道,扩刮术诊断子宫出血有 10%～15% 的假阴性,以黏膜下肌瘤的漏诊率高。故认为在内镜时代,扩刮术将不再起重要作用,甚至宣布了它的淘汰,在西方发达国家宫腔镜已有取代盲目诊刮的趋势。但也应认识到宫腔镜不是全能的,单纯宫腔镜检查也有漏诊,如激素影响内膜及非典型增生,可能由于这些变化尚未引起肉眼可辨认的改变。因此,宫腔镜必须结合病理检查,才能使诊断更加完善。

（3）与 B 超检查比较：B 超提示子宫肌瘤时，如宫腔线不明显，则难以确定属黏膜下型或壁间型肌瘤，并难以定位为何壁何侧；宫腔线明显增厚时，不能排除子宫内膜息肉，宫腔镜检查则可一目了然地解决上述问题。Granberg 认为，阴道超声检查是诊断子宫内膜及子宫内异常的有效方法，可作为评估异常子宫出血患者的常规第一步检查。对于超声图像异常或不能确定时，或超声图像正常而患者持续有症状时，必须应用宫腔镜检查，同时进一步行镜下活检，以排除或显示病理情况。

3.微型宫腔镜

其目镜端外径有 3.1mm、3.6mm 和 4.9mm 等不同规格，检查时除极个别的绝经期妇女及因粘连导致宫颈管极度狭窄或闭锁者外，一般均不需扩宫和麻醉，可以安全地在门诊进行。其尖端可向两侧弯曲 $90°\sim120°$，便于显示子宫角和输卵管开口，较硬镜的检查盲区少。因其管径细，尖端又可弯曲，便于通过幼女或未婚成年妇女的处女膜，进入阴道，窥视宫颈，有时还可通过宫颈管进入宫腔，进行宫腔镜检查。某医院还将纤维软镜用于检查阴道壁囊肿的病例，镜体自囊肿的破口处进入，观察囊内结构并取囊壁组织送检，经病理学检查诊断为米勒管囊肿。HYF-1T 型纤维宫腔镜的插入管外径 4.9mm，和带有操作孔道的4.5mm 外径硬性镜亦可用于取出幼女的阴道异物。纤维宫腔镜视野相对较小，宫腔过宽时，方向不易掌握，故不适于检查宫腔大、宫内病变大或复杂的病例。Burke 用 4.7mm HYF-P 纤维宫腔镜经宫颈置入输卵管导管疏通输卵管，同时做腹腔镜检查，治疗 120 例双侧输卵管间质部阻塞，术后 96 例通畅，48 例妊娠，其中 2 例为宫外孕，12 例再次阻塞。这 12 例中 8 例再次插管疏通，2 例正常妊娠。唯一的并发症是 1 例插管子宫角穿孔。说明宫腔镜治疗双侧输卵管间质部阻塞有效。Lin 等报道 33 例早孕期取出 IUD 的经验，宫颈管看不到 IUD 时，用纤维宫腔镜取出，未扩张宫颈，无麻醉，30 例在宫腔内找到 IUD，取出 28 例，另 3 例未找到 IUD，随访到分娩，出生 24 个健康婴儿，另 6 例取出 IUD 后 1～2 周做了刮宫，余失访。Ross 用纤维宫腔镜完成尿道膀胱检查225 例，发现 13 例慢性尿道炎，18 例有严重泌尿系症状患者中 3 例查出间质性膀胱炎和黏膜溃疡，194 例检查张力性尿失禁患者咳嗽时膀胱颈的稳定性，其中 17 例有括约肌功能失调。

4.宫腔镜检查与癌细胞播散

宫腔镜检查是否会引起癌细胞播散，是最为学者们关心和有争议的问题，曾有数例报道可疑液体膨宫和灌流的宫腔镜术导致子宫内膜癌细胞播散至腹腔。Obermair 等研究宫腔镜检查后 D&C 和单纯 D&C 术后患者腹腔细胞学检查阳性的发生率，多中心回顾分析 1996～1997 年 113 例子宫内膜癌Ⅰa、Ⅰb 患者，待开腹时得到腹腔阳性细胞，阳性细胞的定义为恶性或可疑恶性细胞。结果 113 例中 10 例(9%)腹腔细胞阳性或可疑，其存在与宫腔镜操作史有关($P<0.04$)，但与肌层浸润无关($P=0.57$)，与组织类型无关($P=1.00$)，与分期无关($r=0.16,P=0.10$)，与 D&C 和开腹的时间间隔亦无关($r=0.04,P=0.66$)。此有限资料支持液体膨宫和灌流的宫腔镜术会引起子宫内膜癌细胞播散。但是否引起癌细胞的种植和转移，尚无资料证明，还需要进一步随访。

第二节 宫腔镜并发症防治

一、出血

1.发生原因

①未行适当预处理,如体积较大、血供丰富的子宫肌瘤。②切割深度过深,损伤了子宫肌层的血管层。③止血方法不彻底。

2.临床表现

术中创面局部大量出血;术后急性阴道大量流血。

3.预防原则

①术前应注意手术适应证的选择,适当预处理薄化内膜并缩小肌瘤,减少血供。②进行宫颈准备,促进宫颈软化。③操作时避免用力过猛导致机械性损伤。④手术结束前,在降低膨宫压力下观察是否有创面渗血,确认安全后结束手术。

4.处理

①据出血的程度及部位,分别或联合使用电凝止血、使用宫缩剂、宫腔内放置气囊或Foley压迫等止血方法,宫颈部位的出血可采用缝合止血。②难以控制的出血或用上述方法止血无效时,可选用子宫动脉栓塞术或子宫切除术。

二、子宫穿孔

1.发生原因

①子宫解剖学因素:子宫角、宫底、峡部等解剖学薄弱,子宫狭小或过度屈曲,既往有子宫手术史者易发生。②特殊手术类型,如宫腔镜下宫颈粘连分离术(TCRA)、宫腔镜电切术(TCRM)、宫腔镜下子宫纵隔切除术(TCRS)等。

2.临床表现

①宫腔膨宫困难,视线不清,出血量增加。②宫腔镜可看到腹膜、肠管或网膜。③超声见子宫周围有游离液体,或灌流液大量涌入腹腔。④腹腔镜监护见到浆膜透亮、水泡、出血、血肿或穿孔的创面。

3.预防原则

①术前进行宫颈准备,促进宫颈软化。②操作轻柔,扩张宫颈及置入宫腔镜时避免盲目及用力过猛。③复杂宫腔镜手术时需保持视野清晰,直视下切割,必要时需联合腹腔镜或 B 超监护提高手术安全性。

4.处理

一旦发生穿孔应立即停止操作,首先仔细查找穿孔部位,判断损伤的程度,根据有无邻近器官损伤及范围,确定进一步治疗方式。

三、灌流液过量吸收综合征

宫腔镜手术中膨宫压力与用非电解质灌流介质可使液体介质进入患者体内,当超过人体吸收阈值时,可引起体液超负荷及稀释性低钠血症,并引起心、脑、肺等重要脏器的相应改变,出现一系列临床表现,包括心率缓慢、血压升高或降低、恶心、呕吐、头痛、视物模糊、焦躁不安、精神紊乱和昏睡等,如诊治不及时,将出现抽搐、心肺功能衰竭甚至死亡。处理原则:吸氧、利尿、治疗低钠血症、纠正电解质紊乱和水中毒,处理急性左心功能衰竭、防治肺水肿和脑水肿。特别注意稀释性低钠血症的纠正,应按照补钠量计算公式计算并补充,即所需补钠量=(正常血钠值-测得血钠值)×52%×体重(kg)。开始补给量按照计算总量的1/3或1/2补给,根据患者神志、血压、心率、心律、肺部体征及血清 Na、K、Cl 水平的变化决定后续补给量。切忌快速、高浓度静脉补钠,以免造成暂时性脑内低渗透压状态,使脑组织间的液体转移到血管内,引起脑组织脱水,导致大脑损伤。宫腔镜双极电系统以生理盐水作为宫腔内灌流介质,发生低钠血症的风险降低,但仍有液体超负荷的危险。预防:应尽量缩短手术时间,并仔细计算进入患者体内的灌流液入量出量差值,当达到 1000mL 时,应严密观察生命体征,酌情测定血清电解质变化,当达到 2000mL 时,应密切观察患者生命体征,尽快结束手术,并给予相应处理。

四、气体栓塞

1.发生原因

手术过程中电刀使组织气化和(或)外界空气导入宫腔,一旦气体进入静脉循环入右心便造成一系列病理生理变化。

2.临床表现

首先表现为呼气末 CO_2 压力突然下降,心动过缓,血氧饱和度下降,心前区听诊可闻及大水轮音。当更多气体进入时,病情进一步进展,血流阻力增加,导致低氧、发绀、心输出量减少、低血压、呼吸急促,并迅速发展为心肺衰竭、心跳骤停。

3.预防原则

气体栓塞发病急,病情危重,很难抢救,临床上以预防为主。主要预防措施:①严格操作规程,排空注水管内气体。②小心操作,避免不必要的损伤。③避免将子宫创面长时间直接暴露于空气中。④降低宫内压。

4.处理

①即刻停止操作,左侧卧位并抬高右肩;监护生命体征。②加压吸 100%氧气,必要时进行气管插管。③开放静脉输液,放置中心静脉导管,针对心肺功能衰竭进行复苏抢救。④给予解痉扩血管药、强心利尿剂及地塞米松等。⑤右心室穿刺及气体抽吸。⑥急救后有条件者可转入高压氧舱进行复苏治疗。

五、其他

泌尿系统及肠管等腹腔脏器损伤、盆腔感染、心脑综合征和术后宫腔粘连等。

第三节　B超介入宫腔镜下输卵管插管通液术

方法:患者取膀胱截石位,常规消毒、铺巾、膨宫后,用外鞘直径 6.5cm 的宫腔镜检查。检查时按顺序观察宫腔前后壁、双侧角部及输卵管开口、宫底,退镜时检查宫颈管,将外径 1.4～1.6mm 的医用塑料导管插入输卵管开口 2～3mm,向插管注入1∶40 的亚甲蓝稀释液,同时 B 超检测通液情况。

诊断输卵管性不孕的分类标准:Ⅰ类,管腔丝状粘连或通畅,注入亚甲蓝稀释液 20mL,顺畅无阻力,镜下无反流,直肠子宫陷凹迅速出现液性暗区或原有暗区迅速扩大。Ⅱ类,输卵管间质部或峡部阻塞,注入亚甲蓝稀释液时阻力大,立即出现镜下反流,宫腔蓝染,经加压推注无改善,直肠子宫陷凹无液性暗区出现。Ⅲ类,输卵管周围粘连、管腔不畅,注入亚甲蓝稀释液时,阻力不大,注入 40～60mL 后可见少许反流或无反流,直肠子宫陷凹处缓慢出现小片液性暗区。Ⅳ类,输卵管伞端粘连、闭锁,注入亚甲蓝稀释液无阻力,注入 60～80mL 后直肠子宫陷凹处仍无液性暗区,镜下亦无反流。

理论上输卵管容积是十分有限的,但当输卵管伞端阻塞闭锁时,经腹腔镜发现,输卵管可容纳 60mL 液体,宫腔镜下无反流,并且随着推液后输卵管压力的升高,注液可进入输卵管血液循环,故而感觉推注无阻力。此时如无腹腔镜或 B 超辅助检查,极易误认为输卵管是通畅的。故而有人认为,单纯宫腔镜下输卵管插管注液 20mL 顺畅无反流、无阻力即提示输卵管通畅的观点是片面的。宫腔镜下输卵管插管通液术有助于排除输卵管痉挛、组织碎屑填堵等因素导致的输卵管暂时性梗阻,因此诊断输卵管通畅度有更高的价值。B 超介入宫腔下输卵管插管检查能够从双重角度全面客观地反映输卵管通畅情况,且创伤小、无放射污染、无过敏、无油栓形成之虞,较易被医患双方接受。其敏感性、特异性、阳性预测率、阴性预测率与腹腔镜检查相似。

第四节　宫腔镜在不孕症中的应用

一、宫腔镜检查和治疗

(一)适应证

(1)异常子宫出血:包括生育期、围绝经期及绝经后出现的异常出血,月经过多、月经过频、经期延长、不规则子宫出血等。对严重的功能失调性子宫出血,经规则治疗后无效,排除子宫内膜恶性病变患者,可考虑做子宫内膜切除术。

(2)异常宫腔内声像学所见:B 超、HSG、CT、MRI 及彩色多普勒超声等检查方法显示的各种异常声像学所见。如胎儿骨片残留、断裂节育环或节育环嵌顿等宫内异物的确认和取出。

(3)不孕症和反复自然流产:可观察宫腔、输卵管开口的解剖学形态及子宫内膜的情况,实施选择性输卵管插管通液、子宫纵隔切除术等。

(4)疑有子宫内膜癌及其癌前病变者。

(5)宫腔粘连:对部分性或完全性宫腔粘连可进行宫腔粘连分离术。

(6)宫腔内占位性病变:宫腔镜检查确诊病变性质,如为黏膜下肌瘤或宫腔息肉,予以剔除。

(二)禁忌证

(1)体温达到或超过 37.5℃时,暂缓手术。

(2)急性或亚急性生殖道炎症。

(3)严重的心、肺、肝、肾等脏器疾患,难以适应宫腔镜检查等手术操作者。

(4)生殖系统结核未经抗痨治疗。

(5)近期子宫穿孔史和宫腔操作史。

(6)子宫大量出血。

(7)宫颈过硬,难以扩张;宫腔过度狭小难以膨宫影响观察。

(8)浸润性子宫颈癌、子宫内膜癌。

(9)早孕要求继续妊娠者,近期足月产者。

(三)术前评估

宫腔镜检查前需要对受术者进行全面的评估和准备,主要包括病史、查体、化验检查和心理咨询。

1.病史

详细询问患者一般健康状况及既往史。

2.查体

常规测量 T、P、BP,检查心、肺功能,注意有无盆腔炎症及急性阴道炎,对于合并炎症者应首先给予治疗。

3.化验检查

血、尿常规,血糖,阴道分泌物,心电图,阴道 B 超等。

(四)手术操作方法

手术操作步骤:按常规经宫颈放入宫腔镜镜体,注入 5% 葡萄糖膨宫,膨宫压力 13～18kPa。全面检查宫腔有无病变,先检查宫底和宫腔前、后、左、右壁,再检查子宫角及输卵管开口,注意宫腔形态,有无子宫内膜异常或占位性病变,检查完毕,在退出镜体时再度详细观察宫颈管,必要时做活检或手术。术后禁同房及盆浴 2 周。

二、宫腔镜对输卵管因素引起的不孕症的诊治

无论对于原发性不孕症或继发性不孕症,输卵管因素都是最常见的。传统的检查诊断方法有输卵管通液术、子宫输卵管碘油造影等,但由于这些检查方法均非直观性检查,具有一定的局限性,有时会出现较大的误差,难以做到完全定位诊断。传统的输卵管通液术使输卵管管腔获得的压力很小,很难起到扩张、疏通的作用,且注液时无法确定一侧或双侧输卵管不通。

子宫输卵管造影有时会引起输卵管痉挛,造成暂时性阻塞,被误判为输卵管不通,而宫腔镜检查则可避免上述弊端。宫腔镜下能直视输卵管开口情况,并可直接插管通液,通过对两侧输卵管的通液情况的观察,可以区别输卵管梗阻的侧别、评估梗阻程度,成为诊断该疾病的最佳方法之一。

学者对 2145 例不孕症患者行宫腔镜探查,其中输卵管阻塞 1220 例,包括输卵管双侧阻塞、单侧阻塞、双侧通而不畅、单侧通而不畅,检出率为 56.88%。宫腔镜直视下输卵管插管通液的同时对输卵管也有疏通治疗作用,使用 COOK 导丝进行选择性输卵管插管通液,经插管进入输卵管时摩擦很小,能有效地机械分离输卵管粘连而不引起穿孔。此方法对近端输卵管阻塞效果良好,倘若注意操作技巧,亦能疏通部分输卵管远端阻塞。学者对 837 例临床诊断为不孕症的患者治疗进行分析,发现常规输卵管通液诊断为不通的患者行宫腔镜插管通液时复通率达 86.28%,亦证明宫腔镜下输卵管插管加压注液(药)术是治疗输卵管性不孕症的有效方法。输卵管轻度粘连者予加压注液即可疏通,粘连严重者用导丝机械性疏通,大多可成功。

对于经宫腔镜下多次疏通无效的病例,则采用宫腹腔镜联合诊治。腹腔镜有助于监护输卵管通液情况,减少输卵管穿孔等并发症的发生,并能直观地评估输卵管的通畅情况。同时腹腔镜有助于发现输卵管的外在病变以及盆腔粘连、盆腔异位症等异常,在宫腔镜下输卵管插管通液的同时,进行粘连松解、异位病灶电灼、输卵管成形术等治疗,从而提高治愈率。有文献报道宫腔镜和腹腔镜联合手术诊治输卵管性不孕症的手术成功率达 65.52%。

三、宫腔镜对宫腔因素引起的不孕症的诊治

Brusco 等对 223 位不孕妇女进行了宫腔镜检查,发现 7.62% 的患者有宫腔病变。宫腔镜可直观、准确无误地检视子宫内膜病变、宫腔形状,同时可定点取材进行活组织病理检查。宫腔镜作为宫腔病变诊断的金标准,已得到广大学者的认同。宫腔镜诊断女性不孕的宫腔病变有宫腔粘连、子宫纵隔、子宫内膜息肉、黏膜下肌瘤、子宫内膜异位症、子宫内膜炎、宫颈管异常、子宫输卵管结合部病灶等。

宫腔粘连综合征是最常见的引起不孕的宫腔病变,其发生与既往宫腔操作或宫内感染有关。宫腔粘连的诊断可采用子宫碘油造影、子宫探查术、经阴道超声或宫腔镜检查等方法,宫腔镜检查是诊治宫腔粘连的首选方法。宫腔镜能对粘连的部位、范围以及组织类型做出准确的诊断。在不孕症患者中,宫腔粘连的检出率约为 20%。同样,对于其他宫腔疾病如内膜息肉、黏膜下肌瘤、子宫纵隔、宫颈管异常等,宫腔镜检查也有其突出的直观优势,其诊断准确率明显高于其他辅助诊断技术。而子宫输卵管碘油造影、阴道超声、彩超、超声显像等辅助诊断技术在宫腔镜检查前采用,可提高宫腔镜诊断的阳性率。

宫腔粘连的治疗,应包括完善、准确地分离粘连,防止分离后再粘连和促进被损内膜修复。粘连完全分解的标准:整个子宫腔恢复正常大小和形态,双侧输卵管口展示清晰,术后宫腔内放置 IUD 或宫形气囊,给予抗生素和雌、孕激素序贯治疗以促进内膜再生和预防再粘连。有关文献报道,经宫腔镜分离粘连后,月经恢复正常率为 75%,治疗后妊娠率可为 50%~61%。

宫腔镜电切术使经宫颈切除黏膜下肌瘤或宫颈息肉成为现实,术后月经过多的缓解率＞

90％,约 1/3 以上不孕妇女可获妊娠甚至足月分娩。子宫纵隔一般无特殊症状,多因婚后不孕或反复流产、死胎、早产或胎位异常而就诊时意外发现。经腹子宫纵隔切除术虽能在直视下完整地切除纵隔组织,但术后不可避免地形成子宫疤痕、粘连、继发不孕等并发症。宫腔镜下行子宫纵隔切除术,避免了手术的并发症,且子宫壁没有瘢痕,是一种很好的治疗方法。

宫腔镜诊治对于 IVF-ET 的作用:在做 IVF 之前,行宫腔镜检查,可以排除宫腔、宫颈管病变,提高 IVF-ET 成功率。

第五节　宫腔镜子宫内膜切除术

自 20 世纪 80 年代起,经宫颈子宫内膜切除术问世,替代了保守治疗无效的难治性子宫出血的子宫切除术。1981 年美国 Glodrath 首先用激光子宫内膜去除术(HEAL),1987 年美国 DeCherney 用前列腺电切镜为患血液病致难以控制子宫出血的妇女止血成功,开创了宫腔镜电切术治疗子宫内膜疾病的先河。1988 年日本 Lin 用滚球电极电凝子宫内膜,治疗子宫出血病,取得满意效果,命名为 endometrial ablation(EA)。1989 年英国 Magos 为 16 例有内科合并症的患者,用环形线电极切除子宫内膜治疗月经过多,有效率 86％,并将此术命名为 transcervical resection of endometrium(TCRE)。TCRE 或 EA 目前尚无统一的中文译名,使用较为普遍的名词为子宫内膜切除术、子宫内膜去除术等。

一、适应证

(1)久治无效的异常子宫出血,排除恶性疾患。
(2)子宫 8～9 周妊娠大小,宫腔 10～12cm。
(3)黏膜下肌瘤 4～5cm。
(4)无生育要求。

二、手术禁忌证

(1)宫颈瘢痕,不能充分扩张者。
(2)子宫屈度过大,宫腔镜不能进入宫底者。
(3)生殖道感染的急性期。
(4)心、肝、肾功能衰竭的急性期。
(5)对本术旨在解除症状而非根治措施无良好心理承受力者。

三、器械

宫腔镜手术的先驱者们在开始做宫腔镜电切术时,都是用泌尿外科的前列腺电切镜或膀胱电切镜,直到 1992 年专门用于妇科的宫腔电切镜问世。

1.宫腔电切镜

电切镜全长 30～35cm,工作长度 18～19.5cm,其外径有 21(7mm)至 27(9mm)等不同规格。

(1)光学视管:为全景式,外径 3 或 4mm,景深 30～35mm。物镜端有前视角 0°至 30°等不同规格,视野 70°～120°。

(2)操作手架:是一个带有弹性的手控机械装置,可控制电极操作,手架上有插入光学视管和作用电极的孔道,还有转换开关连接高频电源发生器。

(3)镜鞘:是两个同心圆形鞘,以插入操作架等部件。外鞘与内鞘之间可旋转,外鞘直径 8～9mm,前端附有筛状小孔供液体流出,末端有出水接口。内鞘前端喙部镶有斜状陶瓷绝缘装置,末端有入水接口。

(4)闭孔器:是镜鞘的内芯,头部呈椭圆形,可闭塞电切镜喙部的窗孔,并适合宫腔外口形状,便于插入宫颈管。

(5)作用电极

①单极电极:功率 60～100W,有环形、针状、滚球、滚棒、滚桶及汽化等不同形状和性能的作用电极。

②双极电极:有球形、绞花形、弹簧形等电极,其切割功率、组织破坏程度与单电极相似。

2.与宫腔电切镜相匹配的其他设备

有冷光源、高频电源发生器、灌流系统和成像系统,后者可将宫腔内的图像放大并实时显示在监视器上,便于术者观察施术。

四、灌流系统

1.灌流液

兼有膨宫、降温、冲洗血液的三重作用。其基本要求:

(1)宫腔镜电切术需要非电解质溶液,使在切割或电凝止血时所产生的电流集中于电极接触组织部分。

(2)等渗溶液:因灌流液压力远高于静脉压,灌流液可通过开放的静脉进入体循环,等渗溶液不至发生溶血。

(3)具有利尿作用:因用量较大,进入体内应能迅速排出体外,以免加重循环负担。

(4)无色清澈透明,能见度好。

(5)对血浆、细胞内液和细胞外液影响小。

(6)术时器械易于清洗。

常用的灌流液:

①5%葡萄糖:若进入量较大时,可使血糖升高。故在技术尚不熟练时,不宜作为常规应用的灌流液,更不适于有糖尿病或老年患者。

②5%甘露醇:如溶液大量进入循环,经肾脏排泄,可对肾小管有一定损害。进入循环的甘

露醇有利尿和脱水作用,术后可能引起低血压。

2.灌流方法

(1)入水:入水管一端与电切镜内鞘接口相连,另一端连接下述设备之一。使用自动膨宫泵,一般设定入水压力 80～100mmHg,流速 200mL/min,有计量入、出水的装置,可精确计算灌流液差值;也可使用下口瓶或输液吊瓶,液面落差 100cm;或使用塑料代装灌流液,用加压套加压膨胀灌流宫腔。

(2)出水:出水管一端与电切镜的外鞘接口相连,另一端连接负压吸引泵,负压 60～70mmHg 或任出水管自然垂落。

五、术前准备

1.详细询问病史及咨询

使患者充分了解有周期的月经过多对 TCRE 反应最好,TCRE 能有效地减少月经量,但不能治愈子宫内膜异位症或子宫腺肌病。成功的 TCRE 可导致无月经和不育,对年轻妇女则需仔细讲解,使其充分了解附带的不育后果。术后有周期性出血者均有妊娠的可能,应采取适当的避孕措施。告知远期复发的可能性,应用文字解释以保证患者充分了解此术的含义,得到患者正式的允诺。

2.全面体格检查

发现全身性疾患,必要时请有关科室会诊。妇科内诊、盆腔 B 超检查及宫腔镜检查,了解子宫及盆腔情况,进行子宫内膜活检。常规实验室检查包括凝血功能、电解质、肝功能等,便于与术中可疑灌流液回吸收过多时的各项参数进行比较。此外,还有乙型肝炎表面抗原、宫颈刮片细胞学检查、阴道分泌物镜检等,必要时做血液生化、心电图、胸透及针对可疑内科病的检查。

3.子宫内膜预处理

(1)药物预处理:术前 2～8 周用子宫内膜抑制剂,使子宫内膜萎缩薄化,内膜血管减少,减少切割组织厚度,加大宫腔体积,减少术中出血,便于保持良好视野,也减少进入血循环的灌流液量。手术可在月经周期的任何时期进行。常用药物:

①孕酮类:用高剂量使子宫内膜发生萎缩性改变,但可有不规则出血。可有体重增加、乳房痛等副反应。常用的药物有甲羟孕酮 30～50mg 口服,每日一次;醋酸甲羟孕酮注射液(狄波-普维拉)150mg,肌内注射,每月一次。

②达那唑:是最常用的子宫内膜抑制剂,每日口服 400～800mg。可引起肝谷丙转氨酶升高,潮热多汗,体重增加,头痛及男性化作用等。

③内美通:2.5mg,口服,每周两次,价格昂贵,副反应基本上与达那唑相同,但较轻,肝酶升高少见。

④黄体生成激素释放激素激动剂(LHRHa)、促性腺激素释放激素激动药(GnRHa):注射用醋酸曲普瑞林(达菲林)3.75mg,肌内注射每月一次。使子宫内膜萎缩的作用显著,比达那唑等副反应少,但药价昂贵。

（2）机械性预处理：负压吸宫可薄化内膜厚度，使手术不受月经周期限制，不影响手术时机选择，对不愿接受药物治疗或急性大出血患者仍可施术。

4.手术时期的选择

（1）月经后，子宫内膜处于增殖期，为手术的理想时期。

（2）已做子宫内膜预处理者，非经期亦可施术。

（3）如有不可控制的出血，可急诊施术。

5.手术前一日的准备

（1）镜器消毒。

（2）手术前晚患者宫颈插扩张棒或海藻杆，使术时宫颈软化和扩张。

6.手术日的准备

早晨禁食，不排尿，以便于术中B超监护。

7.操作者的准备

预先对手术中所使用的主要部件及其功能进行检查，发现故障并在术前及时检修，电切电极应有备份。

六、麻醉

一般选用硬膜外麻醉或静脉复合麻醉，取决于患者的愿望、有无合并症、医生的选择及手术时间长短，伴随腹腔镜者应选择全麻。

七、手术步骤

（1）患者取截石位，以0.5%碘伏液常规消毒外阴阴道，术者带消毒手套取出宫颈扩张棒及填塞的纱布，再次消毒阴道。

（2）放导尿管，在B超引导下用灌流液适度充盈膀胱，至显露子宫底为止。B超全面扫查盆腔。

（3）消毒阴道及宫颈管，宫颈钳挟持宫颈前唇，在B超介导下以探针探测宫腔的方向和深度，以Hegar扩张器扩张宫颈至10～12号。

（4）安装好宫腔电切镜，插上连接高频电流发生器的电缆导线和连接冷光源的导光束，调试电源，设定功率，打开光源，进行白平衡，打开入水管阀门，排空注水管及镜鞘间的气体。

（5）取出最后1支扩宫棒，在B超介导下缓慢置入电切镜，调节出水管阀门，使灌流液充分冲洗宫腔，至宫腔内图像清晰显示，再次检视宫内病变。如子宫内膜较厚，可即时进行机械性预处理，然后在B超监护下开始手术。

①子宫内膜切除术：用混合单极电流，功率80～100W。首先用环形电极横行切割宫底部的子宫内膜，深度包括功能层、基底层及其下方2～3mm的浅肌层，其次切割宫角部，最后按顺时针或逆时针方向顺序自上而下切割子宫体部内膜及浅肌层，切下的内膜肌条可随时取出。取出内膜肌条有以下几种方法：a.退出电切环时将内膜肌条带出；b.将内膜肌条夹在电切环和内鞘之间，退出内鞘带出，此法可减少外鞘进出宫颈和子宫的次数；c.镜体与内外鞘一起退出

时,将内膜肌条带出;d.卵圆钳挟出;e.钝刮匙刮出;f.吸引管吸出。取出操作架,将入水管连接在出水的阀门上,灌流液会将内膜肌条的碎片自内鞘冲出。罕见的情况下,内膜肌条碎片未取出,而留在子宫内,术后会自行排出。子宫内膜全部切除者达宫颈内口下方 1cm,希望术后保留少量月经者可行部分切除,即切割下界终止在宫颈内口上方 0.5～1cm。宫底及宫角部既难切,又容易穿孔,也可用滚球电极电凝宫底和宫角部内膜,然后换切割环做其余部分。混合电流兼在切割的同时具有一定的凝固效应,故术中极少出血,如有波动性的动脉出血,可换滚球电极止血。切除的内膜肌条称重后送做组织学检查。

②子宫内膜去除术:散射电流功率 60～80W。轻压滚球或滚筒电极,使与组织接触,然后脚踩电凝踏板通电。因电极破坏的组织量相对较大,故于电极移动之前需在同一点停留短暂时间,所需时间是等待电极周围的组织变白,约<1s。一旦电极周围组织变白,即可缓慢向宫颈移动电极,移动时电极前面可见组织破坏区,以此监视电极滚动速度。系统电凝子宫各壁内膜,从何侧开始均可。在宫底和输卵管开口处电极难以滚动,电凝时将电极置于一点,通电,然后退出,如此重复数次,直至宫底和邻近的宫角全部电凝为止。电凝下界终止于宫颈内口。

(6)关闭出水管阀门,钳闭宫颈外口,在宫腔充分膨胀下行 B 超扫描及宫腔镜检查和整修。

(7)测量术后宫腔深度,0.5％碘伏液擦拭阴道及宫颈,导空膀胱,术终。

(8)记录灌流液的入量和出量。

八、术中监护

1.常规监护

症状和体征,心率、血压和体温,心肾功能不全者监测心电图和心功能,灌流液差值达 1000mL 者查血清钾、钠、氯离子。灌流液吸收可使血液稀释,同时灌流液有渗透性利尿排钠作用,手术损伤也使钠离子向细胞内转移,故术中血钠有不同程度的下降。低钠血症的程度与电切时间、灌流液量和切除组织重量有关。如患者出现恶心、呕吐、头晕和烦躁等,血钠较术前降低 15mmol/L 以上时,应提高警惕。

2.B超监护

术中膀胱与宫腔中的电切镜或灌流液形成两项对比,便于观察子宫大小、各壁厚度、宫腔方向,为病变定位。子宫内膜切除后,其基底肌肉组织受热脱水,形成强回声,可提示切割深度及范围,防止漏切。术中灌流液进入子宫壁间,形成云雾状不均质或中强回声,可提示子宫腺肌病的存在。

3.腹腔镜监护

术中用腹腔镜观察子宫浆膜面的变化,如子宫局部透光增强或浆膜起水泡,应警惕预防子宫穿孔。一旦子宫穿孔,可在腹腔镜下电凝止血及缝合。

九、术后处理

(1)如术中未给抗生素,术后第一日静脉滴注抗生素预防感染。

（2）观察体温、血压、脉搏、心率,麻醉恢复期及搬动后的反应,如术时所用的灌流液温度过低,术后患者会出现体温下降及寒战,应采取保温措施。

（3）出血:可给缩宫素和（或）止血三联,5％葡萄糖液 500mL＋维生素 C 3g＋止血敏 3g＋止血芳酸 0.3g 静脉滴注,有急性活动性出血者,必要时再次宫腔镜下电凝止血。

（4）饮食:因术后麻醉反应,常引起恶心、呕吐等,需禁食 6h。

（5）注意电解质及酸碱平衡:及时发现经尿道前列腺切除术综合征（TURP 综合征）。

（6）术后经过

①子宫痉挛痛:乃子宫受电热刺激所致,排除尿潴留后,可用镇痛药或抗前列腺素制剂止痛。

②一过性发热:于术后 24h 内体温骤然升高,最高可达 40℃,一般体检及白细胞测定均无异常,对症处理,消炎痛 100～200mg 塞肛和（或）柴胡液 10mL 内服,体温多于 24h 内恢复正常。多见于严重贫血患者,且愈贫血,热度愈高。对其发生原因尚无一致的看法,多数认为系大量灌流液进入体内引起的过敏反应,但泌尿外科做前列腺电切术,对此合并症的解释为一过性菌血症。

③术后阴道少量出血,两周内为血性浆液性排液,以后为单纯浆液性排液,共 4～6 周。如有阴道排液异常,出血多或持续时间长者,可给宫缩剂、止血剂及消炎的中西药物治疗。术后 3 个月月经复潮,无出血者为无月经。

（7）并发症的防治

①子宫穿孔:多发生在最易穿孔的部位,如子宫角、子宫底、子宫峡部等,严重者伴有邻近脏器损伤,可并发体液超负荷,消化道、泌尿道和大血管的损伤,引起腹膜炎、瘘管或大出血。其发生显然与术者的经验有关,多数穿孔发生在初始阶段。穿孔明显时可看到腹膜或肠管,有时诊断仍十分困难。当灌流液突然大量吸收或渐进性膨胀时,均应警惕此症。子宫穿孔的严重性取决于穿孔的器械,如穿孔来源于电切环,因可伤及子宫的邻近器官,应立即开腹探查。如穿孔来自滚球电极电凝时,电热损伤可波及膀胱、肠管等邻近脏器,术后数日出现血尿、腹泻、发热、疼痛等症状,故对术后 24h 的疼痛应进行全面检查。

②TURP 综合征:是由于大量灌流液吸收入血液循环,导致血容量过多及低血钠所引起的全身一系列症状,严重者可致死亡。灌流液迅速而大量地进入血液循环的途径,主要为创面上开放的静脉,其次为输卵管。血容量过多的后果是急性左心衰竭和肺水肿,如得不到及时处理,则可进一步发展为呼吸困难、代谢性酸中毒,使心力衰竭进一步恶化,引起休克或严重的室性心律失常而致死。水中毒及低钠血症时细胞外液电解质成分被稀释,因细胞外液的主要电解质成分是钠离子,因此钠离子浓度降低,出现低钠血症。水中毒对脑神经组织的危害最大,血清钠降至 125mmol/L 以下时,水分开始进入脑细胞内,使脑细胞内的含水量增加,患者可出现恶心、呕吐、嗜睡、头痛、腱反射减弱或消失。昏迷时可出现巴宾斯基征阳性,有时会偏瘫。严重时脑细胞肿胀,颅内压升高,可引起各种神经、精神症状,如凝视、失语、精神错乱、定向能力失常、嗜睡、躁动、谵语、肌肉抽搐,甚至惊厥、昏迷。严重脑水肿可发生枕骨大孔脑疝或小脑幕裂孔疝,出现呼吸、心跳骤停,以致死亡。

TURP 综合征的治疗：

a.利尿：呋塞米 20mg 静推，减轻心脏负荷，将过多的水分排出体外。

b.治疗低钠血症：紧急情况下，除使用呋塞米外，不必等待血钠报告，即可应用 5％高渗盐水静推，以免延误抢救时间。轻度低钠血症的血清钠 137～130mmol/L，每千克体重约缺钠 0.5g，静脉滴注 5％葡萄糖盐水 2000～3000mL 即可。如心脏功能正常，在 1h 左右可先滴入 1000mL，以后减慢速度，并测定血钠浓度，调节静脉滴注速度。中度低钠血症的血清钠 130～120mmol/L，每千克体重缺钠约 0.5～0.57g。重度低钠血症的血清钠在 120mmol/L 以下，缺钠为每千克 0.75～1.25g。对中度及重度一般宜用高渗盐水，而不用生理盐水，因高渗盐水可提高细胞渗透压，使细胞内水分向细胞外转移，减轻细胞肿胀，恢复血液正常的渗透压。一般常用 3％或 5％的氯化钠溶液。其补给量按以下公式计算：

所需补钠量＝(正常血钠值－测得血钠值)×52％＊×体重(kg)

＊指人的体液总量占体重的 52％。

举例：如患者体重为 60kg，测得血清钠为 125mmol/L。应补钠量：

所需补钠量＝(142mmol/L－125mmol/L)×52％×60＝530.4mmol/L。

因每 1mL 5％氯化钠溶液含钠离子 0.85mmol。

所需 5％氯化钠＝530.4×0.85＝450.84mL。

在补给高渗氯化钠时需注意：开始时可先给总量的 1/3 或 1/2，再根据神志、血压、心率、心律、肺部体征及血清钠、钾、氯的变化决定余量的补充。在低钠血症时，切忌大量补液再补钠。因大量补液后会使血钠更降低，更多的水分从细胞外进入细胞内，使细胞肿胀，症状更加严重。滴注高渗盐水易刺激局部静脉内膜，引起静脉血栓形成，因此输液的局部用热毛巾湿敷，有助于预防血栓性静脉炎。

c.处理急性左心衰竭：用洋地黄制剂。

d.肺水肿的治疗：一般给鼻管吸氧，应用除泡剂，禁用吗啡。

e.脑水肿的治疗：Bird 等主张用高浓度的尿素，尿素是一种渗透性利尿剂，注射后可使血管内液的渗透压高于组织液的渗透压，水分可从水肿的脑组织中进入血管内，脑水肿即可减轻，也可同时使用皮质类固醇，以稳定细胞膜，减少毛细血管通透性，减轻脑水肿作用。

f.纠正电解质及酸碱平衡紊乱：大量利尿时钾离子在尿中排出，造成低血钾，可发生心律失常。如发生重度低钠血症，则常有氢离子的代谢紊乱，出现酸中毒。故术中需注意监护并及时纠正。

TURP 综合征的预防：

a.密切监护高危病例，如宫腔同时切除肌瘤，未做子宫内膜预处理者，以及发生子宫穿孔时。

b.灌流液的差值达 1000～2000mL 时可能有轻度低钠血症发生，应尽快结束手术，大于 2000mL 时可有严重低钠血症及酸中毒。

c.酸碱平衡紊乱，应立即停止手术。手术时间尽量控制在 1h 之内。

d.尽量采取低压灌流。

e.在中心静脉压测定下延长手术时间。

f.一旦发现 TURP 综合征,应及早停止手术。

Bennett 的研究提示,术时灌流液压力的设定应低于平均动脉压。Baskett 等研究表明,灌流系统的出水管连接负压者,降低灌流液吸收的危险性。一般认为,滚球电凝 EA 灌流液吸收较环形电极切割 TCRE 少,Klinzing 等报告滚球电凝 EA 导致了严重低钠血症及肺水肿。

③出血:术时肌层不要切得过深,即不超过黏膜下 3～4mm,出血是极罕见的并发症。不出血的原因如下。a.子宫内膜下血管口径很小,不可能引起出血,而子宫动脉较大的分支深在切割面之下。b.切割时,混合电切电流封闭了小血管。c.灌流液使宫内压升高,形成了血管出血的对抗力量。如子宫肌层有出血点,很容易电凝止血,若在手术结束时有渗血,尤其同时切除肌瘤者,可插入 30mL 的 Foley 球囊导尿管 6～8h,一般能够充分止血。

④空气栓塞:近几年来已有 9 例宫腔镜空气栓塞的报道。目前认为空气栓塞时的气体可来源于入水管和组织气化所产生的气泡。入水管内存在的气体在宫内压力下,经子宫创面断裂的静脉血管进入体循环,一定体积的空气在膨宫前未排出管道,手术早期气体可能进入循环系统。当宫腔内压超过静脉压时可出现无症状、有症状和致命的空气栓塞。空气进入心脏的典型征象有呼气末 CO_2 压力突然下降、心动过缓、血氧饱和度下降、心前区听诊闻及大水轮音等。当更多气体进入时,血流阻力增加,导致低氧、发绀、心输出量减少、低血压、呼吸急促,迅速发展为心肺衰竭、心跳骤停而死亡。患者的症状则因发现早晚而各异。怀疑空气栓塞应立即做出反应,停止使用任何注入气体的方法,阻止气体进入,倒转头低臀高位,放置中心静脉压导管,如有心肺衰竭,立即进行心肺复苏,左侧卧,心外按摩可将气泡打碎,迫使空气进入肺循环,恢复心室功能,有时中心静脉导管可放至空气池内尽可能将空气抽出。注入大量生理盐水,促进血液循环和送高压氧舱治疗。在预防空气栓塞方面应注意排空入水管内的气体,空气栓塞的危险随宫内压力的增加而增加。故术时应选择有效的最小膨宫压力。避免头低臀高位,小心扩张宫颈管,避免损伤和(或)部分穿入肌壁。宫颈扩张后,不能将宫颈和阴道暴露在空气之中。

⑤感染:发生率 0.3％。子宫或盆腔感染的症状有发热、疼痛、阴道排液、持续子宫出血、子宫柔软等,使用抗生素后症状缓解,诊断即可确立。术前预防性抗生素的应用有益。文献报道过 TCRE/EA 术后盆腔脓肿、巴氏腺脓肿和肝脓肿、输卵管卵巢脓肿、真菌性腹膜炎和左侧宫旁及圆韧带脓肿的病例。

⑥宫腔粘连:子宫底部和两侧壁均为折叠部,术后容易形成粘连,导致宫腔狭窄或缩短。子宫前后壁于宫缩时互相贴附,久之亦可发生粘连。此类宫腔粘连多无症状,腹痛为促使患者就诊的主要症状,有的是在为其他指征做宫腔镜检查时发现,故其发生率不明。宫腔下段粘连闭锁,其上段尚存对卵巢激素有反应的有活性子宫内膜时,月经血积存,可致宫腔积血。术后定期探扩宫腔和(或)宫腔镜检查,可防止或及时发现此症。

⑦宫腔积血:宫颈峡部狭窄可引起宫腔积血,因此 Hamou 建议行部分子宫内膜去除术,保留宫腔下极 1cm 的内膜。事实上,甚至切除了宫颈上段者,宫腔狭窄及继发宫腔积血亦极罕见。相反的,宫腔积血均见于子宫底部,只要在内膜切除后纤维化的宫腔内存在有活性的内膜,全部或部分切除发生的机会相等。TCRE 术后用 HRT 亦可引起宫腔积血,其症状为周期性或持续性腹痛及断续阴道出血。Romer 指出,所有 TCRE 术后均应有定期的临床和超声随

访。B 超易于诊断,在 B 超介入下切除粘连和残存的子宫内膜以预防复发。

⑧腹痛:经常为周期性,但宫腔内无积血,甚至无月经。仅发生于少数患者,病因不明。腹腔镜检查可能发现子宫内膜异位症和其他盆腔痛的原因,但最可能的是造成了内在性子宫内膜异位灶,小的异位灶埋藏于子宫肌层内。此征与 Asherman 描写的宫腔粘连伴腹痛相似。以下是解释 TCRE 术后腹痛的几种理论:a.子宫粘连;b.宫底残留内膜增殖导致宫腔积血;c.子宫内膜基底层被瘢痕覆盖,导致医源性腺肌病和进行性痛经;d.术时宫内压将有活性的子宫内膜细胞挤入肌层,引起腺肌病;e.子宫角部内膜未完全破坏。

⑨子宫内膜去除-输卵管绝育术后综合征(PSS):有绝育史的妇女宫腔镜子宫内膜去除术后,残存有功能的子宫内膜在远端输卵管阻塞时,导致经血逆流和输卵管积血,引起严重的下腹痛,可伴有阴道点滴出血,宫腔镜检查都有明显的内膜瘢痕,腹腔镜均显示一侧或双侧输卵管近端肿胀或积血。术时尽可能切净子宫角和子宫底的内膜,无把握时可行电灼,以预防此症的发生。治疗可首选腹腔镜输卵管切除术,其次为阴式或腹式子宫及双侧输卵管切除术。

⑩子宫腺肌病:随着手术病例的增多,学者们逐渐发现术后腹痛这一难以解释的症状,以后的子宫切除证实了子宫腺肌病的存在。学者们提出子宫内膜切除术对子宫肌层的创伤,有可能导致此症。

⑪妊娠:从逻辑上讲,TCRE 术后妊娠的概率极少,因为术后宫腔变小、瘢痕化,子宫角可能阻塞,受术者的年龄段妊娠机会减少,但此术并不等于绝对不育。宫内孕、宫外孕均有过报道。

⑫治疗失败和症状复发:多数患者一次术后月经改善的满意率为 $80\% \sim 90\%$。初次治疗失败和继发症状复发均可做第二次手术,子宫切除可留待最必要时。

⑬子宫恶性病变:被埋藏的子宫内膜日后癌变及宫腔粘连或宫颈狭窄匿藏内膜癌等,至今仍为纯理论问题,而最主要的是去除子宫内膜减少了子宫内膜癌的危险性,手术结束时内膜原位如留有少许组织,得子宫内膜癌的机会极少。发生子宫肉瘤、宫颈癌及卵巢肿瘤的概率不变。目前国际已有 8 例 TCRE 术后发生子宫内膜癌的病例报道。

第六节 宫腔镜微创治疗子宫内膜息肉

一、术前准备

1.明确病灶性质

由于宫腔息肉样病灶仅仅是一种形态学描述,不能代表其组织病理学特征,故在进行病灶切除之前应尽量明确其病理性质,排除恶性,避免误治或过治。可通过宫腔镜检查、诊断性刮宫、超声等检查手段明确诊断。

2.药物准备

一般来讲,功能性子宫内膜息肉、子宫内膜增生过长等经过 $2 \sim 3$ 个月的药物治疗,病灶可明显缩小,内膜变薄,有利于手术操作并可减少术中出血。

二、手术器械

(1)宫腔镜、检查镜或电切镜。
(2)刮匙等妇科常规诊刮用器械。
(3)小头带齿卵圆钳。

三、麻醉和体位

1.麻醉

如估计手术操作简单,一般不用麻醉。若估计手术时间较长,操作复杂者可考虑做快速全身麻醉,如静脉滴注异丙酚等。

2.体位

膀胱截石位。

四、手术方式

1.息肉切除术

(1)旋拧法:适用于细蒂息肉。

操作方法:先经宫腔镜或 B 超定位;然后用刮匙对准息肉部位进行刮取,也可用长弯止血钳或小头卵圆钳进入宫腔夹住息肉顺时针旋转数周将其拧下;最后用宫腔镜检查宫腔有无残留及出血。细蒂息肉一般出血较少,如有活动性出血可用滚球电极电凝止血。

(2)根切法:适用于广蒂息肉。

操作方法:在宫腔镜直视下用环状电极或针状电极从息肉根部将其切除;亦可用息肉切割环套住息肉根部,缩紧圈套将其切除。广蒂息肉因创面较大容易出血,故应充分电凝残端彻底止血。

(3)分块切除法:适用于体积较大或位于宫底不易操作的息肉。

操作方法:在宫腔镜直视下用环状电极从息肉顶端或中间部位将息肉分割成数块,直至将其全部切除。

2.子宫内膜切除术

主要适用于子宫内膜增生过长。当其以多发性息肉样方式生长时,手术除要切除息肉外,还应切除子宫内膜至基底层,减少术后复发的机会。此术仅适用于不再需要生育的患者。

五、注意事项

1.观察出血

如为单纯带蒂息肉切除,术后出血一般较少,数天即可自行停止。如为广蒂息肉或多发息肉切除,术后出血时间相对延长。但如持续出血超过 1 周,应考虑子宫腔内创面愈合不良,有可能合并局部感染,故应加用抗生素。

2.抗感染治疗

不作为常规用药。如宫腔创面较大,可选择广谱抗生素预防感染。

3.休息

视手术范围及损伤程度酌情处理,不作为常规安排。

4.对症处理

根据息肉的组织学类型决定下一步治疗。如为子宫内膜增殖症,术后还应酌情进行药物治疗;如为息肉型子宫内膜癌,则应选择手术治疗。

5.定期随访

息肉切除后常规定期随访。随访时间可在术后 3 个月开始,每年复查 1 次。检查方法可选择超声或检查性宫腔镜。

第七节　宫腔镜在子宫内膜癌中的应用

一、诊断价值

诊断性刮宫是子宫内膜癌的传统诊断方法,但因为是盲视手术,完全靠术者的感觉和经验进行,随机取样,提供的信息有限,特别是对于绝经后患者,部分内膜菲薄,病灶局限,有部分患者甚至很难刮出内膜,诊刮常不能明确诊断。研究发现 60% 的诊刮刮取的部位不到宫腔的 1/2,对子宫内膜癌的漏诊率达 35%。尤其容易遗漏的病灶是位于子宫角深部或黏膜下肌瘤后方的小癌,有 10%～35% 的子宫内膜区域刮不到。Spiewankiewicz 等对 202 例经诊断性刮宫未发现病变的异常子宫出血患者,实施宫腔镜检查并定位活检,发现诊断性刮宫遗漏了 12.9% (26/202)的内膜病变,包括子宫内膜过度增生 9.4%(19/202)和子宫内膜癌 3.5%(7/202)。造成诊断性刮宫遗漏的原因有 70% 以上的患者是因为其内膜病变为局灶性改变,大部分病变位于子宫底和子宫角部。宫腔镜的直观和放大效应对子宫内膜局灶病变和早期内膜癌诊断的准确性是诊断性刮宫无法相比的。现代宫腔镜技术可使医生在直视下进行子宫内膜定位活检,减少了子宫内膜癌的漏诊率。因此,早期子宫内膜癌宫腔镜检查是必要的。

宫腔镜学起源于 20 世纪 70 年代末,我国发展于 20 世纪 90 年代初。1980～1990 年是宫腔镜诊断走向成熟的年代,1991～2000 年是宫腔镜电切术逐渐成熟的年代,而 21 世纪则是宫腔镜在妇科应用的微创治疗时代。宫腔镜治疗的应用已经扩展到切除黏膜下肌瘤、子宫内膜息肉、分离严重和广泛的宫腔粘连,治疗有症状的子宫纵隔,去除子宫内膜,疏通输卵管和输卵管绝育等。

随着技术的发展以及内膜癌发病率的增高,宫腔镜应用于子宫内膜癌的诊断价值已被国内外众多的临床研究证实,尤其对于早期子宫内膜癌结合直视下的定位活检,能够克服影像学检查和盲目刮宫对子宫内膜病变诊断的局限性。宫腔镜可全面检视宫腔内的生理和病理改变,可将图像放大 10 倍以上,宫腔镜下钳取宫内可疑组织送验,不仅早期局限型微小病变不会遗漏,并可选择性多点取材,避免了传统诊断性刮宫为获得足量宫内组织而盲目过度搔刮宫腔造成的疼痛、出血、子宫穿孔等,大大提高了临床取材的安全性和病理检查的可靠性。

国内临床专家研究资料表明,186 例宫腔镜受检人员中,宫腔镜高度疑诊子宫内膜癌 19 例,宫腔镜下定位活检组织病理确诊 18 例,癌灶检出率 100%,与病理诊断吻合率 94.74%,用传统诊断性刮宫方法经病理学确诊子宫内膜癌 9 例,检出率 50%,漏诊率 50%,充分暴露了传统诊断性刮宫的不足。文献报道通过研究 805 例宫腔镜下内膜病理活检确诊子宫内膜癌 23 例,其中 7 例为弥漫型,16 例局灶型,因早期子宫内膜癌病灶局限,是造成传统诊断性刮宫漏诊率高的原因。另有报道指出使用宫腔镜检查,可确切了解宫腔或颈管是否存在肿瘤及肿瘤部位,并可在直视下取活体,从而能达到明确诊断及确切分期的目的,其结果显示宫腔镜下分段诊刮诊断宫颈受累的准确率为 97.4%,明显高于单纯分段诊刮组(76.2%),而假阳性率则低于后者。宫腔镜检查对子宫内膜癌宫颈受累的诊断准确率达 96.9%。因此,对可疑宫内病变者行宫腔镜检查,能更好地明确诊断及确切分期。目前《牛津临床妇产科手册》已将宫腔镜可视性检查指导下的活检作为子宫内膜癌诊断的金标准。有文献报道其适应证为:①异常子宫出血;②异常声像图所见;③不孕症与计划生育问题;④激素替代或应用他莫昔芬所致子宫内膜的生理或特殊改变。无绝对禁忌证,相对禁忌证为:①盆腔感染;②多量子宫出血;③想继续妊娠者;④近期子宫穿孔;⑤宫腔过度狭小或宫颈过硬,难以扩张者;⑥患有严重内科疾病,难以耐受膨宫操作者;⑦生殖道结核,未经抗结核治疗者;⑧血液病无后续治疗措施者;⑨浸润性宫颈癌。注意事项:对已明确诊断的子宫内膜癌不应再做宫腔镜检查,对高度可疑者,检查时可用黏度大的中分子右旋糖酐液作为膨宫介质,并控制膨宫压力,缩短检查时间,以减少癌细胞随膨宫介质扩散的可能性。

行宫腔镜检查时,需要辨别正常子宫内膜、各种良性内膜增生性病变在宫腔镜下的表现,检查时密切注意与周围正常内膜颜色、起伏和坚韧程度不同的内膜组织,有异形血管处高度怀疑新生物。子宫内膜癌的宫腔镜所见非常明显,极少与其他病变混淆。在内膜腺癌的初期,呈现开始发育的图像,内膜不规则,呈多叶状,突出部分易碎,常为坏死组织,容易出血。新生血管不规则,螺旋状。有些病例新生物和正常内膜间的界限清楚可见。有时可见局灶性病灶,经常位于子宫角,盲视取材常被遗漏。子宫内膜癌依病变形态和范围可分为局限型及弥漫型。从发育的方向可分内向型和外向型,外向型的病变向宫腔内发展,发生率较高,常有特殊的外形,多可在宫腔镜下做出诊断,但是内生型的诊断就比较困难。基本的宫腔镜下所见有乳头状隆起、结节状隆起及息肉状隆起,3 种病变可单独出现,也可以混合形态出现。

一般情况下,有以下所见时需提高警惕,内膜癌的可能性大,一定要做活检送病理组织学检查。①具有中心血管的半透明绒毛状突起群,很可能为高分化内膜腺癌。②有异形血管,特别是形状不整的扩张血管。③结节状隆起或息肉隆起,质地脆弱。④有白点状或斑状的坏死组织。

Marchetti 等回顾分析 181 例子宫内膜癌患者,宫腔镜诊断的敏感性为 93.10%,特异性 99.90%,阳性预测值 99.96%,阴性预测值 98.18%。宫腔镜检查结合子宫内膜定位活检,其敏感度和特异性可提高到 96.55% 和 100%。因此认为宫腔镜发现早期子宫内膜癌方面有着非常重要的作用,尤其是在癌仅限于黏膜表面时。但宫腔镜诊断严重的子宫内膜病变始终有争议。Clark 等研究 AUB 宫腔镜诊断子宫内癌和子宫内膜增生的准确性,分析 65 篇文献,26 346 例病例,3.9% 宫腔镜怀疑癌,其中 71.8% 病理结果为癌;而未怀疑癌者,有 0.6% 病理结果是癌。因此认为宫腔镜诊断子宫内膜癌准确率高,但仅限于子宫内膜病变。总之,宫腔镜是安全、容易和有效地评价宫腔内病变的方法,宫腔镜的准确诊断有赖于对怀疑子宫内膜增生者的定位活检,以凭借病理确定或除外严重的宫腔内病变。

宫腔镜对于早期子宫内膜癌诊断的优势不仅体现在对局灶病变的定位以及直视下活检,同时能对宫腔内病变的范围、形态及宫颈管受侵进行全面的观察与了解,包括对波及宫颈的病变进行深部活检。因此为手术患者的术前分期、手术方式及预后评估提供重要的参考依据。

有研究发现对内膜癌患者通过评估宫颈内膜受侵与否并与切除的子宫标本进行对比,宫腔镜对子宫内膜癌患者宫颈受侵诊断的准确性达 92.5%、敏感性达 68.3%、特异性达 98.7%,阳性预测值和阴性预测值分别为 93.3% 和 92.4%,认为宫腔镜对内膜癌患者宫颈受累的评估能达到与病理检查相同的准确性。肌层侵犯往往关系到淋巴结转移和复发。Iha 等对临床诊断的 I a 期子宫内膜腺癌通过宫腔镜观察病变形态并与组织学检查对比,分析癌灶形态与肌层侵犯的关系。在宫腔镜下内膜癌灶呈无蒂型改变者,肌层侵犯的发生率明显高于带蒂型($P < 0.0001$);表面有溃疡的癌灶肌层侵犯率高于非溃疡癌灶($P < 0.0001$)。宫腔镜下表面无溃疡的带蒂型病灶对预测肌层侵犯与否的敏感性达 92%,阳性预测值 72%。Raspagliesi 等用直径小的宫腔镜首先定位子宫内膜癌的病灶,然后在病灶周围注入 ^{99}Tcm 和蓝色显示剂的追踪剂以探查前哨淋巴结(SLN),结果显示 17 例患者中共探查到 45 个 SLN,无严重并发症发生。Gien 等研究 16 例子宫内膜癌,用宫腔镜注射异舒泛蓝探查 SLN,结果显示,13 例(81%)患者的淋巴系统吸收了异舒泛蓝,总 SLN 识别率为 44%,阴性预测值为 86%。Fersis 等分析 10 例子宫内膜癌,术前经宫腔镜将 ^{99}Tcm 注入癌灶周围,6h 后行淋巴闪烁造影术探测 SLN,术中首先用手提式扫描器探测 SLN 并切除,8/10 患者的 SLN 可用闪烁法探测到,7/8 患者的 SLN 可在术中探测到,因此得出结论,子宫内膜癌患者探测 SLN 是可行并安全的方法。这种利用宫腔镜注射追踪剂的新技术为子宫内膜癌的治疗提供了新手段。

二、治疗应用

近年来 TCRE 与 EA 已涉足子宫内膜癌前病变和早期子宫内膜癌的治疗。学者认为对于有高危子宫切除因素或生育要求的子宫恶性肿瘤患者,TCRE 可以作为诊断和姑息治疗的方法。有研究报道,宫腔镜子宫内膜切除术辅以高剂量放疗用于治疗有手术禁忌证的子宫内膜癌患者,并认为此法对不能手术的子宫内膜癌患者可行。

日本 Kagoshima 大学医院报道 1 例 37 岁子宫内膜癌 I a 期患者,于 2001 年来院治疗子宫肌瘤,子宫内膜病理提示子宫内膜腺癌 $G_1 \sim G_2$,因欲生育,服用醋酸甲羟孕酮(MPA)600mg/d,7 个月。2002 年 12 月子宫内膜腺癌依然存在,乃入院行子宫切除术,宫腔镜检查除围绕输卵管开口处有少许异常外,未见其他明显异常。因患者坚决拒绝切除子宫,遂行非手术治疗,宫腔镜电切除(TCR)局灶病变。术后子宫内膜内癌灶减少,但子宫内膜增生持续存在,因而在内膜电切除术后使用 GnRHa 6 个月。2003 年 9 月子宫内膜正常,2004 年 10 月妊娠,子宫内膜增生和腺癌未复发。Sparac 等对 1 例 30 岁有急切生育要求伴有林奇综合征的 I 期子宫内膜癌患者,行宫腔镜切除病灶辅以大剂量孕酮治疗后,患者成功妊娠。

加拿大 Laframboise 等 1999 年报道宫腔镜子宫内膜切除术辅以高剂量放疗治疗有手术禁忌证的子宫内膜癌。患者 49 岁，有严重内科疾病，完全子宫内膜切除后，宫腔置入放射源缝合宫颈管，以许可每周高剂量宫内放疗，不用麻醉和扩宫，认为此法对不能手术的子宫内膜癌患者可行。

三、宫腔镜检查对子宫内膜癌细胞扩散的影响

1989 年国际妇产科联盟把腹腔冲洗液肿瘤细胞阳性划入子宫内膜癌的分期后，腹腔冲洗液阳性意味着子宫内膜癌Ⅲa 期，即腹水细胞学阳性提高术后分级，对患者的后续治疗、预后的评估均将造成影响。因此，尽管国内外大量的临床研究已充分肯定宫腔镜在子宫内膜病变，尤其是诊断早期内膜癌的价值，但由于宫腔镜检查时需适当的灌流介质（液体、气体）和膨宫压力扩张宫腔，灌流介质在膨胀宫腔、冲洗内膜碎片和血块排除，提供清晰观察视野的同时，也将使部分内膜碎片及其他宫腔内容物经开放的输卵管冲进腹膜腔。究竟宫腔镜检查是否会引起癌细胞播散，是否会增加子宫内膜癌的临床分期，是否会影响子宫内膜癌的治疗及预后，是学者们最为关心和有争议的问题。虽然目前尚无循证医学的资料证实膨宫介质及膨宫压会造成内膜癌的扩散，但如在宫腔镜检查高度怀疑子宫内膜癌时，应尽可能地降低膨宫压力，缩短操作时间。近年来，有关宫腔镜与子宫内膜癌播散问题的总体趋势是，宫腔镜可能造成子宫内膜/内膜癌细胞腹腔播散，但是，播散的内膜癌细胞并不影响患者的生存预后。Baker 的研究表明当宫腔压力大于 13.3kPa 时确有染料自宫腔经输卵管进入腹腔，而当宫腔内压力小于 9.33kPa 时则不会发生宫腔内容物溢入到腹腔内的情况。Egarter 等对Ⅰ期子宫内膜癌患者分别在宫腔镜检查前后收集腹腔冲洗液进行检查，结果发现在宫腔镜检查前腹腔冲洗液中无癌细胞，而宫腔镜检查后的腹腔冲洗液中发现了内膜癌细胞。

研究发现有宫腔镜检查史的患者腹腔液癌细胞阳性率高于无宫腔镜检查史者。Arikan 等对腹腔冲洗液细胞学阴性的 24 例子宫内膜癌患者进行宫腔镜检查，采用生理盐水进行膨宫，最大压力 100mmHg（1mmHg＝0.133kPa），整个操作过程在 3min 以内，收集由输卵管流入腹腔的液体进行瘤细胞培养，结果 20 例（83%）患者液体经输卵管流至腹腔，17 份（71%）送检标本中查到肿瘤细胞，其中 10 份（42%）标本中的肿瘤细胞具有活性，因而认为，宫腔镜检查可增加癌细胞经输卵管播散至腹腔的机会。Bradley 等研究经宫腔镜检查和经分段诊刮确诊为子宫内膜癌的 256 例患者的腹腔冲洗液检查结果，腹腔冲洗液阳性者，在宫腔镜检查组 204 例中有 14 例（6.9%），分段诊刮组 52 例中有 7 例（13.5%）。宫腔镜检查后细胞学阳性的优势比为 3.88，认为宫腔镜检查可以引起肿瘤细胞腹腔内扩散导致肿瘤分期的改变。

也有文献报道，做过宫腔镜检查的患者其腹腔细胞阳性率与未做过宫腔镜的相似。Biewenga 等回顾性分析了经宫腔镜检查和组织取样确诊的内膜癌患者 50 例，结果 43 例 FIGO Ⅰ期，无冲洗液阳性；宫腔镜检查和手术间隔平均 33.5 天，5 年存活率 91.8%，5 年无复发存活率 85.4%，提示诊断性宫腔镜对Ⅰ期子宫内膜癌患者腹腔冲洗液的阳性率和预后无影响。Sainz 等将 62 例子内膜癌患者术前按 3∶2 随机分为宫腔镜活检组和未宫腔镜活检组，所有患者在手术中先收集腹腔冲洗液，结果显示，宫腔镜组 10% 和对照组 5% 的盆腔冲洗液阳性，但

无统计学差异,术后平均随诊 34 个月,两组间预后无差异,认为宫腔镜检查对腹腔冲洗液及预后无不良影响。Selvaggi 等回顾性分析了内膜癌患者接受宫腔镜检查与癌细胞子宫腔外微小转移的风险,将 147 例内膜癌患者分为 3 组:诊刮组 52 例,诊刮加宫腔镜 5 例,宫腔镜检查组 39 例,证实为子宫内膜癌的 3 组患者,其腹腔液细胞阳性率分别为 4%、7%和 7%,无显著差异。因此认为,宫腔镜检查对腹腔癌细胞阳性率无影响,宫腔镜检查并不比其他传统诊断方法更易造成恶性肿瘤细胞播散。Yazbeck 等分析 756 例子宫内膜癌患者,腹腔液中癌细胞阳性者共 79 例,其中诊断性宫腔镜检查组 38 例,对照组 41 例,认为诊断性宫腔镜检查不引起癌细胞的腹腔播散。

Zerbe 等分析研究组(术前有宫腔镜操作史的内膜癌患者)和对照组(术前无宫腔镜检查史)的腹水细胞学资料,两组癌细胞的阳性率分别为 17.2%(11/64)和 6.3%(10/158),差异有显著性。Arikan 等特别设计的离体试验研究中,对 24 例行全子宫双附件切除的子宫内膜癌标本(入选标准:癌灶侵犯内膜范围>1cm/腹腔冲洗液细胞学阴性、无子宫浆膜层或子宫外转移证据),模拟宫腔镜检查时设置的膨宫与灌流条件(膨宫压力 100mmHg,检查时间 3min)实施离体宫腔镜检查,收集双侧输卵管流出的灌流液,离心过滤后收集的细胞进行体外培养。其中,83%(20/24)可见灌流液自输卵管溢出,71%(17/24)发现癌细胞,42%(10/24)的癌细胞能够在体外生长并传代,因此推断宫腔镜可造成癌细胞的腹腔播散,同时播散入腹腔的癌细胞具有生存活力。学者也指出单纯因腹腔冲洗液阳性导致的Ⅲa 期患者预后好于同期别的其他患者。学者回顾性分析 36 例经宫腔镜检查或分段诊断性刮宫(诊刮)后手术证实为子宫内膜癌的腹腔冲洗液检查结果。17 例行分段诊断性刮宫,19 例行宫腔镜检查并定位活检,其病理诊断符合率分别为 52.9%(9/17)及 89.5%(17/19),差异有统计学意义($P=0.025$);在Ⅰ期子宫内膜癌中,宫腔镜组诊断符合率高于诊刮组[85.7%(12/14) vs 42.9%(6/14),$P=0.040$]。两组腹水细胞学阳性率别为 5.9%(1/17)及 10.5%(2/19),差异无统计学意义($P=1.000$)。36 例术后随访 2 个月至 4.5 年,其中 28 例>1 年,1 例腹水细胞学阴性的Ⅲc 期术后 2 年肿瘤复发死亡,其余患者均无瘤存活。这提示诊断性宫腔镜相对于分段诊断性刮宫而言,未造成子宫内膜癌患者术中腹水细胞学阳性率提高,且其诊断准确性更高。

Revel 回顾分析了 1980~2001 年 Medline 上有关宫腔镜检查内膜细胞播散的文章,得出的结论是尚不能认为腹膜上的内膜细胞是宫腔镜灌流冲洗逆流至盆腔的机制,也没有前瞻性、随机研究证实宫腔镜检查或手术造成肿瘤播散。绝大多数研究未发现宫腔镜检查引起细胞学阳性影响患者的预后。Tebeu 和 Kasamatsu 对较大样本(分别是 278 例和 280 例)的病例报道均显示在早期或病变局限在子宫的内膜癌细胞学阳性不影响预后,术后辅助治疗不改善预后。Sainzdela Cuesta 对Ⅰ期、Ⅱ期及Ⅲa 期子宫内膜样癌进行随机对照研究,显示液体膨宫宫腔镜指导下活检有小的提高分期的风险,但似乎不影响预后。

宫腔镜检查可提高早期子宫内膜癌的诊断率,但同时也有促使癌细胞腹膜腔内扩散的危险。因此,行宫腔镜检查时须由经验丰富的医师完成,同时操作必须轻柔,注意压力和检查时间,尽量不扩张宫颈管,在不影响观察视野的情况下,选用最低的膨宫压力和液体流量,以"低压开放式"为宜。同时,可在行宫腔镜检查前,现行诊刮,如可刮出大量糟脆的烂肉样组织时,禁止进一步的宫腔镜检查;如盲刮未刮出组织,可进一步行宫腔镜检查。对于已经明确诊断为子宫恶性肿瘤者,应禁止行宫腔镜检查。

目前腹腔肿瘤细胞阳性是否为影响子宫内膜癌预后的独立因素尚不清楚。扩散的癌细胞是否能存活及其种植转移的能力仍待考证,肿瘤细胞的转移种植涉及复杂的细胞分子学机制,播散至腹腔的恶性肿瘤细胞在腹腔黏附、吸取营养,种植生长之前,将被腹腔正常的免疫吞噬系统清除且不会复发,更不会影响患者预后。早期内膜癌的肿瘤细胞黏附很牢,宫腔镜检查时较低的膨宫压力不足以使癌组织破碎播散,但在期别晚的子宫内膜癌中肿瘤细胞结构排列紊乱,癌组织脆,容易破碎脱落,随膨宫介质经输卵管播散到腹腔。因此,对晚期子宫内膜癌患者不建议行宫腔镜检查。

第八节　宫腔镜子宫异物取出术

宫腔镜检查可发现宫内异物,精确定位,并试行取出,或行宫腔镜子宫异物取出术(TCRF)。

一、手术操作

1.宫内节育器(IUD)

有尾丝或容易取出的 IUD,一般并不需要在宫腔镜下取出,但在尾丝拉断,盲视取出困难疑 IUD 嵌顿;仅取出部分 IUD 而部分 IUD 断片宫内残留;可逆性输卵管节育器深嵌于宫角或残留时;或绝经期妇女,绝经时间越长,生殖器官萎缩越严重,取 IUD 的困难程度越大,也易致感染。以上情况均需借助宫腔镜取出或 B 超介入宫腔镜下取出。宫腔治疗镜配有鳄鱼嘴钳、异物钳等,可在直视下挟取异物,如力度不够,或有嵌顿,则需换手术宫腔镜,用开放式半环形电切环套入不锈钢圈丝之间钩出。如嵌顿入宫壁内,则用电切环切开嵌顿环周围的肌壁后钩出,或在 B 超定位下挟出。嵌顿深者同时腹腔镜检查,以确定 IUD 是否已经穿出子宫浆膜层。可逆性输卵管节育器的弹簧及尾丝常深嵌于输卵管开口及子宫角内,一旦尾丝拉断,取出极为困难,需用 21Fr 手术宫腔镜,配关闭型电极,深入宫角取出。有时在月经期中,因子宫的收缩 IUD 自动排出,而患者并没注意到,以为仍有,因此医生无法取出 IUD,超声波也常难确认此事,这时只要做宫腔镜检查就可发现并无 IUD。Valle 等报告为 15 例妇女宫腔镜下取 IUD,11 例成功取出,4 例宫腔内并无 IUD。Siegler 和 Kemmann 报告宫腔镜检查 10 例隐蔽的 IUD,其中 2 例 IUD 异位(1 例完全埋藏在子宫肌壁内,1 例被羊膜层遮盖),另 1 例 IUD 自子宫下段穿出,宫腔镜仅看到很小一部分,这例适合腹腔镜取出。某医院宫腔镜诊治中心曾遇一例 T 铜 IUD 一侧臂穿入膀胱内,引起尿频及血尿,在膀胱镜监护下,用宫腔镜取出,放置开放引流尿管两周,膀胱症状消失;另一例宫腔镜仅见 T 铜 IUD 的尼龙尾丝,IUD 异位于盆腔,被大网膜包裹,腹腔镜取出。

2.残留胎骨

做大月份人工流产时,有时会发生胎骨残留,常造成出血或继发不孕,有时可占据宫腔的大部分，HSG 无所发现，只有宫腔镜可以查出。流产后胎骨残留是罕见的并发症，以往的处理方法是盲目刮宫和子宫切除。Letterie 和 Case 报告 1 例妊娠中期流产胎骨残留，在腹部超声介导下，用宫腔镜的环行电极将胎骨取出。

3.胚物残留

过期流产、不全流产、粘连胎盘、植入胎盘等胚物存留在宫腔内可引起宫腔粘连、闭经或不规则出血，如粘连严重，D&C 可能探不到或刮不净残留的胚物。宫腔镜检查即可诊断，又可在 B 超介导下用电切环将胚物刮出或切除，取出的组织送病理学检查。Goldenberg 等报道 18 例宫腔镜直视下取出残留胚物的经验，其中 16 例为流产后，2 例为分娩后，均有持续出血，手术均一次顺利完成，平均手术时间 10min（8～20min），取出的可疑残留组织经病理证实均为胚物。所有病例术后出血迅速停止，B 超见宫腔空虚，5 例术后数周再次宫腔镜检查，宫腔无胚物残留迹象，认为此法处理胚物残留操作容易，手术时间短，定位准确，明显优于常规 D&C。

4.宫颈妊娠

适用于胚胎已死，出血不多，无感染迹象者。学者报道 2 例宫颈妊娠，手术宫腔镜电切治疗均获成功。因宫颈管不能存留灌流液并使之膨胀，故不能像处理宫腔出血那样便于止血，大量活动出血应视为本术的禁忌证。

5.断裂的宫颈扩张棒或海藻杆

比较少见，是在宫腔镜手术或人工流产前放置宫颈扩张棒或海藻杆，以软化宫颈，在取出宫颈扩张棒或海藻杆时，有时会断裂在宫颈内，进而掉入宫腔内。可在宫腔镜下定位，用电切环带出，如断裂的宫颈扩张棒或海藻杆过于糟软，可用吸引头吸出。

6.剖宫产时留下的丝线

以前剖宫产手术中用不吸收丝线缝合时，有时宫腔镜检查可于宫颈内口处看到残留的丝线头或丝线结，此异物可能引起子宫内膜出血或发炎，宫腔镜下可用鳄鱼嘴抓钳抓取出或用环形电极将残留的丝线头或丝线结带入并挟出。

7.尿道异物

Szlyk 和 Jarrett 报道深埋在下尿道的异物 3 例，曾试用标准膀胱镜取出无效，而用 20Fr 宫腔镜很容易通过尿道取出。

二、术中监护

取出宫腔异物均需精确定位，取出时注意防止子宫穿孔，故手术应在 B 超和（或）腹腔镜的监护下进行。腹腔镜超声检查（LUS）的分辨率高于 B 超声，操作方法是在完成建立气腹，置入腹腔镜，盆腔注入生理盐水 200～300mL 后，在腹腔镜直视下将腹腔镜超声探头（Sharplan 探头扇扫范围 180°、频率 8mHz、直径 10mm、探测深度达 6cm）经脐部或下腹侧方的套管插入腹腔游离扫查子宫，腹腔镜和超声图像经混合器同时在监视器上显示，有助于精确了解子宫的形态、大小，辨认病变及切割范围，对 TCRF 患者可准确定位微小病灶，发现或排除侵入宫壁的病变和嵌入宫壁的异物。

三、手术探究

小的胎骨残留需与子宫内膜钙化相鉴别。胎骨较大或长轴与子宫长轴相垂直时,需于术前晚插宫颈扩张棒,术时扩张宫颈管至 12 号,宫腔镜定位后,在 B 超监护下,用卵圆钳挟出或电切环带出。有嵌顿时切开肌肉层,然后挟出或切除。Rodriguez 报告宫腔镜治疗子宫骨化 1 例,术时宫腔镜和腹腔镜确定钙化的子宫内膜呈针状与子宫内膜垂直,大量出现在子宫底的后部,开始先用活检钳挟取,然后用刮匙轻刮,最后放入电切镜,在宫腔镜直视下将看到残留的针状骨组织电切取出。术中和术后用经阴道超声协助识别骨组织,确认其取出。取出组织病理学检查提示良性骨组织。术后用天然雌激素 5 周,以后宫内妊娠 5～6 周时超声检查见宫内有各 1mm 的两小片钙化灶,患者分娩一健康婴儿,未复发。Garcia 和 Kably 报道 1 例罕见的子宫内膜骨化引起不孕症,术前 B 超提示宫腔内钙化,腹腔镜监护下宫腔镜手术取出,病理证实,术后第二个自然月经周期妊娠,认为宫腔镜是治疗子宫内膜钙化的首选方法,术时需腹腔镜监护。

第九节　宫腔镜子宫肌瘤切除术

子宫肌瘤,又称子宫平滑肌瘤,是子宫最常见的实体肿瘤,也是子宫切除最常见的指征。据统计,35 岁以上的妇女 20％～25％患有此症,其症状包括月经过多和子宫出血,导致贫血、痛经和/或下腹、下腰痛、不育和早产。多见于 40～50 岁的妇女,但亦可见于年轻女性,引起严重出血及不孕。正常情况下,绝经后体积缩小。黏膜下肌瘤的特点是常合并慢性子宫内膜炎,恶性变(平滑肌肉瘤)的危险性较大和出血倾向。由于黏膜下肌瘤内诊时摸不到,盲视的宫腔内操作探不到,有时直到严重子宫出血导致贫血才被发现。检查子宫肌瘤的方法有 HSG、MRI、超声,尤其是阴道探头和宫腔镜直视宫腔的方法。盲视的 D&C 可能探不到黏膜下肌瘤,声像学检查方法定位欠准确,故宫腔镜检查是诊断此症的首选方法。宫腔镜子宫肌瘤切除术可切除黏膜下肌瘤和内突壁间肌瘤。与子宫切除和经腹剔除肌瘤相比,宫腔镜切除肌瘤具有许多优点。首先是此术不开腹,明显缩短了术后恢复的时间;其次是子宫无切口,极大地减少了日后剖宫产几率;最后是手术的预后可以与传统的开腹手术相媲美。

荷兰 Haarlem 国际宫腔镜培训中心将黏膜下肌瘤分为三种类型,已广泛采用,0 型为有蒂黏膜下肌瘤,未向肌层扩展;Ⅰ型无蒂,向肌层扩展＜50％;Ⅱ型无蒂,向肌层扩展＞50％。子宫肌瘤有可能肉瘤变,但极罕见,其发生率＜0.5％,故切除的肌瘤组织必须做病理检查。

一、适应证

任何患有有症状黏膜下肌瘤、内突壁间肌瘤和宫颈肌瘤的患者都应该首先考虑做宫腔镜手术,一般肌瘤的大小限于 5cm 直径以下,若技术娴熟,适应证可扩展。深埋于肌层内的黏膜下肌瘤和内突壁间肌瘤有时需做两次以上手术始能完成。未引起宫腔变形的壁间肌瘤和浆膜下肌瘤不宜宫腔镜手术。

(1)有蒂和无蒂的黏膜下肌瘤。

(2)内突壁间肌瘤,肌瘤表面覆盖的肌层≤0.5cm。

(3)肌瘤直径≤5cm。

二、手术禁忌证

(1)宫颈瘢痕,不能充分扩张者。

(2)生殖道感染的急性期。

(3)心、肝、肾功能衰竭的急性期。

三、术前准备

宫腔镜手术前需要全面的术前检查,以确定黏膜下肌瘤和/或内突壁间肌瘤的存在、数目、大小、位置、有无变性,评估宫腔镜手术的可能性。对子宫肌瘤评估的常用方法:

1.D&C

用探针检查或刮匙探查,发现宫腔内凸凹不平,提示黏膜下肌瘤的可能性,其优点为可同时取子宫内膜做组织学检查,但假阴性率高。

2.HSG

可见宫腔内有充盈缺损,但小型肌瘤常被遗漏,大息肉或气泡可被混淆,其优点为可以了解输卵管的通畅度,还可能诊断腺肌瘤,即影像显示肌瘤内有多处通道与子宫腔相连接。

3.B超

可发现>2cm的黏膜下肌瘤,但易与子宫内膜息肉或增厚的子宫内膜相误诊,也不易为肌瘤定位。

4.宫腔镜检查

可直接观察黏膜下肌瘤的形状、位置、色泽、单发或多发,及其表面覆盖的内膜情况、血管走行等。内突壁间肌瘤可显示宫腔变形、不规则或双侧子宫角及输卵管开口位置不对称等。但单项宫腔镜检查不能了解肌瘤在宫壁内埋藏的深度、大小以及当肌瘤伸延至输卵管口时,肌瘤累及输卵管开口的位置等。

5.宫腔镜B超联合检查

宫腔镜的直接镜检加上有膨宫液和镜体参照的B超声像图,可以识别黏膜下肌瘤、息肉或其他宫内病变,并给手术医生以肌瘤的三维的印象。在诊断壁间肌瘤方面,联合检查将宫腔镜所见宫内形态改变结合B超提示壁间肌瘤的位置、大小及内突程度,可对内突壁间肌瘤进行精确定位。若子宫腺肌病的异位腺体开口于子宫腔,膨宫液及进入宫腔的气体可进入宫壁,在B超声像图上显示病变部位呈不均质的云雾状强回声,故可诊断子宫腺肌病。

常规实验室检查包括凝血功能、电解质、肝功能、血型等,以便术时可能引起假实验结果以前,建立可信的基数。

手术必须在月经周期的前半期进行,可减少术中出血。肌瘤未脱出于宫颈管者,手术前晚宫颈插扩张棒或海藻杆。

药物子宫内膜预处理：服达那唑每日 600～800mg，3 周以上或注射 GnRHa 2～3 个月，可薄化子宫内膜，并缩小肌瘤及子宫的体积，减少血流供应，子宫体积的缩小速度快于肌瘤缩小的速度，故十分有利于肌瘤向子宫腔内突出和手术的进行。Donnez 等报道在子宫容量减少及黏膜下肌瘤缩小方面，GnRHa 的作用较其他激素更为明显。

四、手术步骤

1.有蒂黏膜下肌瘤

即 0 型黏膜下肌瘤，体积小者可用环形电极、气化电极或电凝电极等切断瘤蒂，然后将瘤体挟出。体积大者（一般指 3cm 直径以上）应先用环形电极分次片状切割瘤体，使肌瘤体积缩小，然后再切断瘤蒂挟出，并需 B 超和/或腹腔镜监护。开始切割前先用环形电极和凝结电流电凝肌瘤表面的大血管和瘤蒂的血管，可减少术中出血。术中使用单极混合电流，可避免术中出血，但混合电流切割时可引起组织碎屑与电切环黏着，因此有人愿意用单纯切割电流。切割时电切环置于肿瘤后方，启动切割电极，同时电切环退回，直至切割的组织屑完全自肌瘤上切下，此法最适合做位于子宫腔中央的黏膜下肌瘤。切割时，一般最好不要把切割环完全退回至鞘内，而是将电切环留在鞘外一点。如此，肌瘤和子宫壁间的关系可以看得十分清楚，避免不留心切入子宫壁或伤及子宫内口。切除肿瘤基底必须十分小心，以免损伤周围内膜，若有出血，可电凝基底，或用宫缩剂。术中切下的肌瘤碎片可随时取出，或先推至宫底处，待积攒至一定量一起取出。取出肌瘤碎片有以下几种方法：①退出电切环时将碎片带出；②将碎片夹在电切环和内鞘之间，退出内鞘带出，此法可减少外鞘进出宫颈和子宫的次数；③镜体与内外鞘一起退出时，将肌瘤碎片带出；④卵圆钳挟出；⑤肌瘤钳挟出；⑥钝刮匙刮出；⑦吸引管吸出；⑧取出操作架，将入水管连接在外鞘出水的阀门上，灌流液会将组织碎片自内鞘冲出。罕见的情况下，肌瘤无法取出，而留在子宫内，会逐渐发生退行性变，或在术后第一次潮经时排出。

2.无蒂黏膜下肌瘤

即 Ⅰ、Ⅱ 型黏膜下肌瘤，此型肌瘤在肌壁间有较宽的基底，切除无蒂黏膜下肌瘤需 B 超和/或腹腔镜监护。切除腔内部分肌瘤技术同有蒂黏膜下肌瘤，切除肌壁内部分时必须识别肌瘤和包膜的界面，术者在切割镜下能够看到瘤体内白色的纤维组织和内膜组织中的腺体隐窝，根据瘤体内较硬的纤维平滑肌组织与其周围柔软的子宫肌壁组织的不同，特别注意不能使切割环挖向子宫肌壁内，切割的深度与子宫肌壁水平即可。手术过程中子宫肌壁的不断收缩将剩余在肌壁内的瘤体挤入宫腔，因而大部分的瘤体可被切除，残留在肌层内的肌瘤组织日后可坏死而消融，或因宫缩而排入宫腔，后者需行第二次切除。以上技术只适用于埋藏在肌层部分<50％者，若>50％需边切边用缩宫素，将肌瘤挤入宫腔，便于切除，并常需多次手术。

3.内突壁间肌瘤

内突壁间肌瘤酷似无蒂的黏膜下肌瘤，只是其腔内表面被覆有薄层的肌壁组织。手术常需分期进行，第一步为开窗，先用针状电极划开被覆肌瘤表面的肌肉组织，形成窗口。若肌瘤向宫腔内突出，即行第二步，切割肌瘤，技术同无蒂黏膜下肌瘤；若肌瘤保持原位不动，则停止手术，因肌瘤的血供来自包膜，在切开包膜过程中，其间血管已凝结封闭，一般术后并不出血。

术后选用 GnRHa、内美通或达那唑,2~3 个月后再行第二次切除。国外报道有行 4 次手术将肌瘤切净者,即使有少量残存肌瘤组织,使用 GnRHa、内美通或达那唑后有些可自然消融。肌瘤完全切除后子宫收缩,瘤腔闭合,残留的肌瘤包膜呈灰白色絮状在宫腔中漂浮,以后会自然消融,不必强制切除。

五、术中监护

B 超监护对切除较大的肌瘤有导向作用,并可预防和提示子宫穿孔。近期有用直肠探头监护的报道。术中是否需要腹腔镜监护,应根据具体情况而定。对于较大的黏膜下肌瘤,尤其当子宫腔扭曲变形,术者对手术的安全性没有把握时,在腹腔镜监护下实施手术更为安全。腹腔镜监护能及时发现完全和不全子宫穿孔,并可立即进行处理。

六、术后处理

1.术后预防性雌激素的应用

对有生育要求者术后应用雌激素(倍美力 2.5mg 每日一次)可刺激子宫内膜生长,加速上皮化过程,预防粘连发生,尤其对宫内有较大裸露创面及术前应用 GnRHa 造成体内低雌激素状态者。术后 6~8 周宫腔镜复查。TCRM 术后子宫内膜粘连的发生率不明,可能发生率很低,因此,应用预防性雌激素的优点尚不能肯定。

2.腹痛

术后可因子宫痉挛性收缩,出现持续性下腹部疼痛,可对症处理,应注意与子宫穿孔相鉴别。

3.阴道排液

宫腔创面较大,瘤床较大、较深,或同时切除子宫内膜者,在瘤床尚未愈合或宫腔创面尚未上皮化前,术后 2 个月内阴道可有持续排液,开始为少许血液,于一周内逐渐转变为淡红色血水,继而为黄色水样,最后为无色水样排液。如在术后 2 个月内有月经量出血,应对症处理,并注意排除有无残留在肌壁内的肌瘤脱出。

4.并发症的防治

(1)子宫穿孔:肌瘤较大充满宫腔时,手术的可视空间狭小,电切环的回旋余地小,切割时易引起肌瘤对侧的肌壁穿孔。切除 0 型黏膜下肌瘤时,因瘤蒂细,肌瘤滚动,电切环滑下,导致附近的肌壁穿孔。切除Ⅰ、Ⅱ型黏膜下肌瘤时,因肌瘤生长使其邻近的宫壁伸展变薄,故最易穿孔的部位在肌瘤的边缘。

(2)TURP 综合征:切除Ⅰ、Ⅱ型黏膜下及内突壁间肌瘤时,切入肌壁较深,开放血管多,故较易发生 TURP 综合征。肌瘤较大者,可分次切除,以免手术时间过长。余同 TCRE 术。

(3)出血:Ⅰ、Ⅱ型黏膜下及内突壁间肌瘤的瘤床较深者,如有出血,常止血困难,缩宫素无效时,可放球囊导尿管压迫止血。

(4)宫腔粘连:切除多发性黏膜下肌瘤有可能引起宫腔粘连,预防的方法为术终放 IUD,2 个月后取出,术后做人工周期 2 个月。

(5)肌瘤恶性变:Hansen 报告 1 例 TCRM,镜下见子宫底部壁间肌瘤突向宫腔,外观似纤维瘤,从子宫壁水平切下肿瘤,病理组织学检查诊断为低度恶性间质细胞肉瘤。1995 年 Marabin曾报道 1 例宫腔镜手术意外地切除了子宫内膜间质肉瘤,1996 年 Flam 报道 1 例宫腔镜切除黏膜下肌瘤,病理结果为子宫内膜间质肉瘤。

七、手术探究

1.术中复杂情况及处理

(1)术中出血多,视野不清:若宫腔被肌瘤充塞,致手术腔隙甚小时,不宜用缩宫素,可调节灌流液的入水压高于动脉压,并加大流速。仍不能克服时,出水管连接负压吸引器造成负压,加速灌流液循环,同时加快手术速度,大部分肌瘤切除后,子宫收缩,出血自然减少。

(2)无蒂黏膜下肌瘤完全切除后子宫收缩,瘤床闭合,残留的肌瘤包膜呈灰白色絮状在宫腔中漂浮,以后会自然消融,不必强制切除。

2.肌瘤的第二次切除问题

Gravello 的 196 例 TCRM 术中,61 例做过第二次切除。Vercellini 等报道 7 年行 TCRM 108 例,其中 54 例有蒂黏膜下肌瘤做两次以上手术者 14 例(26%),30 例无蒂黏膜下肌瘤有 8 例(26%),24 例壁间肌瘤有 12 例(50%)。存留部分肌瘤在宫壁间,日后有再次 TCRM 子宫切除的可能。Valle 观察了肌瘤埋入肌壁,切除不完全的病例,发现残存的肌瘤或发生坏死,或表面被覆子宫内膜。随访 12 个月,75%~93%的病人过量出血得到控制,不需要进一步治疗,58%曾经不育的患者分娩活婴。

3.TCRM 的有效性

已出版的文献肯定了 TCRM 的短期随访结果,无论单纯切除肌瘤,还是同时去除了子宫内膜,90%以上的过量出血得到控制。TCRM 只要病例选择恰当,成功率几乎达到 100%,临床满意率每年轻微下降,再次手术率为 6.6%,开腹剔除肌瘤的再次手术率为 6.8%。远期随访中,单纯切除黏膜下肌瘤者 22.3%出现异常子宫出血,16.1%需进一步手术。切除黏膜下肌瘤同时去除子宫内膜者,22.5%出现异常子宫出血,但仅 8.1%需进一步手术。而切除多发性黏膜下肌瘤和内突壁间肌瘤者,复发率为 25%。对复发病例,如患者无生育要求,最确切的治疗方法,应考虑子宫切除。

4.TCRM 术后生育问题

各家报告不一,难以进行比较。Valle、Hallez 相继报道宫腔镜切除黏膜下肌瘤的分娩率大于 50%。鉴于一些病人行 TCRM 后肌瘤会再发,因此指出,以妊娠为目的的病人,应在术后6~8周内试行妊娠。1999 年 Varasteh 等报道 36 例 TCRM 的生殖预后,年龄<45 岁、>12 个月不孕、≥18 个月的随访,结果肌瘤>2cm 的妊娠与活胎率明显高于≥3cm 者,认为 TCRM 可增进生育能力,虽然做大的肌瘤会去除大面积宫腔内膜,但其对生育的好处大于危险。

5.TCRM 术后妊娠子宫破裂

Yaron 报道 1 例黏膜下肌瘤切除时子宫底穿孔,立即腹腔镜下缝合,后来怀孕 33 周时突然下腹痛,剖腹探查见子宫破裂伴部分胎盘突出于腹腔。

6.宫颈肌瘤的切除问题

宫颈肌瘤均有包膜,从宫颈管脱出者,可用环形电极切断瘤蒂完整取出或切开包膜完整拧出。埋入宫颈组织间的肌瘤,只要能扪清其轮廓,用环形电极从包埋组织最薄处进刀,切抵肌瘤后,适当延长切口,就可自包膜内将肌瘤完整剥出。肌瘤取出后瘤窝一般不出血,如瘤窝较大或宫颈外形不整,可用可吸收肠线缝合。

7.同时行子宫内膜切除问题

对出血严重又不要求再生育的妇女,可考虑同时去除子宫内膜,应用滚球电极亦可,没有比较此两种方法治疗效果的报道。

8.腺肌瘤的切除问题

少见情况下,临床或 B 超诊断的内突壁间肌瘤或无蒂黏膜下肌瘤实为腺肌瘤。腺肌瘤有三种类型,第一种类型的团块结构全部为腺肌瘤组织,该团块无明显的包膜,切面可见簇状子宫内膜、陈旧血液和丰富的血管,切除过程中腺肌瘤随子宫收缩而变形,切除时适可而止,且忌追求将腺肌瘤切净,在腺肌瘤变形时将子宫切穿。第二种类型为腺肌瘤合并平滑肌瘤。第三种类型以平滑肌瘤为主,在其近宫腔的一端有子宫内膜侵入,形成部分腺肌瘤,此两类型一般包膜比较明显,切除方法与内突壁间肌瘤和/或无蒂黏膜下肌瘤无异。

9.大肌瘤的切除问题

一些学者对宫腔镜切除大肌瘤进行过专门的论述,Lin 先用 7mm 电切镜将无蒂肌瘤切成有蒂,再用 9mm 电切镜切削肌瘤,缩小体积后,用肌瘤钳挟出,极大地减少了手术难度。Loffer 报告 43 例 TCRM,每例至少有一个以上的肌瘤,切除肌瘤重量＞8mg,术前均用两个月的达那唑或亮丙瑞林。肌瘤切除至与子宫内膜腔平,肌壁间部分留在宫壁内,与子宫内膜腔平,等到术终清理出宫腔内的肌瘤组织碎屑后,子宫重新收缩,留在宫壁间的肌瘤即向宫腔突出,此时应继续切除,以免肌瘤脱垂。

10.残存肌瘤的预后

若术后无严重出血和/或剧痛,术后 3 个月复查,约 50％消退或脱落,必要时补切除。存留的肌瘤组织发生子宫肉瘤的几率不变,故应随访。

产科篇

第八章　妊娠期并发症与合并症

第一节　流产

妊娠于 28 周前终止,胎儿体质量不足 1000g,称为流产。妊娠不足 12 周发生流产者称为早期流产,发生于 12 周至不足 28 周者称为晚期流产。按流产的发展过程分为先兆流产、不全流产、难免流产和完全流产。胚胎在子宫内死亡超过 2 个月仍未自然排出者称为稽留流产。自然流产连续 3 次或 3 次以上者称为习惯性流产。

早期流产的原因多数是遗传因素(如基因异常),其次为母体因素(如孕妇患急性传染病、胎儿感染中毒死亡、黄体功能不足等),此外母儿双方免疫不适应或血型不合亦可引起流产,晚期流产则因宫颈内口松弛、子宫畸形等因素所致。

一、诊断

(一)临床表现

(1)早期妊娠时停经后少量阴道出血和(或)伴轻度中下腹痛,或无任何症状,仅于常规 B 超检查时发现孕囊与子宫壁剥离(宫腔积血)。

(2)若已到中期妊娠(晚期先兆流产),孕妇腹部增大,胎动正常,可扪及子宫收缩。

(3)体征。①一般情况:神志清晰,生命体征平稳,可略显焦虑、紧张。②腹部检查:全腹软,一般无压痛反跳痛,无移动性浊音。③妇科检查:阴道内可见暗红色或咖啡色血污,宫颈可见着色,宫颈口未开,胎膜未破,子宫大小与停经周数相符。若胎儿发育正常,孕 16 周后在下腹部正中线上可用多普勒仪闻及正常胎心。

(二)辅助检查

1.妊娠试验

胚胎或绒毛滋养细胞存活时,妊娠试验阳性,当妊娠物与子宫壁分离已久失活时妊娠试验阴性。

2.激素测定

定期测人绒毛膜促性腺激素(HCC)、人胎盘催乳素(HPL)、雌二醇(E_2)及孕酮(P)的含量,动态观察其变化情况,如有进行性下降,提示将发生流产。

3.细菌培养

疑有感染时做阴道或宫腔拭子的细菌培养及药物敏感试验,有助于感染的诊断和治疗。

4.B超检查

显示子宫增大,明确宫腔内有无孕囊、胚胎、胎心搏动及残留组织或积血,以协助诊断。

5.病理检查

对于阴道排出的组织,可以用水冲洗寻找绒毛以确定是否为妊娠流产。对于可疑的病例,要将组织物送病理检查以明确诊断。

(三)诊断要点

(1)生育年龄妇女,既往月经规律,若有月经过期,出现早孕反应,妇科检查子宫增大,尿妊娠试验阳性应诊断为妊娠。

(2)妊娠后阴道出血、下腹坠痛、腰骶酸痛,要考虑流产的可能。流产可以分为许多种不同类型,在诊断时需要根据不同的病史、临床表现及辅助检查来进行判断和区分。

(四)鉴别诊断

需与异位妊娠及葡萄胎、功能失调性子宫出血、盆腔炎及急性阑尾炎等进行鉴别。

1.异位妊娠

特点是有不规则阴道出血,可有腹痛,但常为单侧性;超声检查显示宫腔内无妊娠囊,在宫腔以外部位,特别是输卵管部位可见妊娠囊或液性暗区;HCG水平较低,倍增时间较长。

2.葡萄胎

特点是有不规则阴道出血,子宫异常增大而软,触摸不到胎体,无胎心和胎动;B超检查显示宫腔内充满弥漫的光点和小囊样无回声区;HCG水平高于停经月份。

3.功能失调性子宫出血

特点是有不规则阴道出血,子宫不增大,B超检查无妊娠囊,HCG检查阴性。

4.盆腔炎、急性阑尾炎

一般无停经史,尿妊娠试验阴性,HCG水平正常,B超检查宫腔内无妊娠囊,血白细胞总数>$10×10^9$/L。

二、治疗

(一)先兆流产

在排除异位妊娠后,可予安胎治疗。

1.一般治疗

卧床休息,禁止性生活,保持会阴部清洁卫生。进食新鲜有营养的食物,禁忌食用大补的药材(人参、花旗参、鹿茸、田七、当归、川芎等)、性寒凉的食物(薏苡仁、木耳、蟹等)及辛辣食物。

2.药物治疗

(1)安胎西药:①黄体酮注射液,20mg,肌内注射,1/d,常规给药;②地屈孕酮片,10mg,3/d,首剂40mg,常规给药。

(2)安胎中药:①固肾安胎丸,6g,3/d,可常规给药;②滋肾育胎丸,5g,3/d,可常规给药。

（3）支持对症用药

①止血药：适用于较多阴道出血的患者。常用药物为卡巴克洛片，5mg，3/d，可给药至阴道出血止；酚磺乙胺针，0.5g，肌内注射，临时用药1次；止血合剂，静脉滴注，5%葡萄糖注射液或0.9%氯化钠注射液500mL加维生素C注射液3g加酚磺乙胺3g，静脉滴注，临时用药1次，主要用于阴道出血稍多但少于月经，或B超见宫腔积血超过3cm的患者。

②缓解子宫收缩的药物

a.间苯三酚：40mg，肌内注射临时用药，用以缓解轻度下腹坠胀痛；80～120mg加到5%葡萄糖注射液中静脉滴注，用以维持疗效或抑制轻中度较为频繁的下腹坠胀痛。

b.硫酸镁：适用于孕16周后出现子宫收缩的晚期先兆流产患者。用法：第一天用药，5%葡萄糖注射液或0.9%氯化钠注射液250mL加25%硫酸镁5g，静脉滴注，1h滴完（先用，冲击量）；5%葡萄糖注射液或0.9%氯化钠注射液500mL加25%硫酸镁10g，静脉滴注6h滴完（维持量）。第二天起，5%葡萄糖注射液或0.9%氯化钠注射液250mL加25%硫酸镁5g，静脉滴注，3h滴完；5%葡萄糖注射液或0.9%氯化钠注射液500mL加25%硫酸镁10g，静脉滴注，6h滴完。用药注意事项：用药期间应该监测血镁浓度，正常为0.75～1mmol/L，治疗有效浓度为2～3.5mmol/L，超过5mmol/L则为中毒浓度。用药期间必须定时检查膝反射，观察呼吸不少于16次/分，尿量每小时不少于25mL或24h不少于600mL，备葡萄糖酸钙作为解毒剂（一旦出现中毒反应，立即静脉注射10%葡萄糖酸钙10mL）。

c.盐酸利托君（安宝）：适用于孕20周以后出现子宫收缩的晚期先兆流产患者。用法：5%葡萄糖注射液250mL加盐酸利托君注射液50mg，静脉滴注，从每分钟4滴开始调滴速，视患者临床症状的变化调整滴速，最大滴速不可超过每分钟38滴。用药注意事项：用药前心电图结果必须正常。当患者心率＞140/分时，须停药或减量。用药超过5天须监测血糖。当宫缩被抑制后，继续用药12h，停止静脉滴注之前30min开始口服盐酸利托君10mg，每2h1次，之后再慢慢减量。

d.催产素受体拮抗药：阿托西班。用法：以7.5mg/mL的浓度给予初次剂量，静脉注射6.75mg，然后在3h内持续以300μg/min，继之以100μg/min小剂量滴注。治疗时间不超过48h，总剂量不超过330mg。

（4）针对流产原因的治疗

①生殖道感染。a.阴道炎：细菌性阴道病患者可给予阴道抹洗治疗，念珠菌阴道炎者可阴道抹洗加克霉唑（凯妮汀）0.5g塞阴道治疗。b.宫颈培养阳性：支原体、细菌培养阳性者，选择敏感抗生素口服或静脉滴注治疗；衣原体感染者，可用红霉素0.5g口服，4/d，连服7天，或阿奇霉素1g顿服。

②梅毒、HIV感染者。a.梅毒感染者，予苄星青霉素240 000U，分两侧臀部肌内注射，1次/周，连用3次。青霉素过敏者则用红霉素片口服，0.5g，4/d，连服30天。b.HIV感染：应转传染病专科医院治疗。c.甲状腺功能异常：甲状腺功能减退症、甲状腺功能亢进症患者，须请内科会诊后决定治疗方案，并根据会诊意见给予相应药物治疗。d.D-二聚体升高：给予低分子肝素0.4mL皮下注射，每日2～4次。复查正常后给予维持量治疗。

（二）难免流产

治疗原则是尽早排出妊娠物。

1.药物治疗

晚期流产时，子宫较大，可静脉滴注缩宫素，具体方法是缩宫素 10U 加入 5％葡萄糖 500mL 静脉滴注，加强子宫收缩，维持有效的宫缩。

2.手术治疗

早期流产时行吸宫术或刮宫术。晚期流产当胎儿及胎盘排出后，检查是否完整，必要时行清宫。

（三）不全流产

1.药物治疗

出血时间长，考虑感染可能时应给予抗生素预防感染。

2.手术治疗

用吸宫术或钳刮术清除宫腔内妊娠残留物，出血量多者输血。

（四）完全流产

一般不予特殊处理，必要时给予抗生素预防感染。

（五）稽留流产

一经诊断稽留流产，即完善相关检查，尽快终止妊娠。稽留时间过长可能发生凝血功能障碍，导致弥散性血管内凝血（DIC），造成严重出血。处理前应查血常规、出凝血时间、血小板计数、血纤维蛋白原、凝血酶原时间、D-二聚体等，并做好输血准备。若凝血功能正常，先口服戊酸雌二醇 5mg，3/d，连用 3～5 天，可提高子宫肌对催产药的敏感性。若出现凝血功能障碍，应尽早使用肝素、纤维蛋白原及输新鲜血、新鲜冷冻血浆等，待凝血功能好转后，再行刮宫。

清宫术适用于胚胎顶臀径小于 3cm 者及 B 超提示宫深小于 10cm 者。应先口服 3～5 天戊酸雌二醇后行 B 超下清宫术。

（六）孕卵枯萎

确诊后行吸宫术或刮宫术。

（七）习惯性流产

（1）治疗内科疾病。

（2）治疗各种感染。

（3）因子宫病变（双角子宫、子宫纵隔、肌瘤、宫颈内口松弛等病变）而反复流产者可在非妊娠期行手术纠治；术后至少避孕 12 个月以上。

（4）妊娠期处理：拟诊妊娠即可开始安胎治疗，每日肌内注射黄体酮 20mg，确诊正常妊娠后治疗可持续至妊娠 12 周或超过以往发生流产的月份，同时嘱卧床休息、禁止性生活。妊娠期适当补充多种维生素，注意解除精神紧张。

（5）子宫颈内口松弛晚期流产：如因宫颈损伤所致，可于妊娠前做宫颈内口修补术。若已妊娠并经超声证实宫内正常妊娠，可在孕 14～16 周行宫颈内口环扎术。

（6）免疫功能的调整。

（7）对于免疫过度型致抗磷脂抗体产生者，可使用低剂量阿司匹林或肝素拮抗磷脂抗体介导的血栓形成。

(8)医学助孕:对于由染色体病等遗传因素引起的习惯性流产,根据不同原因可进行胚胎植入前的遗传学诊断,必要时行辅助生殖技术。

第二节　早产

妊娠满 28 周至不满 37 足周之间终止者称早产(PTL),娩出的新生儿称早产儿,其出生体重不足 2500g,器官发育尚不成熟,早产儿有比较高的并发症和死亡率。早产约占分娩总数的 10%。早产儿中约有 15% 的新生儿期死亡,8% 早产儿留有智力障碍或神经系统后遗症。因此,防止早产应得到产科工作者的重视。早产的原因常与孕妇从事重体力劳动或吸烟、酗酒、有麻醉药瘾以及各种妊娠并发症(如妊娠期高血压疾病)等因素有关。

一、诊断

(一)症状

患者主要的表现为子宫收缩,最初为不规则宫缩,与足月妊娠先兆临产相似,并常伴有少许阴道出血或血性分泌物,以后可发展为规则宫缩。在诊断时应与妊娠晚期出现的生理性宫缩区别。生理性宫缩为不规则、无痛感、不伴宫颈管消失。若子宫收缩规则,间隔 5~6min,持续 30s 以上,伴宫颈管短缩及进行性扩张时,则可诊断为早期临产。

(二)体征

腹部检查时可以感觉到间歇性的子宫收缩,阴道检查有时会发现少许出血,如果伴有胎膜早破,可以发现阴道内有羊水。宫颈管有不同程度的消退,宫颈口扩张。

(三)辅助检查

1.实验室检查

(1)胎儿纤维连接蛋白(fN)。在妊娠期,fN 一般只出现在母亲的血液和羊水中,如果在宫颈黏液中出现 fN,预示在近期发生早产的可能性比较大。

(2)胰岛素样生长因子结合蛋白-1(IGFBP-1)。在妊娠期,IGFBP-1 一般只出现在母亲的血液和羊水中,且羊水中 ICFBP-1 的浓度要比血液中高 100~1000 倍。如果在宫颈黏液中出现 IGFBP-1,预示在近期发生早产的可能性比较大。

2.特殊检查

(1)超声检查:通过超声检查可以估测孕周,大体判断胎肺成熟度。经会阴超声检查,可以了解宫颈管的长度和宫颈口扩张的情况,如果宫颈口缩短、呈漏斗状、宫颈口扩张,则短期内分娩的可能性比较大。

(2)胎心监护:通过胎心监护可以了解宫缩的强度、频率以及胎心变化情况。

(四)诊断要点

(1)既往有流产、早产史者易发生早产。

（2）临床表现

①有规则宫缩出现，间歇 5～10min，持续 30s 以上，且逐渐加强。

②阴道血性分泌物。

③肛查宫颈管缩短，宫口扩张≥2cm。根据上述临床表现，可诊断为先兆早产。当胎膜已破，或宫口已开大 4cm 以上者早产已不可避免。

（五）鉴别诊断

需要区分正常的生理性宫缩、先兆早产以及早产临产，主要看宫缩的情况以及是否有宫颈管的进行性消退和宫颈口的扩张。孕晚期生理性子宫收缩一般不伴宫口开大，休息或用镇静药后能缓解或消失。

二、治疗

治疗原则：抑制宫缩，为促胎儿肺成熟赢得时间，胎儿脑保护治疗，有指征的应用抗生素预防感染。

1.宫缩抑制剂

一般应用 48h，超过 48h 维持用药不能明显降低早产率，但明显增加药物不良反应，故无宫缩应及时停药。两种或以上宫缩抑制剂联合使用可能增加不良反应的发生，应尽量避免联合使用。

（1）钙通道阻断剂：硝苯地平，起始剂量为 20mg，口服，然后予 10～20mg，每日 3～4 次，根据宫缩情况调整，可持续 48h。服药中注意观察血压，防止血压过低。

（2）前列腺素抑制剂：吲哚美辛，主要用于妊娠 32 周前早产。起始剂量为 50～100mg 经阴道或直肠给药，也可口服，然后予 25mg，每 6h 1 次，可维持 48h。不良反应：在母体方面主要为恶心、胃酸反流、胃炎等；在胎儿方面，妊娠 32 周后使用或使用时间超过 48h，可引起胎儿动脉导管提前关闭，也可因减少胎儿肾血流量而使羊水量减少，因此，使用期间需要监测羊水量及胎儿动脉导管宽度。当发现胎儿动脉导管狭窄时立即停药。

禁忌证：孕妇血小板功能不良、出血性疾病、肝功能不良、胃溃疡、有对阿司匹林过敏的哮喘病史。

（3）β_2 肾上腺素能受体兴奋剂：利托君，起始剂量 50～100μg/min，静脉滴注，每 10min 可增加剂量 50μg/min，至宫缩停止，最大剂量不超过 350μg/min，共 48h。使用过程中应密切关注心率和主诉，如心率超过 120 次/分，或诉心前区疼痛应停止使用。

不良反应：在母体方面主要有恶心、头痛、鼻塞、低血钾、心动过速、胸痛、气短、高糖、肺水肿，偶有心肌缺血等；胎儿及新生儿方面主要有心动过速、低血糖、低血钾、低血压、高胆红素，偶有脑室周围出血等。用药禁忌证有心脏病、心律不齐、糖尿病控制不满意、甲状腺功能亢进者。

（4）缩宫素受体拮抗剂：主要是阿托西班，起始剂量为 6.75mg 静脉滴注 1min，继之予 18mg/h 维持 3h，接着予 6mg/h 维持 45h。不良反应轻微，无明确禁忌，但价格较昂贵。

2.硫酸镁应用

妊娠 32 周前早产者常规应用硫酸镁,作为胎儿中枢神经系统保护剂治疗。

孕 32 周前早产者,负荷剂量 5.0g 静脉滴注,30min 滴完,然后以 1～2g/h 维持。建议应用硫酸镁 3～5 天。硫酸镁应用前及使用过程中应监测呼吸、膝反射、尿量,24h 总量不超过30g。禁忌证:孕妇患肌无力、肾衰竭等。

3.糖皮质激素

用于促胎肺成熟。妊娠 28～34^{+6} 周的先兆早产应当给予 1 个疗程的糖皮质激素。地塞米松 6mg,每 12h 1 次,共 4 次,肌内注射。若早产临产,来不及完成完整疗程者,也应给药。

4.抗生素

胎膜早破者,予抗生素预防感染,胎膜完整者,不推荐应用抗生素,除非分娩在即而下生殖道 B 族溶血性链球菌检测阳性。

5.产时处理与分娩方式

(1)终止早产的指征

①宫缩进行性增强,经过治疗无法控制者。

②有宫内感染者。

③衡量母胎利弊后,认为继续妊娠对母胎的危害大于胎肺成熟对胎儿的好处。

④孕周已过 34 周,如无母胎并发症,应停用抗早产药,顺其自然,不必干预,只需密切监测胎儿情况即可。

(2)分娩方式:大部分早产儿可经阴道分娩。

①产程中加强胎心监护有利于识别胎儿窘迫,尽早处理。

②分娩镇痛以硬脊膜外阻滞麻醉镇痛相对安全。

③不提倡常规会阴侧切,也不支持没有指征的产钳应用。

④对臀位特别是足先露者应根据当地早产儿治疗护理条件权衡剖宫产利弊,因地制宜选择分娩方式。

⑤早产儿出生后适当延长 30～120s 后断脐,可减少新生儿输血的需要,大约可减少 50% 的新生儿脑室内出血。

6.早产的预防

(1)一般预防

①孕前宣教:a.避免低龄(<17 岁)或高龄(>35 岁)妊娠;b.提倡合理的妊娠间隔(>6 个月);c.避免多胎妊娠;d.避免体质量过低妊娠;e.戒烟、酒;f.控制好原发病如高血压、糖尿病、甲状腺功能亢进、红斑狼疮等;g.停止服用可能致畸的药物。

②孕期注意事项:a.第一次产检时应详细了解早产高危因素,以便尽可能针对性预防;b.合理增加妊娠期体质量;c.避免吸烟、饮酒。

(2)特殊类型孕酮的应用:特殊类型孕酮有 3 种,微粒化孕酮胶囊、阴道孕酮凝胶、17α-羟己酸孕酮酯,但其有效性仍缺乏大样本循证医学证据。

(3)宫颈环扎术

①宫颈功能不全:既往有宫颈功能不全妊娠丢失病史,行宫颈环扎术对预防早产有效。宫

颈环扎首选经阴道宫颈环扎术,除非有经阴道宫颈环扎禁忌或经阴道宫颈环扎失败。

②有前次早产或晚期流产史,若此次为单胎妊娠,妊娠 24 周前宫颈长度＜25mm,无宫颈环扎术禁忌证,推荐使用宫颈环扎术。但对于子宫发育异常、宫颈锥切术后,宫颈环扎术无预防早产作用;而对于双胎妊娠,宫颈环扎术可能增加早产和胎膜早破风险,不推荐使用宫颈环扎术。

第三节　异位妊娠

一、输卵管妊娠

(一)诊断与鉴别诊断

1.临床依据

(1)症状:可有以下全部症状或无症状,如停经、阴道流血、腹痛、皮肤苍白、休克、肩胛痛。

(2)体征:有些异位妊娠妇女可以没有体征,具有典型体征才就诊的已较少见。腹腔内出血少时,患侧下腹压痛,反跳痛,腹肌紧张;出血多时腹部膨隆,全腹压痛、反跳痛,移动性浊音。行盆腔检查,阴道内可见少量血液,后穹窿饱满、触痛、宫颈剧痛,摇摆痛。子宫略增大,变软。内出血量多时子宫有漂浮感。子宫后方或患侧附件可扪及压痛包块,边界不清。

(3)检查

①B 超:宫腔内不见妊娠囊,内膜增厚;宫旁一侧见回声不均的混合性包块,如宫旁包块中见妊娠囊、胚芽或原始心管搏动,是输卵管妊娠的直接证据;直肠子宫陷凹处有积液。

②妊娠试验:β-HCG 阳性,常低于正常宫内妊娠。动态监测 β-HCG,48h 内倍增不足 66%。

③腹腔穿刺:当有内出血时,经阴道后穹窿穿刺或经腹壁穿刺可穿出不凝血。但抽不出血液不能排除异位妊娠存在。

④子宫内膜病理检查:诊断性刮宫未见绒毛。

2.检查项目及意义

(1)B 超:已成为诊断输卵管妊娠的主要方法,经阴道 B 超检查诊断准确率更高。典型声像表现时是异位妊娠的主要诊断依据,当声像不典型时可 2 天内重复检查。

(2)血 β-HCG 检测:与 B 超有互补作用,也是诊断输卵管妊娠的主要方法。妊娠时 β-HCG 升高,异位妊娠时常低于正常宫内妊娠。正常妊娠时,血 β-HCG 子 2 天内成倍增长,而异位妊娠时 48h 内倍增不足 66%。

(3)孕酮:在早期妊娠孕酮常＞80nmol/L,而＜15nmol/L 则极有可能为未存活的妊娠。大部分异位妊娠的孕酮 15～80nmol/L。但是诊断价值不大。

(4)血常规:主要判断有无贫血、继发感染等,评估内出血等病情严重程度。

(5)腹腔穿刺、阴道后穹窿穿刺:是简单、可靠的诊断方法。主要用于疑有腹腔内出血,而要确立有无手术指征时应用,随着超声水平的提高,临床意义不大。

(6)腹腔镜检查:腹腔镜创伤小,可直视下检查并手术,可用于输卵管妊娠未流产、未破裂时的早期诊断及治疗。但它仍有 3%～4% 的假阴性率和 5% 的假阳性率,而且有创,一般不需要通过腹腔镜来确诊。

(7)子宫内膜病理检查:为有创,对有生育要求者较难接受。而且并不能完全区分宫内妊娠流产和异位妊娠,如无必要一般不用于诊断。

3.诊断思路和原则

(1)血 β-HCG≥1500U/L 时,结合阴道 B 超综合分析。

①阴道 B 超见子宫外妊娠囊、胚芽或原始心管搏动,可诊断输卵管妊娠。

②阴道 B 超见子宫内无妊娠囊,附件处有肿块,可考虑输卵管妊娠。

③阴道 B 超见子宫内无妊娠囊,附件处无肿块,于 2 天后复查 β-HCG 及阴道 B 超,如 β-HCG 增加<66% 或不变,而子宫内仍无妊娠囊亦考虑输卵管妊娠。

(2)血 β-HCG<1500U/L 时,B 超见子宫内无妊娠囊,附件处无肿块及孕囊,3 天后复查 β-HCG 及阴道 B 超。

①若 β-HCG 值未增或下降、阴道 B 超仍未见子宫内妊娠囊,可按输卵管妊娠处理。因为考虑即使为宫内孕,胚胎也无法继续存活。

②若 β-HCG 值倍增,可复查阴道 B 超并等待出现子宫内或宫旁孕囊再做诊断。

(二)治疗方案及选择

根据患者病情及生育要求和患者意愿选择。

1.大量腹腔内出血、血流动力学不稳定时

应快速备血、建立静脉通路,输液、输血抗休克治疗,急诊开腹手术。术中视患者生命体征是否平稳及输卵管妊娠部位和破坏程度及患者生育要求决定手术方式。输卵管切除或保守性手术治疗。

2.少量或无腹腔内出血时

(1)期待治疗:腹痛症状轻微或无腹痛。

(2)药物治疗:氨甲蝶呤(MTX)治疗适应证。①患者血流动力学稳定,无活动性腹腔内出血;②盆腔包块最大直径<3cm;③血 HCG<2000U/L;④B 超未见胚胎原始心管搏动;⑤肝、肾功能及血常规各项基本正常;⑥无 MTX 禁忌证。

用药方式:①单次给药。MTX $50mg/m^2$,静脉注射,可不加四氢叶酸。②分次给药。MTX 4mg/kg,静脉注射,每日一次,共 5 次。

给药期间监测患者血流动力学、B 超及 HCG。

(3)手术治疗:①开腹手术。输卵管切除术或保守性手术。②腹腔镜下手术。输卵管切除术或输卵管开窗取胚术。

二、宫颈妊娠

宫颈妊娠是指受精卵种植发育在宫颈管内,是异位妊娠中发病率很低但危险性较高的妊娠类型,占妊娠数的 1∶12 422～1∶2500,在异位妊娠中发生率占 1‰～2‰,多见于经产妇及多次人工流产史者。由于宫颈主要由结缔组织组成,胚胎着床后易导致出血,容易误诊为流产,如误诊后行刮宫,宫颈收缩不良,血管开放,易导致大出血而危及孕产妇生命。

宫颈妊娠的高危因素主要有既往宫腔手术史、剖宫产、使用宫内节育器、子宫内膜炎、子宫肌瘤及子宫粘连综合征。

(一)病因

病因尚不清楚,可能与下列因素有关:

(1)受精卵运行过快或子宫内膜发育迟缓。受精卵到达宫腔时,子宫内膜纤毛运动过快或肌肉收缩,使受精卵快速通过宫腔,着床于宫颈黏膜。再者是子宫内膜发育迟缓,受精卵到达宫腔时,子宫内膜发育不同步,受精卵无法在宫腔内着床,而进入宫颈管,并在宫颈黏膜种植、发育。

(2)子宫内膜受损或宫腔内环境改变,特别是宫腔内膜面瘢痕形成或粘连。宫腔手术操作史,如反复人工流产、引产、剖宫产、宫腔镜手术、产后胎盘残留而刮宫、宫腔感染史及宫内节育器使用者,均可造成子宫内膜炎症、缺损、瘢痕,影响孕卵在子宫的正常着床。

(3)子宫发育不良、子宫畸形、子宫肌瘤等致宫腔变形。

(4)内分泌失调、辅助生育技术等因素也可能与此有关。

(二)病理生理

宫颈组织为富含纤维的胶原间质组织,妊娠后的脱膜反应远不如子宫腔内膜,因而,胚胎组织与宫颈组织紧密附着,胎盘植入较深,绒毛的滋养细胞及合体细胞深入宫颈壁层及肌层,形成胎盘植入,而宫颈壁仅含 15% 肌肉组织,其他为无收缩功能的纤维结缔组织,当宫颈妊娠发生自然流产、误诊刮宫时,因子宫颈收缩力弱,不能迅速排出妊娠产物,开放的血管不闭锁,容易导致大出血。

(三)临床表现及体征

1.临床表现

(1)停经:为最早的表现,多停经 5～12 周,多见于 6～8 周。

(2)阴道流血:初为无痛性血性分泌物或少量出血(孕 5 周左右),继而可出现大量阴道出血(孕 7～10 周)。

(3)腹痛:可有轻微下腹坠痛。

2.体征

(1)宫颈

①宫颈显著膨大,呈圆锥体样并变软,外观充血呈紫蓝色,无触痛,有时可扪及子宫动脉搏动。

②宫颈管及宫颈外口明显扩张,形状不规则,伴有新生血管,宫颈内口关闭,呈内陷小孔状。

③孕卵组织可在宫颈外口显露或隐藏于宫颈管内:宫颈阴道段向颈管胎盘着床部位的对侧方向移位,颈管内可触到一如面粉团感的半球形肿物,常有黏稠的暗红色分泌物流出。

(2)子宫:子宫体可因内膜蜕膜样改变而稍大或正常,变软或硬度正常,故与宫颈形成葫芦状。若在阴道子宫颈段发生破裂,则可出现盆腔血肿。颈管内胚胎和绒毛等组织因局部张力高常被挤压,供血不良,易引起变性、坏死,加上难于获得早期诊断,常易并发感染,此时阴道分泌物多,呈脓血样、有恶臭,严重者伴发冷、发热。由于孕妇的宫颈口较松,感染可向内扩散,引起盆腔脓肿(大多为局限性),甚至败血症。

(四)诊断

以往宫颈妊娠术前诊断率极低,多于切除子宫病检后才明确诊断。近年来,随着对宫颈妊娠的认识及各种辅助检查的普及,特别是高分辨率超声技术的应用,早期诊断率明显提高,病死率由过去的 40%～50% 降至 6% 左右。

1.病理学诊断

1911 年 Rubin 首次描述了宫颈妊娠并提出了宫颈妊娠的病理学诊断标准:

(1)胎盘全部或部分在子宫动脉或膀胱腹膜以下,即子宫颈内口以下。

(2)绒毛膜滋养细胞与合体细胞深入宫颈壁或肌层,胎盘附着处必须有宫颈腺体存在。

(3)胎盘组织必须紧密附着宫颈上。

(4)子宫体腔内无胚胎组织,但可有蜕膜反应。

病理学诊断为宫颈妊娠的最终确诊依据,但由于病理诊断严格的要求,出现了一个矛盾:患者必须行子宫全切术,送病检后才可做出宫颈妊娠的诊断,而保守治疗成功的病例则无法确诊。由于病理诊断不能作为术前早期诊断宫颈妊娠的方法,只适用于全子宫切除患者,新的诊断方法和诊断标准不断提出。

2.临床诊断

Mcelin 提出了临床诊断标准:

(1)停经后阴道流血,无痉挛性的腹痛。

(2)宫颈变软及不成比例地增大,或宫颈和宫体形成葫芦状。

(3)妊娠产物完全在子宫颈管内,宫腔内不见胚囊。

(4)宫颈外口开放,内口关闭。

3.超声诊断

1978 年 Raskin 首次报道了使用超声诊断宫颈妊娠。

(1)二维超声诊断标准

①子宫正常大小或略大,宫腔内有弥散性无定形回声(蜕膜回声),未见孕囊回声。

②宫颈明显增大,宫颈管内可见变形的孕囊,并侵入宫颈的前壁或者后壁,胚胎死亡后回声紊乱,为不均质实性或混合性光团。

③宫颈内口关闭,孕囊或紊乱回声不越过内口。

④膀胱位置明显上移。

(2)彩色多普勒超声检查

可显示胚胎着床后特征性的滋养层血流。有文献报道宫颈妊娠的彩色多普勒超声检查所见与胚胎存活状况有关,如胚胎存活,胚囊内可见原始心管搏动的彩色图像,胚囊着床部位的宫颈肌层内可查见丰富血流,局部呈环状或条索状,结果显示为低阻血流;如胚胎死亡,而绒毛未退化,则局部回声紊乱,周边仍可见丰富低阻血流;如绒毛已退化,局部仍可能查血流,但结果显示血流阻力无明显降低。

4.HCG

宫颈妊娠的 HCG 水平较宫内妊娠低,故尿 HCG 弱阳性,而血 β－HCG 在 1000～10 000U/L 不定,与孕龄及胚胎是否存活有关。需连续监测,宫颈血运差,宫颈妊娠 48h 血 β－HCG 滴度升高＜50％。Hung 等报道的 11 例宫颈妊娠,孕龄在 4～5 周者,血 β－HCG 为 1031～1220IU/L,7 周以上者在 13 770～135 000U/L。正常妊娠在 12 周以前,其血 β－HCG 水平常急剧上升,1.7～2.0 天即成倍增长。高 β－HCG 水平说明胚胎活性好,胚床血运丰富,容易有活跃出血。

5.宫腔镜检查

1996 年宫腔镜被首次应用于宫颈妊娠的诊治。宫腔镜可在直视下对宫颈、宫腔进行观察,定位准确。宫颈妊娠时,宫腔镜特征表现为宫腔空虚、颈管内壁失去正常的黏膜皱襞,代之以暗褐色、凹凸不平的组织块,孕囊位于宫颈内口水平以下,呈淡黄色。

(五)治疗

以往由于误诊,大部分宫颈妊娠因刮宫术发生大出血,危及产妇生命。传统的治疗方法为双侧髂内动脉结扎或急诊行子宫切除术,髂内动脉结扎操作复杂,需在有条件的医院施行,且创伤大,成功率低,而行子宫切除后,患者又丧失生育功能。目前随着宫颈妊娠诊断技术的不断改进,其早期诊断已成为可能,治疗手段也逐渐向保守治疗发展。

1.药物治疗

(1)MTX:1983 年 Farabow 等首先报道将 MTX 用于宫颈妊娠的保守治疗,并取得一定成果。一般应早期应用,否则可能因为大出血而切除子宫。

适应证:①血 β－HCG＜10 000IU/L;②孕龄＜9 周;③可见明显胎心搏动,胚芽＜1cm;④胎儿顶臀长＜10mm。如果胎心存在,MTX 化疗最好与 B 超引导下局部杀胚治疗联合应用;⑤无肝肾功能异常。

用药方案:可全身用药、局部用药及全身与局部联合用药。

①全身用药:肌内或静脉注射 MTX 0.5～1mg/kg,隔日给药,共四次,同时交叉隔日用四氢叶酸0.1mg/kg,减轻 MTX 的不良反应。MTX 可使用 1～3 个疗程。在治疗过程中,动态监测血 β－HCG 和 B 超,了解胚胎情况。全身给药疗程长,易操作,但不良反应较大,可出现发热、胃肠道反应、口腔黏膜溃疡、肝酶升高、骨髓抑制等不良反应。

②局部给药:在 B 超引导下,行宫颈壁穿刺,进入孕囊,抽净囊内液,每次将 20～50mg 的 MTX 注入孕囊内。局部用药的优点是用药剂量小,浓度高,可直接杀死胚胎组织,全身药物分布少,不良反应轻,疗程短。但临床操作难度大,不易掌握,往往冒着大出血的危险,注射前要做好输血及开腹手术的准备。单次 MTX 肌内注射按 $50mg/m^2$ 计算。Storall 显示成功率为 94％。MTX 0.5～1mg/kg 隔天肌内注射,即第 1、3、5、7 天共 4 次,或可于第 2、4、6、8 天加用四氢叶酸 0.1mg/kg 以减轻其毒性。对有胎心搏动者,可以先用 20％。KCl 在阴道超声引导下注入孕囊,胎心消失后,再以 MTX $50mg/m^2$ 肌内注射。

③联合用药:将 MTX 与其他药物如米非司酮、KCl 等联合用药,或与刮宫术、介入栓塞联合应用。如超声介导下经阴道单次孕囊内注射 MTX,对其中有胎心搏动者,再同时注射 2mL

KCl,每周两次进行 HCG 和超声监测。

(2)米非司酮:作为一种外源性抗黄体酮药物,米非司酮可与内源性黄体酮竞争结合受体,引起蜕膜和绒毛变性,从而阻断胚胎发育。可与 MTX 联合应用。目前使用米非司酮治疗宫颈妊娠尚处于探索阶段。

(3)氟尿嘧啶(5-FU):作为化疗药物,作用机制与 MTX 类似,可全身或局部用药,也可与 MTX 联合治疗宫颈妊娠。目前单用氟尿嘧啶者极少。

(4)KCl:当双胎其中一胎为宫颈妊娠时,因要考虑药物对宫内妊娠的影响,一般不使用化疗药物或激素等。对此类患者的治疗,可选用超声引导下 20% KCl 注入胎囊或胚胎体内,术后 2 周内超声随访囊胚退化情况。此法安全,疗效肯定,无化疗药物的不良反应。但也有报道称,KCl 局部注射可发生大出血的危险。

(5)天花粉:是我国传统的中草药,较早应用于抗早孕、中孕引产和抑制癌细胞,肌内或羊膜腔内注射能使囊胚变性、坏死或使滋养层细胞变性坏死、阻断胎盘血循环而流产。天花粉为蛋白提取物,需经皮试或小剂量肌内注射阴性后,方可肌内注射 1.2mg 或宫颈局部3点、9点处注射,因不良反应大,目前已很少使用。

2.内镜

随着内镜手术技术的成熟,宫腔镜和腹腔镜的适用范围不断拓展。

(1)宫腔镜:适用于妊娠 4～6 周,阴道流血不多,血 β-HCG 水平不高的患者。宫腔镜治疗宫颈妊娠,可在直视下较完整地切除胚胎组织,并对出血部位进行电凝止血。1996 年 Ash 等人首次使用宫腔镜切除妊娠组织,成功治愈 1 例宫颈妊娠。但是也有文献报道,宫腔镜操作可引起宫颈难以控制的大出血。

(2)腹腔镜与宫腔镜联合:由于单独运用宫腔操作可引起宫颈难以控制的大出血,所以近年来有文献报道,采用腹腔镜下结扎子宫动脉后,再联合宫腔镜切除异位妊娠病灶治疗宫颈妊娠取得良好效果。其适用于妊娠 4～9 周的患者。具体操作为首先在宫颈内注射血管收缩剂,结扎妊娠所在部位的子宫动脉的宫颈分支,将宫颈管扩张到 10mm,宫腔镜直视下操作,以 2.7% 山梨醇或 5.4% 的甘露醇作为膨宫液,使用切除器在直视下切除妊娠囊至无残存组织。术后检查宫腔。

3.刮宫术

随着宫颈妊娠的早期诊断及保守治疗技术的不断发展完善,一般不首先采用刮宫术治疗,刮宫术现仅作为 MTX 治疗或介入治疗后的辅助治疗方法,术后使用纱条或 Foley 管局部压迫止血,可缩短疗程。但该术仍有大出血的可能,因此术前需建立静脉通道,做好输血及其他抢救准备,术中操作应轻柔,并密切注意病情变化。

4.动脉栓塞止血

宫颈妊娠因常导致无法控制的危及生命的大出血而成为治疗上的难点。以往积极控制出血的保守性治疗包括开腹行双侧髂内动脉结扎,Foley 尿管球部填塞止血等。而 21 世纪以来,随着血管造影技术的发展,血管栓塞成为可能,此方法可有效控制大出血。宫颈的血供主要来源于子宫动脉的下行支,对子宫动脉进行介入栓塞可阻断宫颈的血液循环。对于需要丰富血供的宫颈妊娠胚胎来说,缺乏血供,可造成胚胎坏死、萎缩,达到治疗目的,并可防止刮宫术时出现阴道大出血。用于确诊未流产的宫颈妊娠及宫颈妊娠大出血者。操作为经股动脉穿刺插管至子宫动脉,注入栓塞剂明胶海绵颗粒,其进入子宫动脉后可迅速形成血栓,起到暂时阻断血流作用。且约 2 周后子宫动脉可再通,不影响内分泌和生育功能。对于妊娠囊较大者可先将 MTX 45～75mg 注入子宫动脉后栓塞,起到同时杀胚的作用。因 MTX 杀胚作用 24h 内达高峰,1 周左右胚胎缺血坏死,故可以栓塞后 1 周行刮宫术。介入治疗作用迅速、疗效显著、创伤较小、不良反应小、术后恢复快、不影响内分泌变化,并可保留生育功能,但需要一定的操作技术,一般要求放射科专人操作。

5.射频消融

射频消融术是一种高效、微创的新技术。它利用高频率交流电磁波(350～500kHz)使组织产生生物热,当局部温度达 45～50℃时,细胞内蛋白质发生变性,双层脂膜溶解,细胞膜崩裂,同时细胞内外水分丧失,导致组织凝固性坏死。有学者使用射频消融术治疗 5 例宫颈妊娠,5 例中妊娠天数在 34～63 天,治疗方法为点射(灼),作用时间 2～6s,电流 24～32mA,功率 30～50W,平均作用时间 8.5min。妊娠组织全部凝固或局部汽化后,再用刮匙电极把坏死组织搔刮出宫颈。术中止血快,术后 1 周复查 B 超,宫腔内无残留组织、未发生术后大出血、术后 HCG 阴转较快、月经恢复理想。使用射频消融术治疗宫颈妊娠不仅出血少,若组织坏死还可能激发机体的免疫和炎症反应,产生对体内异常细胞的抑制和免疫杀伤作用,安全有效,但目前只应用于妊娠天数短者,其临床应用尚需进一步探索。

6.手术治疗

(1)经腹宫颈切开缝合术:对于停经天数较长、保守治疗效果差、要求保留生育功能者,可行经腹宫颈切开缝合术。打开膀胱腹膜返折,下推膀胱,暴露膨大的宫颈前壁,打开宫颈,清除妊娠组织,胎盘附着面褥式或"8"字缝合,血止后缝合宫颈。

(2)全子宫切除术:以往由于宫颈妊娠的误诊,刮宫后导致难以控制的大出血,常需行全子宫切除术。目前由于宫颈妊娠的早期诊断,全子宫切除多用于保守治疗效果差、出血风险大、无生育要求者或已发生失血性休克患者。对于妊娠超过 12 周,无生育要求或年龄大者,也宜行全子宫切除术。

三、子宫残角妊娠

子宫残角妊娠是指受精卵着床于子宫残角内生长发育。子宫残角又称为遗迹性双角子宫,为先天发育畸形,由一侧副中肾管发育不全所致。残角子宫往往不与另一侧发育较好的子宫腔沟通,但有纤维束与之相连。残角子宫壁发育不良,不能承受胎儿生长发育,常于妊娠中期时发生残角自然破裂,引起严重内出血,症状与输卵管间质部妊娠相似。偶有妊娠达足月者,分娩期亦可出现宫缩,但因不可能经阴道分娩,胎儿往往在临产后死亡。

(一)子宫残角

正常女性内生殖的发育系统由两侧副中肾管的上段发育成输卵管,中段融合形成子宫,下段形成阴道的上 2/3。若一侧副中肾管由于某种原因停止发育,中段融合不良或缺失,则不能形成正常的子宫,可能形成残角子宫,对侧完整副中肾管发育成单角子宫。残角子宫按其有无宫腔及是否与单角子宫相通分为三型。Ⅰ型残角子宫与发育侧宫腔相通,月经来潮后,经血可引流到发育侧宫腔内排出,一般无症状,偶有痛经。Ⅱ型残角子宫与发育侧子宫不通,月经来潮后,经血不能排出,有周期性一侧腹痛。残角子宫积血增大,宫腔内压力增高,导致宫内膜向宫壁延伸引起腺肌病。经血逆流到盆腔,发生子宫内膜异位,痛经加重。残角子宫输卵管伞端因经血逆流,残留血引起伞端粘连,导致输卵管积血,下腹疼痛加剧,并可触及肿块。Ⅲ型残角子宫无子宫腔,为始基子宫,不会发生妊娠,并常误诊为卵巢包块。残角子宫以Ⅱ型多见。

(二)子宫残角妊娠发病机制

残角子宫妊娠主要发生在Ⅰ型残角子宫。Ⅰ型残角子宫妊娠,发生机制同输卵管妊娠。Ⅱ型残角子宫,妊娠发生机制有两种说法:①精子由单角子宫及输卵管进入腹腔,外游到对侧残角子宫输卵管,与残角侧卵巢排出的卵子在残角侧输卵管内受精,进入残角宫腔;②在单角子宫侧输卵管内受精,受精卵外游至对侧输卵管及残角宫腔着床。

(三)症状及体征

(1)具有正常妊娠的症状:停经,早孕反应。停经时间可超过三个月。

(2)阴道流血:由于对侧单角子宫内膜也会有蜕膜反应,水肿增厚,妊娠激素低落时蜕膜可剥脱产生阴道流血,甚至有蜕膜管型排出。

(3)腹痛:当残角妊娠发生破裂时,发生一侧下腹部剧痛及内出血,甚至休克,可伴少量阴道流血。一般由于大多数残角妊娠的子宫肌层较输卵管肌层厚,妊娠破裂发生时间也较晚,70%发生在孕2～6个月,但破裂常出血导致低血容量性休克。

(4)根据残角子宫肌层发育的程度,残角子宫妊娠的症状出现的早晚及结局不同。发育差者,常因孕囊增大,绒毛组织侵蚀,常早期发生妊娠破裂,其表现同输卵管妊娠破裂,一侧腹部剧烈腹痛后有急性腹腔内出血、休克等表现或胎儿死亡滞留宫腔,B超下可见积液,以后逐渐吸收;发育较好者,常在孕4～6个月时发生破裂,引起出血性休克,或死胎;发育良好者可妊娠至孕晚期,并于分娩时发生宫缩,对侧单角子宫出血或排除蜕膜管型,但先露高,胎位不正,宫口无开大现象,且宫颈多偏硬,且死胎概率高,据报道大概在97.85%。

(四)诊断

由于残角子宫妊娠一般诊断较晚,多发生破裂出血、休克,多于急诊剖腹手术明确诊断并治疗,目前随着B超的发展,及人们意识的提高,早期诊断率有所提高。

1.以下情况应高度怀疑

①育龄妇女被诊断为早孕,但人工流产时未吸刮出绒毛胚胎,术后仍有妊娠反应;②吸刮组织的病理为蜕膜,或宫内膜呈阿-斯反应;③中孕引产未能成功,探宫腔无明显增大;④妊娠晚期产程不进展、宫颈硬、宫口不开,触不到羊膜囊及胎先露,B超显示胎儿位于正常子宫外,特别是过期妊娠、臀位及死胎时;⑤可疑为异位妊娠,而停经时间超过3～4个月;⑥有停经史,妇科检查子宫无明显增大,而在子宫一侧可扪及软性包块;⑦早期曾诊断为残角子宫。

2.子宫残角B超的特点

子宫腔内无妊娠囊,而在子宫一侧可见一圆形或椭圆形均匀的组织包块,与子宫分界清,包块内可见孕囊,甚至可见胎心搏动,妊娠包块与宫颈不相连,子宫位置不正,宫壁薄,宫内膜不清。在 B 超引导下由宫颈置入金属探针明确宫腔大小及与孕囊的位置更有助于诊断。

3.诊断性刮宫

确定有无妊娠产物及子宫内膜的病理变化。

4.腹腔镜

可用于早期诊断的妊娠病灶未破裂患者,可于直视下明确诊断,并予以治疗。

5.剖腹探查

当发生破裂、大出血休克时可抗休克的同时剖腹探查,明确诊断,一般孕囊位于同侧圆韧带附着点内侧的为残角子宫妊娠,而位于同侧圆韧带附着点外侧的为输卵管间质部妊娠,可在诊断的同时予以处理。

(五)治疗

根据发生的时间及残角子宫的状况不同选择的手术方式也不同。妊娠早、中期者可行残角子宫切除,及同侧输卵管结扎或切除,以防以后发生同侧输卵管妊娠的可能。但由于残角子宫典型临床症状发生较晚,在术前很难明确诊断。子宫残角之肌组织发育不良,胚胎滋长,绒毛组织侵蚀,多致妊娠中期破裂(15～16 周发生),常表现重度休克。在抢救休克的同时进行剖腹手术,切除残角子宫。若妊娠至足月为活胎,应先行剖宫产抢救胎儿,然后切除残角子宫及同侧输卵管。对无生育要求的患者,可考虑行全子宫切除术。

四、宫角妊娠

宫角妊娠指受精卵种植发育在子宫的角部。因宫角部肌组织薄,又为子宫血管与卵巢动静脉及输卵管血管吻合处,血运丰富,孕卵种植在此异常位置,早孕时发生流产,常伴大出血。如随着孕周增长,宫角肌层变薄,一旦肌层破裂,会导致大量出血、休克甚至死亡,足月分娩后胎盘不易剥离,需早期诊断及治疗。宫角妊娠与输卵管间质部妊娠不同,其受精卵附着在输卵管口近宫腔侧,胚胎向宫腔内生长发育而不是向输卵管间质部发育。宫角妊娠发病率较低,占异位妊娠的 1.5%～4.2%,但病死率极高,占异位妊娠的 20% 左右。

(一)病因

宫角妊娠常存在高危因素,从而影响受精卵的正常运行及着床,妨碍其如期到达正常的宫腔位置种植。

1.盆腔炎

多次人工流产术、清宫术等宫腔操作引发的子宫内膜炎、宫腔粘连、输卵管炎,宫内节育器引起的子宫内膜无菌性炎症。

2.输卵管及子宫手术术后

输卵管切开取胚、输卵管整形术等输卵管手术术后,使输卵管扭曲、狭窄,纤毛缺失;子宫畸形矫形术、子宫肌瘤剔除术等手术术后使宫腔形态发生改变,从而使受精卵着床于非正常位置。

3.雌孕激素失调

正常情况下雌、孕激素比例恰当,可协同作用使孕卵得以由正常的输卵管内膜纤毛运动和肌肉蠕动送入宫腔,如果雌、孕激素平衡被破坏,即可导致宫角妊娠发生。

4.IVF-ET

随着辅助生殖技术的发展,其发病率有所上升。由于体外受精后胚胎植入宫腔时间与子宫内膜不同步,胚胎游走,从而使着床位置异常。

5.其他

宫颈病变(如宫颈糜烂等)或宫颈先天性发育畸形(过长、憩室等)、过早或延迟排卵都可造成宫角妊娠。

(二)临床症状及体征

(1)具有正常妊娠的症状:停经、早孕反应。

(2)早期滋养层发育不良时,可发生早期流产、胚胎停育,部分出现胎盘植入、产后胎盘滞留。出现停经后阴道流血,B超示孕囊内未见胎心等。

(3)腹痛:当孕囊不断生长发育,宫角变薄,子宫不对称形状愈明显,症状如腹痛等也更明显,一定程度时可发生剧烈撕裂样腹痛,并出现内出血,甚至晕厥、休克。

(4)足月妊娠:也可发育生长至足月,但子宫增大呈不对称性,偏向一侧。

(三)诊断

由于宫角妊娠较少见,临床症状不典型,诊断困难,早期无特异性的临床症状和体征,难与输卵管间质部妊娠鉴别;已破裂者易与输卵管妊娠等异位妊娠混淆,未破裂者容易误诊为宫内妊娠流产。

Jansen等提出的诊断标准:①腹痛伴有子宫不对称性增大,继以流产或阴道分娩;②直视下发现子宫角一侧扩大,伴有圆韧带外侧移位;③胎盘滞留在子宫角。由于后两点需手术后方能证实,故临床上早期诊断宫角妊娠较困难,容易误诊。

B超影像学诊断标准:宫角出现突起包块,内有妊娠囊,与子宫内膜相连续,其周围见完整的肌壁层。在宫角处形成的包块内找到胚芽,甚至原始心管搏动。由于宫角部位的特殊性,胚胎的发育可能受到抑制,绒毛下方有出血,影响胚芽发育,在宫角处的包块中,有时很难找到典型的妊娠囊、胚芽及原始心管搏动。

四维彩超:可见胎盘着床于宫角,并见血流密集。

(四)鉴别诊断

与输卵管间质部妊娠的鉴别:输卵管间质部位子宫角,是输卵管通向子宫的交接处,有子宫肌组织包绕,全长约2.0cm,受精卵种植在该部,即形成间质部妊娠。因孕卵在宫角输卵管开口处输卵管侧的宫腔外着床、发育,属异位妊娠范畴。腹腔镜检查或开腹时,可根据圆韧带位于突出包块的关系与输卵管间质部妊娠鉴别。若圆韧带位于突出包块的外侧为子宫角妊娠,如圆韧带位于突出包块内侧为输卵管间质部妊娠。

(五)治疗

1.期待治疗

如在早期妊娠时已明确诊断为宫角妊娠,胚胎存活,圆韧带向外侧移位,覆盖在胚囊的子宫肌层组织健康,可不考虑终止妊娠,继续随访观察。

2.急诊开腹治疗

当宫角妊娠破裂,发生急腹症,腹腔内出血,导致失血性休克时,在纠正休克的同时,根据病情行患侧宫角及输卵管切除术、宫角楔形切除术或宫角剖开取胎术。

3.腹腔镜手术

用于早期的宫角妊娠,可于直视下诊断的同时,予以处理。

4.刮宫术

若因不全流产、过期流产做刮宫术时,需注意宫角的肌层,操作要轻而慎重,避免造成穿孔,最好在 B 超或宫腔镜引导下行刮宫术。

5.人工剥离胎盘

如妊娠至足月,随子宫偏向一侧明显,但胎儿可自然分娩,分娩后如胎盘滞留在子宫的一角,可做人工剥离胎盘术。

6.血管介入性治疗

应用较少,治疗方法同宫颈妊娠相似,可用于早期诊断的宫角妊娠,即未破裂、生命体征平稳,且 B 超示孕囊直径≤5cm、血 β-HCG<5000U/L、肝肾功能、血常规正常者。可以阻断妊娠囊血流,使绒毛急性缺血坏死,然后吸收或脱落流产。同时灌注杀胚药物后栓塞,可预防和控制流产或宫角破裂造成的大出血。

7.药物流产后联合宫腔镜

可于药物流产后,再行宫腔镜检查,部分患者也可行宫腔镜检查后,B 超下联合刮宫术,效果令人满意。术后应当找到绒毛组织且超声检查宫角部无异常回声,继续追踪至血 β-HCG 降至正常。

8.子宫动脉结扎

应用较少。

五、卵巢妊娠

卵巢妊娠系指孕卵在卵巢组织内生长发育的妊娠,较为罕见,其发生率占异位妊娠的0.5%～2%,近年有增加趋势。

(一)病因

1.卵子运行障碍

由于盆腔炎症引起卵巢周围粘连,卵泡内压力降低或卵巢颗粒细胞和卵丘紧贴,使排出的卵子运行受到障碍。

2.输卵管功能异常

因炎症或其他原因造成输卵管上皮的纤毛活动异常,管腔扭曲或发生逆蠕动,使受精卵的输送发生异常。

3.卵巢组织的特点

卵巢可以产生蜕膜组织,或卵巢表面有内膜异位病灶时,都有利于孕卵的种植。卵巢环境比输卵管更适于妊娠的发展,故曾有卵巢妊娠至足月而获得活婴的报道。

4.其他因素

如偶然发生的精子与卵子在卵巢表面或组织内相遇而受精。在宫内节育器广泛应用后，屡有带器者发生卵巢妊娠的报道。

(二)临床表现

1.腹痛

是卵巢妊娠最主要的症状，腹痛性质可为剧痛、撕裂样痛、隐痛或伴肛门坠痛，常突然发作。

2.盆腔包块

在一侧附件区常可清楚扪及如卵巢形状、边界清楚的包块。

3.闭经及闭经后阴道不规则流血

部分患者可出现，因卵巢妊娠破裂时间早，故患者闭经史不明显；卵巢妊娠破裂后，内出血在短时间内增加，患者还未出现阴道不规则流血就因腹痛甚至晕厥就诊而行手术治疗，故临床所见阴道不规则流血发生率并不高。

4.血压和脉搏变化

常在急性腹痛后发生，如腹腔内出血量多致血容量不足，将出现血压降低和脉搏加快，甚至出现休克。

(三)诊断

1.卵巢妊娠的诊断标准

(1)患侧输卵管完全正常，并与卵巢分开。

(2)胚囊位于正常的卵巢组织内。

(3)胚囊壁为卵巢组织。

(4)卵巢及胚囊通过子宫卵巢韧带与子宫相连。

(5)显微镜下检查输卵管组织无妊娠证据。

符合以上5条病理学诊断标准，通常称为原发性卵巢妊娠。在临床实际工作中，并非所有卵巢妊娠均符合上述标准，因有的胚囊在卵巢破裂后已排入盆腔，故临床上只要切下的卵巢组织病理学检查见到滋养细胞或蜕膜组织，并见妊娠黄体，也应诊断为卵巢妊娠。

2.诊断方法

同输卵管妊娠。术前诊断比较困难，误诊率高，发生破裂者多见，为此应强调：①重视病史特点；②力争早期诊断；③在妊娠早期，B超显示正常，子宫直肠窝积液有助腹腔出血诊断及定量；④应用B超协助定位；⑤必要时行腹腔镜检查。

(四)鉴别诊断

卵巢妊娠常需与卵泡破裂、黄体破裂加以鉴别。

卵泡及黄体破裂发生时间多与月经周期有密切关系，卵泡破裂多发生在排卵前，即月经中期；黄体破裂常在月经来潮前1周左右。常为突发性下腹痛，少许或无阴道流血，破裂时若出血不多，凝血封闭破口，出血可停止。一般不引起临床症状，若出现急腹症时，可根据内出血多少决定处理。

后穹窿穿刺时，如穿刺液红细胞比容<12％可排除卵巢妊娠所导致的内出血。卵泡及黄

体破裂时血、尿 HCG 妊娠试验均为阴性。

(五)治疗

治疗原则以手术治疗为主。

1.手术治疗

因卵巢妊娠极易破裂出血,通常以急腹症收入院,而行剖腹手术。手术时根据病灶范围做病灶挖出后行卵巢修补术或楔形切除术,尽量保留正常卵巢组织与输卵管;患侧附件切除术只有在卵巢与输卵管无法分离时进行,一般不行单侧卵巢切除术,否则,保留输卵管会增加输卵管妊娠的机会。近年来,由于电视腹腔镜手术的广泛应用,在卵巢妊娠未破裂或破裂口不大,患者血流动力学较平稳,在做腹腔镜检查时或术前已确诊为卵巢妊娠者也可在腹腔镜下做卵巢楔形切除或病灶挖出,创面电凝止血。卵巢楔形切除或修补后仍有滋养细胞残留之可能,故术后应连续行 HCG 监测随访至正常为止。

2.药物治疗

对未破裂、病情稳定的患者,可适当应用药物治疗。MTX $50mg/m^2$,肌内注射,单次或分次注射,也有采用肌内注射 MTX $0.4mg/(kg \cdot d)$ 或 $1.5mg/(kg \cdot d)$。另外也可以通过腹腔镜直接将 MTX 注入卵巢妊娠部位,剂量为 $1mg/kg$,或 B 超介导下注入卵巢孕囊或黄体中。若在药物治疗期间,HCG 持续升高或发生急性内出血,仍需手术治疗。

六、腹腔妊娠

腹腔妊娠是指在腹腔内除输卵管、卵巢及阔韧带以外的异位妊娠,发病率为1:15 000 次妊娠,占异位妊娠的 1.6%。

(一)病因及发病机制

腹腔妊娠分原发性和继发性两种。原发性腹腔妊娠是指卵子在腹腔内受精、种植,着床在腹膜、肠系膜、大网膜等处生长发育,极少见。继发性腹腔妊娠往往发生于输卵管妊娠流产或破裂后,偶尔可继发于卵巢妊娠或宫内妊娠时因子宫存在缺陷,如瘢痕子宫裂开、宫壁发育不良导致破裂或子宫腹膜瘘破裂后,孕卵落入腹腔在某一部位种植、着床,胚胎继续生长发育。

(二)临床表现

腹腔妊娠除有一般妊娠征象如停经史、早孕反应外,在停经后的不同时期多有突发性下腹剧痛或持续性下腹痛史。部分患者腹痛发作时伴有严重休克或伴有少量阴道流血,随后阴道流血停止,腹部逐渐增大,胎动明显,孕妇多伴有不适感。随着胎儿长大,上述症状加重。

腹部检查可发现子宫轮廓不清,但胎儿肢体极易触及,胎位异常,横位多见;胎儿存活者,胎心异常清晰,腹部可听到母体血管杂音,此系腹腔妊娠较典型体征之一,常在胎盘附着部位闻及。阴道检查时,先露部位往往在后穹窿处更容易触到;子宫反应性增大、肥厚;子宫颈移位,朝上,常在耻骨联合后方触及。

若胎儿死亡,妊娠征象消失,月经恢复来潮,粘连的脏器和大网膜包裹死胎,胎儿逐渐缩小。若继发感染形成脓肿,可向母体的肠管、阴道、膀胱或腹壁穿通,排出胎儿骨骼。

(三)诊断

依据病史及临床表现,不难诊断。对可疑病例行 B 超检查具有诊断意义。如超声下见胎头或胎体贴近母体膀胱,与腹壁间无子宫壁相隔,即可诊断。其他如胎儿与子宫分离、胎儿接近母体腹壁、在膀胱或输尿管之间没有子宫壁影像、胎位不正常、见到宫外胎盘组织等表现也都有助诊断。

如 B 超不能确诊,可进一步选做 CT 或 MRI 检查。

(四)治疗

腹腔妊娠一经确诊,应立即手术。

1.术前准备

因腹腔妊娠时腹腔内血管极度扩张,缺乏收缩性,手术时极易造成大出血。因此,必须做好充分的术前准备,备血要足,术前亦应做好充分的肠道准备。

2.手术方法

分探查取出胎儿及胎盘处理两部分:常规开腹进入腹腔后,首先探清胎囊及胎盘部位,因胎囊常与大网膜有粘连,应行锐性分离;将血管结扎,切开胎囊后吸出羊水,取出胎儿,近胎盘部结扎切断脐带。如胎盘附着在大网膜、输卵管和卵巢时,可随同附着器官一并切除。在腹腔妊娠较晚期时,胎盘种植在腹腔器官部位较深,剥离前必须结扎全部供应胎盘的血管,常常难以做到,如强行剥离,必将造成致命性出血;有时术中即使在探查胎盘种植部位时,也可能带来很大的危险。因此,术中尽量避免对周围脏器的不必要探查。如术中不能切除胎盘,可留在腹中暂不处理。关腹时可不放置引流,也不做腹壁袋口缝合,术后应用 B 超或胎盘激素动态变化监测胎盘的吸收情况。胎盘在数月、1 年或更长时间可自行吸收。

留在腹腔内胎盘有时可引起一些并发症。常见的有感染、脓肿形成、粘连、肠梗阻等。一旦发生上述情况,需再次开腹,即便如此,也较初次手术同时切除胎盘安全。

七、剖宫产瘢痕部位妊娠

剖宫产瘢痕部位妊娠(CSP)是剖宫产术后的一种并发症。从 20 世纪 50 年代以来,剖宫产术一般采用子宫下段术式,子宫下段切口瘢痕妊娠的位置相当于子宫峡部并位于子宫腔以外,严格地说是一种特殊部位的异位妊娠。1978 年 Larsen 报道第 1 例剖宫产瘢痕部位妊娠。近年来随着我国剖宫产率的上升,发生率明显上升,目前发生率已达 1/1800～1/2216,已超过宫颈妊娠的发生率。

(一)诊断

1.病史

有剖宫产史,发生瘢痕部位妊娠的原因虽然尚未完全清楚,但显然与剖宫产切口愈合不良有关。发病相关因素有多次剖宫产史、瘢痕部位愈合不良。

2.临床表现

(1)有停经史,发病一般在 5～6 孕周。

(2)早期症状不明显,约 1/3 患者可无症状,少数在常规做 B 超检查时发现为 CSP。

(3)阴道流血大部分患者于停经后有少量阴道流血,亦有少数患者一开始即有大量阴道流血,部分阴道少量流血的患者尚伴有轻度至中度的下腹痛。

(4)少数 CSP 患者可能持续到妊娠中期,甚至妊娠晚期,妊娠中期以后的 CSP 可能突发剧烈腹痛及大量出血,预示子宫即将破裂或已经发生了子宫破裂。

3.辅助检查

(1)尿妊娠试验阳性,因为子宫切口瘢痕妊娠血运较差。比宫内妊娠 HCG 量低,CSP 时 HCG 测定量一般在 100～10 000U/L,这一特征有助于 CSP 的诊断。

(2)超声检查:阴道超声是对可疑病例首选的有效辅助检查方法。CSP 的超声诊断标准:宫腔内及宫颈管内未见孕囊,孕囊在子宫峡部前壁,孕囊与膀胱之间缺乏子宫肌层或肌层有缺陷,孕囊与膀胱之间的距离<5mm,最薄者仅 1～2mm 厚。

(3)MRI:MRI 具有无损伤、多平面成像,组织分辨率高等优点,能清晰显示孕囊在子宫峡部前壁着床,无完整肌层及内膜覆盖。但一般很少应用,仅仅用于超声检查不能准确诊断时。

(4)内镜诊断:宫腔镜与腹腔镜均可用于诊断,但目前大多数用于治疗,在 CSP 已确诊或高度怀疑 CSP 时,可以选择应用宫腔镜或腹腔镜进行诊断与治疗。

(二)治疗

1.药物治疗

MTX 治疗较为有效。MTX 治疗可分全身治疗、局部注射及联合方法。

(1)全身治疗:MTX 单次肌内注射,剂量为 $50mg/m^2$,若效果不明显,可于 1 周后再一次给药;MTX 与四氢叶酸交替使用,MTX 1mg/kg 于 1、3、5、7 天各肌内注射 1 次,四氢叶酸 0.1mg/kg 于 2、4、6、8 天各肌内注射 1 次。

(2)局部注射:在 B 超引导下可以局部孕囊注入 MTX 20～50 毫克/次。

(3)联合方法:全身与局部注射联合应用。治疗时以 HCG 测定来进行监测。

2.子宫动脉栓塞

子宫动脉栓塞用于 CSP 发生大出血时,止血效果好。在 CSP 治疗上目前除用于止血外,对 CSP 治疗也有很重要的作用。子宫动脉栓塞联合 MTX 药物治疗是目前认为有效的方法。

3.刮宫术

试图用刮宫术刮除孕囊的方法会导致子宫穿孔及大出血。因此,当确认 CSP 后切不可盲目行刮宫术。当 CSP 被误诊为早孕或不全流产而进行人工流产或清宫,发生大出血时,应立即终止刮宫,用缩宫药物,仍出血不止可用纱条填塞,同时给予 MTX。如有条件可行子宫动脉栓塞,并同时用 MTX 等处理。

4.宫腔镜下孕囊去除术

适用于孕囊向宫腔方向生长者,宫腔镜下去除孕囊后,可直视下电凝植入部位的出血点,防止去除孕囊后出血。

5.腹腔镜手术

适用于孕囊向膀胱和腹腔方向生长者,腹腔镜下可切开 CSP 包块,取出孕囊组织,或局部切除,电凝止血并行缝合。

6.经腹行瘢痕部位妊娠物切除或子宫切除术(包括次全切或全切)

中期或晚期 CSP 破裂,可根据具体情况行瘢痕部分妊娠物切除术,或情况紧急时行子宫切除术。

第四节　过期妊娠

月经周期正常的孕妇,妊娠达到或超过预产期2周(≥42孕周)尚未临产,称为过期妊娠。过期妊娠的发病率占妊娠总数的5%～12%,围生儿死亡率为正常足月分娩者的3倍。过期妊娠的病因尚不明确,可能与妊娠末期胎儿肾上腺皮质功能低下、内源性前列腺素和雌激素分泌不足、孕激素过多及遗传等因素有关。

一、诊断

(一)症状

月经规则,按照末次月经计算时孕周达到或超过42周。如果月经不规则,需要纠正预产期,纠正后的孕周也达到或超过42周。

(二)体征

过期妊娠通常无特殊临床表现,检查时可能会发现胎儿比较大,并发羊水过少时很容易触及胎儿肢体。

(三)辅助检查

1.B超检查

测定胎儿双顶径(BPD)、股骨长度(FL)、腹围(AC)值以推断胎龄,同时还可了解羊水量及胎盘成熟度。

2.胎盘功能检查

通过胎动计数、尿雌三醇测定、E/C值测定、胎心监护仪检测,以了解胎盘老化情况。

3.羊水检查

穿刺羊膜囊行羊水泡沫振荡试验,了解胎儿肺成熟度,同时可行羊水染色体检查。

4.羊膜镜检查

观察羊水量及颜色以了解胎粪污染程度,确定有无胎儿窘迫。

(四)诊断要点

如过去月经史十分正常,而本次末次月经期又十分明确,同时有早期诊断的各种检查佐证,则诊断过期妊娠,如果月经周期不规则或月经周期长、在哺乳期时妊娠、在使用口服避孕药时妊娠、偶然的排卵延迟等,而对一些末次月经时间有疑点的妊娠妇女,则必须借助于其他方法。

(五)鉴别诊断

月经规律者诊断明确,月经不准确或末次月经记不清楚者,需要核实预产期。

二、治疗

1.评估孕妇是否可阴道试产

(1)绝对禁忌证:孕妇严重合并症及并发症,不能耐受阴道分娩或不能阴道分娩者,如:

①子宫手术史,主要是指古典式剖宫产、未知子宫切口的剖宫产术、穿透子宫内膜的肌瘤剔除术、子宫破裂史等;②前置胎盘和前置血管;③明显头盆不称;④胎位异常,横位,初产臀位估计不能经阴道分娩者;⑤宫颈浸润癌;⑥某些生殖道感染性疾病,如疱疹感染活动期等;⑦未经治疗的人类免疫缺陷病毒(HIV)感染者;⑧对引产药物过敏者。

(2)相对禁忌证:①子宫下段剖宫产史;②臀位;③羊水过多;④双胎或多胎妊娠;⑤经产妇分娩次数≥5次者。

若无阴道试产禁忌,则评估宫颈是否成熟,若宫颈不成熟,则予促宫颈成熟。

2.促宫颈成熟

宫颈 Bishop 评分<6分,引产前先促宫颈成熟。

(1)控释地诺前列酮栓:是可控制释放的前列腺素 E_2(PGE$_2$)栓剂,置于阴道后穹窿深处,出现以下情况时应及时取出:

①出现规律宫缩(每3min 1次的宫缩)并同时伴随有宫颈成熟度的改善,宫颈 Bishop 评分≥6分。

②自然破膜或行人工破膜术。

③子宫收缩过频(每10min 5次及以上的宫缩)。

④置药24h。

⑤有胎儿出现不良状况的证据,如胎动减少或消失、胎动过频、电子胎心监护结果分级为Ⅱ类或Ⅲ类。

⑥出现不能用其他原因解释的母体不良反应,如恶心、呕吐、腹泻、发热、低血压、心动过速或者阴道流血增多。

取出至少30min后方可静脉点滴缩宫素。

(2)米索前列醇:是人工合成的前列腺素 E_1(PGE$_1$)制剂。

①每次阴道放药剂量为 $25\mu g$,放药时不要将药物压成碎片。如6h后仍无宫缩,在重复使用米索前列醇前应行阴道检查,重新评价宫颈成熟度,了解原放置的药物是否溶化、吸收,如未溶化和吸收则不宜再放。每日总量不超过 $50\mu g$,以免药物吸收过多。

②如需加用缩宫素,应该在最后1次放置米索前列醇后4h以上,并行阴道检查证实米索前列醇已经吸收才可以加用。

③使用米索前列醇者应在产房观察,监测宫缩和胎心率,一旦出现宫缩过频,应立即进行阴道检查,并取出残留药物。

(3)机械性促宫颈成熟:包括低位水囊、Foley 导管、海藻棒等,需要在阴道无感染及胎膜完整时才可使用。缺点为有潜在的感染、胎膜早破、子宫颈损伤的风险。

3.引产术

(1)缩宫素静脉滴注:因缩宫素个体敏感度差异极大,静脉滴注缩宫素应从小剂量开始循序增量,起始剂量为 2.5U 缩宫素溶于乳酸钠林格注射液 500mL 中,即 0.5% 缩宫素浓度,从每分钟8滴开始,根据宫缩、胎心情况调整滴速,一般每隔20min调整1次,即从每分钟8滴调整至16滴,再增至24滴;为安全起见也可从每分钟8滴开始,每次增加4滴,直至出现有效宫缩。

有效宫缩的判定标准为 10min 内出现 3 次宫缩,每次宫缩持续 30～60s,伴有宫颈的缩短和宫口扩张。最大滴速不得超过每分钟 40 滴,如达到最大滴速,仍不出现有效宫缩时可增加缩宫素浓度,但缩宫素的应用量不变。增加浓度的方法是于乳酸钠林格注射液 500mL 中加 5U 缩宫素变成 1‰缩宫素浓度,先将滴速减半,再根据宫缩情况进行调整,增加浓度后,最大增至每分钟 40 滴,原则上不再增加滴数和缩宫素浓度。

注意事项:

①要有专人观察宫缩强度、频率、持续时间及胎心率变化并及时记录,调好宫缩后行胎心监护。破膜后要观察羊水量及有无胎粪污染及其程度。

②警惕过敏反应。

③禁止肌内、皮下、穴位注射及鼻黏膜用药。

④输液量不宜过大,以防止发生水中毒。

⑤宫缩过强应及时停用缩宫素,必要时使用宫缩抑制剂。

⑥引产失败:缩宫素引产成功率与宫颈成熟度、孕周、胎先露高低有关,如连续使用 2～3 天,仍无明显进展,应改用其他引产方法。

(2)人工破膜术:适用于头先露并已衔接的孕妇。单独使用人工破膜术引产时,引产到宫缩发动的时间间隔难以预料。人工破膜术联合缩宫素的方法缩短了从引产到分娩的时间。人工破膜术相关的潜在风险包括脐带脱垂或受压、母儿感染、前置血管破裂和胎儿损伤。

4.产程处理

产程中最好连续胎心监护,注意羊水情况,及早发现胎儿窘迫。过期妊娠常伴有羊水污染,分娩时做好气管插管准备。

5.剖宫产术

过期妊娠时,胎盘功能减退,胎儿储备力下降,可适当放宽剖宫产指征。

第五节　妊娠期高血压疾病

妊娠期高血压疾病是妊娠期特有的疾病,国内发病率为 9.1%～10.4%,约 15% 妊娠期相关死亡是该病所致。妊娠期高血压疾病的主要病理基础是全身小动脉痉挛、血管通透性增加、血液黏度增高及组织缺血、缺氧等,表现为高血压、蛋白尿等,严重影响母体健康及胎儿正常发育。

一、高危因素与病因

(一)高危因素

初产妇、孕妇年龄＜18 岁或＞40 岁、多胎妊娠、妊娠期高血压病史及家族史、慢性高血压、慢性肾炎、抗磷脂综合征、糖尿病、血管紧张素基因 T_{235} 阳性、营养不良、低社会经济状况均与妊娠期高血压疾病发病风险增加相关。

（二）病因

1.异常滋养层细胞侵入子宫肌层

研究认为先兆子痫患者胎盘有不完整的滋养层细胞侵入子宫动脉,蜕膜血管与血管内滋养母细胞并存,子宫螺旋动脉发生广泛改变,包括血管内皮损伤、组成血管壁的原生质不足、肌内膜细胞增殖及脂类首先在肌内膜细胞其次在巨噬细胞中积聚,最终发展为动脉粥样硬化。动脉粥样硬化将导致动脉瘤性扩张,使螺旋动脉不能适应常规功能,同时动脉粥样硬化导致螺旋动脉腔狭窄、闭锁,引起胎盘血流量灌注减少,引发妊娠期高血压疾病一系列症状。

2.免疫机制

妊娠被认为是成功的自然同种异体移植。胎儿在妊娠期内不受排斥是因胎盘的免疫屏障作用、胎膜细胞可抑制自然杀伤细胞对胎儿的损伤、母体内免疫抑制细胞及免疫抑制物的作用,其中以胎盘的免疫屏障作用最重要。

研究发现先兆子痫呈间接免疫,镜下确定胎盘母体面表现急性移植排斥,针对胎盘抗原性形成的封闭抗体下降,使胎盘局部免疫反应与滋养细胞表达 TCX 抗原形成的保护性作用减弱。本病患者妊娠 12~24 周辅助性 T 细胞明显低于正常孕妇,血清 Th_1/Th_2 不平衡,Th_2 呈高水平,从而使巨噬细胞激活释放细胞因子如肿瘤坏死因子-α、白细胞介素-1,使血液中血小板源性生长因子、内皮素、纤溶酶原激活物抑制物-1 等含量增加,造成毛细血管高凝状态及毛细血管通透性增加。先兆子痫孕妇组织相容性抗原 HLA－DR4 明显高于正常孕妇。HLA－DR4 在妊娠期高血压疾病发病中的作用可能为:①直接作为免疫基因,通过免疫基因产物如抗原影响巨噬细胞呈递抗原;②与疾病致病基因连锁不平衡;③使母胎间抗原呈递及识别功能降低,导致封闭抗体产生不足,最终导致妊娠期高血压疾病的发生。

3.血管内皮细胞受损

炎性介质如肿瘤坏死因子、白细胞介素-6、极低密度脂蛋白等可能促成氧化应激,导致类脂过氧化物持续生成,产生大量毒性因子,引起血管内皮损伤,改变一氧化氮产物,干扰前列腺素平衡。当血管内皮细胞受损时血管舒张因子前列环素分泌减少,由血小板分泌的血栓素 A_2 增加,导致前列环素与血栓素 A_2 比例下降,提高血管紧张素 II 的敏感性,使血压升高,导致一系列病理变化。研究认为这些炎症介质、毒性因子可能来源于胎盘及蜕膜。因此胎盘血管内皮损伤可能先于全身其他器官。

4.遗传因素

妊娠期高血压疾病的家族多发性提示该病可能存在遗传因素。研究发现携带血管紧张素原基因变异 T_{235} 的妇女妊娠期高血压疾病的发生率较高。也有研究发现妇女纯合子基因突变有异常滋养细胞浸润。遗传性血栓形成可能发生先兆子痫。单基因假设能够解释先兆子痫的发生,但多基因遗传也不能排除。

5.营养缺乏

已发现多种营养物质如以白蛋白减少为主的低蛋白血症以及钙、镁、锌、硒等缺乏与先兆子痫发生发展有关。研究发现妊娠期高血压疾病患者细胞内钙离子升高,血清钙下降,从而导致血管平滑肌细胞收缩,血压上升。对有高危因素的孕妇从孕 20 周起每日补钙 2g 可降低妊娠期高血压疾病的发生率;硒可防止机体受脂质过氧化物的损害,提高机体的免疫功能,维持细胞膜的完整性,避免血管壁损伤。血硒下降可使前列环素合成减少,血栓素增加;锌在核酸和蛋白质的合成中有重要作用;维生素 E 和维生素 C 均为抗氧化剂,可抑制磷脂过氧化作用,减轻内皮细胞的损伤。若自孕 16 周开始每日补充维生素 E 400U 和维生素 C 100mg,可使妊娠期高血压疾病的发生率下降 18%。

6.胰岛素抵抗

近来研究发现妊娠期高血压疾病患者存在胰岛素抵抗,高胰岛素血症可导致一氧化氮合成下降及脂质代谢紊乱,影响前列腺素 E_2 的合成,增加外周血管的阻力,升高血压。因此认为胰岛素抵抗与妊娠期高血压疾病的发生密切相关,但尚需进一步研究。其他因素如血清抗氧化剂活性、血浆高半胱氨酸浓度等的作用仍在研究。

二、病理生理

全身小动脉痉挛是妊娠期高血压疾病的基本病理生理变化,特别是直径<200μm 的小动脉更易发生痉挛,如眼底、眼结膜、甲床等小动脉,其特点为收缩的一段小动脉与舒张的另一段小动脉相交替,使血管呈梭形分段。小动脉痉挛使阻力增加引起血压增高。大血管的营养血管缺血缺氧,可使血管壁及供血器官受损,且收缩与舒张交替的痉挛性特征可加重血管损伤。

1.脑血管痉挛

引起脑组织缺血、缺氧、水肿,临床上出现头晕、头痛、眼花、呕吐及抽搐等症状。脑血管长期痉挛,血管壁受损,血液外渗,脑组织可出现点状及斑状出血,严重者发生脑血栓形成、脑出血、抽搐和昏迷。脑血管病是妊娠期高血压疾病死亡的第一位原因,占 42.9%。

2.冠状血管痉挛

心肌缺血,出现左胸痛,严重者心肌间质水肿,点状出血及坏死,再加上全身血管总阻力增加,血液黏度增加,水钠潴留,易导致左心衰竭及肺水肿。因心力衰竭而死亡是妊娠期高血压疾病的第二位死因,占 23.8%。

3.肾血管痉挛

肾血流量减少,肾小球受损,缺血、缺氧,血管通透性升高,此时,本不能从肾脏滤过的血浆蛋白得以滤过,出现蛋白尿,重症患者肾小球血管壁内皮细胞肿胀,体积增大,血流阻滞,在内皮细胞下及细胞间,有纤维素样物质沉积,可发生血管内凝血,血栓形成,肾功能受损,出现少尿及肾衰竭。

4.肝脏小动脉痉挛

肝脏缺血、缺氧,严重者因血管破裂,肝实质出血及肝被膜下血肿,出现上腹不适,甚至血肿破裂致腹腔大出血死亡。

5.视网膜小血管痉挛

缺血或水肿,出现眼花和黑矇,严重者引起视网膜脱离,导致暂时性失明。

6.血液

(1)容量:由于全身小动脉痉挛,血管壁渗透性增加,血液浓缩,血细胞比容上升。当血细胞比容下降时,多合并贫血或红细胞受损或溶血。

(2)凝血:妊娠期高血压疾病患者伴有一定量的凝血因子缺乏或变异所致的高凝血状态,

特别是重症患者可发生微血管病性溶血,主要表现为血小板减少(血小板少于 $100\times10^9/L$)、肝酶升高、溶血,即 HELLP 综合征,反映了凝血功能的严重损害及疾病的严重程度。

7.子宫胎盘血流灌注

血管痉挛导致胎盘灌流下降。异常滋养层细胞侵入使螺旋动脉平均直径仅为正常孕妇螺旋动脉直径 2/5,加之伴有内皮损害及胎盘血管急性动脉粥样硬化,使胎盘功能下降,宫内发育迟缓,胎儿窘迫。若胎盘血管破裂可致胎盘早剥,严重时母儿死亡。

三、分类及临床表现

妊娠期高血压疾病的分类与临床表现见表 8-5-1。

表 8-5-1　妊娠期高血压疾病分类与临床表现

分类	临床表现
妊娠期高血压	妊娠 20 周后出现高血压,收缩压≥140mmHg 和(或)舒张压≥90mmHg,于产后 12 周内恢复正常;尿蛋白(一);产后方可确诊
子痫前期	妊娠 20 周后出现收缩压≥140mmHg 和(或)舒张压≥90mmHg,伴有尿蛋白≥0.3/24h,或随机尿蛋白(+)
	或虽无蛋白尿,但合并下列任何一项者:
	血小板减少(血小板<$100\times10^9/L$)
	肝功能损害(血清转氨酶水平为正常值 2 倍以上)
	肾功能损害(血肌酐水平大于 1.1mg/dL 或为正常值 2 倍以上)
	肺水肿
	新发生的中枢神经系统异常或视觉障碍
子痫	子痫前期基础上发生不能用其他原因解释的抽搐
慢性高血压并发子痫前期	慢性高血压妇女妊娠前无蛋白尿,妊娠 20 周后出现蛋白尿;或妊娠前有蛋白尿,妊娠后蛋白尿明显增加,或血压进一步升高,或出现血小板减少<$100\times10^9/L$,或出现其他肝肾功能损害、肺水肿、神经系统异常或视觉障碍等严重表现
妊娠合并慢性高血压	妊娠 20 周前收缩压≥140mmHg 和(或)舒张压≥90mmHg(除外滋养细胞疾病),妊娠期无明显加重;或妊娠 20 周后首次诊断高血压并持续到产后 12 周以后

四、诊断

根据病史、临床表现、体征及辅助检查可做出诊断。

1.病史

注意询问妊娠前有无高血压、肾病、糖尿病、抗磷脂综合征等病史,了解此次妊娠后高血压、蛋白尿等征象出现的时间和严重程度,有无妊娠期高血压疾病家族史。

2.高血压的诊断

同一手臂至少 2 次测量的收缩压≥140mmHg 和(或)舒张压≥90mmHg 定义为高血压。血压较基础血压升高 30/15mmHg,但低于 140/90mmHg 时,不作为诊断依据,但须严密观察。对首次发现血压升高者,应间隔 4h 或以上复测血压,如 2 次测量均为收缩压≥140mmHg

和(或)舒张压≥90mmHg诊断为高血压。对于严重高血压患者[收缩压≥160mmHg和(或)舒张压≥110mmHg],测量血压前患者至少安静休息5min。取坐位或卧位,注意肢体放松,袖带大小合适。通常测右上肢血压,袖带应与心脏处同一水平。

3.尿蛋白检测和蛋白尿的诊断

有高危因素的患者每次产检均应检测尿蛋白。尿蛋白检查应选用中段尿。对可疑子痫前期患者应进行24h尿蛋白定量检查。尿蛋白≥0.3g/24h或随机尿蛋白≥3.0g/L或尿蛋白定性≥(+)定义为蛋白尿。

4.辅助检查

妊娠期高血压疾病患者应定期进行以下常规检查:血常规、尿常规、肝功能、血糖、血脂、肾功能、心电图、超声。

子痫前期-子痫视病情发展和诊治需要应酌情增加以下有关的检查项目:眼底检查;凝血功能;血电解质;超声等影像学检查肝、胆、胰、脾、肾等脏器;动脉血气分析;心脏彩超及心功能测定;超声检查胎儿发育、脐动脉血流指数及子宫动脉等血流变化;必要时头颅CT或MRI检查。

五、鉴别诊断

子痫前期应与慢性肾炎合并妊娠相鉴别,子痫应与癫痫、脑炎、脑肿瘤、脑血管畸形破裂出血、糖尿病高渗性昏迷、低血糖昏迷等相鉴别。

六、治疗

(一)治疗目的

①预防抽搐,预防子痫发生;②预防合并脑出血、肺水肿、肾衰竭、胎盘早期剥离和胎儿死亡;③降低孕产妇及围产儿病率、死亡率及严重后遗症,延长孕周,以对母儿最小创伤的方式终止妊娠。

对其治疗基于以下几点:①纠正病理生理改变;②缓解孕妇症状,及早发现并治疗,保证母亲安全;③监测及促进胎儿生长,治疗方法尽量不影响胎儿发育;④以解痉、降压、镇静、适时终止妊娠为原则。

(二)一般治疗

①左侧卧位、营养调节休息(但不宜过量)。②每天注意临床征象的发展,包括头痛、视觉异常、上腹部痛和体重增加过快。③称体重,入院后每天一次。④测定尿蛋白,入院后至少每2天一次。⑤测定血肌酐、转氨酶、血细胞比容、血小板、测定的间隔依高血压的程度而定,经常估计胎儿的宫内情况。

(三)降压治疗

1.治疗时机

长期以来学者认为降压药虽可使血压下降,但亦可同时降低重要脏器的血流量,还可降低子宫胎盘的血流量,对胎儿有害。故为防止脑血管意外,提倡当收缩压(SBP)>160mmHg或舒张压(DBP)≥110mmHg 时,方行降压治疗。近年循证医学分析,表明降低血压不改善胎儿的结局,但减少严重高血压的发生率,并不会加重子痫前期恶化。因此,认真血压控制和适当的生化和血液系统的监测,在妊娠期高血压疾病的治疗中是需要的。

2.轻中度高血压处理

(1)甲基多巴:可兴奋血管运动中枢的 α 受体,抑制外周交感神经而降低血压。作为降压剂尽管疗效有限,但仍是孕期长期控制血压的药物。甲基多巴是唯一的没有影响胎儿胎盘循环的降压药。常用剂量 250mg,口服,每日三次。

(2)β受体阻滞剂:α、β受体阻滞剂如盐酸拉贝洛尔,能降低严重的高血压发生率,可能通过降低产妇心输出量,降低外周阻力。不影响肾及胎盘的血流量,有抗血小板聚集作用,并能促胎肺成熟。常用剂量 100mg,口服,每日二次,轻中度高血压的维持量一般为每日 400～800mg。其他 β 受体阻滞剂,尤其是阿替洛尔减少子宫胎盘灌注可导致胎儿宫内生长受限。

(3)硝苯地平:为钙离子通道阻滞剂,具有抑制钙离子内流的作用,直接松弛血管平滑肌,可解除血管痉挛,扩张周围小动脉,可选择性的扩张脑血管。研究表明硝苯地平能够有效地降低脑动脉压。用法:10mg 口服,每日三次,24h 总量不超过 60mg。孕妇血压不稳定可使用长效硝苯地平;常用氨氯地平,一般剂量 5mg,每日一次,或每日二次。硝苯地平控释片(拜新同),常用剂量 30mg,每日一次。

(4)尼莫地平:钙离子通道阻滞剂,选择性扩张脑血管。用法:20～60mg,口服,每日 2～3 次。

3.重度高血压处理

血压>170/110mmHg 的结果是直接血管内皮损伤,当血压水平在 180～190/120～130mmHg 时脑血管自动调节功能失衡,从而增加脑出血的危险,也增加胎盘早剥或胎儿窘迫的风险。因此,血压>170/110mmHg 迫切需要处理。应选用安全有效、不良反应较少的药物,既能将孕妇血压降低到安全水平,又不会造成突然血压下降,因这可能减少子宫胎盘灌注,导致胎儿缺氧。严重急性高血压管理应是一对一护理;连续血压、心率监测,至少每 15min 一次。

药物选择:

(1)肼屈嗪:直接动脉血管扩张剂,舒张周围小动脉血管,使外周阻力降低,从而降低血管压。并能增加心搏出量、肾血流量及子宫胎盘血流量。降压作用快,舒张压下降明显,是妊娠高血压疾病最常用的控制急性重度高血压的药物。用法:①静脉注射,先给 1mg 静脉缓注试验剂量,如 1min 后无不良反应,可在 4min 内给 4mg 静脉缓慢注射。以后根据血压情况每 20min 用药 1 次,每次 5～10mg 稀释缓慢静脉注射,10～20min 内注完,最大剂量不超过 30mg。一般以维持舒张压在 90～100mmHg 之间为宜,以免影响胎盘血流量。静脉注射方法比较繁琐,且难以监测,较少采用;②静脉滴注,负荷量 10～20mg,加入 5% 葡萄糖 250mL,从 10～20 滴/分开始;将血压降低至安全水平,再给予静脉滴注 1～5mg/h,需严密监测血压;③予40mg 加入 5% 葡萄糖 500mL 内静脉滴注;④口服:25～50mg,每日三次。有妊娠期高血压疾病性心脏病、心力衰竭者不宜应用此药。常见不良反应有头痛、心慌、气短、头晕等。但最近 Meta 分析发现,肼屈嗪比硝苯地平或拉贝洛尔更容易发生产妇低血压、胎盘早剥、剖宫产和胎心率变化等不利因素。多年来在国外一般选用肼屈嗪,但目前在欧洲、南非等地区肼屈嗪已不作为治疗子痫前期的一线药物。

(2)拉贝洛尔:拉贝洛尔又称柳胺苄心定,结合 α 和 β 肾上腺素受体拮抗剂,已成为最常用治疗急性重症高血压的药物。用药方案有以下几种方法可参考:①首次剂量可给 20mg,口服,若 10min 内无效后再给予 40mg,10min 后仍无效可再给 80mg,总剂量不能超过 240mg。②静脉用药首剂可给 20~40mg,稀释后 10~15min 静脉缓慢推注,随后静脉滴注 20mg/h。根据病情调整滴速、剂量,每日剂量控制在 200~240mg。③也可用拉贝洛尔 200mg 加入生理盐水 100mL,以输液泵输入,从 0.1~0.2mg/min 低剂量开始,5~10min 根据血压调整剂量,每次可递增 0.1~0.2mg/min,用药时需严密监测血压,24h 总量不超过 220mg。④血压平稳后改为口服,100mg,每 8h 1 次。心脏及肝、肾功能不全者慎用,给药期间患者应保持仰卧位,用药后要平卧 3h。不良反应有头晕、幻觉、乏力,少数患者可发生体位性低血压。

(3)硝苯地平:钙离子拮抗剂,是有效的口服控制急性重症高血压药,在怀孕期间不能舌下含服,以免引起血压急剧下降,减少子宫胎盘血流,造成胎儿缺氧。此药自 20 世纪 70 年代以来我国广泛用于临床,特别是基层医院。在急性高血压时首剂用 10mg,30min 后血压控制不佳再给 10mg,每日总量可用 60mg。亦可考虑用长效硝苯地平,口服,5~10mg,每日一次。不良反应包括头痛、头晕、心悸。

(4)防止惊厥和控制急性痉挛药物:镁离子作为一种外周神经肌肉连接处兴奋阻滞剂,抑制运动神经末梢释放乙酰胆碱,阻断神经肌肉接头间的信息传导,可作为 N-甲基右旋天门冬氨酸受体拮抗剂发挥抗惊厥作用。镁离子竞争结合钙离子,使平滑肌细胞内钙离子水平下降,从而解除血管痉挛,减少血管内皮损伤。镁离子刺激血管内皮细胞合成前列环素,抑制内皮素合成,降低机体对血管紧张素 Ⅱ 的反应,从而缓解血管痉挛状态。随机对照试验比较使用硫酸镁治疗重度子前期防止惊厥,表明在重度子痫前期硫酸镁预防与安慰剂相比会大大降低子痫的发病率。

硫酸镁用药指征:①控制子痫抽搐及防止再抽搐;②预防重度子痫前期发展为子痫;③子痫前期临产前用药预防抽搐。

硫酸镁用药方法:2001 年我国妊娠高血压综合征协作组及中华医学会推荐的治疗方案如下。①首次负荷剂量:静脉给药,将 25% 硫酸镁 2.5~4g 加于 10% 葡萄糖 20~40mL,缓慢静脉注入,10~15min 推完。或用首剂 25% 硫酸镁 20mL(5g)加入 10% 葡萄糖 100~200mL 中,1h 内滴完。②维持量:继之将 25% 硫酸镁 60mL 加入 5% 葡萄糖液 500mL,静脉滴注,滴速为 1~2g/h,用输液泵控制滴速。③根据病情严重程度,决定是否加用肌内注射,用法为将 25% 硫酸镁 10~20mL(2.5~5g),臀肌深部注射,注射前先于肌内注射部位注射 2% 利多卡因 2mL。第 1 个 24h 硫酸镁总量为 25g,之后酌情减量。24h 总量控制在 22.5~25g。

我国学者研究各种治疗方案患者血中镁浓度,硫酸镁用量每天浓度 20.0~22.5g,在不同时间段血镁浓度均达有效浓度(1.73~2.96mmol),用首剂负荷量后血镁浓度迅速上升至 1.76mmol/L,达到制止抽搐的有效血镁浓度。静脉滴注后 5h,血镁浓度已下降到 1.64mmol/L,接近基础值,药效减弱,故主张静脉滴注后加用肌内注射。监测血镁浓度,按上述的使用方法,在用药 2~4h 后,血镁浓度达 4.8~5mEq/L,在连续静脉滴注 6h 后血镁浓度

4.6mEq/L,能维持有效治疗量。硫酸镁用量多控制在 20g/d 左右,亦收到治疗效果,未发生过镁中毒反应。我国南方人、北方人体重差异较大,用药时注意按患者体重调整用量。我们认为,国外学者提出的硫酸镁每日用量可达 30g 以上,甚至更高,不适合亚洲低体重人群,临床中应注意,以免引起镁毒性反应。

硫酸镁主要是防止或控制抽搐,用于紧急处理子痫或重度子痫前期患者,用药天数视病情而定,治疗或防止抽搐有效浓度为 1.7~2.96mmol/L,若血清镁离子浓度超过 3mmol/L,即可发生镁中毒。正常人血镁浓度为 1mmol/L 左右,当血镁≥3mmol/L 膝反射减弱,≥5mmol/L 可发生呼吸抑制,≥7mmol/L 可发生传导阻滞,心跳骤然。硫酸镁中毒表现首先是膝反射减弱至消失,全身张力减退,呼吸困难、减慢,语言不清,严重者可出现呼吸肌麻痹,甚至呼吸、心跳停止,危及生命。曾有因硫酸镁中毒,呼吸抑制而死亡之病例发生。临床医生应引起高度重视,严格掌握硫酸镁用药的指征、剂量、持续时间,严密观察,使既达疗效,又能防毒性反应的发生。

硫酸镁用药注意事项:用药前及用药中需定时检查膝反射是否减弱或消失;呼吸不少于 16 次;尿量每小时不少于 25mL,或每 24h 不少于 600mL。硫酸镁治疗时需备钙,一旦出现中毒反应,应立即静脉注射 10％葡萄糖酸钙 10mL。我国近 20 年来,广泛应用硫酸镁治疗重度子痫前期及子痫。但大剂量的硫酸镁(22.5~25g)稀释静脉滴注,必然会增加患者细胞外组织液、明显水肿和造成血管内皮通透性增加,可导致肺水肿。在应用硫酸镁的同时应控制液体输入量,每小时不应超过 80mL,在使用硫酸镁静脉滴注期间应记录每小时尿量,如果患者尿少,需要仔细评定原因,并考虑中心静脉压(CVP)/肺毛细血管压监测。根据病情结合 CVP 调整液体的出入量。如果出现肺水肿的迹象,应给予 20mg 的呋塞米。

(5)血管扩张剂:血管扩张剂硝酸甘油、硝普钠、酚妥拉明,是强有力的速效的血管扩张剂,扩张周围血管使血压下降,可应用于妊娠期高血压疾病、急进性高血压。

具体用法:

①硝酸甘油:硝酸甘油为静脉扩张剂,常用 20mg 溶于 5％葡萄糖 250mL 静脉滴注,滴速视血压而调节,血压降至预期值时调整剂量至 10~15 滴/分,或输液泵调节滴速为 5~20μg/min。或用硝酸甘油 20mg 溶于 5％葡萄糖 50mL,用微量泵推注,开始为 5μg/min,以后每 3~5min 增加 5μg,直至 20μg/min,即有良好疗效。用药期间应每 15min 测一次血压。

②酚妥拉明:酚妥拉明为小动脉扩张剂,可选择性扩张肺动脉,常用 10~20mg 溶于 5％葡萄糖液 250mL 中静脉滴注,以 0.04~0.1mg/min 速度输入,严密观察血压,根据血压调节滴速。或用 10~20mg 溶于 5％葡萄糖液 50mL 中,用微量泵推注。先以 0.04~0.1mg/min 的速度输入,根据血压调整滴速。酚妥拉明有时会引起心动过速、心律异常,特别是用静脉泵推注时,现已少用。

③硝普钠:硝普钠兼有扩张静脉和小动脉的作用,常用 25~50mg 加入 5％葡萄糖液 500mL 中静脉滴注(避光),或用 25mg 溶于 5％葡萄糖液 50mL 中,用微量泵静脉注射。开始剂量为 8~16μg/mm,逐渐增至 20μg/min,视血压与病情调整剂量。用药期间严密观察病情和血压。每个剂量只用 6h,超过 6h 需更换新药液。24h 用药不超过 100mg,产前用药不超过 24h,用药不超过 5 天,仅用于急进性高血压或妊娠高血压疾病合并心衰的患者。硝普钠能迅

速通过胎盘进入胎儿体内,其代谢产物氰化物对胎儿有毒性作用,不宜在妊娠期使用。

(6)利尿:利尿剂仅在必要时应用,不作常规使用。

①利尿指征:a.急性心力衰竭、肺水肿、脑水肿。b.全身性水肿。c.慢性血管性疾病如慢性肾炎、慢性高血压等。d.血容量过高、有潜在性肺水肿发生者。

②药物:a.呋塞米(速尿),20~40mg溶于5％葡萄糖液20~40mL中缓慢静脉注射(5min以上)。必要时可用160~200mg静脉滴注,可同时应用酚妥拉明10~20mg静脉滴注。适用于肺水肿,心、肾衰竭。b.甘露醇,用20％甘露醇250mL静脉滴注(30min滴完)。仅适用于脑水肿,降低脑内压、消除脑水肿。心功能不全者禁用。

(7)镇静:镇静剂兼有镇静及抗惊厥作用,不常规使用,对于子痫前期和子痫,或精神紧张、睡眠不足时可选择镇静剂。

①地西泮(安定):具有较强的镇静和止惊作用,用法为10mg肌内注射或静脉注射(必须在2min以上),必要时可重复一次,抽搐过程中不可使用。

②冬眠药物:一般用氯丙嗪、异丙嗪各50mg,哌替啶100mg混合为一个剂量,称冬眠Ⅰ号。一般用1/3~1/2量肌内注射或稀释静脉注射,余下2/3量静脉缓慢滴注,维持镇静作用。用异丙嗪25mg、哌替啶50mg配合称"杜非合剂",肌内注射有良好的镇定作用,间隔12h可重复一次。氯丙嗪可使血压急剧下降,导致肾及子宫胎盘供血不足,胎儿缺氧,且对母亲肝脏损害,目前仅用于应用地西泮、硫酸镁镇静无效的患者。

③苯巴比妥:100~200mg肌内注射,必要时可重复使用。用于镇静口服剂量30~60mg,3次/天,本药易蓄积中毒,最好在连用4~5天后停药1~2天。目前已较少用。

(8)抗凝和扩容:子痫前期存在血凝障碍,某些患者血液高凝,呈慢性DIC改变,需进行适当的抗凝治疗。

①抗凝参考指征:a.多发性出血倾向。b.高黏滞综合征,血液浓缩。c.多发性微血管栓塞之症状、体征,如皮肤皮下栓塞、坏死及早期出现的肾、脑、肺功能不全。d.有胎儿宫内发育迟缓、胎盘功能低下、脐血流异常、胎盘梗死、血栓形成的可能。e.不容易以原发病解释的微循环衰竭与休克。f.实验室检查呈DIC高凝期,或前DIC改变,如血小板$<100×10^9/L$或进行性减少;凝血酶原时间比正常对照延长或缩短3s;纤维蛋白原低于1.5g/L或呈进行性下降或超过4g/L;3P试验阳性,或纤维蛋白降解产物(FDP)超过0.2g/L,D-二聚体阳性($20\mu g/mL$)并进行性增高;血液中红细胞碎片比例超过2％。

②推荐用药:a.丹参注射液12~15g加入5％葡萄糖液500mL静脉滴注。b.川芎嗪注射液150mg加入5％葡萄糖液滴注。以上二药适用于高血黏度、血液浓缩者,或胎儿发育迟缓、病情较轻者。c.分子量<10 000的肝素称低分子肝素,用低分子肝素0.2mL(1支)皮下注射。适用于胎儿宫内发育迟缓、胎盘功能低下、胎盘梗死,或重度子痫前期、子痫有早期DIC(前-DIC)倾向者。d.小剂量肝素,普通肝素12.5~25mg溶于5％葡萄糖液250mL内缓慢静脉滴注,或0.5~1.0mg/kg,加入葡萄糖溶液250mL分段静脉滴注,每6h为一时间段。滴注过程中需监测DIC指标,以调剂量。普通肝素用于急性及慢性DIC患者。产前24h停用肝素,产后肝素慎用、量要小,以免产后出血。e.亦可用少量新鲜冰冻血浆200~400mL。

③液体平衡:20世纪70~80年代研究认为,妊娠高血压疾病,特别是重度子痫前期患者,

存在血液浓缩、胎盘有效循环量下降,故提出扩充血容量稀释血液疗法。多年来,在临床实践中发现,有因液体的过多注入,加重心脏负担诱发肺水肿的报道。产妇的死亡率与使用过多的侵入性液体相关。对于有严重低蛋白血症贫血者,可选用人血清蛋白、血浆、全血等。对于某些重度子痫前期、子痫妇女,有血液浓缩,有效循环量下降、胎盘血流量下降或水电解质紊乱情况,可慎重地使用胶体或晶体液。现一般不主张用扩容剂,认为其会加重心肺负担,若血管内负荷严重过量,可导致脑水肿与肺水肿。多项调查结果表明,扩容治疗不利于妊娠高血压疾病患者。尿量减少的处理应采用期待的方法,必要时用 CVP 监测,而不要过多地输入液体。重度子痫前期患者,施行剖宫产术麻醉前不必输入过多的晶体液,因没有任何证据表明晶体液可以预防低血压。

4.子痫的治疗原则

(1)控制抽搐:①地西泮 10mg 缓慢静脉推注;继之以地西泮 20mg 加入 5％葡萄糖 250mL 中缓慢静脉滴注,根据病情调整滴速。②亦可选用冬眠合剂Ⅰ号(氯丙嗪、异丙嗪各 50mg,哌替啶 100mg)1/3～1/2 量稀释缓慢静脉注射,1/2 量加入 5％葡萄糖 250mL 中缓慢静脉滴注,根据病情调整速度。③或用硫酸镁 2.5g 加 5％葡萄糖 40mL 缓慢推注;或 25％硫酸镁 20mL 加入 5％葡萄糖 100mL 中快速静脉滴注,30min 内滴完,后继续静脉点滴硫酸镁,以 1～2g/h 的速度维持。注意硫酸镁与镇静剂同时应用时,对呼吸抑制的协同作用。

(2)纠正缺氧和酸中毒:保持呼吸道通畅,面罩给氧,必要时气管插管,经常测血氧分压,预防脑缺氧;注意纠正酸中毒。

(3)终止妊娠:抽搐控制后未能分娩者行剖宫产。

(4)降低颅内压:20％甘露醇 0.5mL/kg,静脉滴注,现已少用,因会加重心脏负担。现常用呋塞米 20mg 静脉注射,能快速降低颅内压。

(5)必要时做介入性血流动力学监测(CVP),特别在少尿及有肺水肿可能者。

Richard 推荐子痫昏迷治疗方案:①立即用硫酸镁控制抽搐,舒张压＞110mmHg,加用降压药。②24h 内常规用地塞米松 5～10mg,莫斐滴管滴注,以减轻脑水肿。③监测血压、保持呼吸道通畅、供氧,必要时行气管插管。④经常测血氧分压,预防脑缺氧。⑤终止妊娠,已停止抽搐 4～6h 不能分娩者急行剖宫产。⑥置患者于 30°半卧位,降低颅内静脉压。⑦产后如仍不清醒,无反应,注意与脑出血鉴别,有条件医院做 CT 检查。⑧神经反射监护。⑨降低颅内压,20％甘露醇 0.5mL/kg 静脉滴注以降低颅内压。

(6)终止妊娠:因妊娠期高血压疾病是孕产妇特有的疾病,随着妊娠的终止可自行好转,故适时以适当的方法终止妊娠是最理想的治疗途径。

①终止妊娠时机:密切监护母亲病情和胎儿宫内健康情况,监测胎盘功能及胎儿成熟度,终止妊娠时机。a.重度子痫前期积极治疗 2～3 天,为避免母亲严重并发症,亦应积极终止妊娠。b.子痫控制 6～12h 的孕妇,必要时子痫控制 2h 后亦可考虑终止妊娠。c.有明显脏器损害,或严重并发症危及母体者应终止妊娠。d.孕 34 周前经治疗无效者,期待治疗延长孕周虽可望改善围产儿的死亡率,但与产妇死亡率相关。对早发型子痫前期孕 32 周后亦可考虑终止妊娠。e.重度子痫经积极治疗,于孕 34 周后可考虑终止妊娠。

②终止妊娠指征:多主张以下几点。a.重度子痫前期患者经积极治疗 24~72h 仍无明显好转;病情有加剧的可能,特别是出现严重并发症者。b.重度子痫前期患者孕周已超 34 周。c.子痫前期患者,孕龄不足 34 周,胎盘功能减退,胎儿尚未成熟,可用地塞米松促胎肺成熟后终止妊娠。d.子痫控制后 2h 可考虑终止妊娠。e.在观察病情中遇有下列情况应考虑终止妊娠,如胎盘早剥、视网膜出血、视网膜剥离、皮质盲、视力障碍、失明、肝酶明显升高、血小板减少、少尿、无尿、肺水肿、明显胸腹水、胎儿窘迫等;胎心监护出现重度变异减速、多个延长减速和频发慢期减速等提示病情严重的症候时应考虑终止妊娠。

③终止妊娠的方法

a.阴道分娩:病情稳定、宫颈成熟、估计引产能够成功的已临产者,不存在其他剖宫产产科指征者,可以选用阴道分娩。

b.剖宫产:病情重、不具备阴道分娩条件者,宜行剖宫产术。子痫前期患者使用麻醉方式是有争议的,但是如果母亲凝血功能正常,没有存在低血容量,使用硬膜外麻醉是安全、有效的,不会引起全身麻醉所致的血压升高。

④产褥期处理:重症患者在产后 24~72h 内,尤其 24h 内,仍有可能发生子痫,需继续积极治疗,包括应用镇静、降压、解痉等药物。产后检查时,应随访血压、蛋白尿及心肾功能情况,如发现异常,应及时治疗,防止后遗症发生。

(8)其他药物治疗

①心钠素:是人工合成的心钠衍化物,为心肌细胞分泌的活性物质,具有很强的降压利尿作用。主要作用是增加肾血流量,提高肾小球滤过率,降低血管紧张素受体的亲和力,可对抗 AgⅡ的缩血管作用。具有强大的利钠、利尿及扩张血管活性。80 年代有报道,经临床应用人心钠素Ⅲ(haANPⅢ)治疗妊娠期高血压疾病并发心力衰竭,心衰可获得控制,血压下降,水肿消退,蛋白尿转阴,是治疗妊娠期高血压疾病引起心衰的理想药物,近年应用较少,临床资料报道不多。

②抗凝血酶(AT-Ⅲ):抗凝血酶对各种凝血机制中的酶具有抑制作用,实验证明抗凝血可以预防妊娠期高血压疾病动物模型血压升高和蛋白尿的发生,因此,AT-Ⅲ很可能可以有效地处理子痫前期患者的临床症状和体征。重度子痫前期时 AT-Ⅲ下降,如 AT-Ⅲ/C 下降 70%以下则有出现血栓的危险。一般可静脉滴注,AT-Ⅲ 1000~3000U,血中 AT-Ⅲ/C 上升至 130%~140%。如同时应用小剂量肝素可提高抗凝效果。

③血管紧张素转换酶(ACE)抑制剂:卡托普利片(开博通)或厄贝沙坦,其作用是抑制血管紧张素转换酶(ACE)活性,阻止血管紧张素Ⅰ转换成血管紧张素Ⅱ,有明显降低外周阻力,增加肾血流量的作用。但这些药物可导致胎儿死亡、羊水少、新生儿无尿、肾衰竭、胎儿生长迟缓、新生儿低血压和动脉导管未闭,因此任何妊娠妇女均禁忌用血管紧张素转换酶(ACE)抑制剂,孕期禁止使用。

④L-精氨酸(L-Arg):最近的报道认为一氧化氮(NO)和前列环素的减少可能是妊娠期高血压疾病发病机制的主要原因,与血管舒张因子和收缩因子的不平衡有关。L-Arg 是合成 NO 的底物,它可以刺激血管内皮细胞的一氧化氮合成酶(NOS)而增加 NO 的合成和释放,通过扩张外周血管发挥降压作用。随着人们对 NO 的了解逐步深入,L-Arg 在临床和基础的研

究和应用更加广泛。近年国外已有应用 L-Arg 治疗或辅助治疗高血压的报道。

国内学者报道,高血压患者静脉滴注 L-Arg(20g/150mL/30min)5min 后血压开始下降,15min 达稳定值,平均动脉压以(115.4±9.9)mmHg 降至(88.5±7.6)mmHg。2007 年国外有学者对尿蛋白阴性的妊娠高血压患者及尿蛋白＞300mg/24h 的子痫前期患者各 40 例用 L-Arg 治疗;L-Arg 20g/500mL 静脉滴注 qd×5 天,再跟随 4g/d,口服 2 周或安慰剂治疗。结果见在用 L-Arg 治疗组的患者收缩压与安慰剂组相比有明显下降,认为应用 L-Arg 治疗有希望可以延长孕周和降低低出生体重儿的发生率。但 L-Arg 在预防子痫前期的发生方面还缺乏大样本的研究。

2006 年 Rytiewski 报道,应用 L-Arg 治疗子痫前期,口服 L-Arg 3g/d(L-Arg 组)40 例,安慰剂组 41 例。结果提示 L-Arg 组病例的胎儿大脑中动脉的灌注量增加,脑-胎盘血流量比率增加,分娩新生儿 Apgar 评分较高,提供口服 L-Arg 治疗子痫前期的患者似乎有希望延长孕周改善新生儿结局。但还需要大样本的研究以进一步的得到证实。总的认为,对子痫前期患者给予 L-Arg 治疗可能通过增加内皮系统和 NO 的生物活性降低血压,认为应用 L-Arg 治疗可能改善子痫前期患者内皮细胞的功能,是一种新的、安全、有效的治疗预防子痫前期的方法。

⑤硝酸甘油(NG):用于治疗心血管疾病已多年,随着 NO 相关研究不断深入,其作用机制得到进一步的认识,目前认为 NG 在体内代谢和释放外源性 NO,促进血管内生成 NO,通过一系列信使介导,改变蛋白质磷酸化,产生平滑肌松弛作用。强大的动静脉系统扩张作用,使其对其相关的组织器官产生作用。NG 还能有效地抑制血小板聚集。在先兆子痫患者应用 NG 能降低患者血压和脐动脉搏动指数(PI)。

有学者报道应用 NG 治疗子痫前期,用硝酸甘油 20mg 加入生理盐水 50mL,用静脉泵推注,注速 5～20μg/min,5～7 天,与用 $MgSO_4$ 病例比较,前者 SBP、DBP、MAP 均较后者低,新生儿低 Apgar 评分,新生儿转入 NICU 数 NG 组较低,且母亲急性心衰竭、肺水肿的发生率也明显降低。但硝酸甘油作用时间短,停药后数分钟降压作用消失,故宜与长效钙离子拮抗剂合用。

有学者应用 NG 治疗没有并发症的子痫前期,方法为硝酸甘油 25mg 加入 5％葡萄糖 20～30mL 用静脉泵推注,以 5～20μg/min,5～7 天后改用缓释的钙离子拮抗剂硝苯地平控释片(拜新同)口服,直至分娩,平均治疗时间 2 周。由于孕周延长,新生儿低 Apgar 评分,入 NICU 的病例比用 $MgSO_4$ 治疗组低,母婴预后较好,母体无严重并发症发生。

多项研究认为,NG 治疗子痫前期不仅可扩张母体血管,还可明显降低脐-胎盘血管阻力,有助于改善宫内环境,而且未发现胎心有变化;但 NG 是否会对胎儿的血管张力、血压、外周血管阻力和血小板、L-Arg 功能产生不良影响,及其确切疗效有待进一步的研究。

⑥免疫学方面的治疗:目前研究认为先兆子痫是胎盘免疫复合物的产生超过消除能力而引发的炎症反应,促使大量滋养层细胞凋亡、坏死和氧化应激。这观点引起新的治疗方案的产生,目前针对免疫学的治疗有以下几点研究进展:a.抑制补体活化、调整补体治疗炎症反应。认为单克隆抗体 C_3 抑制剂、多抑制素、C_5 结合抗体、C_{5a} 受体拮抗剂可能是预防和治疗先兆子痫的理想药物。b.降低免疫复合物的产生。在先兆子痫最有效减少免疫复合物的产生自然方

法是娩出胎盘。理论上,减少免疫复合物水平的药物治疗,可以减少患者体内抗体的产生。目前研究认为,通过 CD20 单克隆抗体实现中断 B 细胞抗体产生,美国有研究者将一种治疗自身免疫性疾病的药物——单克隆抗体用于先兆子痫的治疗,推测此单克隆抗体可减少 B 细胞抗体水平,以减少免疫复合物的产生。c.免疫炎症反应的调控。控制先兆子痫免疫反应的方法包括抗炎症药物(如地塞米松)及单克隆抗细胞因子抗体,如肿瘤坏死因子-α 抗体可溶性肿瘤坏死因子受体(抑制性肿瘤坏死因子);白细胞介素 1(IL-1)受体拮抗剂已用于试验治疗脓毒症的全身炎症反应。有研究报道指出先兆子痫存在胎盘功能和血清抑制性细胞因子水平如 IL-10 的不足。因此,抑制细胞因子可能对治疗有效。d.抑制粒细胞活性。免疫复合物直接活化效应细胞,参与错综复杂的炎症结局过程,在这过程中粒细胞 Fcγ 受体起关键性作用,有研究认为,抑制性受体 FcγRⅡB 上调,提高免疫复合物刺激阈,从而与 IgG 抗体反应抑制了炎症反应。临床上有使用静脉注射免疫球蛋白(IVIG)诱导抑制 FcγRⅡB 受体的表达,从而提高免疫复合物激活 FcγRⅡ 受体的刺激阈。Branch 等人研究初步确定了 IVIG 对抗磷脂综合征妊娠妇女及其新生儿的治疗有显著效果。

七、并发症的诊断和治疗

(一)妊娠期高血压疾病并发心功能衰竭

1.妊娠期高血压疾病并发心衰的诱因及诊断

妊娠期高血压疾病时冠状动脉痉挛,可引起心肌缺血、间质水肿及点状出血与坏死,偶见毛细血管内栓塞,心肌损害严重可引起妊娠期高血压疾病性心脏病,心功能不全,甚至心衰、肺水肿。不适当的扩容、贫血、肾功能损害、肺部感染等常为心衰的诱发因素。心衰的临床表现可有脉率快,部分患者可听到舒张期奔马律、肺动脉瓣区 P_2 亢进、呼吸困难、胸肺部啰音,颈静脉充盈、肝脏肿大,甚至端坐呼吸。对全身水肿严重的患者,虽无端坐呼吸,应警惕右心衰竭。心电图提示心肌损害,有 T 波改变、减低或倒置,有时呈现 ST 倒置或压低。X 线检查可见心脏扩大及肺纹理增加,甚至肺水肿表现。

妊娠期高血压疾病并发心衰需与各科原因所致心衰鉴别,包括孕前不健康的心脏,如先天性心脏病、风湿性心脏病、贫血、甲亢性心脏病、胶原组织性疾病引起的心肌损害;红斑狼疮等。孕前健康的心脏,如围生期心肌病、羊水栓塞或肺栓塞可根据不同病史及心脏特征加以鉴别。围生期心肌病易与妊娠期高血压疾病性心脏病混淆。妊娠期高血压疾病时全身小动脉痉挛,影响冠脉循环,心脏供血不足、间质水肿,致心功能受损,是发生围生期心脏病的原因之一,发生率为 27.2%,为正常孕妇的 5 倍。国外报道发生率高达 60%,说明两者有密切相关。围生期心肌病患者可能会有中度血压升高,中度蛋白尿常诊断为妊娠期高血压疾病。鉴别主要依靠病史及心脏体征。围生期心肌病除有心衰的临床表现外,主要体征包括两肺底湿啰音、奔马律及第三心音、二尖瓣区有收缩期杂音。超声心动图检查所有病例均有左室扩大,腔内径增大,以左室腔扩大最为显著。部分病例由于心腔内附壁血栓脱落,可导致肺动脉栓塞,病情急剧恶化。曾有一例重度子痫前期合并围生期心肌病患者,产后第 4 天死于肺栓塞。妊娠期高血压疾病心衰临床表现有较严重高血压、蛋白尿、水肿,当血压显著升高时,冠状动脉痉挛导致心肌缺血,甚至灶性坏死而诱发心功能不全,但无心脏显著扩大,无严重心律失常,常伴有肾损害。妊娠期高血压疾病心衰患者的预后较好。

2.妊娠期高血压疾病心衰的治疗

(1)积极治疗妊娠期高血压疾病:解除小动脉痉挛,纠正低排高阻,减轻心脏前后负荷。

(2)可选用以下一种或两种血管扩张剂:酚妥拉明,10mg 加入 5‰ 葡萄糖液 250mL 内,静脉滴注,0.1～0.3mg/min;硝酸甘油 10mg,加入 5‰ 葡萄糖 25～50mL 内,微量泵推注,5～20μg/min,根据血压调整速度;硝普钠 25～50mg,加入 5‰ 葡萄糖 50mL 内,微量泵推注,10～20μg/min,根据血压调整速度。扩血管治疗后能迅速降压,降低心脏的后负荷,改善心肌缺氧,是治疗妊娠高血压疾病心衰的主要手段。

(3)增强心脏收缩力:用毛花苷 C 0.4mg,加入 5‰ 葡萄糖液 20mL 内,稀释缓慢静脉注射。也可用地高辛,每日 0.125～0.25mg,口服。非洋地黄类正性肌力药物,如多巴胺、多巴酚丁氨、前列腺素 E(米力农)、门冬氨酸钾镁等。血压高者慎用多巴胺类药物或用小剂量,并与血管扩张剂合用。

(4)利尿剂速尿 20～40mg,加入 5‰ 葡萄糖液 20mL,静脉注射,快速利尿。

(5)有严重呼吸困难,可用吗啡 3～5mg,稀释,皮下注射。

(6)心衰控制后宜终止妊娠。

(7)限制液体入量。

(二)HELLP 综合征

1982 年 Weinstein 报道了重度子痫前期并发微血管病性溶血,并根据其临床三个主要症状:溶血性贫血、转氨酶升高、血小板减少命名为 HELLP 综合征。

(三)溶血性尿毒症性综合征(HUS)

溶血性尿毒症性综合征是以急性微血管病性溶血性贫血、血小板减少及急性肾衰竭三大症状为主的综合征。其发病机制是由于妊娠期,特别是妊娠期高血压疾病时血液处于高凝状态,易有局限性微血栓形成,当红细胞以高速度通过肾小球毛细血管及小动脉时,受血管内纤维网及变性的血管壁内膜的机械性阻碍,红细胞变形、破裂,造成血管内溶血与凝血活酶的释放,促进了血管内凝血的进行。由于纤维沉积于肾小球毛细血管与小动脉内,减少了肾小球的血流灌注量,最终导致肾衰竭。另外免疫系统的变化及感染因素可诱发 HUS。

1.诊断

临床表现:溶血性贫血、黄疸、阴道流血和淤斑、淤点,有些患者会发生心律不齐、心包炎、心力衰竭、心肌梗死、支气管肺炎、抽搐发作等。同时有一过性血尿及血红蛋白尿、尿少,可发展到急性肾衰竭至少尿、无尿。

实验室检查:①末梢血象显示贫血、红细胞异常、出现形态异常、变形的红细胞及红细胞碎片、网织红细胞增多。②血小板减少,常降至 100×10^9/L 以下。③黄疸指数升高:血清胆红素及肝功能 SGPT 增高。④乳酸脱氢酶升高达 600μg/L 以上,表示体内有凝血存在。⑤血红蛋白尿或血尿,尿蛋白及各种管型。⑥氮质血症:血尿素氮、肌酐及非蛋白氮增高。

2.鉴别诊断

(1)单纯性妊娠期高血压疾病:不出现 HUS 的进行性溶血、血小板下降、血红蛋白尿等临床表现和实验室结果。

(2)HELLP 综合征:HUS 和 HELLP 综合征均可在妊娠期高血压疾病患者中出现。HUS 以肾损害表现为主,急性肾功损害和血红蛋白尿。而 HELLP 综合征常以肝损害为主,肝功能转氨酶升高、溶血性黄疸。根据临床及实验室检查可以鉴别。

(3)与系统性红斑狼疮性肾炎及急性脂肪肝引起的肾衰竭应以区别。

3.HUS 肾衰竭治疗原则

(1)积极治疗妊娠期高血压疾病。

(2)保持肾功能,血管扩张药物应用,新利尿合剂:酚妥拉明 10～20mg、呋塞米(速尿)100mg 各自加入 5％葡萄糖 250mL 静脉滴注(根据病情调整剂量)。

(3)严重少尿、无尿可用快速利尿剂。

(4)终止妊娠。

(5)透析:应早期透析,如少尿、无尿,血钾升高＞5.5mmol/L;尿素氮＞17.8mmol/L(50mg/L);血肌酐＞442μmol/L(50mg/L),需用透析治疗,或用连续性肾脏替代治疗(CRRT)、连续性静脉-静脉血液滤过(CVVH)。

(四)弥散性血管内凝血(DIC)

子痫前期、子痫与 DIC 关系密切,重度子痫前期时,全身血管明显痉挛,血液黏度升高,全身组织器官血流量减少,血管内皮损伤引起血管内微血栓形成,患者血液中凝血因子消耗多引起凝血因子减少。子痫前期、子痫本身是一种慢性 DIC 状态。严重 DIC 或产后即会发生出血倾向,如血尿、产后出血等。

1.子痫前期、子痫并发 DIC 的早期诊断

子痫前期、子痫并发 DIC 的常见临床表现:①多发性出血倾向如血尿、牙龈出血、皮肤淤斑、针眼出血、产后出血等。②多发性微血管血栓之症状、体征,如皮肤皮下栓塞、坏死及早期出现的肾、脑、肺功能不全。

子痫前期、子痫并发 DIC 实验室检查:①血小板减少＜100×10^9/L 或呈进行性减少。②凝血酶原时间比正常延长或缩短 3s。③纤维蛋白低于 1.5g/L(150mg/dL)或呈进行性下降或超过 4g/L。④D-二聚体阳性,FDP 超过 0.2g/L(20 ug/mL),血液中的红细胞碎片超过 2％。⑤有条件可查抗凝血酶Ⅲ(ATⅢ)活性。

2.妊娠期高血压疾病并发 DIC 的治疗

妊娠期高血压疾病并发 DIC 的早期表现主要是凝血因子改变,若能及早检查这些敏感指标,即可早期发现慢性 DIC。及早处理,预后良好。妊娠期高血压疾病合并严重 DIC 发生率不高。治疗以积极治疗原发病,控制子痫前期及子痫的发展,去除病因,终止妊娠为主。根据病情可适当使用新鲜冰冻血浆,低分子肝素或小剂量的肝素(25～50mg/d),血压过高时不适宜使用肝素,以免引起脑出血。子痫前期、子痫并发 DIC 多较轻,积极治疗后终止妊娠,多能治愈。

（五）胎盘早期剥离

妊娠期高血压疾病患者的子宫底蜕膜层小动脉痉挛而发生急性动脉粥样硬化，毛细血管缺血坏死而破裂出血，产生胎盘后血肿，引起胎盘早期剥离。有人认为在胎盘早期剥离患者中69％有妊娠期高血压疾病，可见妊娠期高血压疾病与胎盘早期剥离关系密切。

胎盘早期剥离诊断并不困难，根据腹痛、子宫肌张力增高、胎心消失、阴道少量出血、休克等典型症状可做出诊断。然而典型症状出现时，母婴预后较差。而 B 超往往可早期发现胎盘后血肿存在，而早期诊断胎盘剥离，故妊娠期高血压疾病患者必须常规做腹部 B 超检查，以早期做出有无合并胎盘早期剥离的诊断。

胎盘早剥引起 DIC 一般多在发病后 6h 以上，胎盘早剥时间越长，进入母体血循环内的促凝物质越多。被消耗的纤维蛋白原及其他凝血因子也越多。因此早期诊断及时终止妊娠对预防及控制 DIC 非常重要，治疗原则以积极治疗妊娠期高血压疾病、终止妊娠去除病因、输新鲜血、新鲜冰冻血浆、补充凝血因子(包括纤维蛋白原)等措施，可阻断 DIC 的发生、发展。

（六）脑血管意外

脑血管意外包括脑出血、脑血栓形成、蛛网膜下隙出血和脑血栓，是妊娠期高血压疾病最严重的并发症，也是妊娠期高血压疾病最主要的死亡原因。脑血管灌注有自身调节，在较大血压波动范围内仍能保持正常血流。当脑血管痉挛，血压超过自身调节上限值或痉挛导致脑组织水肿、脑血管内皮细胞间的紧密连接就会断裂，血浆及红细胞会渗透到血管外间隙引起脑内点状出血，甚至大面积渗血，脑功能受损。当 MABP≥140mmHg 时脑血管自身调节功能消失。脑功能受损的临床表现为脑水肿、抽搐、昏迷、呼吸深沉、瞳孔缩小或不等大、对光反射消失、四肢瘫痪或偏瘫。应做仔细的神经系统检查。必要时做脑 CT 或 B 超可明确诊断。

脑水肿、脑血管意外的处理：有怀疑脑出血或昏迷者应做 CT 检查，脑水肿可分次肌内注射或静脉注射地塞米松 20～30mg/d，减轻脑血管痉挛和毛细血管的通透性，改善意识状态，并可使用快速利尿剂，降低颅内压。大片灶性脑出血在脑外科密切配合下行剖宫产，结束妊娠后遂即行开颅术，清除血肿、减压、引流，则有生存希望。

第六节　妊娠期肝内胆汁淤积症

一、概述

妊娠期肝内胆汁淤积症(ICP)，是一种重要的妊娠中、晚期并发症，它以妊娠期出现瘙痒和黄疸为特点，早产率和围生儿死亡率高，其发病与雌激素和遗传有密切关系。ICP 的临床表现为妊娠中晚期出现瘙痒，或瘙痒与黄疸同时共存，分娩后迅速消失。ICP 对妊娠预后的影响主要有早产、胎儿窘迫、产后出血、产科并发症等。ICP 发病率为 0.8％～12.0％，有明显地域和种族差异，以智利和瑞典发病率最高。

二、发病机制

近 20 年来很多学者致力于 ICP 的发病机制研究。目前其发病机制尚未十分明确,但是根据大量的流行病学调查、临床观察及实验室工作研究,可以认为其发病与雌激素及遗传等因素有密切关系。

(一)雌激素与 ICP 的关系

在临床上根据流行病学的观点有很多表现提示雌激素水平过高可能是诱发 ICP 的原因,现列举如下:ICP 多发生于妊娠的晚期,正值雌激素分泌的高峰期;ICP 在双胎中发生率较单胎中明显增高,为 5~6 倍;应用含雌激素及孕激素的避孕药物妇女中发生胆汁淤积的表现与 ICP 的症状十分相似;应用避孕药的妇女妊娠时发生 ICP 再次妊娠时复发率较一般的更高。

(二)流行病学与遗传学问题

ICP 在各个国家的发病率有很大差异,北欧的瑞典、芬兰,南美的智利、玻利维亚是高发地区,瑞典为 2.8%~4.2%,其中妊娠瘙痒为 1.6%~3.2%,ICP 为 1.2%。智利的发病率最高,妊娠瘙痒高达 13.2%,妊娠合并肝内胆汁淤积发生率为 2.4%。某学者发现智利的阿劳卡尼亚印第安混血种人的 ICP 发生率最高,妊娠瘙痒高达 22.1%,妊娠期胆汁淤积性黄疸高达 5.5%,提示了此病的发生与种族因素及遗传学有关。我国重庆、上海等地区的发生率亦高,这是一个值得注意的问题。

(三)家族性

不少文献报道 ICP 有家族性发生的倾向。1965 年某学者报告 1 例典型的家族性 ICP 病例,患者第一、二、三次妊娠均有严重瘙痒,第四胎为 ICP,产后恢复正常,但在服用避孕药快诺酮及美雌醇后黄疸重现,停药 20 天后消退,患者母亲 6 次妊娠均有瘙痒,其姐姐 2 次妊娠亦均有黄疸,分娩后消退。1976 年某学者报道一个家族 4 代 133 名成员中,有 4 例发生 ICP,有 9 例在孕期出现瘙痒或黄疸,有 2 例在口服避孕药后出现瘙痒。1983 年又对一个 5 代 50 人容易发生 ICP 的家族中的 3 代 18 岁以上的男性和女性做了详细研究,对其中临床上有迹象的对象(包括男性)进行口服类固醇激素激惹试验和组织相容性试验,结果表明 ICP 的亲代遗传是按照孟德尔优势遗传的模式进行的。因此有学者认为本症确有遗传的特点,家族中的男性可以是携带者,其表型是被抑制的。

(四)基因研究

出于对 ICP 有遗传可能的考虑,1996 年某学者报告以 DNA 扩增方法研究智利的 26 名无血缘关系的复发性黄疸及 30 名无血缘关系的正常孕妇,发现在 HLA-DPB10412 等位基因上,ICP 组的出现频率(69%)高于正常妊娠组(43%),不过无统计学差异。虽然本研究没有十分明确的结论,但从遗传学方面已开创了以分子生物学水平研究本病的先河。

三、病理变化

(一)光镜检查

肝结构完整,肝细胞无明显炎症或变性表现,仅在肝小叶中央区有些胆小管内可见胆碱,胆小管直径正常或有轻度扩张。小叶中央区的肝细胞含有色素,并可见嗜碱性的颗粒聚集。由于病变不明显有时可被忽略。

(二)电镜检查

细胞一般结构完整,线粒体大小、电子密度及其分布均正常,粗面内质网、核糖体及糖原的外形和分布亦属正常;滑面内质网轻度扩张,其主要病理表现在肝细胞的胆管极,溶酶体数量轻度增加,围绕毛细管的外胞质区增宽,毛细胆管有不同程度的扩张,微绒毛扭曲、水肿或消失。管腔内充满颗粒状的致密电子物质(可能为胆汁)。

四、临床表现

ICP 在妊娠中、晚期出现瘙痒,或瘙痒与黄疸同时共存,分娩后迅速消失。

(一)瘙痒

瘙痒往往是首先出现的症状,常起于 28～32 周,但亦有早至妊娠 12 周者。学者报道的 250 例中,除去开始时间不详的 6.4％以外,瘙痒起始于早期妊娠(孕 12 周以前)中期妊娠(12～27 周)及晚期妊娠(28～40 周)者各占 1.2％、23.2％及 69.2％。

瘙痒程度亦各有不同,可以从轻度偶然的直到严重的全身瘙痒,个别甚至发展到无法入眠而需终止妊娠。手掌和脚掌是瘙痒的常见部位,瘙痒都持续至分娩,大多数在分娩后 2 天消失,少数在 1 周左右消失,持续至 2 周以上者罕见。

(二)黄疸

瘙痒发生后的数日至数周内(平均为 2 周)部分患者出现黄疸,在文献中 ICP 的黄疸发生率 15％～60％,有学者报告为 55.4％,有学者报告为 15％。黄疸程度一般为轻度,有时仅角膜轻度黄染。黄染持续至分娩后数日内消退,个别可持续至产后 1 个月以上;在将发生黄染的前后,患者尿色变深,粪便色变浅。

(三)其他症状

发生呕吐、乏力、胃纳不佳等症状者极少。

五、实验室检查

ICP 孕妇肝功能指标、胆汁酸的变化及与围生儿预后的关系。血清肝功能试验指标和胆汁酸的变化是 ICP 的重要表现和可靠的诊断依据,对病情评估、产科处理和围生儿预后的预测具有指导意义。

(一)血清肝功能试验指标的变化

1.血清转氨酶

血清丙氨酸转氨酶(ALT)和天冬氨酸转氨酶(AST)是肝细胞损害的敏感指标。正常孕妇 ALT 和 AST 有轻微变化,升高或降低,但在正常范围内。20％～80％的 ICP 孕妇 ALT 和 AST 轻、中度增高,一般不超过正常上限的 4 倍,个别可达 10 倍。血清 ALT 是 ICP 的敏感指标,其灵敏度仅次于血清胆汁酸。

2.碱性磷酸酶(ALP)

由于胎盘和骨同工酶释放增加,孕妇血清 ALP 随妊娠逐渐增高,妊娠晚期妇女 ALP 水平为非孕妇女的3.6倍。ICP 孕妇血清 ALP 较同孕周正常妊娠显著增高,约70% ICP 孕妇血清 ALP 高于同孕周正常孕妇的上限;但由于受同工酶增加的影响,而且个体变异较大,其诊断特异性不高。

3.γ-谷氨酰转肽酶(GGT)

正常孕妇血清 GGT 无明显变化,或轻微降低。虽然 GGT 是非妊娠期胆汁淤积的敏感指标之一,但是妊娠肝内胆汁淤积症患者血清 GGT 无显著变化。这与妊娠期间高水平的雌激素对 GGT 合成的抑制作用和妊娠期生理性血液稀释有关,是妊娠期 GGT 变化的重要特征。

4.胆红素

大多数研究提示,正常孕妇血清胆红素水平降低,与妊娠期生理性血液稀释有关。一些研究显示,胆红素水平不变。20%的 ICP 孕妇血清总胆红素和结合胆红素增高,但总胆红素很少超过$100\mu mol/L$,而结合胆红素/总胆红素比值常超过0.35,这是胆汁淤积的重要特征之一。

5.血清白蛋白

正常妊娠时,血清白蛋白较非孕时降低25%,球蛋白水平与非孕妇女持平;ICP 孕妇血清白蛋白、球蛋白水平与正常孕妇无显著性差异。

(二)胆汁酸

1.胆汁酸组分的变化

胆酸、鹅脱氧胆酸和脱氧胆酸是血清胆汁酸的主要组分,前两者为初级胆酸,后者为次级胆酸。血清中浓度较低的胆汁酸有熊去氧胆酸和石胆酸,均为次级胆酸。ICP 时胆酸/鹅脱氧胆酸比值增高以及甘氨酸结合胆酸占优势使甘氨胆酸成为 ICP 最敏感的诊断指标,并与病情相关。

2.总胆汁酸(TBA)水平的变化

与 ALT、AST 一样,总胆汁酸是肝细胞损伤的敏感指标,已经成为最常用的肝功能指标之一。正常孕妇血清总胆汁酸随妊娠逐渐增高,妊娠期间平均增加13%~25%,表明正常妊娠存在着生理性胆汁淤积;但少数研究报道认为,妊娠期血清总胆汁酸无显著变化。ICP 孕妇血清总胆汁酸显著增高,可增至同孕周正常孕妇的5~8倍;其增高幅度和异常发生率高于血清转氨酶和胆红素,是 ICP 的敏感诊断指标。

3.血清甘氨胆酸水平的变化

甘氨胆酸(CG)是胆酸与甘氨酸的结合物,是妊娠晚期血清中最主要的胆汁酸组分。妊娠期血清甘氨胆酸水平发生显著变化。正常孕妇血清甘氨胆酸水平随妊娠逐步增高,至足月妊娠,血清甘氨胆酸较非孕时增加30%~60%。ICP 患者血清甘氨胆酸水平较正常孕妇显著增高,平均增高10倍,最高者增加40倍,有的文献报道增幅可达100倍。连续的跟踪观察表明,ICP 患者出现临床症状前,血清胆酸水平已经超过正常上限,而此时 ALT 超过正常的仅占50%,AST 异常仅占12.5%,胆红素全部正常。因此,胆酸和甘氨胆酸是敏感的早期诊断指标,在出现临床症状前2周即高于正常上限;结合病史和其他辅助检查排除肝炎、肝外胆管阻塞,甘氨胆酸诊断 ICP 的灵敏度可达到94.7%,特异度达 100%。

ICP 患者上述肝功能指标与胆汁酸变化在分娩后迅速恢复。观察表明,产后 1 周胆汁酸水平和转氨酶活性平均降幅为 80%,4~6 周内完全恢复正常水平。

(三)与围生儿预后的关系

虽然 ICP 患者血清甘氨胆酸水平与血清转氨酶、碱性磷酸酶活性、总胆红素水平呈正相关,只有甘氨胆酸水平才是评估病情和预测围生儿预后的敏感指标,因为 ICP 的主要病理变化是胆汁淤积而肝细胞无或仅有轻微损伤,胆红素增高仅出现在胆汁淤积较严重的病例。

由于胎儿胆汁酸主要通过胎盘廓清,孕妇胆汁酸增高使胎儿胆汁酸的廓清发生障碍,胎儿血液(脐血)胆汁酸升高。研究表明,孕妇血清胆汁酸水平与脐血、羊水胆汁酸水平呈正相关。血清胆汁酸增高刺激平滑肌,增强平滑肌的蠕动性,使自然早产的发生率显著增加,随着对 ICP 对围生儿预后的影响的认识加深,选择性剖宫产更增加了早产的发生率;胎儿肠蠕动增加使羊水胎粪污染、新生儿窒息和吸入性肺炎增加。

研究表明,ICP 患者的血清总胆汁酸与甘氨胆酸水平与围生儿预后密切相关。大量观察证实,ICP 使早产、羊水粪染、新生儿窒息和吸入性肺炎显著增加,是死胎的主要原因之一;而且,随着胆汁酸水平增高,早产、羊水粪染和新生儿窒息的发生率进一步增高,手术产率也进一步增高。有研究显示,血清 TBA 水平与新生儿出生体重、Apgar 评分呈负相关,而与羊水粪染程度呈正相关;甘氨胆酸增高达正常水平 5 倍以上时羊水胎粪污染、胎儿宫内窘迫与新生儿窒息的危险性进一步增高;甘氨胆酸增高达 10 倍以上时这些危险性进一步增高。腺苷甲硫氨酸等药物通过减低血清胆汁酸水平而显著改善接受期待疗法孕妇的围生儿预后。由于胆汁酸检测方法和诊断标准不完全一致,再加上研究对象的选择性偏差及受不同治疗方案的影响,目前尚无法得出一种血清胆汁酸水平对围生儿预后影响的量化方法。

此外,胆红素增高或出现黄疸也是病情严重与围生儿预后不良的指标。胆红素增高、有黄疸的孕妇其围生儿低 Apgar 评分,羊水粪染甚至死亡的可能性增加。

六、诊 断

(一)妊娠期筛查
(1)产前检查发现黄疸、肝酶升高和胆红素升高、瘙痒,即测定并跟踪血甘氨胆酸变化。
(2)ICP 高危因素者 28 周测定血甘氨胆酸,结果正常者 3~4 周重复。
(3)孕 32~34 周常规测定血甘氨胆酸。

(二)诊断基本要点
(1)以皮肤瘙痒为主要症状,无皮疹,少数孕妇可出现轻度黄疸。
(2)全身情况良好,无明显消化道症状。
(3)可伴肝功能异常,胆红素升高。
(4)分娩后瘙痒、黄疸迅速消退,肝功能恢复正常。

(三)确诊要点
鉴于甘氨胆酸敏感性强而特异性弱,总胆汁酸特异性强而敏感性弱,因此确诊 ICP 可根据临床表现并结合这 2 个指标综合评估。一般空腹检测血甘氨胆酸升高≥500nmol/L 或总胆汁酸升高≥10μmol/L 可诊断为 ICP。

七、治疗

治疗目的是缓解瘙痒症状,恢复肝功能,降低血胆酸水平,注意胎儿宫内状况的监护,及时发现胎儿缺氧并采取相应措施,以改善妊娠结局。

1.一般处理

适当卧床休息,取左侧卧位以增加胎盘血流量,给予吸氧。用高渗葡萄糖维生素类及高能量,既保肝又可提高胎儿对缺氧的耐受性。

2.药物治疗

评价药物的疗效需同时观察母体瘙痒症状的改善胆汁淤积生化指标的改善情况以及围生儿预后有无改善。临床上使用较多的药物有以下几种。

(1)地塞米松:地塞米松能够通过胎盘抑制胎儿肾上腺脱氢类雄酮的分泌。减少雌激素生成以减轻胆汁淤积,地塞米松还能促进胎肺成熟,以避免早产而发生的新生儿呼吸窘迫综合。

(2)预防早产:利托君或硫酸镁。ICP 先兆早产率近 20%,近 90%发生于 32 周,先兆早产病例中发生死胎几乎占所有 ICP 死胎的 50%,因此,妊娠 32 周后有效预防、治疗 ICP 先兆早产对降低围生儿死亡率有重要意义。

(3)S 腺苷基 L 蛋氨酸:近年来 S 腺苷基 L 蛋氨酸(SAMe)是国外研究较多的、效果良好的新型抗胆汁淤积的药物,对急、慢性肝病,妊娠和药物引起的 ICP 均有疗效。未见到对孕妇及胎儿的不良反应报道,还可降低早产率。

(4)熊去氧胆酸(UDCA):口服可以改变胆汁酸的成分,替代肝细胞膜上毒性大的内源性胆酸,抑制肠道对疏水性胆酸的重吸收而改善肝功能,降低胆酸水平,改善胎儿胎盘单位的代谢环境,从而延长胎龄。

(5)考来烯胺:为一种强碱性离子交换树脂,口服后不被吸收。它与胆酸结合,从粪便中排泄,从而阻滞了胆酸的肝肠循环,降低了血清胆酸的浓度,对瘙痒有一定的疗效,但不能改善血液的生化指标及胎儿的预后。考来烯胺影响脂肪,维生素 K 及其他脂溶性维生素的吸收。

(6)苯巴比妥:是一种酶的诱导剂,可以促进肝细胞增加胆红素与葡萄糖醛酸结合的能力,而增加肝脏除去胆红素的能力,但孕期不宜长期连续服用此药。

(7)清蛋白或血浆:有利于游离的胆红素的结合,减少胆红素进入胎儿体内,亦可提高绒毛间隙的血流灌注量。

3.产科处理

(1)早期诊断:早期诊断主要依靠对 ICP 的重视,例如每次产前检查时医师要常规询问是否有瘙痒;如有瘙痒,应密切监测胆汁酸及转氨酶水平,这对早期诊断有较大意义,各个医院产妇中 ICP 的发生率差异较大,很可能和产前检查是否重视 ICP 有关。

(2)胎儿监护:由于 ICP 的主要后果是围生儿发病率和死亡率升高,因而,产科处理的目的应是使胎儿顺利足月分娩,一般处理是适当地卧床休息,尤其是左侧卧位,以增加胎盘血流量。如果是孕 32 周前发病伴黄疸、双胎,合并尿路感染或高血压或以前有因 ICP 死胎史等则应住院治疗,直至分娩。32 孕周后可以隔日或每日行无应激试验(NST)以监测胎心率变化,必要时行胎儿生物物理评分(BPS),及早发现胎儿窘迫的存在。若有胎儿窘迫且胎儿已成熟,则应当机立断终止妊娠,且以剖宫产为宜,因为经阴道分娩会增加胎儿缺氧程度。有报道 ICP 经积极主动的处理,可以明显降低围生儿死亡率。

针对围生儿有上述不良影响,目前基于改善 ICP 围生儿预后的产科处理方案也较多。20 世纪 70 年代以前对 ICP 的认识不足。ICP 的处理只是一般的期待疗法等其自然分娩,其围生儿的死亡率达 10.7%,之后随着对 ICP 的认识的增加,在产前加强监护,胎儿一旦成熟即选择性终止妊娠,则 ICP 的围生儿的死亡率下降到 3.5%。尽管如此,对于 ICP 患者来说,目前各种产前监护措施尚不能很好地预测 ICP 患者胎儿宫内死亡。同时也发现 ICP 的病情轻重与用生儿预后之间并无明确的正相关性。

(3)适时终止妊娠:对 ICP 孕妇适时终止妊娠是减低围生儿发病率及死亡率的重要措施ICP 胎儿一旦肺成熟即应考虑终止妊娠。当孕周≥35 周时,估计胎儿体重≥2500g,物理评分减少,NST 为无反应型时,需及时终止妊娠;终止妊娠方式:病情轻,胎儿功能良好,可以经阴道试产,但经阴道分娩者,应放宽剖宫产指征。第三产程宜行会阴切开术并尽量避免阴道助产,产程早期(潜伏期及活跃早期)加强胎儿监护、人工破膜观察羊水情况,若有异常积极以剖宫产结束分娩。

若有以下情况应考虑剖宫产:羊水胎粪污染Ⅱ度及以上、胎儿缺氧表现、皮肤瘙痒严重、生化异常明显。尤其孕 32 周前发病伴有黄疸或先兆早产、合并双胎妊娠、FGR 以及有 ICP 死胎、死产史。

对偶有宫缩、先兆早产的 ICP 病例除有效防治宫缩、重视羊水胎粪污染外,妊娠 35 周前应入院治疗、待产,加强先兆早产、偶然宫缩或临产初期时的胎儿监护,把握妊娠 35 周后终止妊娠的时机。

ICP 病因及发病机制不明。皮肤瘙痒症状,以血清转氨酶和胆汁酸水平升高为突出表现的肝脏功能受损,产前羊水胎粪污染,先兆早产、偶然宫缩或临产初期突然发生胎儿死亡是 ICP 的显著特点,把握终止妊娠时机,可能是降低围生儿死亡率的重要措施。

第七节　妊娠合并糖尿病

妊娠合并糖尿病,包括在原有糖尿病的基础上合并妊娠(亦称为糖尿病合并妊娠),以及妊娠期糖尿病(GDM)。GDM 是指妊娠期首次发生或发现的糖尿病,包含了一部分妊娠前已患有糖尿病但孕期首次被诊断的患者。1979 年世界卫生组织(WHO)将 GDM 列为糖尿病的一个独立类型。

一、疾病与妊娠的相互作用

1.妊娠期糖代谢的变化

(1)妊娠期血葡萄糖水平下降。

（2）妊娠期糖负荷后反应。

（3）胰岛素拮抗。

2.糖尿病对妊娠的影响

（1）妊娠早期，尤其伴空腹血糖升高者，新生儿畸形发生率增加。

（2）妊娠中晚期血糖升高者，胎儿畸形及自然流产发生率并不增加。

（3）高血糖主要导致胎儿高胰岛素血症、巨大儿、新生儿低血糖和红细胞增多症等。

二、疾病特点

妊娠合并糖尿病可分为糖尿病合并妊娠、GDM、妊娠期糖耐量受损。

1.糖尿病合并妊娠

妊娠前已确诊为糖尿病患者。妊娠前从未进行过血糖检查，孕期有以下表现者亦应高度怀疑为孕前糖尿病，待产后进行血糖检查进一步确诊：

（1）孕期出现多饮、多食、多尿，体重不增加或下降，甚至并发酮症酸中毒，伴血糖明显升高，随机血糖≥11.1mmol/L（200mg/dL）者。

（2）妊娠 20 周之前，空腹血糖（FPG）≥7.0mmol/L（126mg/dL）。

2.GDM

（1）50g 葡萄糖负荷试验（GCT）：所有非糖尿病的孕妇，应在妊娠 24～28 周，常规做 50g GCT 筛查。具有下述 GDM 高危因素的孕妇，首次孕期检查时，即应进行 50g GCT，血糖正常者，妊娠 24 周后重复 50g GCT。GDM 的高危因素有肥胖、糖尿病家族史、多囊卵巢综合征患者、早孕期空腹尿糖阳性、巨大儿分娩史、GDM 史、无明显原因的多次自然流产史、胎儿畸形史、死胎史以及足月新生儿呼吸窘迫综合征分娩史等。

方法：随机口服 50g 葡萄糖（溶于 200mL 水中，5min 内服完），1h 后抽取静脉血或微量末梢血，检查血糖。血糖≥7.8mmol/L（140mg/dL）为 50g GCT 异常，应进一步行 75g 或 100g 口服葡萄糖耐量试验（OGTT）；50g GCT 1h 血糖≥11.1mmol/L（200mg/dL）的孕妇，应首先检查 FPG，FPG≥5.8mmol/L（105mg/dL），不必再做 OGTT，FPG 正常者，应尽早行 OGTT 检查。

（2）OGTT：OGTT 前 3 天正常饮食，每日糖类摄入量在 150～200g 以上，禁食 8～14h 后查 FPG，然后将 75g 或 100g 葡萄糖溶于 200～300mL 水中，5min 服完，服后 1、2、3h 分别抽取静脉血，检测血浆葡萄糖值。空腹服葡萄糖后 1、2、3h，4 项血糖值分别为 5.8、10.6、9.2、8.1mmol/L（105、190、165、145mg/dL）。OGTT 的诊断标准也可以参考美国糖尿病学会（ADA），空腹服葡萄糖后 1、2、3h 这 4 项血糖值分别为 5.3、10.0、8.6、7.8mmol/L（95、180、155、140mg/dL）。

（3）GDM 的诊断：符合下列标准之一，即可诊断 GDM。①两次或两次以上 FPG≥5.8mmol/L（105mg/dL）；②OGTT 4 项值中 2 项达到或超过上述标准；③50g GCT 1h 血糖≥11.1mmol/L（200mg/dL），以及 FPG≥5.8mmol/L（105mg/dL）。

（4）GDM 的分级。

A_1 级：FPG<5.8mmol/L（105mg/dL），经饮食控制，餐后 2h 血糖<6.7mmol/L（120mg/dL）。

A_2 级：FPG≥5.8mmol/L（105mg/dL）或者经饮食控制，餐后 2h 血糖≥6.7mmol/L

（120mg/dL），需加用胰岛素。

3.妊娠期糖耐量受损

妊娠期糖耐量受损（GIGT）：OGTT 4 项值中任何一项异常即可诊断，如果为 FPG 异常应重复 FPG 检查。

4.鉴别诊断

本病需与继发性糖尿病如肢端肥大症、皮质醇增多症、嗜铬细胞瘤等疾病相鉴别。

三、治疗

2010 年发表在 BMJ 上的一篇关于 GDM 治疗效果的系统分析，总结了 GDM 治疗的益处。其数据来源于 Embase、Medline、AMED、BIOSIS、CCMed、CDMS、CDSR、CENTRAL、CINAHL、DARE、HTA、NHSEED、Heclinet、SciSearch 等数据库，截至 2009 年 10 月。文章的结论认为经过治疗的孕妇围生期并发症降低，如肩难产发生率降低（OR 0.40，95% CI 0.21～0.75），子痫前期发生率降低（2.5% vs 5.5%，$P=0.02$）等等。因此，只要发现 GDM，就应该积极治疗。

澳洲糖耐量异常研究组（ACHOIS）提供了强有力的证据表明正确处理 GDM 对妊娠女性来说都是十分必要的。这项随机对照试验招募了 1000 名糖耐量异常的女性，招募标准是：空腹血糖高于 7.7mmol/dL，餐后两小时血糖在 7.8～11.1mmol/dL。她们被随机分为 4 组接受不同的 GDM 治疗，分别是饮食控制，血糖监测，胰岛素治疗以及常规的产科护理。在接受常规产科护理的那组患者并不知道自己患病，治疗组的目标则是空腹血糖＜5.5mmol/L，餐后 2h 血糖＜7.0mmol/L。三个干预治疗组的严重不良分娩史（死亡、肩难产、骨折、神经瘫痪）发生率约为 1%，而对照组的发病率高达 4%（$P=0.01$）。另外治疗组的过期妊娠、子痫前期发生率较低，两组早产率没有明显差异。另一个重要的发现是经过积极治疗的女性拥有较高的生活质量并且不容易发生产后抑郁的情况。

（一）饮食治疗

是 GDM 治疗的基本方法也是主要手段，目的是保证孕妇和胎儿的营养摄入充足，保持孕妇的血糖控制在正常范围，减少围产儿的并发症及死亡率。80% 的患者可以通过饮食治疗将血糖控制在理想范围。可以由产科医生、营养科医生或从事健康教育的护士对孕妇进行饮食的宣教和指导。

1.治疗方法

少量多餐是 GDM 饮食治疗的基本原则。早、中、晚三餐的碳水化合物量应控制在 10%～15%、20%～30%、20%～30%，加餐点心或水果的能量可以在 5%～10%，有助于预防餐前的过度饥饿感。饮食治疗过程中与胰岛素治疗要密切配合，对于使用胰岛素治疗者加餐中的碳水化合物摄入量应加以限制。重要的是通过加餐防止低血糖的发生。例如，使用中效胰岛素的患者可在下午 3～4 点加餐；如果夜间或晚餐后经常出现低血糖，可在晚睡前半小时适当加餐。同时饮食计划必须实现个体化，要根据文化背景、生活方式、经济条件和教育程度进行合理的膳食安排和相应营养教育。

2.推荐营养摄入量

(1)总能量的计算:参考妊娠妇女孕前体重和合适的体重增长速度。对于孕前理想体重的妇女,孕期能量需求在前 3 个月为 30～38kcal/(kg 理想体重·d)(约为 2200kcal/d),4～9 个月可逐渐增加到 35～40kcal/(kg·d)(约为 2500kcal/d),以增加血容量和维持胎儿生长,理想的体重增加为 11～15kg,而超重孕妇则建议体重增加 7～11kg。仍应避免能量过度限制(<1200kcal/d),尤其是碳水化合物摄入不足(<130g)可能导致酮症的发生,对母亲和胎儿都会产生不利影响。

(2)碳水化合物:推荐摄入宜占总能量的 40%～50%,每日主食不低于150g。对维持孕期血糖正常更为合适。应尽量避免食用精制糖。等量碳水化合物食物选择时可优先选择低血糖指数食物。

(3)蛋白质:推荐摄入量为 1.0～1.2g/(kg·d)或者蛋白质占总热能的 12%～20%。

(4)脂肪:推荐膳食脂肪总量占能量百分比为 30%～35%。应适当限制动物脂肪、红肉类、椰子油、全牛奶制品中的饱和脂肪量,而主要由橄榄油等富含单不饱和脂肪酸应占总热能 1/3 以上。

(5)膳食纤维:是一种不产生热能的多糖。水果中的果胶、海带、紫菜中的藻胶、某些豆类中的胍胶和魔芋粉等有控制餐后血糖上升幅度、改善葡萄糖耐量和降低血胆固醇的作用。推荐每日摄入 20～35g。可在饮食中多选些富含膳食纤维的燕麦片、苦荞麦面等粗杂粮、海带、魔芋粉和新鲜蔬菜等。

(6)维生素及矿物质:妊娠期有计划地增加富含维生素 B_6、钙、钾、铁、锌、铜的食物(如瘦肉、家禽、鱼、虾和奶制品、新鲜水果和蔬菜等)。

有关 GDM 饮食治疗效果的相关研究比较少,但是一项随机试验的结果为 ADA 推荐的医学营养治疗(MNT)提供了理论支持。在这项研究中,215 名 GDM 患者随机分为两组,分别提供 MNT 和标准护理。结果表明,MNT 分组中更少调查对象需要胰岛素治疗(24.6% vs 31.7%,$P=0.05$),同时也有趋势表明 MNT 分组中较少患者的糖化血红蛋白>6%(8.1% vs 13.6%,$P=0.25$)。因此,ADA 提倡所有女性都应当接受个体化的营养咨询以达到既能提供所需的营养和热量又能维持目标血糖的目的。对于超重的女性而言,推荐限制热量的 30%～33%,大约是 25kcal/kg。碳水化合物所占热量的百分比需要限制在 35%～40%。

另外亦有数据支持怀孕期间实行低碳水化合物饮食方案,并且建议食用低血糖指数(GI)的碳水化合物。一项非随机试验表明,对于各个年龄段的 GDM 患者而言,饮食中碳水化合物所占比例小于 42%,将有效降低餐后血糖水平,从而降低胰岛素的使用概率。另一项研究随机将怀孕的女性分为两组,提供低 GI 种类的食物或是高 GI 种类的食物,结果表明前者的血糖水平较低,胰岛素抵抗效应较弱,并且胎儿出生体重较低。另一项关于 GI 的研究显示,对于同样 55%碳水化合物膳食而言,接受低 GI 饮食的女性较高 GI 饮食的女性,胎儿出生体重较轻(3408±78g vs 3644±90g)。后期研究将范围放大到所有的怀孕女性,它指出低 GI 碳水化合物饮食概念在所有怀孕女性当中都是值得推荐的。

(二)GDM 的运动疗法

运动疗法可降低妊娠期基础的胰岛素抵抗,是 GDM 的综合治疗措施之一,每天 30min 的中等强度的运动对母儿无不良影响。可以选择一种低等至中等强度的有氧运动,或称耐力运动,主要是由机体中大肌肉群参加的持续性运动,常用的一些简单可用的有氧运动包括步行、上肢运动、原地跑或登楼梯等。运动的时间可自 10min 开始,逐步延长至 30～40min,其中可穿插必要的间歇时间。建议餐后进行运动。一般认为适宜的运动的次数为 3～4 次/周。

GDM 运动治疗的注意事项:运动前行 EKG 检查以排除心脏疾患,并需筛查出大血管和微血管的并发症。有以下并发症者视为 GDM 运动疗法的禁忌证:1 型糖尿病合并妊娠、心脏病、视网膜病变、双胎妊娠、宫颈功能不全、先兆早产或流产、胎儿宫内发育受限、前置胎盘、慢性高血压病、妊娠期高血压等。

运动时要防止低血糖反应和延迟性低血糖,预防措施包括进食 30min 后进行运动,时间控制在 30～45min,运动后休息 30min。血糖水平低于 3.3mmol/L 或高于 13.9mmol/L 者停止运动。运动时应随身带些饼干或糖果,有低血糖先兆时可及时食用。避免清晨空腹未注射胰岛素之前进行运动。运动期间出现以下情况及时就医:阴道流血、流水、憋气、头晕眼花、严重头痛、胸痛、肌无力、宫缩痛。

(三)胰岛素治疗

当饮食和运动治疗不能将血糖控制在理想范围时,需及时应用胰岛素控制血糖。GDM 患者经饮食治疗 3～5 天后,测定孕妇 24h 的末梢血糖(血糖轮廓试验),包括夜间血糖、三餐前 30min 血糖及三餐后 2h 血糖及尿酮体。如果夜间血糖≥5.6mmol/L,餐前 30min 血糖≥5.8mmol/L,或餐后 2h 血糖≥6.7mmol/L,或控制饮食后出现饥饿性酮症,增加热量摄入血糖又超过孕期标准者,应及时加用胰岛素治疗。

1.妊娠期常用的胰岛素制剂及其特点(表 8－7－1)

表 8－7－1　妊娠期常用胰岛素制剂和作用特点

胰岛素制剂	起效时间(h)	达峰值时间(h)	有效作用时间(h)	最大持续时间(h)
超短效人胰岛素类似物	0.25～0.5	0.5～1.5	3～4	4～6
短效胰岛素	0.5～1	2～3	3～6	6～8
中效胰岛素	2～4	6～10	10～16	14～18
预混型胰岛素				
70/30(70% NPH 30%R)	0.5～1	双峰	10～16	14～18
50/50(50% NPH 50%R)	0.5～1	双峰	10～16	14～18

(1)超短效人胰岛素类似物:门冬胰岛素是目前唯一被批准可以用于妊娠期的人胰岛素类似物。其特点是起效迅速,皮下注射后 5～15min 起效,作用高峰在注射后 30～60min,药效维持时间短,大约 2～4h。具有最强或最佳的降低餐后高血糖的作用,用于控制餐后血糖水平,不易发生低血糖,而且使用方便,注射后可立即进食。

lispro 和 aspart 是两种新型的超短效人胰岛素类似物,并且现在已经被广泛应用。虽然在最初有一个小规模非对照试验提出 lispro 对于患有 TIDM 的患者而言具有致畸性,但这个结果并没有在接下来的研究中被进一步证实。相反其他的观察性研究证实,无论是 GDM 患者或是妊娠合并糖尿病的患者,lispro 的使用并不会影响妊娠期合并症的发生率。aspart 的相关报道并不是很多,但有一项大规模随机对照试验证实了 aspart 的有效性和安全性,该试验将 322 名怀孕的 TIDM 患者分为两组,分别使用 aspart 和常规短效人胰岛素,结果证明两组胎儿的转归并没有明显差异。另外还有几个小规模的研究同样证实了这一点。虽然在一项研究中,aspart 在一名实验对象的脐带血中被检测到,但是在其他的研究对象身上并没有发现同样的现象。这可能和生产过程中血胎屏障被破坏而患者又同时在输入胰岛素有关。

(2)短效胰岛素:其特点是起效快,剂量易于调整,可以皮下、肌肉和静脉内注射使用。皮下注射后 30min 起效,作用高峰在注射后 2～4h,药效持续时间 6～8h。静脉注射胰岛素后能使血糖迅速下降,半衰期为 5～6min,故可用于抢救糖尿病酮症酸中毒。

(3)中效胰岛素:是含有鱼精蛋白、短效胰岛素和锌离子的混悬液,只能皮下注射而不能静脉使用。注射后必须在组织中蛋白酶的分解作用下,将胰岛素与鱼精蛋白分离,释放出胰岛素再发挥生物学效应。其特点是起效慢,注射后 2～4h 起效,作用高峰在注射后 6～10h,药效持续时间长达 16～20h,其降低血糖的强度弱于短效胰岛素。

(4)长效胰岛素:关于长效胰岛素使用的相关实验结果较为不确定。虽然有一些使用 glargine 的病例报道和小量的病例总结显示应用 glargine 并不会增高病理妊娠的发生率。但这些病例中的大多数都是 1 型糖尿病患者,只有 48 名是 GDM 患者。根据目前发表的文献和非随机对照试验来看,妊娠期间使用 glargine 还是值得商榷的事情。在 glargine 安全性被完全证实之前,其使用在 GDM 患者中都是不应该被推荐的。

2.胰岛素治疗方案

最符合生理要求的胰岛素治疗方案为基础胰岛素联合餐前胰岛素。基础胰岛素的替代作用能够长达 24h,而餐前胰岛素能快起快落,控制餐后血糖。根据血糖监测的结果,选择个体化的胰岛素治疗方案。

(1)基础胰岛素治疗:选择中效胰岛素(NPH)睡前皮下注射适用于 FPG 高的孕妇,早餐前和睡前 2 次注射适用于睡前注射 NPH 的基础上早餐前 FPG 达标而晚餐前血糖控制不好者。

(2)餐前短效胰岛素治疗:仅为餐后血糖升高的孕妇三餐前 30min 注射超短效人胰岛素类似物或短效胰岛素。

(3)混合胰岛素替代治疗:中效胰岛素和短效胰岛素混合,是目前应用最普遍的一种方法,即三餐前注射短效胰岛素,睡前注射 NPH。

(4)持续皮下胰岛素输注(胰岛素泵):使用短效胰岛素或超短效胰岛素类似物,在经过一段时间多次皮下注射胰岛素摸索出一日所需的适当剂量后,采用可调程序的微型电子注射泵,模拟胰岛素的持续基础分泌和进餐前的脉冲式释放,将胰岛素持续皮下输注给患者。妊娠期间如需应用胰岛素泵,必须收治住院,在内分泌医生和产科医生的严密监护下进行,其适应证如下:①糖尿病合并妊娠血糖水平波动大,难以用胰岛素多次注射稳定血糖者;②1 型糖尿病患者应用胰岛素泵获得良好血糖控制者,可在孕期持续使用;③糖尿病急性并发症抢救期间。对于有发生低血糖危险因素、知识和理解能力有限的孕妇不易应用胰岛素泵。

3.妊娠期应用胰岛素期间的注意事项

胰岛素应从小剂量开始,0.3～0.8U/(kg·d),早餐前＞晚餐前＞中餐前,每次调整后观察

2～3 天判断疗效,每次以增减 2～4U 或不超过胰岛素用量的 20% 为宜,直至达到血糖控制目标。胰岛素治疗时清晨或空腹高血糖的处理:这种高血糖产生的原因有三方面,即夜间胰岛素作用不足、黎明现象、Somogyi 现象。前两者必须在睡前加强中效胰岛素的使用,而 Somogyi 现象应减少睡前中效胰岛素的用量。

4.口服降糖药在糖尿病孕妇中的应用(表 8-7-2)

对妊娠期间口服降糖药物一直都有很大的争议。大多数政府药监部门不赞成使用,糖尿病相关组织也建议在计划怀孕期间就应当停用口服降糖药。但现在已经有了关于格列苯脲和二甲双胍随机对照试验,证明在短期之内无不良反应。

表 8-7-2　口服降糖药物的分类

药物名称	作用部位	孕期安全性分级	胎盘通透性	乳汁分泌
第二代磺酰脲类(格列苯脲、格列吡嗪、格列美脲)	胰腺	B	极少量	未知
双胍类(二甲双胍)	肝、肌细胞、脂肪细胞	B	是	动物
α-葡萄糖苷酶抑制剂(拜糖平)	小肠	B	未知	未知
噻唑烷二酮类(吡格列酮)	肝、肌细胞、脂肪细胞	C	未知	动物
非磺酰类胰岛素促分泌剂(瑞格列奈)	胰腺	C	未知	未知

格列本脲是目前临床上最广泛应用于 GDM 治疗的口服降糖药,其作用的靶器官为胰腺,99% 以蛋白结合形式存在,不通过胎盘。目前的临床研究的表明该药使用方便和价格便宜,其疗效与胰岛素治疗一致。治疗期间子痫前期和新生儿光疗率升高,少部分有恶心、头痛、低血糖反应,未发现明显的致畸作用。

二甲双胍是另一个应用较为广泛的口服降糖药,其主要是通过增加胰岛素的敏感性来达到降低血糖的作用。该药孕期临床使用经验仍不充分,目前资料显示无致畸性(FDA 为 B 类),在 PCOS 的治疗过程中对早期妊娠的维持起重要作用。对宫内胎儿远期的安全性有待进一步证明。

(四)GDM 的孕期监测

孕期血糖控制目标(ADA 标准):FPG 维持在 3.3～5.6mmol/L;餐后 2h 血糖控制在 4.4～6.7mmol/L;夜间血糖水平不低于 3.3mmol/L。糖化血红蛋白反映取血前 2～3 个月的平均血糖水平,可作为糖尿病长期控制的良好指标,应在 GDM 的初次评估和胰岛素治疗期间每 1～2 个月检查一次,正常值应维持在 5.5% 左右。用微量血糖仪测定末梢毛细血管全血血糖水平。血糖轮廓试验是了解和监测血糖水平的常用方法。小轮廓是指每日四次(空腹及三餐后 2h)末梢血糖监测;对于血糖控制不良或不稳定者以及孕期应用胰岛素治疗者,应加强监测的频率,可采用大轮廓即每日七次(空腹、三餐前半小时、三餐 2h,午夜)血糖监测;血糖控制稳定至少应每周行血糖轮廓试验监测一次,根据血糖监测结果及时调整胰岛素的用量。不主张使用连续血糖检测仪作为常规监测手段。

妊娠中晚期尿糖阳性并不能真正反映患者的血糖水平,尿糖结果仅供参考。检测尿酮体有助于及时发现孕妇摄取碳水化合物或热量不足,也是早期糖尿病酮症酸中毒的一个敏感指标,应定期监测。

(五)孕妇并发症的监测

每1~2周监测血压及尿蛋白,一旦并发先兆子痫,按先兆子痫原则处理;注意患者的宫高曲线,如宫高增长过快,或子宫张力增大,及时行B超检查,了解羊水量。孕期出现不明原因恶心、呕吐、乏力、头痛甚至昏迷者,注意检查患者的血糖、尿酮,必要时行血气分析,明确诊断。

在孕早中期开始进行超声波胎儿结构筛查,尤其要注意检查中枢神经系统和心脏的发育(复杂性先天性心脏病、无脑儿、脊柱裂、骨骼发育不全等)。孕中期后应每月一次超声波检查,了解胎儿的生长情况。自孕32~34周起根据孕妇的情况,可开始行NST,每周1次;同时可行多普勒超声检查了解脐动脉血流情况。足月后应结合宫高和超声测量充分评估胎儿的体重以及宫内的安全性,制订分娩时机和分娩方式,减少分娩期并发症的发生。

(六)围术期及产程中的治疗

分娩期及围术期胰岛素的使用原则:产程中、术中、产后非正常饮食期间停用所有皮下注射胰岛素,改用胰岛素静脉滴注,避免出现高血糖或低血糖。供给足够葡萄糖,以满足基础代谢需要和应激状态下的能量消耗。供给胰岛素以防止酮症酸中毒的发生,控制高血糖,并有利于糖的利用。保持适当血容量和电解质代谢平衡。产前或手术前必须测定血糖、尿酮体及尿糖。选择性手术还要行电解质、血气、肝肾功能检查。每1~2h监测一次血糖,根据血糖值维持小剂量胰岛素静脉滴注。

具体方案:产前需胰岛素控制血糖者计划分娩时,引产前一日睡前中效胰岛素正常使用;引产当日停用早餐前胰岛素;给予静脉内滴注普通生理盐水;一旦正式临产或血糖水平减低至3.9mmol/L以下时,静脉滴注从生理盐水改为5%葡萄糖液并以100~150mL/h的速度输注,以维持血糖水平在5.6mmol/L左右;若血糖水平超过5.6mmol/L,则采用5%葡萄糖液250mL/h,加短效胰岛素,按1.25U/h的速度静脉输注;血糖水平采用快速血糖仪每小时监测1次,调整胰岛素或葡萄糖输注的速度。

(七)GDM 的产后处理

未恢复正常饮食前要密切监测血糖水平及尿酮体,根据检测结果调整胰岛素的用量。术后鼓励患者尽早起床活动,鼓励母乳喂养,尽早恢复进食,一旦恢复正常饮食,停止静脉滴注胰岛素,并及时行血糖大轮廓试验。血糖大轮廓试验异常者,应用胰岛素皮下注射,根据血糖水平调整剂量,所需胰岛素的剂量往往较孕期明显减少1/2~2/3。产后恢复正常血糖者无须继续胰岛素治疗。若产后FPG反复≥7.0mmol/L,应视为糖尿病合并妊娠,即转内分泌专科治疗。新生儿出生后及时喂糖水以预防新生儿低血糖,生后半小时应查血糖,如出现低血糖,及时转儿科。

(八)GDM 的产后随访

出院前要进行产后随访的宣教,指导生活方式、合理饮食及适当运动。了解产后血糖的恢复情况。产后6~12周,行OGTT口服75g葡萄糖,测空腹及服糖后2h血糖,按照1999年WHO的标准明确有无糖代谢异常及种类。糖代谢正常:FPG<6.11mmol/L,服糖后2h血糖<7.8mmol/L;空腹血糖受损(IFG):7.0mmol/L>FPG≥6.11mmol/L;糖耐量受损(IGT):

11.1mmol/L＞2hPG≥7.8mmol/L；糖尿病：FPG≥7.0mmol/L，和（或）服糖后 2h 血糖≥11.1mmol/L。建议有条件者每年随访一次。

（九）糖尿病教育

自我管理是 GDM 治疗中至关重要的环节。因此，糖尿病护理团队对育龄女性进行知识普及和健康教育是十分必需的。其中包括提供 GDM 和血糖监测的相关知识，饮食方面的咨询以及提供产后的健康生活方式。因此可见，营养师和糖尿病宣教者在 GDM 患者的治疗过程中占有十分重要的地位。ADA 近期发布了有关女性糖尿病患者妊娠期间医疗保健的专家建议，其主要内容包括进行妊娠前相关教育、评价并积极治疗伴发的糖尿病并发症和心血管等疾病、建议患者血糖水平稳定达标后再考虑妊娠、妊娠前建议进行强化胰岛素治疗以获得最佳临床疗效、妊娠前积极控制血压、血脂等危险因素等。

有证据表明，对于糖耐量异常的人群来说，减轻体重的 5%～7%将会有效地预防和延缓糖尿病的发生。Diabetes Prevention Program 和 Finnish Diabetes Prevention Study 两个组织的研究都指出，严格的干预手段，包括生活方式、运动监督和热量管理是十分有效的。这两个组织中 15%的研究对象为 GDM 患者，这种管理模式在 GDM 患者中同样被推荐，但是目前对于放宽标准的干预方案是否能产生同样的效果尚无定论。迄今为止，只有一些小规模的短期研究关注于单独的膳食管理，或是一些兼顾生活方式和体育锻炼的研究，并没有明确的结果显示对糖耐量异常的患者有效果。某种程度上来说，这与产后的年轻女性很难做到维持健康生活方式有关，因为她们要养育子女、回归原来的工作岗位，并且还要考虑接受成人再教育，尽管如此，健康饮食和适量的体育运动是绝对值得推荐的。

总之，GDM 是一种发病率很高的常见疾病，在发病的初期就需要进行干预和治疗。在正确的干预治疗方案下，GDM 对妊娠带来的风险和危害将会被降到最低。但 GDM 患者同样拥有远期糖尿病发生的高风险因素。因此在顺利分娩之后，健康的生活方式和定期的糖尿病筛查仍然是必须的，这样才能有效减低糖尿病的发病率。

第八节　妊娠合并病毒性肝炎

妊娠期间出现的黄疸可以是由妊娠相关性特殊疾病所致，也可以由与妊娠不相关的疾病所致。妊娠妇女呈现黄疸的最常见原因是病毒性肝炎，导致肝炎发作的病毒由甲型肝炎病毒（HAV）、乙型肝炎病毒（HBV）、丙型肝炎病毒（HCV）、丁型肝炎病毒（HDV）和戊型肝炎病毒（HEV）等致病因子组成。最近，人们又发现庚型肝炎病毒（HGV）可以导致肝炎。妊娠妇女发生的肝炎还可能是巨细胞病毒（CMV）、EB 病毒（EBV）或单纯疱疹病毒感染的结果。各型肝炎的流行病学在妊娠和非妊娠妇女之间并无差异。

与妊娠相关的特殊原因的黄疸包括妊娠肝内胆汁淤积、妊娠急性脂肪肝、孕妇剧吐、先兆子痫、子痫和肝脏自发性破裂。也有人认为在评价妊娠妇女发生的黄疸时，某些生化试验结果可能与非妊娠状态时不同。例如，由于胎盘有助于酶的血清水平升高，ALP 活性可以较正常值增高 2～3 倍；由于血容量扩张，妊娠中期血清白蛋白浓度可能较正常低 20%，晚期妊娠低

40%。血清胆固醇和 α_1 球蛋白与 α_2 球蛋白可能升高,凝血因子可能上升,纤溶活性降低。本节主要介绍病毒性肝炎对孕妇和胎儿产生影响的有关问题。

一、病毒性肝炎的病因与实验室诊断

1.甲型肝炎病毒

HAV 是一种 27nm 的小 RNA 病毒,基因结构类似于脊髓灰质炎病毒和其他小 RNA 病毒,属于肠道病毒科。已有研究报道了该病毒株的完整核苷酸序列,且 HAV 在细胞培养中能繁殖传代,明确了 HAV 的宿主作用,并已研制开发了各型甲肝疫苗。用免疫荧光技术可以显示 HAV 抗原在感染细胞的胞质内呈颗粒状聚集特征。由于病毒在各种细胞培养中生长不良,故病毒分离不是适用的诊断措施。抗 HAV 特异性核酸探针可从粪便标本中诊断 HAV 感染。测定抗 HAV-IgM 抗体是敏感的确诊指标,它出现于疾病急性期,持续大约 6 周。抗 HAV-IgG 抗体出现时间亦较早,但终生持续阳性,又称终生免疫,故难以作为早期诊断指标。

2.乙型肝炎病毒

HBV 是一直径 42nm 的颗粒,又称 Dane 颗粒。该病毒由 Pre-Sl、Pre-S2 和 HBsAg 组成的外部衣壳蛋白包裹。少数患者病毒复制时发现肝脏中存在 Pre-S。外壳围绕一个含有 27nm 核壳体的多种密码 P21,构成 HBcAg 的壳体。在这一核心内存在非特异性的 HBeAg、DNAP 和 DNA。HBV-DNA 是 3.2kb 双股螺旋结构,有四个可译框架(ORF),第一种 ORF 编码表面蛋白;第二种 ORF 编码 HBeAg 和 HBcAg,HBeAg 不是颗粒,但自由循环于血清中,主要见于肝细胞表面,现认为其对调节免疫反应起了作用;第三种 ORF 编码蛋白是 DNAP,是一种反转录酶;第四种 ORF 编码转录因子、X 蛋白,认为其在病毒复制和与宿主相互作用之间起了作用。用放射免疫法和免疫电泳法可测定 HBsAg、HBeAg 和 HBcAg 三种抗原诱发的特异性抗体反应。在急性自限性疾病患者症状出现前 2~4 周能鉴别出 HBsAg、HBeAg 和抗 HBc。开始血清中存在抗 HBc IgM 和 IgG,抗 HBc IgM 滴度降至测不出的水平一般需要 6 个月。HBeAg、HBV-DNA 和 DNAP 是首先消失的指标。随着病情恢复,HBsAg 消失;抗 HBs 和抗 HBe 出现于 2 周到 6 个月之后和疾病的末期。在 HBsAg 消失和抗 HBs 出现之间的延迟期间常成为窗口期。抗 HBc 仅是感染的证据,不作为有传染性的指标。

急性感染者不少人成为 HBV 携带者,即 HBsAg 持续阳性>6 个月,其发生率在急性感染免疫完整的成年人<5%,而感染新生儿>90%。除 HBsAg 外,携带者抗 HBc 也存在高滴度,伴有 HBeAg(恢复期)和之后伴有抗 HBe(非复制期),大多数携带者没有抗 HBs。用聚合酶链反应(PCR)方法检测证明,HBeAg 阳性携带者比抗 HBe 阳性者有更大的传染性,提示所有的 HBeAg 阳性患者有循环性 HBV-DNA。有血清丙氨酸转氨酶(ALT)增高的抗 HBe 阳性 HBsAg 携带者用 PCR 法检测,发现 HBV-DNA 阳性者居多,因此,可能有传染性。仅抗 HBc 持续阳性也可能存在低水平的感染状态。研究提示,用 PCR 法检测这种人群大约 50% 是 HBV-DNA 阳性。因此,抗 HBs 是中和抗体,具有保护性,而抗 HBc 可能没有保护性。

最近的研究表明,HBV有广泛的变异现象,可以逃避机体的免疫功能,这给防治乙肝带来极大的困难。

3.丙型肝炎病毒

HCV是一种包裹性的60nm小RNA病毒,类似于鼠疫病毒和黄病毒。最近,HCV克隆产生的ELISA试剂能测定抗该病毒非结构性蛋白(C-100)抗体。但第一代试验有其限制性:①在疾病急性期时抗HCV的血清转化出现较迟,有时感染之后6个月才出现。②各种原因的血清γ-球蛋白水平较高且ALT活性正常的无症状献血员中有较高的非特异性抗体比率。因此,发展了包括重组免疫杂交方法在内各种检测试验。如今第二代的ELISA方法更敏感、特异,急性期阳性出现早,临床普遍应用。PCR技术检测HCV-RNA用于诊断丙肝也很常见。

4.丁型肝炎病毒

HDV是一种有缺陷的RNA病毒,它的复制依赖HBV的HBsAg才能完成,又称delta颗粒。HDV感染发生于两种情况:①同时感染,即HBV和HDV同时获得感染;②重叠感染,即在慢性HBV携带者的基础上又重叠HDV感染。如上两种情况下,尤其是重叠感染之后,有可能发生更严重的急性或慢性肝病。丁肝的诊断试验包括抗HDV的IgM和IgG抗体检测(ELISA法)。抗HDV可能对其后暴露于HDV感染状态提供免疫保护力。肝活检组织免疫荧光染色亦可对诊断做出重要帮助。

5.戊型肝炎病毒

是从NANB肝炎病毒中鉴别出的一种病毒。从HEV感染的恒河猴血清学和感染胆汁中用重组cDNA库分离出HEV cDNA。其超微结构特点类似于萼状病毒,用固相免疫电子显微镜能发现HEV,是一种简单、高敏感和特异的方法,但不能常规应用。

6.庚型肝炎病毒

HGV是目前新发现的新型肝炎病毒。国内的研究进展主要有以下几方面:①我国1株HGV的全序列和若干株HGV的部分序列测定,发现与国外报道的GBV-C和HGV存在一定差异,可能属于HGV新的基因型;②初步建立了抗HGV酶免疫测定(EIA),并用于临床和流行病学研究;③应用HGV-RNA阳性的患者血清试验感染国产猕猴获得成功,并用第一代猕猴的急性期血清感染第二代易感猕猴获得成功,证明HGV可在国产猕猴中传代感染;④我国临床和流行病学研究证明HGV感染在我国分布较广,流行较为严重,应引起重视。HGV感染的检测主要采用反转录套式聚合酶链反应法(RT-nPCR)。

二、病毒性肝炎的流行病学和临床特征

1.甲肝

据美国疾病控制中心(CDC)报告,甲肝大约占所有肝炎病例的26%~28%。潜伏期相对较短,于感染2~4周后发病。临床症状一般轻微,尤其儿童和青少年患者,约80%是无症状的和无黄疸性的。相比之下,80%以上的成年人感染后出现黄疸。本病毒是经粪-口途径传播,也有报道偶见肠道外传播的病例。发生临床症状以前,血液中短期出现该病毒,在症状出

现之前 2～3 周即可有病毒检出,直到该病的活动高峰(测定转氨酶达高峰)排毒停止。该病流行于密切接触污染粪便和不卫生的地区。大多数患者有发热,偶有腹泻,多于 4～6 周恢复。极少数病史可长达 1 年;也有初次暴露于甲肝病毒感染后 30～90 天才出现临床发作症状。偶有发生长期黄疸和瘙痒的肝内淤胆症状。

妊娠可使甲肝病程延长,可能与下列因素有关:①妊娠期机体代谢旺盛,工作负担加重;②胎盘循环分流,肝脏血流相应减少;③雌激素及肾上腺皮质激素增多,妨碍肝脏的脂肪代谢及胆汁排泄。甲肝可诱发早产,尤其多发生于黄疸重的患者,原因可能如下:①肝细胞受损造成胆红素代谢障碍,血中胆酸含量增高,引起子宫平滑肌收缩;②肝炎患者对性激素灭活能力减弱,致雌、孕激素平衡失调;③凝血机制障碍造成部分胎盘或蜕膜出血,释放前列腺素。对于妊娠合并甲肝重度黄疸患者,预防十分必要。

2.乙肝

主要由血液和其他体液传染易感人群。实际上所有机体分泌物均检测出有 HBsAg,只有唾液和精液显示有传染性的证据。乙肝病毒传染的主要形式是携带者母亲对新生儿的传播,称围生期传播或垂直传播。我们曾调查 339 例母亲与新生儿之间乙肝病毒传播的资料,发现母亲感染并携带乙肝病毒活动性病毒复制标志物者所生新生儿 80% 以上被感染,随访结果表明,这些新生儿感染者极易成为乙肝病毒的慢性携带者,并作为乙肝病毒的传染源不断危害其他人群。其他可以感染母亲的途径如输血或血制品、乙肝患者密切接触、吸毒等。

乙肝病毒感染后的潜伏期为 2～26 周,平均约 12 周。该病多隐匿发病,无发热,症状随感染人群的不同而变化。急性感染的新生儿和免疫抑制的患者一般无症状和黄疸,免疫性完整的患者一般有症状和黄疸,成年人约 2/3 发生黄疸。表现为慢性携带状态,发展为慢性肝炎、肝硬化和最后发生原发性肝癌的可能性与发生感染的年龄和急性病变的表现有关。感染年龄轻者发生携带状态的概率高,急性病变一般能恢复,将病毒清除,临床预后良好;无急性或明显病变过程者常常转化为慢性肝病。

3.丙肝

输血后传播的丙肝占该病的 95% 以上,当然也有其他途径的感染。我国丙肝的发病率各地报告不一,一般是比较低的。中国疾病预防控制中心(CDC)的研究证明其流行病学模式是易变的,应从切断传播途径入手防治本病。母婴垂直传播也是丙肝病毒传播的主要途径之一,注意孕期防护是重要措施。潜伏期平均 8 周,本病临床症状一般轻微,或仅有轻度乏力等感觉,急性病例黄疸发生率低于 30%。血清转氨酶水平呈波动型为特征,终止疾病过程很困难,极易形成慢性化,约 50% 经肝活检病例呈先天性肾上腺皮质增生症(CAH)特征,20%～25% 发生肝硬化。若与乙肝病毒等重叠感染,则症状加剧。慢性丙肝病毒感染与原发性肝细胞癌(HCC)密切相关。

4.丁肝

HDV 感染有明显的地理变化性。高危人群与乙肝类似,国内学者报道 HDV 可能由母婴垂直传播。HBV、HDV 同时感染可能有两种途径,一是与典型急性乙肝不易识别型,二是疾病双相性。第一个高峰表现 HBV 感染,第二个高峰表现 HDV 感染。重叠感染时极易发生急性重型肝炎,死亡率高;发生慢性肝病者也很常见。

5.戊肝

HEV 的传播类似于 HAV,多发生于卫生条件差的地区,经粪-口途径感染,急性发病消除病毒后不形成慢性化。与 HAV 不同的是,HEV 在妊娠晚期感染者有较长的潜伏期和较高的发病率。

6.庚肝

一般认为较乙型或丙肝轻,多为亚临床无黄疸型,仅见单项 ALT 升高,长期持续不降或反复波动。以 PCR 法来评价病毒血症的变化,发现至少有 5 种 HGV 的阳性模式:①一过性病毒血症,病毒很快被机体免疫反应清除,临床上呈急性肝炎或亚临床过程;②连续 9 年的血清中均含有中到高滴度的 HGV,且病毒的滴度并不随着时间而波动;③病毒持续存在,但始终处于低滴度状态;④间歇性病毒血症;⑤偶尔发现病毒血症,病毒滴度波动甚大,表明病毒可在机体内持续存在,易演变为慢性持续感染状态,临床上表现为慢性肝炎或无症状病毒携带者。

三、病毒性肝炎与妊娠

(一)病毒性肝炎对妊娠的影响

各型病毒性肝炎在孕妇和非孕妇人群的表现并无差异。无论哪种病毒感染导致肝炎发作,尤其妊娠达 3 个月时,会引发急性重型肝炎。乙肝、丙肝和丁肝患者在妊娠期间均会随着妊娠发展而肝脏负担加重,使病情有所进展。营养不良状态和不适当的产科护理也是预后不良的因素。相反,戊肝是孕妇的一种严重疾病,发病率在发展中国家高达 17.3%,究竟这是病毒本身的影响,还是流行地区营养状态的影响仍未弄清。

(二)病毒性肝炎对胎儿及新生儿的影响

许多研究发现,妊娠晚期发生病毒性肝炎的患者,胎儿死亡率、早产率或流产率明显增高。母亲患病毒性肝炎可以传染给新生儿,尤其母亲血清 HBsAg、HBeAg、HBV-DNA 和抗 HBc 阳性者更易发生垂直传播。孕妇是患急性或慢性肝炎、疾病过程发生于妊娠的哪一期、母亲的带毒状态和她的种族与地理环境等因素可能决定产科期间乙肝传播的程度和比率。如果乙肝病毒感染发生于妊娠晚期,病毒很可能会从母亲传染给婴儿;如果急性感染发生于妊娠早期或中期,则较少导致婴儿感染。无症状携带者传播给婴儿的概率随地理位置而变化,如美国和大多数西方国家较低(5%~20%),亚洲国家则较高(30%~70%)。母亲 HBeAg 阳性者 80% 可传染给其后代,如果抗 HBe 阳性,则母婴传播概率约为 25%。

HBV 从母亲传染给婴儿主要取决于出生时,分娩期间婴儿与母血直接接触,新生儿常遭受损伤或磨损、吞咽血液和羊水,目前研究发现血液、羊水和乳汁中均可能含有 HBsAg。携带者母亲所生婴儿的脐血中已鉴定出抗 HBc 和 Dans 颗粒,并认为这是由于抗病毒免疫的转化过程,其后抗 HBc 迅速消失。乙肝病毒是否能通过胎盘传播尚有争议,但近年来的研究认为宫内感染很有可能,尤其是母亲有病毒复制指标者,新生儿出生后即可检出病毒感染标志,虽经积极围生期防御措施,跟踪观察婴儿仍呈携带病毒状态。新生儿感染最常见的结局是持续性病毒血症,伴有或无血清转氨酶轻度升高,并有从慢性迁延性肝炎到肝硬化的慢性肝病组织学证据。偶有新生儿发生急性重型肝炎,甚至有报告同一母亲所生婴儿连续发生类似疾病者。目前认为剖宫产并不能预防乙肝病毒对婴儿的传播。

产科传播甲肝的资料很少见,大概是由于甲肝病毒血症期短。除非分娩发生于甲肝潜伏期,当婴儿能接触母亲感染性血液或大便时才会导致甲肝。

丙肝病毒可以发生垂直传播,国外资料报告母亲抗 HCV 阳性者其所生婴儿的 HCV-RNA(PCR)阳性率较高,但国内学者报告抗 HCV 阳性母亲传染给婴儿的概率极低。国内有学者研究发现,5 例血清抗 HCV 和 HCV-RNA 同时阳性的孕妇所生婴儿中,2 例脐血中同时检出抗 HCV 和 HCV-RNA,且肝功能异常,母婴宫内传播率为 2/5。1 例出生时 HCV-RNA 阴性,到 24 个月时 HCV-RNA 转为阳性。母亲 HCV-RNA 阴性所生婴儿 HCV-RNA 皆阴性,显示 HCV 母婴传播与孕妇 HCV-RNA 是否阳性相关,当母亲 HCV-RNA 阳性时容易发生母婴传播。婴儿感染 HCV 后,可出现暂时性病毒血症、间歇性病毒血症或持续性病毒血症,表现为急性或慢性丙型肝炎。

产科感染丁肝资料有限。新生儿丁肝感染仅当 HDV 和 HBV 引起感染时才发生,但 HBV 携带者重叠感染 HDV 一般是抗 HBe 阳性,故远远少于新生儿感染 HBV 的发生率。国内有人认为 HDAg 阳性孕妇所生新生儿血液中亦存在该抗原,说明 HDV 通过垂直传播方式感染是可能的,其传播时机可能在怀孕期通过胎盘,也可在分娩过程胎盘早剥、母婴血混合时发生。

妊娠妇女感染戊肝者容易发生急性重型肝炎,死亡率高达 2%,是否有病毒携带状态、母婴垂直传播和其他临床结局,目前并不清楚。

四、治疗

治疗原则:原则上与非孕期病毒性肝炎相同。以休息、营养为主,"保肝"药物为辅,避免加重因素(如饮酒、过度劳累、使用损害肝的药物及精神刺激等)。

1.一般处理

肝炎急性期应卧床休息,饮食宜清淡,必要时静脉输液,以保证液体和热量的补充;注意纠正水和电解质的紊乱,维持酸碱平衡;禁用对肝功能有害的药物,如氯丙嗪、巴比妥类等。

2.妊娠合并甲肝

目前对甲肝尚无特效药,一般多采取下列综合措施。

(1)休息、保肝支持疗法:常用茵陈冲剂、垂盆草冲剂以及维生素 C 和复合维生素 B,或静脉滴注葡萄糖液等。

(2)由于甲肝病毒不通过胎盘屏障,不传给胎儿,故不必进行人工流产或中期妊娠引产。肝功能受损可影响母体代谢、产生缺氧等,以致较易发生早产,所以在孕晚期必须加强胎动计数等自我监护。有早产先兆者需及早住院治疗。

(3)关于哺乳:分娩后甲肝已痊愈者可以哺乳,如在急性期则应禁止哺乳,不仅可防止母婴垂直传播,而且有利于母体的康复。

3.妊娠合并乙肝

(1)一般治疗:在肝炎急性期隔离和卧床休息,清淡及低脂肪饮食,每日应供给足够热能,如消化道症状较剧,则给予葡萄糖液静脉滴注。

(2)保肝药物的应用:给予大量维生素 C、维生素 K_1 及维生素 B_1、维生素 B_6、维生素 B_{12} 等。如有贫血或低蛋白血症者,可予适量输鲜血、人体清蛋白或血浆。

(3)抗病毒治疗:可选用抗乙肝免疫核糖核酸,妊娠期禁用干扰素治疗。

(4)中草药治疗:以清热利湿为主,常用茵陈汤加减。对退黄疸、改善肝功能和临床症状有益。成药有联苯双酯、垂盆草冲剂、黄疸茵陈冲剂、香菇多糖等。

4.产科处理

(1)妊娠早期:如 HBsAg 滴定度高且 HBeAg 阳性伴有临床表现者在积极治疗情况下,可行人工流产术。妊娠中晚期的患者当以保肝治疗而不宜贸然行引产术,以免由于引产而引起不良后果。

(2)分娩与产褥期:必须注意以下 3 个方面,即防止出血、防止感染、密切注意临床症状及肝功能检测结果,以防止病情发展。产后应常规留脐血检测肝功能和肝炎血清学指标。

5.新生儿的处理

近年来主张对 HBsAg 阳性孕妇所产的婴儿,在出生后 24h 内、出生后 1 个月及 6 个月各皮内注射乙肝疫苗 $30\mu g$,一般可阻断 90% 的母婴传播率。如有条件可于出生后再肌内注射一支乙型肝炎免疫球蛋白(HBIG),则更有利于防止母婴垂直传播。婴儿出生后,应立即隔离护理 4 周。因产妇母乳内多半含有肝炎病毒,不宜哺乳。产后回奶,不宜服用雌激素,以免损害肝功能。

第九节　妊娠合并贫血

一、妊娠合并缺铁性贫血

贫血是妊娠期常见的合并症。世界卫生组织(WHO)标准为,孕妇外周血血红蛋白 $\leqslant$ 110g/L 及血细胞比容 <0.33 为妊娠期贫血。最近 WHO 资料表明,50% 以上孕妇全并贫血,缺铁性贫血是妊娠期最常见的贫血,占妊娠期贫血的 95%。由于胎儿生长发育及妊娠期血容量增加,对铁的需要量增加,尤其在后半期,孕妇对铁摄取不足或吸收不良都可引起贫血。

(一)合成血红蛋白的主要原料

红细胞的主要功能是输送 O_2 和 CO_2,依靠其内的血红蛋白(Hb)来完成。但合成大量血红蛋白,除骨髓等造血器官组织的功能必须正常,且有促红细胞生成素存在大名鼎鼎,还需提供足量的原料——蛋白质和铁。

1.蛋白质

血红蛋白是一种结合蛋白质,它由血红素与珠蛋白组成。珠蛋白的生物合成过程与一般蛋白质相似。就蛋白质来就,日常膳食里所含蛋白质,已足够供应机体造血的需要。但对于贫血患者,就应注意蛋白质的补充。食物中以肝、肾、瘦肉等含有较多的需氨基酸,是合成血红蛋白必要的蛋白质原料。

2.铁

铁与原卟啉结合形成血红蛋白,另外还可与各种不同蛋白结合,形成肌红蛋白和很多重要的酶类,如控制氧化的酶类——过氧化物酶、过氧化氢酶、细胞色素等氧化酶。在三羧酸循环中,有半数以上的酶,需铁的参与才能发挥生化作用。最近证明能量的释放与细胞线粒体聚集,均与铁的含量有关。

(1)铁的分布:血红蛋白含铁 $1\sim3g$,约占总铁量的 66.5%;储存铁 $600\sim1600mg$,约占总铁量的 33%,主要存在于肝、脾、骨髓及小肠上皮细胞内;组织铁 $100\sim300mg$,占总铁量的 $3\%\sim4\%$,主要存在于肌红蛋白内。

(2)铁的来源:正常人并不缺铁,因为红细胞的生存期限平均为 120 天,每天有 1/120 的红细胞被破坏(主要在脾脏)。血红蛋白分解为蛋白、铁与胆色素,其释放的铁,一部分以铁蛋白或含铁血黄素的形式保留于单核吞噬细胞系统内,以供再利用;另一部分则直接供应骨髓,合成新红细胞的血红蛋白。

(3)铁的吸收:通常摄取食物中可含有一定量的铁,每日为 $10\sim15mg$,但能被吸收的仅占 $5\%\sim10\%$。因此每日从食物中吸收的铁仅有 $1\sim1.5mg$。食物中所含的铁,主要为有机物中的三价铁(Fe^{3+})化合物,需通过胃液的消化,将其还原成二价铁(Fe^{2+})才能从小肠上段(主要是十二指肠)吸收入血。在铁的吸收过程中,一些还原物质,如维生素 C 和琥珀酸等,有助于铁的吸收;而另一些物质,如植酸盐和草酸盐等,可以和铁形成不溶解的羟化高铁,阻碍了机体对铁的吸收,四环素及碱性药物也可干扰铁的吸收。各类食物中含有大量植酸盐,所以植物性食物的铁较难被小肠吸收,而动物性食物中的铁则较易被吸收,其余大量未被吸收的铁都混在食物渣滓中随粪便排出体外。

(4)铁的输送:小肠对铁的吸收量,常随机体缺铁的程度的加重而增加。当二价铁离子从肠腔进入小肠黏膜上皮细胞以后,即在此再被转化为三价铁离子。一部分高铁离子与细胞中含有的去铁铁蛋白结合成为铁蛋白而储存下来;另一部分高铁离子进入血液,与血浆中 β-球蛋白结合,成为运铁蛋白,作为组织间转运的运输工具,可把铁运进骨髓,供幼红细胞合成新的血红蛋白之用,也可把铁转运给肝、脾、骨髓的单核吞噬细胞。

(5)铁的储存:铁主要以铁蛋白形式储存,还可以含铁血黄素(铁蛋白小颗粒,再加上脂质、多糖类、蛋白质、铜、钙等物质组成)储存起来。有 $600\sim1600mg$ 铁以铁蛋白及含铁血黄素形式储存于肝、脾、骨髓、肠黏膜、肌肉等处。当机体铁需要量增加或丧失过多时,可由储存铁补充之。首先以铁蛋白补充,因含铁血黄素铁不如铁蛋白铁容易被利用。

(6)铁的排泄:正常人铁的排泄甚微。每日排泄总量为 $0.5\sim1.5mg$。主要由胆汁和脱落的肠道黏膜上皮细胞通过粪便排出,也可见于乳汁、尿、剥脱的表皮、毛发及指甲。

(二)缺铁性贫血的病理生理

在正常情况下,微量铁的排泄量和代偿的摄取量保持着一定的平衡。然而妇女由于月经的损失,平时亦有缺铁。妊娠后,随着胎儿的发育,胎盘与脐带的生长,需要的铁量亦增加。据WHO调查,在妊娠的前半期,铁的需要量并不多($0.77mg/d$),140天的总量为110mg。在妊娠后半期,需铁$7mg/d$,总量为980mg。即使吸收率最高(20%),从饮食中摄取这样多的铁也是不可能的,必须动用贮备铁。若贮备充足,很容易再达到平衡;若贮备不足,则易发生缺铁性贫血。

缺铁性贫血的病理基础和一般贫血一样,是血液摄氧能力降低,它可使机体各器官、各组织出现不同程度的缺氧。当机体处于平静状态时,由于能量消耗较少,对氧的需要也较少,即使贫血较重(例如血红蛋白浓度减至正常平均值的一半)也可不出现明显的症状;但当机体从事强体力劳动或运动时,由于能量消耗增加,氧的需要量就要成倍地增加,机体即得通过增加肺的通气量和心排血量进行代偿,于是会出现呼吸急促,心跳过快、过强等症状。缺氧严重时,由于大脑供氧不足,会有头晕、目眩、耳鸣、四肢软弱无力等表现,内脏活动也发生障碍,甚至导致心力衰竭。

(三)缺铁性贫血的临床表现

1.有引起缺铁性贫血的原发病史和并发症的表现

缺铁性贫血可因许多慢性病引起,例如慢性胃炎、胃酸缺乏、慢性肝病、慢性失血(肠钩虫病)等。缺铁时,肝的生长发育减慢,肝内DNA合成受抑制,无机盐代谢紊乱,导致滞留铅,增加镁、钴的吸收;血内维生素C含量减少。患者免疫力降低,易受感染等。

2.贫血本身的表现

初期仅组织贮备的铁蛋白及含铁血黄素减少,但红细胞数量、血红蛋白含量及血清铁均维持在正常范围内。细胞内含铁酶类亦不减少,故无任何贫血的临床表现,称为隐性缺铁阶段。当消耗贮存铁后,血清铁开始下降,红细胞数与血红蛋白量亦减少后,骨髓幼红细胞可利用的铁减少,则呈正细胞性贫血,可有轻度贫血表现,称早期缺铁性贫血。当骨髓幼红细胞可利用铁完全缺乏,各种细胞内含铁酶类亦渐缺乏,骨髓中红细胞系呈代偿性增生,出现细胞低色素性贫血。血清铁显著下降,则出现明显的贫血表现,例如头昏、头痛、乏力、倦怠、耳鸣、眼花、记忆减退或活动后心悸气短、水肿。严重者可发生充血性心衰,即为重度缺铁性贫血。

3.细胞含铁酶类减少,引起细胞功能改变的临床表现

①如果胃黏膜功能低下,胃酸分泌则减少,或呈萎缩性胃炎,使铁质吸收困难,而贫血进一步加重;②如果皮肤上皮细胞功能降低,同时伴有胱氨酸缺乏,则出现指(趾)甲扁平、不光泽、脆薄易裂及反甲等。皮肤干燥、皱褶、萎缩,头发蓬松、干燥少泽、易脱落。还有人可有异食癖,喜食生米、泥土、煤渣等。给铁剂后,症状好转或消失。

(四)实验室检查

1.血常规

呈小细胞低色素性贫血。平均红细胞体积(MCV)低于80fl,平均红细胞血红蛋白量(MCH)小于27pg,平均红细胞血红蛋白浓度(MCHC)小于32%。血片中可见红细胞体积小,中央淡染区扩大。网织红细胞计数多正常或轻度增高。白细胞和血小板计数可正常或减低。

2.骨髓象

红系造血呈轻度或中度活跃,以中晚幼红细胞增生为主,骨髓铁染色可见细胞内外铁均减少,尤以细胞外铁减少明显。

3.铁代谢

血清铁低于 $8.95\mu mol/L$,总铁结合力升高,大于 $64.44\mu mol/L$;运铁蛋白饱和度降低,小于 15%,可溶性运铁蛋白受体(sTfR)浓度超过 8mg/L。血清铁蛋白低于 $12\mu g/L$。骨髓涂片用亚铁氰化钾(普鲁士蓝反应)染色后,在骨髓小粒中无深蓝色的含铁血黄素颗粒;在幼红细胞内铁小粒减少或消失,铁粒幼红细胞少于 15%。

4.红细胞内卟啉代谢

红细胞游离原卟啉(FEP)$>0.9mmol/L$(全血),锌原卟啉(ZPP)$>0.9\mu mol/L$(全血)。

(五)诊断与鉴别诊断

根据以上临床表现与实验室检查,以及患者对补充铁剂效果好等即可诊断,但需进一步追查缺铁原因,并与下列疾病鉴别。

1.慢性感染性贫血

多为正色素性小细胞性贫血,血清铁及总铁结合力均降低,但骨髓铁增多,骨髓幼红细胞常有中毒性改变。

2.铁粒幼细胞性贫血

由于血红素在幼红细胞线粒体内的合成发生障碍,引起铁利用障碍,而致贫血。血片上有的红细胞为正色素性,有的为低色素性。血清铁升高,总铁结合力下降,铁饱和度增高,骨髓内细胞外铁增加,出现环形铁粒幼细胞。

3.地中海贫血

有家族史,脾大,血片上见较多靶细胞以及血清及骨髓铁均增多,血红蛋白电泳异常。

(六)妊娠与分娩对缺铁性贫血的影响

妊娠期体内贮铁的代谢变化较少。在妊娠的前半期,胎儿发育慢,需铁量少,一般食物中的铁已足够需要,不需动用孕妇的贮备铁。但在妊娠的后半期,胎儿迅速发育,胎儿的红细胞及血红蛋白量亦增加,特别是妊娠足月时,胎儿需铁量大增,可至 275mg(孕妇的血浆需铁 500mg)。若饮食中铁的补充不足,势必动用贮备铁。如果从饮食中可摄取 17mg 铁,则需用贮备铁258mg。实际上从饮食中是很难摄取 17mg 铁的。那么,需用的贮备铁则大大增加。同时分娩时的失血(有人统计,平均约失铁 175mg)及胎盘血量含铁 150mg,总共丧失铁325mg,使原无缺铁性贫血的孕妇发生了缺铁性贫血,而原有缺铁性贫血者的病情则加重。

(七)缺铁性贫血对孕妇及胎儿的影响

缺铁性贫血对孕妇及胎儿的影响与其他血红蛋白量低、携氧量少的贫血大致相同。

1.贫血对孕妇的影响

(1)影响孕妇最大者,为贫血所致的循环系统的改变,严重时可引起心力衰竭。当血红蛋白下降时,为了代偿组织的缺氧,血浆容量、心排血量及血液迅速均增加,周围阻力下降,血红蛋白氧分离曲线向右移。当血红蛋白下降至机体不能继续代偿时,则要求更大的心排血量,而出现心力衰竭。若孕妇除贫血外,无其他并发症,一般在血红蛋白下降至 $40\sim50g/L$ 时始发生心力衰竭。如果并发感染、妊娠期高血压疾病,以及分娩负担,则血红蛋白虽在 $40\sim50g/L$ 以上,亦可发生心力衰竭。若同时伴有任何原因的出血,极易导致休克,甚至死亡在全血减少、血小板 $<5.0\times10^9/L$,血细胞比容 $<12\%$ 时,发生流产或分娩者很少能存活。当即死亡的原因是出血、感染与低钾血症。如果并发先兆子痫、子痫或静脉血栓形成,其预后将更差。

(2)贫血孕妇不能耐受出血。失血可影响贫血孕妇的组织氧化过程。如遇有出血,贫血孕妇比一般孕妇易发生休克。因贫血出血致死亡者占孕产妇死亡的 $20\%\sim30\%$。

(3)贫血孕妇的妊娠期高血压疾病发生率较非贫血者高出两倍。

(4)贫血与感染的关系:贫血使孕妇免疫力降低,将增加产褥感染率。近年来认为伴有严重蛋白质缺乏者,其抗体形成与巨噬细胞的活力均减低,是其免疫力下降的原因之一。其次,贫血者的组织灌注不足与缺氧,亦可降低抗御细菌入侵的能力。故严重贫血者,手术无菌切口亦易感染。

(5)贫血者对产时与手术时的失血与麻醉的耐受性亦较差。

2.贫血对胎儿的影响

(1)胎儿宫内发育迟缓、早产、血或尿雌三醇(E_3)低值、围生儿死亡率增高。胎儿宫内死亡率增多 6 倍,50% 由于缺氧死亡。

(2)临产时,胎儿窘迫率可高达 36.5%。羊水氧张力下降,故妊娠期贫血者,胎儿在宫内窘迫的基础上,在出生时发生新生儿窒息也增多,有时甚至发生死产。胎盘为了代偿宫内的贫血缺氧而有组织增生,重量明显增加,故巨大胎盘率亦增高。

(八)治疗

原则是补充铁剂和去除导致缺铁性贫血的原因。对有特殊病因者,应同时针对原因治疗。例如因肠钩虫病引起的贫血者,应同时驱虫;因疟疾引起的贫血,亦应抗疟治疗。但应用的药物应注意选用对胎儿影响较少者。

一般性治疗包括增加营养和食用含铁丰富的饮食,对胃肠道功能紊乱和消化不良给予对症处理等。在产前检查时,每个孕妇必须检测血常规,尤其在妊娠的后期应重复检查。妊娠 4 个月起应常规补充铁剂,每日口服硫酸亚铁 0.3g,直至妊娠足月。

1.补充铁剂

首选口服铁剂,如硫酸亚铁 0.3g,每日 3 次;或右旋糖酐铁 50mg,每日 $2\sim3$ 次。餐后服用胃肠道反应小且易耐受。应注意,进食谷类、乳类和茶等会抑制铁剂的吸收,鱼、肉类、维生素 C 可加强铁剂的吸收。口服铁剂有效的表现先是外周血网织红细胞增多,高峰在开始服药后 $5\sim10$ 天,2 周后血红蛋白浓度上升,一般 2 个月左右恢复正常。铁剂治疗应在血红蛋白恢复正常后至少持续 $4\sim6$ 个月,待铁蛋白正常后停药。若口服铁剂不能耐受或吸收障碍,可用右旋糖酐铁肌内注射,每次 50mg,每日或隔日 1 次,缓慢注射,注意过敏反应。注射用铁的总需量(mg)$=$(需达到的血红蛋白浓度$-$患者的血红蛋白浓度)$\times0.33\times$患者体重(kg)。

服用硫酸亚铁时,需注意以下几点:①先从小剂量开始,由于孕中、后期铁的吸收率增加,持续用小剂量(0.1$\sim$0.2g/d)分两次服,即可满足预防与治疗需要;②饭后服用,同时服胃蛋白酶合剂,以减少反应;③同时服用维生素 C 100mg,每日 3 次,或用胃蛋白酶合剂,可促进铁的吸收;④服药前后 1h 禁喝茶;⑤如有胃溃疡,并用抗酸药时,须与铁剂交错时间服;⑥应向患者说明服某些铁剂后,将出现黑便;⑦治疗 3 个月,血红蛋白仍低,应考虑是否误诊、服用错误,或有其他出血与合并症;⑧胃肠反应重不能耐受,或贫血严重者,可改用右旋糖酐铁或山梨醇铁注射用铁剂。维铁缓释片(福乃得)是一种含多种促进铁吸收剂的铁剂,临床应用不良反应少,效果较可靠。

2.中医中药

中医辨证的汤剂,用于急性失血所致的缺铁性贫血,效果迅速,对改善症状、提升血红蛋白与红细胞数均很好。中药补血丸对一般缺铁性贫血的疗效亦快而好。

3.输血

当血红蛋白<60g/L 时,接近预产期或短期内需行剖宫产术者,应少量多次输血,以避免加重心脏负担诱发急性左心衰竭。有条件者输浓缩红细胞。

4.产时及产后的处理

中、重度贫血产妇临产后应配血备用。酌情给维生素 K_1、肾上腺色素、维生素 C 等。严密监护产程,防止产程过长,可阴道助产缩短第二产程,但应避免产伤的发生。积极预防产后出血,当胎儿前肩娩出后,肌内注射或静脉注射缩宫素 10U 或麦角新碱 0.2mg,或当胎儿娩出后肛门置入卡前列甲酯栓 1mg。出血多时应及时输血。产程中严格无菌操作,产后应用广谱抗生素预防感染。

二、妊娠合并巨幼细胞贫血

巨幼细胞贫血主要是由于叶酸和(或)维生素 B_{12} 缺乏引起细胞核 DNA 合成障碍所致的贫血。其特点是骨髓呈现典型的"巨幼变"。由于骨髓红细胞、粒细胞和巨核细胞三系细胞及上皮细胞均可受累,故巨幼细胞贫血严重时,可表现为全血细胞减少。维生素 B_{12} 缺乏还可出现神经系统和精神方面异常。妊娠合并巨幼细胞贫血,临床上以叶酸缺乏所致较多见,我国以山西、陕西、河南、山东多发,发病率国内约 0.7%。欧美地区以维生素 B_{12} 缺乏及体内产生内因子抗体所致的恶性贫血较多见。

(一)疾病与妊娠的相互作用

1.叶酸缺乏

正常成年妇女日需叶酸 $50\sim100\mu g$,而孕妇日需量为 $300\sim400\mu g$,多胎孕妇日需量增大。然而孕早期多数妇女出现妊娠反应,偏食、厌食或不能进食,致使叶酸摄取量明显减少。孕妇胃酸分泌减少,肠蠕动减弱亦影响叶酸吸收。孕期肾血流量增加,叶酸在肾内廓清加速,肾小管再吸收减少,叶酸在尿中排泄增加。总之,孕期叶酸代谢的特点是摄入少、吸收差、排泄快、需求多,因而易导致缺乏。

2.维生素 B_{12} 缺乏

孕期胃壁黏膜细胞分泌的内因子减少,导致维生素 B_{12} 吸收障碍,加之胎儿的大量需要,可使维生素 B_{12} 缺乏。

(二)疾病特点

1.诊断要点

(1)巨幼细胞贫血多数起病缓慢但也有急性发作者。常见有疲乏、无力、困倦、头晕、耳鸣、目眩、心悸、气短,少数伴水肿、低热。①胃肠道症状:食欲缺乏、恶心、呕吐、腹胀、腹泻,舌质红,舌乳头萎缩,舌面光滑。②神经系统:由于脊髓后束联合变性或脑神经受损,表现为手足对称性麻木、精神异常、无欲、抑郁,有时神经系统症状在贫血前即出现。③其他症状:皮肤干燥、毛发干枯、伤口愈合慢、视网膜出血等,尿浓缩功能减退、夜尿增多、轻度蛋白尿等。

(2)检查发现皮肤黏膜、甲床、结膜苍白、心率快、心尖部有吹风样杂音、深感觉障碍、共济失调、部分腱反射消失及锥体束征阳性。

(3)辅助检查

①血象:属大细胞性贫血,红细胞平均体积(MCV)>100fl,可呈现全血细胞减少,红细胞大小不等,以大卵圆形红细胞为主;中性粒细胞分叶过多,有 6 叶或更多;网织红细胞数正常或轻度增多。

②骨髓象:骨髓增生活跃,以红细胞系为主,各系均可见巨幼变,细胞体积大,核发育明显落后胞质;巨核细胞减少。

③生化检查:血清胆红素可稍高;血清叶酸<6.8nmol/L(3ng/mL);维生素 B_{12}<74pmol/L(100pg/mL);红细胞叶酸<227nmol/L(100ng/mL),血清铁及转铁蛋白饱和度正常或高于正常。

2.常见并发症

贫血性心脏病、妊娠高血压综合征、胎盘早期剥离、急产、胎儿宫内窘迫、胎儿宫内生长受限、死胎等。

3.鉴别诊断要点

本病需与再生障碍性贫血、红白细胞、骨髓异常增生综合征等相鉴别。

(三)治疗

(1)加强孕期营养指导:纠正偏食,多进食新鲜蔬菜,水果,动物肝、肾组织,肉类,蛋类,奶类食品。改变不良烹调习惯,在加熟过程中尽可能保存维生素活性。

(2)补充叶酸:妊娠后半期,服叶酸 5～10mg,3/d,有胃肠反应者可肌内注射四氢叶酸钙 5～10mg,1/d 至红细胞恢复正常。

(3)若有维生素 B_{12} 缺乏,单用叶酸可使神经系统症状加重,应每日肌内注射维生素 B_{12} 100μg,2 周后改为每周 2 次。

三、妊娠合并再生障碍性贫血

妊娠合并再生障碍性贫血(简称再障)是孕期很少见的并发症,发生率为 0.029%～0.080%。本病以贫血为主,同时伴有血小板减少、白细胞减少和骨髓细胞增生明显低下。临床以贫血、出血、感染为主要表现。孕产妇多死于出血或败血症。妊娠合并再障还易引发妊娠高血压综合征,孕妇较易发生心力衰竭和胎盘早剥。孕妇贫血可引起胎儿宫内生长受限和宫内死胎等并发症,是一个严重的妊娠并发症。

(一)疾病与妊娠的相互作用

(1)妊娠期再生障碍性贫血(PAAA),是指患者既往无贫血病史,仅在妊娠期发生的再生障碍性贫血,是一种十分罕见而又严重的疾病。患者表现为妊娠期的血象减少和骨髓增生低下,而妊娠前和妊娠终止后血象正常。只有再次妊娠时再复发。本病是一种免疫疾病,又称妊娠特发性再生障碍性贫血。

(2)再生障碍性贫血合并妊娠,妊娠和再障同时发生是偶然事件,该孕妇可能孕前已患再障,只不过孕期表现明显而被发现,两者间没有因果关系。

(3)孕产妇多死于出血或败血症。

(4)妊娠合并再障还易引发妊娠高血压综合征,孕妇较易发生心力衰竭和胎盘早剥。

(5)孕妇贫血可引起胎儿宫内生长受限和宫内死胎等并发症。

(二)疾病特点

1.诊断要点

(1)PAAA 的诊断:①既往无贫血史、无不良环境和有害物质接触史,仅在妊娠期出现的再障。表现为妊娠期的血象减低和骨髓增生低下,而妊娠前及妊娠终止后的血象是正常的。②临床上主要表现为不明原因的、进行性加重的、不易治愈的贫血,可在孕期的各阶段发病。随着贫血的加重,患者会出现牙龈出血、鼻出血、皮下出血点及紫癜等,严重者感全身乏力、头晕、头痛和反复感染。③外周末梢血检查呈现全血细胞减少,主要特点是血小板的减少最为明显。但确诊必须有赖于骨髓穿刺涂片检查。

(2)再障合并妊娠的诊断:①贫血是再障的主要症状。常伴有血小板减少,但一般无脾大。②出血症状。皮下出血点、牙龈出血、消化道或泌尿道的出血(血便或血尿),产后出血发生率高。③感染症状。发热、牙龈炎、产褥感染、乳腺炎、臀部感染等。根据起病急缓,血象降低的程度和骨髓象,可将再障分为急性再障碍(重型再障Ⅰ型)、慢性再障和重型再障Ⅱ型。

急性再障(重型Ⅰ型):①发病急,贫血进行性剧烈下降,常伴有严重感染和内脏出血。②除血红蛋白下降较快外,应具备以下三项中的两项,即网织红细胞<0.01,绝对值<15×10^9/L;白细胞明显减少,中性粒细胞绝对值<0.5×10^9/L;血小板<20×10^9/L。③骨髓象:多部位增生降低,三系造血细胞明显减少,非造血细胞增多,如增生活跃,应有淋巴细胞增多;骨髓小粒非造血细胞及脂肪细胞增多。

慢性再障:①发病缓慢,贫血、感染和出血病情较轻。②血象:血红蛋白、白细胞和血小板数值均较急性再障为高。③骨髓象:三系或两系减少,至少 1 个部位增生不良,如增生良好,红系中应有晚幼红比例增加,巨核细胞明显减少。骨髓小粒非造血细胞及脂肪细胞增多。

重型再障Ⅱ型:当慢性再障病程中病情恶化,临床表现、血象及骨髓象同急性再障时,诊为此型。结合临床症状,通过实验室检查,尤其是经过骨髓穿刺骨髓象的检查,必要时骨髓多点活检。

2.鉴别诊断要点

本病需与巨幼红细胞性贫血、急性白血病、阵发性睡眠性血红蛋白尿和骨髓增生异常综合征的难治性贫血等相鉴别。

(三)治疗

对合并再障孕妇的治疗,主要包括支持疗法、免疫抑制疗法、骨髓和造血干细胞移植等。

1.支持疗法

根据孕妇血细胞降低的程度,采取输全血或成分输血。患者的血红蛋白<60g/L,对母儿

会产生严重影响,此时应采用少量、多次输红细胞悬液或全血,使临产前血红蛋白达到 80g/L,增加对产后出血的耐受力。对于严重感染患者,在使用抗生素的同时,可输入粒细胞成分血,增加机体抗感染能力,粒细胞最好在采血后 6h 内输入。如孕妇血小板<20×10^9/L,应在临产前或术前输血小板成分血,使血小板至少达到 50×10^9/L 以防止产时和产后大出血。

2.免疫抑制疗法

该疗法主要适用于未找到合适的骨髓移植供体的患者,应用的药物包括抗胸腺细胞球蛋白、环孢素 A、甲泼尼龙等。

3.骨髓移植和造血干细胞移植治疗

骨髓移植是在免疫抑制疗法几个月后才实施。目前有骨髓移植后患者成功妊娠的报道。造血干细胞移植已有治疗再障成功的报道,但目前还缺乏孕期的治疗资料。

4.妊娠不同时期的治疗

(1)妊娠早期:重型再障患者应考虑终止妊娠,并在人工流产前应对各种并发症有所准备。不依赖输血而血红蛋白水平能经常维持在 70g/L 以上者,如患者坚持,可考虑继续妊娠,仅采取单纯支持和对症治疗,妊娠结束后若无自发缓解,即立即开始正规治疗。

(2)妊娠中期:此期治疗最为棘手。文献报道,若此时终止妊娠,并不能减少再障病死率,主要是由于中期引产出血、感染机会远较自然分娩为多。此阶段支持治疗是主要选择。通过输血使血红蛋白水平维持在 80g/L 以上,避免对胎儿生长发育产生严重影响。单纯支持治疗难以维持者可考虑抗胸腺细胞球蛋白或抗淋巴细胞球蛋白(ATG/ALG)合并甲泼尼龙的免疫抑制治疗,尤其是治疗前免疫球蛋白水平较高或既往的再障加重者。有些学者主张加用胎肝细胞输注,可有部分疗效,减少对输血的依赖。加用环孢素(新山地明)应谨慎,一般作为二线药物或终止妊娠后的用药。

(3)妊娠晚期:此时主要以支持为主,严格定期随访血象,一旦胎儿成熟情况允许,应予以终止妊娠。剖腹产较自然分娩更为理想。出血明显时,应同时切除子宫。自然分娩者应缩短第二产程,避免过度用力导致重要脏器出血;胎头娩出后可适当加用缩宫素。产后观察期不宜过长,一般 2 个月以后无自发缓解者应给予包括骨髓移植在内的各种积极治疗。

第十节　妊娠合并甲状腺功能亢进症

甲状腺功能亢进症(简称甲亢)指由多种病因导致甲状腺激素分泌过多引起的一种内分泌疾病。好发于育龄期妇女,因此妊娠合并甲亢比较多见,其发病率为 0.05%～0.2%。以妊娠合并 Graves 病最常见,是一种主要由自身免疫和精神刺激引起,以弥漫性甲状腺肿和突眼为特征的病变。妊娠影响甲亢的病理生理过程,甲亢又可影响妊娠使妊娠并发症增高,处理不当将给母儿带来严重后果,因此越来越受到产科临床的重视。

一、诊断

（一）临床表现

1.症状

（1）神经系统：患者易激动、神经过敏、多言多动、失眠紧张、思想不集中、焦虑烦躁、多猜疑等，有时可出现幻觉甚至躁狂症，但也有寡言、抑郁者。

（2）高代谢综合征：患者怕热多汗，皮肤、手掌、面、颈、腋下皮肤红润多汗。常有低热，发生危象时可出现高热，常有心悸、气促不适，稍活动即明显加剧。食欲亢进，体重却明显下降，两者伴随常提示本病或糖尿病的可能。过多甲状腺素可兴奋肠蠕动以致大便次数增多，有时因脂肪吸收不良而呈脂肪粒。患者常感疲乏、软弱无力。

（3）其他：可有月经减少，周期延长，甚至闭经，但部分患者仍能妊娠、生育。

2.体征

（1）突眼：可分为非浸润性突眼和浸润性突眼两种特殊的眼征，前者又称良性突眼，占多数，一般属对称性，主要因交感神经兴奋眼外肌群和上睑肌张力增高所致，主要改变为眼睑及眼外部的表现，球后组织改变不大。眼征有以下几种。①眼睑裂隙增宽，少瞬和凝视；②眼球内侧聚合不能或欠佳；③眼向下看时，上眼睑因后缩而不能跟随眼球下落；④眼向上看时，前额皮不能皱起。浸润性突眼又称内分泌性突眼、眼肌麻痹性突眼征或恶性突眼，较少见，主要由于眼外肌和球后组织体积增加、淋巴细胞浸润和水肿所致。

（2）甲状腺肿伴杂音和震颤：甲状腺呈弥漫对称性肿大，质软，吞咽时上下移动。少数患者的甲状腺肿大不对称或肿大明显。由于甲状腺的血流量增多，故在上下叶外侧可闻及血管杂音和扪及震颤，尤以腺体上部较明显。甲状腺弥漫对称性肿大伴血管杂音和震颤为本病一种特殊体征。

（3）心血管系统：①常有窦性心动过速，一般心率 100～120 次/分，静息或睡眠时心率仍快，为本病特征之一，在诊断和治疗中是一个重要参数。②心律不齐，以期前收缩为最常见，阵发性或持久性心房颤动和扑动以及房室传导阻滞等心律不齐也可发生。③心搏动强大，心尖区第一音亢进，常闻及收缩期杂音。④心脏肥大、扩大，严重者可发生充血性心力衰竭。⑤收缩期动脉血压增高，舒张期稍低或正常，脉压增大，这是由于本病时甲状腺血流丰富，动脉吻合支增多，心排血量增加所致。

（4）其他：舌和两手平举向前伸出时有震颤。腱反射活跃，反射时间缩短。小部分患者有典型对称性黏液性水肿，多见于小腿胫前下段，有时也可见于足背和膝部、面部、上肢甚至头部。

（二）辅助检查

1.实验室检查

①血清甲状腺激素测定：血清总甲状腺素（TT_4）≥180.6nmol/L，总三碘甲状腺原氨酸（TT_3）≥3.54nmol/L，游离甲状腺素指数（FT_4I）≥12.8。②促甲状腺激素（TSH）测定约有96％的甲亢患者低于正常低值。

2.影像学检查

超声、CT、MRI等有助于甲状腺、异位甲状腺肿和球后病变性质的诊断。

(三)诊断要点

(1)孕妇在妊娠期有甲状腺功能亢进症病史:有心悸、气促、食欲亢进,但体质量明显下降,怕热多汗,皮肤潮红,伴有不同程度的发热。

(2)甲状腺肿大,可触到震颤,听到血管杂音;突眼;手指震颤。

(3)血清总甲状腺素(TT_4)≥180.6nmol/L,总三碘甲状腺原氨酸(TT_3)≥3.54nmol/L。

(四)鉴别诊断

1.单纯性甲状腺肿

无甲亢症状,T_3抑制试验可被抑制,T_4正常或偏低,T_3正常或偏高,TSH正常或偏高。

2.神经症

可有相似的神经-精神症状,但无高代谢综合征、甲状腺肿及突眼。甲状腺功能正常。

3.其他

如心律失常者应与妊娠合并心脏病鉴别。

二、治疗

妊娠合并甲亢的治疗,无论对母亲还是胎儿均十分重要,常用ATD疗法,也曾推荐应用β受体拮抗药和碘化物。必要时可以选择行甲状腺次全切除术。

(一)抗甲状腺药(ATD)治疗

治疗甲亢的药物主要有两种:丙硫氧嘧啶(PTU)和甲巯咪唑(MMI)。丙硫氧嘧啶被推荐为妊娠合并甲亢治疗的一线用药,因为甲巯咪唑可能与胎儿发育畸形有关。另外,甲巯咪唑所致的皮肤发育不全较丙硫氧嘧啶多见,所以治疗妊娠期甲亢优先选择丙硫氧嘧啶,甲巯咪唑可作为第二线用药。无论母亲现有Graves病还是有既往患病史,对妊娠和胎儿都是一个风险因素。对孕妇ATD治疗可能导致胎儿甲减,孕妇促甲状腺素受体抗体(TRAb)通过胎盘可能导致胎儿甲亢。因此,孕妇ATD治疗的目标是确保血清T_4在正常非妊娠人群参考范围的上限,避免胎儿出现甲减。应密切监测孕妇T_4和TSH水平,检测TRAb滴度水平,必要时进行胎儿超声检查,一般很少需要进行胎儿血样检测。妊娠期TRAb滴度正常和未进行ATD治疗的孕妇,罕见胎儿甲亢。欧洲常用卡比马唑,它是甲巯咪唑的代谢衍生物,其临床疗效与甲巯咪唑相似。这些药物抑制碘的氧化过程和碘化甲状腺素在甲状腺的合成,使甲状腺素的合成与释放减少。丙硫氧嘧啶和甲巯咪唑对降低血清中甲状腺激素浓度有相似作用。另外,丙硫氧嘧啶还直接抑制外周组织中T_4转变为T_3。甲巯咪唑的血清半衰期为6~8h,而丙硫氧嘧啶为1h,由于它们的半衰期不同,丙硫氧嘧啶应每8h给药一次,甲巯咪唑每天1次。甲巯咪唑为5~10毫克/片剂型,丙硫氧嘧啶为50毫克/片。甲巯咪唑的效力是丙硫氧嘧啶的10倍,因为丙硫氧嘧啶与血浆蛋白结合比例高,胎盘通过率低于甲巯咪唑,丙硫氧嘧啶通过胎盘的量仅是甲巯咪唑的1/4。

ATD的不良反应出现在5%的患者(主要是皮疹、发热、恶心、瘙痒)。瘙痒可能是甲亢的症状,应详细慎重询问患者在开始 ATD 治疗前是否存在瘙痒,有些患者诉有金属性味觉,不中断治疗这些不良反应亦可消失。用丙硫氧嘧啶替代甲巯咪唑,交叉致敏者罕见,两种药物严重不良反应主要是粒细胞缺乏症,发生率约为 1:300,与用药剂量明显相关。每天甲巯咪唑剂量低于 25mg 不会出现粒细胞缺乏症。粒细胞减少症是指粒细胞数低于 $(1.8\sim2.0)\times10^9/L$ $(1800\sim2000/mm^3)$,而粒细胞缺乏是指粒细胞数目少于 $(0.5\sim1.0)\times10^9/L(500\sim100/mm^3)$。多数病例症状急性发作,包括发热、咽痛、全身不适及龈炎。这种罕见并发症可见于开始用药治疗 10 天到 4 个月后。在开始治疗前有必要测定淋巴细胞计数,因为 Graves 病常能找到淋巴细胞。应让患者知道潜在的并发症,指导中断用药和一出现相应症状及时看医生。该症需要住院并应用抗生素、糖皮质激素、支持疗法等综合治疗措施。

其他罕见的药物毒性作用包括肝炎、与脑炎相似的症状和血管炎。丙硫氧嘧啶可产生细胞损害,由甲巯咪唑引起的黄疸是胆汁淤积型黄疸。有 ATD 严重并发症的患者,不提倡可选择药物的转换。在妊娠中,甲状腺次全切除术是适应证,术前准备需用 β 受体拮抗药或碘化物治疗。

妊娠时应用两种 ATD 有相似的治疗效果。使用甲巯咪唑后的新生儿并发症是先天性皮肤发育不全。皮损局限于头皮顶部,特征为先天性皮肤缺乏,齿状缘、"溃疡"损害常能自愈。

ATD 治疗妊娠期甲亢的目标是使用最小有效剂量的 ATD,在尽可能短的时间内达到和维持血清 FT_4 在正常值的上限,避免 ATD 通过胎盘影响胎儿的脑发育。ATD 过量可能产生新生儿甲减及甲状腺肿。孕妇一旦诊断甲亢均应治疗,可疑病例应密切观察,一出现症状或甲状腺试验恶化即开始治疗。有些孕妇随着妊娠进展,由于免疫学的改变,甲状腺试验可能自然转为正常,但甲亢常出现在产后期。

仔细观察疾病的临床发展和甲状腺试验对于妊娠合并甲亢的处理是很重要的。患者应定期随访,在治疗开始最好 2 周 1 次,每次均行甲状腺试验。妊娠早期控制甲亢可防止母亲严重的并发症,例如早产、毒血症、充血性心力衰竭、甲状腺危象。甲亢未受控制的患者,会发生胎盘早剥,有严重症状的患者建议住院。

ATD 的起始剂量是丙硫氧嘧啶 $50\sim100$mg,每日 3 次或甲巯咪唑 $10\sim20$mg,每日 1 次口服,监测甲状腺功能,及时减少药物剂量。大多数患者丙硫氧嘧啶不超过 150mg,每日 3 次或甲巯咪唑不超过 20mg,每日 1 次。有较大甲状腺肿、较长病史及较多症状者可适当加量。患者每 2 周复查 1 次,血清 FT_4 和 FT_4I 的浓度将有改善,在首次治疗后 $3\sim8$ 周,甲状腺试验可正常。血清 FT_4、FT_4I 是观测对 ATD 治疗反应的最好试验。据报道,血清 FT_4 或 FT_3I 用于调整 ATD 剂量是不恰当的,因在母血中 FT_3 水平与脐带血中 FT_4、FT_3 的浓度无相关性,在经过硫脲类开始治疗后,母体内 FT_4 的正常化早于 FT_3 母血中 FT_4 和脐带血中 FT_4 有较大相关性。当母体内 FT_3 正常时,有 ATD 治疗过量的危险。在母血 FT_4 水平正常后几周到几月,母血中 TSH 保持较低水平。所以在 ATD 治疗的前 2 个月测定血清 TSH 没有帮助。此后血清 TSH 的测定用于估计甲状腺功能状态与 ATD 剂量关系。正常的血 TSH 是对治疗反应良好的指标。此时 ATD 可减量,甚至可在妊娠最后几周停药。TSH 测定对应用 ATD 患者的首次随诊有帮助,若 TSH 正常可减少 ATD 剂量。

如前所述,症状轻,病程短者对治疗反应较快。体重增加,脉率降低是对治疗效果好的体征。然而,脉率的估计受使用 β 受体拮抗药的限制。

一旦甲状腺试验结果改善,ATD 剂量即可减半。如果甲状腺试验继续改善,随着患者症状改善,ATD 剂量可进一步减少。治疗目的是使用最小剂量的 ATD 保持血 FT_4I、FT_4 水平在正常上限范围内。当患者甲状腺功能正常,继续使用小剂量 ATD:丙硫氧嘧啶 50～100mg 或甲巯咪唑 5～10mg,几周后 ATD 可停药。约 30% 甲亢患者 ATD 可于妊娠 32～36 周或再早些时间停药,为防复发连续治疗达妊娠 32 周是可取的。

由结节性(多发或单纯)甲状腺肿大引起的甲亢治疗与 Graves 病相似,有报告单纯毒性腺瘤引起的甲亢的治疗是在妊娠达 13 周后,在超声指导下经皮注射无水乙醇(95% 浓度)4 次,每次 3mL 无菌乙醇,每 3 天注射 1 次,患者在 2 周内甲状腺功能正常。

1 例由垂体分泌 TSH 过多引起甲亢病例,接受连续皮下注射奥曲肽治疗后甲亢缓解,垂体瘤变小,怀孕后中断奥曲肽治疗。奥曲肽是一种生长激素释放抑制因子的一种长效类似物,但甲亢在 6 个月再发,再次治疗至分娩,婴儿甲状腺功能正常,体重 3300g,且无先天畸形。病例特点是有临床甲亢症状与体征,患者可出现垂体瘤引起的面部损害,如头痛、视野缺损。甲状腺素增高和 TSH 增高。

(二)甲状腺素加抗甲状腺治疗

如前所述,妊娠合并甲亢需要联合治疗,即甲状腺素加抗甲状腺联合治疗,加入左甲状腺素可降低产后甲状腺炎发生率。确切效果尚需要证实。

(三)β 受体拮抗药

β 受体拮抗药对控制高代谢综合征很有效,它在与 ATD 联合应用时,仅用几周即使症状减轻。普萘洛尔的常用量为每 6～8h 服 20～40mg,阿替洛尔为 25～50mg,每天 2 次,治疗几天症状即改善,维持剂量要保持心率在 70～90 次/分。可单独应用或用于甲状腺次全切除术的术前准备。外科手术后必须应用 β 受体拮抗药,以防发生甲状腺危象。因为普萘洛尔能引起胎儿宫内发育迟缓、产程延长、新生儿心动过缓等并发症,故不提倡长期应用该药。应用 β 受体拮抗药也会使自发流产率增高。

(四)碘化物

妊娠期禁忌使用碘化物,因为它与新生儿甲减和甲状腺肿有关。仅在手术前准备的短时间内或处理甲状腺危象时应用碘化物对新生儿无危险。最近给一组轻度甲亢孕妇每天 6～40mg 碘化物。其中 70% 碘化物仅用于妊娠晚期(7～9 个月)。甲状腺试验保持在正常上限或轻微升高。出生的新生儿均正常,无明显新生儿甲减。胎儿中仅有 2 例出现短暂脐血 TSH 升高。

(五)外科

部分妊娠甲亢需要手术治疗。术前计划妊娠的甲亢患者需要服用丙硫氧嘧啶、普萘洛尔和碘制剂。外科手术虽是控制甲亢的有效方法,但仅适用于 ATD 治疗效果不佳、对 ATD 过敏,或者甲状腺肿大明显,需要大剂量 ATD 才能控制甲亢时。手术时机一般选择在妊娠 4～6 个月。妊娠早期和晚期手术容易引起流产和早产。术后要保持甲状腺功能正常。甲状腺次全切除术后提倡测 TRAb 的滴度,高滴度预示胎儿发生甲亢,如果胎儿甲亢诊断成立,给母亲的 ATD 将有效控制胎儿心动过速,使其生长正常化。

(六)母乳喂养

近 20 年的研究表明,哺乳期应用 ATD 对于后代是安全的,使用丙硫氧嘧啶 150mg/d 或甲巯咪唑 10mg/d 对婴儿脑发育没有明显影响,但是应当监测婴儿的甲状腺功能;哺乳期应用 ATD 进行治疗的母亲,其后代未发现有粒细胞减少、肝功损害等并发症。母亲应该在哺乳完毕后,服用 ATD,之后要间隔 3~4h 再进行下一次哺乳。甲巯咪唑的乳汁排泄量是丙硫氧嘧啶的 7 倍,所以哺乳期治疗甲亢,丙硫氧嘧啶应当作为首选。

妊娠期和哺乳期禁用放射性碘,特别是孕 12 周之后,因为此时胎儿甲状腺很易聚集碘化物。育龄妇女在行 ^{131}I 治疗前一定确定未孕。如果选择 ^{131}I 治疗,治疗后的 6 个月内应当避免怀孕。偶有妊娠头 3 个月粗心应用 ^{131}I 者,用药前做妊娠试验很有必要。建议患者在月经周期开始 2 周后接受治疗。如母亲在妊娠前 12 周内接受 ^{131}I 治疗,会发生先天畸形和(或)先天性甲减。若治疗在 12 周后,则很可能发生甲减,若未终止妊娠,建议应用丙硫氧嘧啶 7~10 天,以减小碘化物循环的影响,降低胎儿的放射性暴露危险。

(七)甲亢发作或危象

甲状腺危象是一种危及生命的情况,患者在应激情况下发展为甲状腺毒症,例如严重感染、麻醉药物应用、劳累、外科手术、停用 ATD 或 ^{131}I 治疗后,它表现为甲亢症群的恶化,若存在甲亢的严重症状,应考虑本病;体温升高和脑神经系统的改变,包括易兴奋、严重震颤、焦急不安、智力状态改变、从定向力障碍到明显的精神失常或昏迷,若出现智力改变需做出甲状腺亢进症状发作的诊断。心血管系统症状包括心悸、充血性心力衰竭、快速心律失常或房颤。恶心、呕吐和腹泻也不少见。实验室检查对甲状腺亢进发作的诊断无帮助。可发现白细胞过多、肝酶升高、高钙血症等。妊娠合并甲亢发作的发病率为 1%~2%,它常由先兆子痫、胎盘早剥、充血性心衰、感染及劳累触发。未治疗的妊娠合并甲亢发生甲状腺危象的危险性增大,以及应激状态下甲亢控制不良者易发甲状腺危象。

在应用 ATD 之前,甲状腺危象出现在甲状腺切除术后,若妊娠期行手术,则应在用 ATD 使甲状腺功能正常后手术,β 受体拮抗药与 ATD 合用,或用于 ATD 过敏者。

甲亢发作治疗包括一般与特殊方法,患者应受特殊护理。首先弄清诱发因素,控制体温方法包括一条凉毛毯或海绵吸温水,酒精擦浴,不宜用水杨酸类,可用对乙酰氨基酚 10~20g 直肠给药,每 3~4h 1 次,神经系统障碍用氯丙嗪 25~50mg,哌替啶 25~50mg,每 4~6h 1 次,体外物理降温防止颤抖。特殊 ATD 包括降低由甲状腺释放的甲状腺激素方法,和阻止其在外周组织的作用。丙硫氧嘧啶因能阻止 T_4 转化为 T_3,300~600mg 负荷量日服、鼻饲或直肠栓剂给药,以后每 6h 给予 150~300mg。以前对丙硫氧嘧啶有变态反应者,可应用一半剂量的甲巯咪唑,碘化物对阻止甲状腺素的释放有速效,在应用 ATD 之后 1~3h 给予,以防止激素存留在甲状腺内,复方碘化物每天 30~60 滴,分 3 次给予,或口服饱和碘化钾 3 滴,每天 3 次,连用几天。若口服不耐受,可静脉给予碘化钠 0.5g 每 12h 1 次。另一种选择是通过口服碘化胆囊造影剂,例如碘泊酸钠。地塞米松磷酸盐 8mg,每天分次服用,或氢化可的松琥珀酸钠 300mg 每天或同等剂量的泼尼松 60mg,对阻止外周组织的 T_4 转化为 T_3 有效。还可防止潜在的急性肾上腺功能不全。以 1 毫克/分的速度静脉滴注普萘洛尔用于控制脉率。若达到 10mg,应持续心电监护,若有耐受则给予口服 40～60mg,每 6h 1 次。在妊娠 24～28 周后应持续胎儿心电监护到甲状腺危象纠正后,直到分娩或心血管系统及代谢功能达正常。在分娩后建议用 ^{131}I 部分破坏术。在妊娠 24 周前,甲状腺功能达正常者也可手术。通过积极处理,死亡率降到小于 20%。

第十一节　妊娠合并子宫肌瘤

子宫肌瘤是女性生殖器官中最常见的一种良性肿瘤也是人体中最常见的肿瘤之一。妊娠合并子宫肌瘤的发生率为 0.3%～7.2%,随着晚婚、高龄分娩人群的增多,围生保健质量及重视程度的提高,医疗技术水平的提高,剖宫产率的提高,妊娠合并子宫肌瘤的发生率有上升趋势,估计实际上所占的比例会更高。

一、临床表现

非妊娠期子宫肌瘤的常见症状包括月经及白带改变、下腹包块及坠胀感、压迫症状等。当妊娠合并子宫肌瘤时,肌瘤的症状往往会被妊娠引起的症状所掩盖,因此,孕妇的自我感觉大多与正常妊娠没什么两样。需要注意的有以下几点:

1.突发剧烈、持续性的腹痛

这种疼痛常常由子宫肌瘤的变性、扭转引起,有别于宫缩引起的规律性腹痛。

2.阴道流血

妊娠合并子宫肌瘤的患者出现阴道少量流血,可伴有腹痛、腰酸,量逐渐增多,可伴有肉样组织排出,提示往往是先兆流产的迹象。

3.压迫症状

妊娠合并子宫肌瘤的患者发生的压迫症状除了考虑是由于增大的子宫压迫盆腔脏器而引起外,还有可能就是一些体积较大、质地较硬、位置较低的子宫肌瘤压迫引起的。

二、诊断与鉴别诊断

(一)临床依据

1.既往史

孕前检查既已发现有子宫肌瘤病史。

2.症状

可有以下全部症状或无症状。

(1)疼痛:妊娠合并子宫肌瘤红色变性或浆膜下有蒂子宫肌瘤扭转时可出现不同程度腹痛。

（2）压迫症状：可压迫膀胱或直肠，表现为尿频或便意感。有时可触及腹部肿块。黏膜下肌瘤或宫颈肌瘤可有白带异常。

3.体征

妊娠子宫大于停经月份，经腹部触诊可触及瘤体，窥器可发现脱入阴道内的黏膜下肌瘤。

4.辅助检查

（1）B超检查：宫区见低回声团块，边界清。可观察胎儿大小和发育情况。

（2）MRI检查：诊断准确率高。

（3）CT检查：妊娠晚期检查对胎儿影响小。

（二）检查项目及意义

1.B超检查

为子宫肌瘤的主要辅助诊断方法。出现典型图像表现，是子宫肌瘤的主要诊断依据。宫颈肌瘤或巨大子宫下段肌瘤可影响胎先露下降。

2.MRI检查

比B超图像更准确，其他影像方法不能确定部位和性质时可采用，费用较贵，对胎儿无影响。

3.CT检查

主要用于妊娠晚期，可能对胎儿有影响，一般情况下不选择。

（三）诊断思路和原则

（1）孕前已有子宫肌瘤病史，可诊断妊娠合并子宫肌瘤。

（2）对妊娠早期查体发现子宫形态不规则，或子宫大小较停经月份大者需考虑妊娠合并子宫肌瘤，可行B超检查明确。

（3）妊娠合并腹痛伴低热，排除内外科疾病，B超提示子宫壁低回声团块，应考虑妊娠合并子宫肌瘤红色变性可能。

三、妊娠与子宫肌瘤的相互影响

1.妊娠对子宫肌瘤的影响

（1）肌瘤位置的变化：随着妊娠期子宫增大，肌瘤的位置会发生相应的变化。

（2）肌瘤增大、质地变软：是因为妊娠后子宫的血液供应增多，加之妊娠期高水平的雌孕激素的共同作用，肌瘤生长较快，质地变软，使子宫肌瘤与周围肌层的界限不清，难以识别，因而造成在妊娠前未确诊的子宫肌瘤有漏诊的可能。

（3）肌瘤变性：肌瘤的生长过快经常伴随着肌瘤内部血液循环不良，加上肌瘤对周围血管的机械性压迫作用，常使得肌瘤充血变软，更容易引起退行性变，以表现为出血坏死的红色变性最多见，尤其是多见于妊娠中晚期及产褥期。

（4）肌瘤蒂扭转：这种情况见于浆膜下蒂细长的肌瘤患者，可发生急慢性扭转，出现剧烈腹痛等症状，注意与卵巢肿瘤蒂扭转及其他急腹症相鉴别。

2.子宫肌瘤对妊娠和分娩的影响

(1)不孕:子宫肌瘤患者中有25%～40%可以发生不孕。可能是肌瘤压迫输卵管影响精子与卵子结合,黏膜下肌瘤则可能通过干扰受精卵着床影响妊娠,另外子宫肌瘤患者常常伴有卵巢功能失调和子宫内膜增生过长,这些也是造成不孕的原因之一。

(2)流产、早产:有统计表明,妊娠合并子宫肌瘤的流产率达20%～30%,是正常人的2倍。尤其是黏膜下肌瘤,阻碍受精卵发育并且影响子宫内膜血供,另外较大的肌瘤使宫腔变形而机械性压迫胚胎,加上妊娠期间催产素酶易导致子宫平滑肌兴奋性增高,因而容易引起流产、早产。

(3)产科合并症

①孕期:胎儿方面,主要是大的肌瘤或多发肌瘤产生宫腔变形,妨碍胎儿在宫腔内的正常转动而造成胎位不正,臀位及横位的发生率高,一般来讲,子宫肌瘤不会引起胎儿先天畸形,只有极少情况下,巨大的肌瘤压迫胎儿的生长,致使胎儿手足变形。母亲方面,较大的子宫肌瘤占据宫腔的大部分面积,使胎盘位置下移,引起前置胎盘,造成严重的产前出血。

②分娩期:妊娠合并子宫肌瘤的孕妇大多数可以自然分娩,但总的来讲,剖宫产率是正常孕妇的2倍以上。主要见于子宫下段肌瘤和宫颈肌瘤引起的产道梗阻,多发性肌瘤引起的子宫收缩乏力等。

③产后:宫缩乏力及胎盘粘连、剖宫产率增加均可引起产后出血、子宫复旧不良,恶露排除不畅易诱发产褥感染。

3.子宫切除对妊娠的影响

(1)不孕:黏膜下肌瘤行手术摘除后,极少数人可能出现宫腔粘连引起不孕。

(2)瘢痕子宫:子宫摘除必然会在子宫上留下瘢痕,尤其是多发子宫肌瘤,子宫留下了多处瘢痕,子宫就会失去正常的弹性和张力,可能在妊娠晚期和分娩时引起子宫破裂,造成胎儿死亡、孕妇出血,甚至危及孕妇的生命。

(3)术后受孕时机选择:由于子宫肌瘤存在术后复发的可能,有生育要求的妇女避孕的时间不宜过长,一般以一年左右为宜,文献报道在此期间的妊娠率为30%～60%。

四、治疗

1.妊娠期

妊娠期合并肌瘤处理的原则是保胎,防止流产。如无症状者,不需特别处理,定期产前检查即可。即使出现红色变性,也不是手术的绝对指征,一般经过积极的对症处理症状会好转。因为妊娠期行肌瘤摘除术具有以下风险:①子宫血运丰富,止血困难。②肌瘤组织变软,与周围界限不清。③容易引起流产、早产。④手术后感染机会增加。⑤产后肌瘤多逐渐减小,不一定需手术治疗。但出现下列情况时,并且在充分做好术前的准备下可考虑行手术摘除肌瘤:①浆膜下肌瘤蒂扭转,经保守治疗无效。②肌瘤继续增大,嵌顿于盆腔,影响妊娠继续进行时。③肌瘤压迫附近器官出现严重症状时。④肌瘤红色变性经保守治疗无效时。

2.分娩期

鉴于子宫肌瘤对妊娠的影响,在分娩期应综合考虑孕妇的情况,选择合适的分娩方式。无论阴道分娩或剖宫产,均应积极做好准备,预防及治疗产后出血,必要时行子宫切除术。

(1)阴道分娩:大多数妊娠合并子宫肌瘤可以顺利地经阴道分娩,不需要过早、过多干预。如肌瘤直径<6cm,且位于腹腔内,预计肌瘤的存在不足以妨碍胎头下降,无其他产科合并症及高危因素存在,可阴道试产。

(2)剖宫产:在下列情况下,考虑到孕妇和胎儿的安全,可以考虑剖宫产终止妊娠。①肌瘤位于子宫下段或宫颈者,可阻塞产道或并发胎位不正及前置胎盘者。②阴道试产时出现难以纠正的宫缩乏力造成产程停滞或产程超过正常时限者。③产程中各项监护指标提示胎儿缺氧等异常情况者。④胎盘种植在瘤体表面,易引起胎盘粘连或植入,可能引起产后大出血或需做子宫切除者。⑤对于多年不孕或有习惯性流产、早产,胎儿来之不易的孕妇;高龄初产妇;有子宫肌瘤摘除史的孕妇,可以适当放宽剖宫产指征。

(3)对于剖宫产时是否同时行子宫肌瘤剔除术的问题,历年来存在两种观点。传统观点认为,妊娠期子宫壁血运丰富,肌瘤变软,手术剔除肌瘤时出血活跃,甚至难以控制,增加术中、术后出血及术后感染的机会,手术难度大,肌瘤位置改变,肌瘤与周围界限不清;产后子宫肌瘤可以缩小。故认为除非带蒂浆膜下子宫肌瘤,其他类型子宫肌瘤剖宫产术,均不主张同时行子宫肌瘤切除术。新的观点认为,剖宫产同时行子宫肌瘤剔除,手术难度、术中出血、术后并发症、术后恢复情况,术后住院天数均未明显增加,又可避免二次开腹手术,故主张尽量同时行肌瘤剔除。有学者分析了122例妊娠合并子宫肌瘤剖宫产同时行肌瘤摘除术的情况,与对照组相比术中出血量、术后肛门排气时间、术后患病率、住院时间均无明显差异。因此,选择合适的病例剖宫产同时行肌瘤剔除术是有必要的,也是安全可行的。

(4)注意预防产后出血、感染,密切注意肌瘤有无坏死、变性,无症状或经药物治疗后肌瘤缩小者,可不行手术治疗。

五、妊娠合并子宫肌瘤红色变性的诊断及治疗

妊娠合并子宫肌瘤红色变性多发生于妊娠中晚期或产褥期,妊娠期发生者占子宫肌瘤红色变性的20%~34%,而直径>4cm的子宫肌瘤红色变性发生率高达43%。

1.临床表现

(1)症状:突然出现剧烈腹痛伴恶心、呕吐、发热(38℃左右)。

(2)体征:子宫迅速增大、变软、压痛、反跳痛明显,尤其是肌瘤部位压痛最明显。

(3)辅助检查:血白细胞明显升高,B超示肌瘤增大迅速,回声减低,血流丰富。

2.诊断

根据肌瘤病史、结合上述临床表现首先考虑子宫肌瘤红色变性,但必须排除妊娠合并卵巢肿瘤蒂扭转、妊娠合并子宫肌瘤蒂扭转、急性阑尾炎等急腹症。

3.治疗策略

原则是支持和保守治疗,包括①卧床休息;②充分静脉补液及一般支持疗法;③适当给予

镇静剂、止痛剂、局部冰敷；④有宫缩者,给予宫缩抑制剂；⑤应用对胎儿影响不大的抗生素以预防感染。

绝大多数患者经过保守治疗后症状逐渐好转,一周左右即可恢复,可继续妊娠。个别肌瘤红色变性经保守治疗无效,患者情况迅速恶化者,可考虑行肌瘤摘除术,术中术后同时积极保胎。

第九章　胎儿相关疾病

第一节　胎儿生长受限

胎儿生长受限(FGR)是胎儿在子宫内生长发育受到遗传、营养、环境、疾病等因素的影响未能达到其潜在所应有的生长速率,表现为足月胎儿出生体重<2500g,或胎儿体重低于同孕龄平均体重的2个标准差,或低于同孕龄正常体重的第10百分位数。

一、诊断

1.病史

(1)孕妇及丈夫身高、体重的影响:如身材短、体重低者易发生胎儿生长受限。

(2)营养:如孕妇在孕前或妊娠时有严重营养不良,摄入热量明显减少者,偏食,可发生FGR。

(3)高原地区:海拔3000~3500m地区因氧分压低,FGR发生率高。

(4)双胎与多胎:在双胎及多胎中,胎儿平均体重明显低于同胎龄单胎,FGR发生率亦显著增高。

(5)孕妇有长期大量吸烟、饮酒,甚至毒瘾史者。

(6)胎儿因素:①染色体异常,如21-三体、18-三体及13-三体等FGR发生率高。②感染,已肯定风疹病毒及巨细胞病毒感染,可引起FGR。

(7)母体妊娠并发症或合并症:如妊娠高血压疾病、妊娠合并慢性高血压、妊娠合并慢性肾炎、妊娠合并伴有血管病变的糖尿病,均可影响子宫血流量,子宫-胎盘血流量降低,营养的传递及氧供减少,导致胎儿生长受限。

(8)胎盘病变:胎盘小或伴有滋养细胞增生,血管合体膜增厚及广泛梗死,可发生胎儿生长受限。另外,胎盘血管瘤,脐带病变如脐带帆状附着及单脐动脉均可导致胎儿生长受限。

2.临床指标

(1)准确判断孕周:核实预产期。根据末次月经、早孕反应、初感胎动日期、初次产前检查时子宫大小及B超情况核实预产期。

(2)产前检查:①测量子宫底高度(耻骨联合中点至宫底的腹壁弧度实长),若小于平均宫底高度3cm,或连续2次在妊娠同上位于第10百分位数或以下提示胎儿生长受限。②测孕妇体重:妊娠晚期体重增加缓慢,明显低于平均水平,<0.3kg/周,应考虑胎儿生长受限。

3.B 超检查

(1)测双顶径、头围、腹围、股骨长度等项目,按计算式预测胎儿体重。如估计胎儿体重在同孕周平均体重的第 10 百分位数或以下注意动态观察变化情况。

(2)仔细检查胎儿有无畸形。

(3)测羊水量与胎盘成熟度。

(4)测子宫动脉血流及脐动脉血流,S/D、脉搏指数(PI)、阻力指数(RI)。

(5)胎儿生物物理评分。

(6)胎盘成熟度及胎盘功能检查。

4.实验室检查

(1)孕早、中期发现胎儿生长受限,可考虑做羊水细胞培养以除外染色体异常的可能。

(2)血液黏稠,血细胞比容高。

(3)胎儿胎盘功能监测。

二、治 疗

FGR 的治疗原则是积极寻找病因,针对病因进行治疗。若病因不明确,则进行对照补充营养、改善胎盘循环治疗,加强胎儿监测、适时终止妊娠。

1.妊娠期治疗

常见的补充营养、改善胎盘循环的方法有卧床休息、静脉营养等,但治疗效果欠佳。对于远离足月的生长受限,目前没有特殊的治疗来改善这种状况。

(1)一般治疗:建议孕妇左侧卧位,以增加母体心输出量的同时,可能会增加胎盘血流量。

(2)静脉营养:静脉给 10% 葡萄糖液 500mL 加维生素 C 或能量合剂及氨基酸 500mL,7~10 日为一疗程。亦可口服氨基酸、铁剂、维生素类及微量元素。

(3)药物治疗:低分子肝素、阿司匹林用于抗磷脂抗体综合征对 FGR 有效。丹参能促进细胞代谢,改善微循环,降低毛细血管通透性,有利于维持胎盘功能。硫酸镁能恢复胎盘正常的血流灌注。β-肾上腺素激动剂能舒张血管,松弛子宫,改善子宫胎盘血流。

(4)胎儿宫内安危的监测:计数胎动、听胎心、胎盘功能监测、无应激试验(NST)、胎儿生物物理评分(BPP),以及胎儿血流监测如脐动脉彩色多普勒、大脑中动脉血流和静脉导管血流等。多普勒血流监测可以为终止妊娠时机提供帮助。

2.产科处理

关键在于决定分娩时间和选择分娩方式。根据胎心监护、生化检查结果,综合评估胎儿宫内状况,了解宫颈成熟度后决定。

(1)终止妊娠的时机:需综合考虑 FGR 的病因、监测指标异常情况、孕周和当地新生儿重症监护的技术水平。妊娠 34 周前终止妊娠者,需促胎肺成熟;基层医院必要时考虑宫内转运。FGR 的多普勒监测结果和其他产前监测结果均异常,考虑胎儿宫内严重缺氧,应及时终止妊娠。但对于 FGR 来说,单次多普勒结果异常并不足以决策分娩。FGR 在妊娠 32 周之前出现脐动脉舒张末期血流消失或反向且合并静脉导管多普勒异常,当胎儿可以存活并完成促胎肺成熟治疗后,应建议终止妊娠,但必须慎重决定分娩方式。若 FGR 在妊娠 32 周前出现生长缓慢或停滞,需住院治疗,进行多普勒血流监测和其他产前监测,若生长发育停滞≥2 周,或产前监测出现明显异常(生物物理评分<6 分、胎心监护频繁异常),可考虑终止妊娠。FGR 的胎儿监测无明显异常,仅出现脐动脉舒张末期血流反向可期待至≥32 周终止妊娠,仅出现脐动脉舒张末期血流消失可期待至≥34 周终止妊娠,仅出现脐动脉最大峰值血流速度/舒张末期血流速度升高或 MCA 多普勒异常可期待至≥37 周终止妊娠。期待治疗期间需加强胎心监护。

(2)终止妊娠方式

①阴道分娩:FGR 的孕妇自然临产后,应尽快入院,持续胎儿电子监护。FGR 若脐动脉多普勒正常,或搏动指数异常但舒张末期血流存在,仍可以考虑引产,但可适当放宽剖宫产指征。若 FGR 足月,引产与否主要取决于分娩时的监测情况。

②剖宫产:若 FGR 已足月,剖宫产与否主要根据产科指征而定。单纯的 FGR 并不是剖宫产的绝对指征。若 FGR 伴有脐动脉舒张末期血流消失或反向,须剖宫产尽快终止妊娠。

(3)产时处理

①产时监测:FGR 通常是胎盘功能不良的结果,这种状况可能因临产而加剧。疑诊 FGR 的孕妇应按"高危孕妇"进行产时监测。

②新生儿复苏:最好由新生儿科医生完成。此类新生儿分娩时缺氧和胎粪吸入的风险增加,应尽快熟练地清理呼吸道并进行通气。严重生长受限新生儿对低体温特别敏感,也可能发展为其他代谢异常,如低血糖、红细胞增多症和血液黏稠,要及时处理。此外,低出生体重儿发生多动症及其他神经障碍的风险增加,并且出生体重越低风险越高。

第二节 巨大胎儿

一、概述

巨大胎儿是指胎儿体重达到或超过 4000g。巨大胎儿易发生相对头盆不称、产程延长及肩难产,从而导致软产道损伤、产后出血、产后感染等。新生儿肩难产易发生臂丛神经损伤、缺血缺氧性脑病等。围产儿死亡率增加。

二、临床表现

1.病史、临床症状和体征

(1)病史及临床表现:孕妇有糖尿病、过期妊娠或巨大胎儿分娩史。妊娠晚期体重迅速增加,呼吸困难,腹部胀满。

(2)腹部检查:宫高>35cm、腹围大,触诊胎体大、先露高浮,多有跨耻征阳性,胎心位置偏高。

2.辅助检查

B 型超声检查测量胎儿双顶径、股骨长、腹围及头围等各项生物指标。双顶径>10cm 时,需进一步测量胎儿肩径及胸径,若肩径及胸径大于头径者,发生肩难产的概率增加。

三、诊断

(1)孕妇具有发生巨大胎儿的高危因素:孕妇患有妊娠期糖尿病、孕期体重增加过多、前次分娩过巨大胎儿或过期妊娠史者,及双亲体形巨大、高龄孕妇、多产妇等。

(2)孕妇肥胖或体重增长过快;产前检查发现孕妇宫高、腹围异常增大,宫高常>35cm;先露高浮,头先露者跨耻征阳性。

(3)血清学检查:可用以筛查孕妇是否合并妊娠期糖尿病或糖耐量异常,评估血糖控制情况;如合并妊娠期糖尿病、血糖控制不良者,需高度关注是否存在胎儿过大情况。

(4)超声检查:是孕前评估是否为巨大胎儿的重要手段。胎头双顶径常>10cm,股骨长常≥7.5cm,腹围>35cm,需考虑巨大胎儿。

四、治疗

1.孕期处理

主要包括监测和营养干预两类措施。对有巨大胎儿发生的高危因素者,孕期应加强监测,并根据孕龄、孕检时宫高腹围测量情况、超声检查结果等对孕妇进行合理的孕期营养指导,尤其对合并妊娠期糖尿病者强调控制血糖及其监测。目前对高危孕妇尚缺乏营养干预的标准成熟方案,一般以孕期体重增加值来评估营养干预的效果。此外,对高度怀疑巨大胎儿者应尽量避免过期妊娠。

2.分娩方式的选择

巨大胎儿经阴道分娩时因胎头大、不易入盆,易出现原发或继发性宫缩乏力,导致产程延长、停滞,难产,手术产率高,易发生肩难产,故对巨大胎儿孕妇应适当放宽剖宫产指征,多选择剖宫产终止妊娠。若胎头已下降、双顶径在坐骨棘下3cm、宫口已开全,经阴道分娩时也需警惕肩难产的发生。分娩后应行宫颈及阴道检查了解有无软产道损伤,并预防产后出血。

3.新生儿的处理

准确评估孕妇情况和测量胎儿体重是对新生儿进行恰当处理的前提条件。主要的处理措施包括注意预防低血糖,可常规取脐血进行血糖、血钙、胆红素等的检测;于生后1~2h开始喂糖水,及早开奶;补充钙剂;必要时可经脐带补充葡萄糖、钙剂;注意血氧饱和度和呼吸监测;积极治疗高胆红素血症等。有条件者应进入新生儿重症监护病房进行监测和观察。

第三节 胎儿窘迫

胎儿窘迫系指胎儿在宫内缺氧,继之发生酸中毒,表现为胎心率及一系列代谢与反应的改变,可以发生在妊娠后期,但主要发生在临产过程中,可因母血含氧量不足、脐带血运受阻或胎盘功能低下、胎儿心血管系统功能障碍引起,是当前剖宫产的主要适应证之一。

一、诊断

（一）症状

孕期发现胎心率的改变，胎心率＞160次/分，或胎心率＜120次/分；胎动明显减少或增多，或出现胎儿监护的异常。

（二）体征

1.母亲检查

对母亲进行全面体格检查，以了解是否有各种内外科并发症或产科并发症。

2.胎心率变化

胎心率的改变是急性胎儿窘迫最明显的临床征象。胎心率＞160次/分，尤其是＞180次/分；胎心率＜120次/分，尤其是＜100次/分，为胎儿危险的征象。

3.羊水胎粪污染

胎儿缺氧则肠蠕动亢进，肛门括约肌松弛，使胎粪排入羊水中，羊水Ⅰ度呈浅绿色，Ⅱ度为黄绿色，Ⅲ度呈浑浊棕黄色。

（三）检查

1.胎心监护

①出现频繁的晚期减速，多为胎盘功能不良。②重度可变速度的出现，多为脐带血运受阻表现，若同时伴有晚期减带速，表示胎儿缺氧严重，情况紧急。连续描记孕妇胎心率20～40min，正常胎心率基线为120～160次/分。若胎动时胎心率加速不明显，基线变异频率＜5次/分，持续20min，提示可能有胎儿窘迫，也可能是胎儿处于睡眠状态或是受药物影响。

2.胎儿头皮血检查

破膜后，获取胎儿头皮血进行血气分析。诊断胎儿窘迫的标准为血 pH＜7.20（正常值7.25～7.35），动脉血二氧化碳分压（PaO_2）＜10mmHg（正常值15～30mmHg），动脉血氧分压（$PaCO_2$）＞60mmHg（正常值35～55mmHg）。

3.胎盘功能检查

测24h尿 E_3 值并动态连续观察，若急骤减少30%～40%，或于妊娠末期多次测定24h尿 E_3 值在10mg以下；E/C比值＜10；妊娠特异 β_1 -糖蛋白（SP_1）＜100mg/L；胎盘生乳素＜4mg/L，均提示胎盘功能不良。

4.羊膜镜检查

见羊水浑浊呈浅绿色至棕黄色，有助于胎儿窘迫的诊断。

（四）诊断要点

（1）胎心率＞160次/分，或胎心率＜120次/分；胎动明显减少或增多甚至消失。

（2）胎心加快或减慢，羊水有不同程度的污染。

（3）辅助检查

①频繁的晚期减速，重度变异减速同时伴有晚期减速。胎动时胎心率加速不明显，基线变异频率＜5次/分，持续20min。

②胎儿头皮血血气分析时,pH<7.20,PaO_2<10mmHg,$PaCO_2$>60mmHg。

③24h 尿 E_3 值急骤减少 30%～40% 或妊娠末期多次测定 24h 尿 E_3 值在 10mg 以下;E/C 比值<10;妊娠特异 β_1 糖蛋白(SP_1)<100mg/L;胎盘生乳素<4mg/L。

④羊膜镜检查见羊水浑浊呈浅绿色至棕黄色。

(五)鉴别诊断

1.胎儿心律失常

胎儿心律失常也会出现胎心率的不规则变化,通过胎儿心电图的检查可鉴别诊断。

2.母亲腹主动脉脉率

有时在听胎心时会误将母亲的腹主动脉脉率当成胎心率,超声检查或是进行胎儿心电监护可以鉴别。

二、治疗

1.急性胎儿窘迫

应采取果断措施,改善胎儿缺氧状态。

(1)一般处理:左侧卧位,吸氧,纠正脱水、酸中毒、低血压及电解质紊乱。对于可疑急性胎儿窘迫者行连续胎心监护。

(2)病因治疗:停用催产素,若为不协调子宫收缩过强,或因缩宫素使用不当引起宫缩过频过强,应给予单次静脉或皮下注射特布他林,也可给予硫酸镁或其他 β 受体兴奋剂抑制宫缩。阴道检查可除外脐带脱垂并评估产程进展。

(3)尽快终止妊娠:如无法即刻阴道分娩,且有进行性胎儿缺氧和酸中毒的证据,一般干预后无法纠正者,均应尽快手术终止妊娠。宫口未开全或估计短时间内无法阴道分娩,应立即剖宫产。若宫口开全,双顶径已达到坐骨棘平面以下,应尽快阴道助产分娩。

2.慢性胎儿窘迫

应针对病因,根据孕周、胎儿成熟度及胎儿缺氧程度决定处理。

(1)一般处理:胎动减少者,应进行全面检查以评估母儿状况,包括 NST 和 BBP。左侧卧位,定时吸氧,每日 2～3 次,每次 30min。积极治疗妊娠合并症及并发症。加强胎儿监护,注意胎动变化。

(2)期待治疗:孕周小,估计胎儿娩出后存活的可能性小,应尽量保守治疗以延长胎龄,同时促胎肺成熟,争取胎儿成熟后终止妊娠。

(3)终止妊娠:妊娠近足月或胎儿已成熟,胎动减少,胎盘功能进行性减退,胎心监护出现胎心基线异常伴基线波动异常、催产素激惹试验(OCT)提示出现频繁晚期减速或重度变异减速、BBP<4 分,均应剖宫产终止妊娠。

第四节 多胎妊娠

一、概述

一次妊娠子宫腔内同时有两个或两个以上胎儿,称为多胎妊娠。多胎妊娠自然的发生率为 $1:89^{(n-1)}$(n代表一次妊娠的胎儿数)。多胎妊娠属于高危妊娠范畴,其中以双胎妊娠最多见。

二、分类

双胎的分类依据包括卵性诊断及膜性诊断。其中,膜性诊断对孕期处理至关重要。应强调在早孕期通过超声确定双胎的膜性诊断。

1.双卵双胎(DZ)

由两个卵子分别受精形成两个受精卵,约占双胎妊娠的75%。两个胎儿各有其遗传基因,两个受精卵分别着床,形成自己独立的胎盘及胎膜,两胎儿之间有两层绒毛膜及两层羊膜;有时两个胎盘可以紧邻融合在一起,但胎盘血循环互不相通。

2.单卵双胎(MZ)

由一个受精卵分裂而成的两个胎儿,约占双胎妊娠的25%。由于两胎儿基因相同,其性别、血型、容貌等均相同。单卵双胎由于受精卵分裂的时间不同有如下四种形式:

(1)双绒毛膜双羊膜囊(DCDA):受精卵分裂发生在受精后72h内(桑椹胚期),约占单卵双胎(MZ)的18%~36%。

(2)单绒毛膜双羊膜囊(MCDA):在受精后3~8天内(囊胚期)发生分裂,在单卵双胎(MZ)中约占70%。它们共同拥有一个胎盘及绒毛膜,其中隔有两层羊膜。

(3)单绒毛膜单羊膜囊(MCMA):分裂发生在受精后8~13天,羊膜腔形成后。两个胎儿共存于同一个羊膜腔内,之间无分隔,由于常常合并脐带缠绕打结,围产儿死亡率高。约占单卵双胎的1%~2%。

(4)联体双胎:分裂发生在受精后的13天以后,可导致不同程度、不同形式的联体双胎,预后不良,是单绒毛膜单羊膜囊双胎的一种特殊形式。

三、临床表现

1.病史

(1)自然受孕双胎妊娠多有家族史。

(2)部分患者应用促排卵药物或体外受精-胚胎移植(IVF-ET)。

2.症状

(1)早孕反应往往较重,持续时间较长。

(2)中孕期后可以感觉两个或者多个胎儿胎动。

(3)妊娠晚期横膈升高,可出现呼吸困难、胃部饱满、下肢静脉曲张和水肿等压迫症状。

(4)双胎孕妇往往较早出现营养性贫血,有头晕、乏力、心悸等症状。

(5)双胎易并发妊娠期高血压疾病、羊水过多、胎儿畸形、前置胎盘、胎盘早剥、产后出血、早产、流产、胎儿生长受限、胎死宫内及胎位异常等。

3.体征

(1)查体子宫大于停经孕周。

(2)在妊娠中、晚期可于腹部触及多个肢体及两个或多个胎头。

(3)双胎妊娠的胎位多为纵产式,以头-头或头-臀多见。

(4)可在两个部位闻及两个胎心率,且两音相差 10bpm 或以上。

4.辅助检查

B 型超声检查是主要的确诊手段。在妊娠早期可以见到两个胎囊。妊娠中晚期依据胎儿颅骨及脊柱等声像图,B 型超声诊断符合率可达 100%。

四、诊断

妊娠早期超声判断绒毛膜性非常重要。

(1)停经 6～9 周,根据孕囊及胎芽个数判断。

(2)停经 10～14 周,根据"λ"征或"T"征判断绒毛膜性,再根据两胎儿之间是否有胎膜分隔判断羊膜性。

(3)中孕期判断膜性准确率下降,如性别不同的双胎可明确为双绒毛膜双羊膜囊。

五、治疗

1.妊娠期处理

(1)定期产前检查,及时防治妊娠期并发症:双胎妊娠孕期管理复杂,并发症较多,因此母儿结局与孕期保健关系密切,一旦确诊,应做好保健和管理。应及早发现和治疗妊娠期高血压疾病、妊娠期肝内胆汁淤积症等。

(2)加强营养,注意补充足够的蛋白质、铁剂、维生素、叶酸、钙剂等。

(3)不同绒毛膜性双胎的孕期监测:对于双胎妊娠以及多胎妊娠,孕早期确定绒毛膜性对于孕期管理监测计划制订和早期发现疾病并干预都具有决定性的意义。对双绒毛膜双胎,建议每3～4周做一次B型超声监测胎儿生长情况。对单绒毛膜双胎,建议每2周行B型超声监测胎儿生长发育以期早期发现并发症等。必要时,单绒毛膜双胎应由胎儿医学专家进行管理。超声监测的主要内容包括胎儿血流多普勒监测、生长发育情况及胎位变化,发现胎儿畸形,特别是联体双胎,及早终止妊娠。

(4)孕期超声监测

①妊娠早、中期超声监测预测:胎儿疾病发生和发展大多是一个渐进的过程,如果能够在妊娠早期发现或者预测其发生,对于制订相应的诊疗计划和改善胎儿的预后尤为重要。目前临床上认为胎儿颈后透明层厚度(NT)等检测指标可用来预测 TTTS 及 sIUGR 的发生。单

绒毛膜双胎之一的 NT 值增高,除提示可能存在胎儿畸形之外,同时也应警惕出现早期血流动力学代偿并最终发展成为 TTTS 的可能。孕早期超声检查如发现胎儿顶臀长、腹围等指标相差较大,应给予重视,可能出现双胎发育不一致等疾病。

另外,在妊娠早、中期,单绒毛膜双羊膜囊(MCDA)双胎中的脐带胎盘附着不一致往往预示着胎盘结构存在差异。双胎脐带胎盘附着不一致指双胎之一脐带正常附着胎盘,而另一胎脐带异常附着胎盘,包括帆状附着和边缘附着。

②妊娠中晚期预测:除外观察胎儿生长发育情况及筛查胎儿畸形外,胎儿超声多普勒血流监测是在妊娠中晚期评估双胎胎儿宫内状况和预测胎儿预后的重要手段,并且针对不同绒毛膜性双胎应该制订不同的监测计划。就单绒毛膜双胎而言,从孕中期开始应当每隔 2 周进行超声检查直至妊娠晚期。期间除每次的常规测量之外,胎儿超声多普勒血流监测及子宫血流的监测也占据重要地位。监测指标主要包括胎儿脐动脉多普勒、脐静脉多普勒、大脑中动脉多普勒和静脉导管等。

胎儿脐动脉(UA)多普勒:脐动脉能够提供胎盘血流灌注的信息。脐动脉舒张末期血流速度随孕周的增加而增高。如果妊娠中出现胎盘功能障碍,功能绒毛和(或)小血管数目减少,血流阻力增加,脐动脉舒张末期血流可能出现流速下降。当出现胎盘绒毛出现异常时,可能出现脐动脉舒张末期血流速度减少及阻力指数、搏动指数增加。严重时可能会出现脐动脉舒张末期血流消失,甚至反向,最终导致胎儿死亡。在监测 sIUGR 病情变化中,根据胎儿脐动脉舒张期血流频谱监测不同特征,sIUGR 分为 3 型。Ⅰ型,舒张末期血流频谱正常;Ⅱ型,持续性舒张末期血流消失或反向(AREDF);Ⅲ型,间歇型舒张末期血流消失或反向(IAREDF)。其中舒张期血流正常的Ⅰ型 sIUGR 预后较好,胎儿死亡率低并且预后较好,胎儿宫内死亡率仅为 2%～4%,两胎儿同时存活率可达 90%。而舒张期血流间断消失的Ⅲ型 sIUGR,孕期病情变化快,有 15.4% sIUGR 突发胎死宫内,幸存胎儿出生后出现中枢神经系统异常的风险较高。

大脑中动脉(MCA)多普勒:当胎儿缺血缺氧时,大脑内的血液得到优先供应,产生脑保护效应,彩色多普勒超声表现为大脑中动脉搏动指数降低,大脑中动脉收缩期峰值速度升高。同时胎儿大脑中动脉收缩期血流峰值流速(MCA－PSV)也是评估胎儿宫内贫血情况的重要指标,对于评价双胎输血综合征供血儿的宫内状况及手术治疗效果有重要作用。

静脉导管(DV)多普勒:静脉导管把脐静脉内含氧量高的血液高速射入心脏,以防氧分子在肝循环内丢失过多。正常情况下超过 50% 的脐静脉血液通过静脉导管,血液中血氧饱和度约为 83%。缺氧时,通过静脉导管的血流量增多。静脉导管多普勒正常波形为 M 型,在严重胎儿生长受限时会出现 A 波反向,合并心功能异常。DV 多普勒是该型目前胎儿宫内恶化最好的监测指标,如果 DV 搏动指数升高 2 个标准差,需要进行更严密的监测。如果出现 DV 异常,可以选择宫内治疗或终止妊娠。

(5)单绒毛膜双胎及其特有并发症的处理

①双胎输血综合征:目前胎儿镜选择性胎盘血管凝结术(SLCPV)是从在病理学层面治疗 TTTS 的方法。此外还包括非选择胎盘血管凝结术和激光胎盘双绒化。

胎儿镜治疗 TTTS 的手术指征:目前多数学者认为胎儿镜治疗适宜于 QuinteroⅡ期以上

的 TTTS 患者,而 Quintero I 期胎儿是否可以行经胎儿镜手术治疗,至今无定论。对于病情分级手术指征的掌握也影响手术时机的选择,目前部分学者认为 Quintero 分期对于双胎输血综合征胎儿预后并不能提供完善的评价,多个医疗中心正在寻找更好的评价方法,例如费城儿童医院制定的 CHOP 胎儿心血管评分等。在技术成熟的胎儿治疗中心,经过胎儿镜治疗的 Quintero I～Ⅱ期 TTTS 患者的双胎中至少一胎存活率可达到 90% 左右,双胎均存活可达到 70% 左右。

②严重的 sIUGR 或者单绒毛膜双胎一胎合并畸形或 TRAPS,可采用选择性减胎术,减去生长受限胎儿或畸形胎儿。主要的减胎方法包括射频消融术和胎儿镜下脐带结扎术,其中射频消融减胎术临床应用较多。射频是一种频率达到每秒 15 万次的高频振动,对生物体的作用主要是热效应。当射频的电流频率达到一定值时($>100kHz$),可引起组织内带电荷的离子运动产生热量($60\sim100℃$)。射频消融选择性减胎术就是利用射频原理对单绒双胎及多胎妊娠中的濒死胎儿或发育异常(致死性畸形)的胎儿进行减胎,以保证保留胎儿的正常发育,尽量延长孕周,改善其预后。常见的适应证包括双胎反向动脉灌注序列征、单绒毛膜双胎其一结构或染色体异常,以及一些三胎及以上多胎妊娠的病例。另外,对于 sIUGR 的病例,如孕周小于 28 周,其一胎儿如发生胎儿水肿、心脏扩张、静脉导管血流反向等危及胎儿生命的征象时,可考虑实施 RFA 选择性减胎手术;另外,该手术也适用于 TTTS Ⅳ期的病例及胎儿镜激光选择性电凝术效果不佳的病例。

③选择性生长受限的期待治疗:如选择期待治疗,需要严密监测,建议每 2～3 周进行超声检查,监测胎儿血流及生长情况。sIUGR I 型多具有较好的妊娠结局,可在严密监护下期待治疗,脐血流没有恶化者可期待妊娠至孕 34～35 周。sIUGR Ⅱ型的小胎儿多数会在孕 32 周前发生恶化,期待妊娠过程中应当定期进行超声检查随访,建议至少每 2 周随访并超声检查,终止妊娠的孕周一般不超过 32 周。sIUGR Ⅲ型多数 FGR 胎儿的健康情况在孕 32～34 周之前仍然保持稳定,但仍然存在 FGR 胎儿突然死亡的风险和存活胎儿脑损伤的风险。随访频率与 sIUGR Ⅱ型一致,并建议不超过孕 34 周分娩。

④双胎之一胎胎死宫内:对于双绒毛膜双胎而言,由于胎盘之间无吻合血管,一胎死亡一般不会对另一胎造成影响,存活胎儿同时死亡的风险较低,约为 4%,发生神经系统后遗症的风险约为 1%。最主要的风险为早产,如果存活胎儿不存在高危因素或孕周远离足月,通常选择期待妊娠,结局良好。对于单绒双胎一胎胎死宫内应视原发疾病决定进一步处理。最主要的原因包括胎儿染色体异常、结构发育异常、双胎输血综合征、双胎贫血多血质序列、严重的选择性胎儿生长受限以及单羊膜囊双胎脐带缠绕等。

如出现单绒双胎一胎胎死宫内,是否需要立即终止妊娠目前尚存在争议。有观点认为立即分娩并不改善该存活胎儿的预后,理由是神经系统损伤的发生是在一胎死亡时,另一胎对其发生一瞬间的血流动力学失衡造成的,立即分娩并不能改善已经发生的对存活儿的损伤,反而可能造成人为早产,但是如果发现胎心监护的严重异常表现或孕晚期存活胎儿表现出严重的贫血,应当尽快终止妊娠。对于存活胎儿,可以通过超声检测该胎儿大脑中动脉的最大收缩期流速峰值(PSV)判断该胎儿是否存在严重贫血。发生胎死宫内后 3～4 周进行存活胎儿头颅磁共振扫描,可能比超声能更早地发现一些严重的胎儿颅脑损伤。如果影像学发现存活胎儿神经系统病变,需和家属详细讨论胎儿预后等。对于出现双胎一胎胎死宫内的患者,应当监测母体的凝血功能和感染指标,如出现凝血功能异常,可以使用肝素治疗以期延长孕周。

2.终止妊娠的指征

①急性羊水过多,引起母体压迫症状,如呼吸困难,严重不适等;②母体严重并发症,如子痫前期或子痫,不允许继续妊娠时;③胎儿畸形,无法治疗,患者知情选择后;④已达预产期尚未临产,胎盘功能逐渐减退或羊水减少者。若无并发症,单绒毛膜性双胎的分娩孕周一般为35～37 周,通常不超过 37 周。严重 sIUGR 和 TTTS 在严密监护下可期待至 32～34 周分娩。单绒毛膜单羊膜囊双胎的分娩孕周亦为 32～34 周。

3.分娩期处理

双胎妊娠多能经阴道分娩,分娩方式选择需要结合孕妇个体情况、并发症等因素综合考虑,对于高危患者需要做好输血、输液及抢救孕妇以及新生儿抢救和复苏的准备。与单胎妊娠类似,双胎妊娠中宫缩抑制剂的应用可以在较短时期内延长孕周,以争取促胎肺成熟的时机。

(1)阴道试产:选择双胎均为头先露或第一胎儿为头位,第二胎儿为臀位,两个胎儿的总体重为 5000～5500g,第 2 个胎儿体重估计不超过第 1 个胎儿 200～300g。严密监测产程进展,积极处理宫缩乏力等情况。当第一个胎儿娩出后,在胎盘侧脐带端立即夹紧,防止通过胎盘表面交通支而引起第二胎失血。同时助手在腹部保证第 2 个胎儿固定成纵产式并听胎心。若无阴道出血,胎心正常,等待自然分娩,一般在 20min 左右第二胎儿可以娩出。若等待 10min 仍无宫缩,可以给予人工破膜或给予低浓度缩宫素点滴促进子宫收缩。若发现脐带脱垂或可疑胎盘早剥或胎心异常,立即用产钳或臀牵引,尽快娩出胎儿。

(2)剖宫产分娩指征:①胎儿窘迫,短时间不能经阴道分娩者;②宫缩乏力导致产程延长,经处理无好转;③异常胎先露,如肩先露等;④严重并发症需要立即终止妊娠者,如胎盘早剥或脐带脱垂者;⑤联体畸形无法经阴道分娩者。

4.防治产后出血

产程中开放静脉通道,做好输液及输血准备;第二胎儿娩出后立即给予缩宫素促进子宫收缩;产后严密观察子宫收缩及阴道出血量,尤其注意产后 2～4h 的迟缓性出血。必要时予抗生素预防感染。

第十章　异常分娩

第一节　产力异常

一、定义

产力是分娩的动力,包括子宫收缩力、腹壁及膈肌收缩力、肛提肌收缩力,其中以子宫收缩力为主。头盆相称时,维持有效的产力是保证产程进展良好的前提,也是及时发现难产的依据,它贯穿分娩的全程,特显节律性、对称性、极性及缩复作用。无论何因导致子宫收缩失去节律性、极性倒置、收缩过强或过弱,均称为子宫收缩力异常,简称产力异常。

二、病因

1.子宫收缩乏力

可能多种因素引起,常见原因如下。

(1)头盆不称或胎位异常:由于胎先露部下降受阻,不能紧贴子宫下段及宫颈内口,不能引起反射性子宫收缩,导致继发性宫缩乏力。

(2)子宫局部因素:子宫肌纤维过度伸展,经产妇子宫肌纤维变性、结缔组织增生,子宫发育不良、子宫畸形、子宫肌瘤等均能导致宫缩乏力。

(3)精神因素:产妇恐惧及精神过度紧张,睡眠减少,膀胱充盈,临产后进食不足及过多的体力消耗,水及电解质紊乱,均可导致宫缩乏力。

(4)内分泌失调:临产后产妇体内雌激素、宫缩素及前列腺素合成及释放减少,使宫缩素受体量少,肌细胞间隙连接蛋白数量减少。子宫平滑肌细胞 Ca^{2+} 浓度减低、肌浆蛋白轻链激酶及 ATP 酶不足,均可影响肌细胞收缩,导致宫缩乏力。

(5)药物影响:临产后使用大剂量镇静药、镇痛药及麻醉药可使宫缩受到抑制。

2.子宫收缩过强

多由于产道梗阻和(或)催产药应用不当使子宫收缩失去节律性,最终导致强直性收缩。

三、诊断

1.症状

(1)协调性宫缩乏力:①多发生在产程一开始(原发性宫缩乏力),也可发生在活跃期后期或第二产程(继发性宫缩乏力)。②宫缩具有正常的节律性、对称性和极性。③宫缩持续时间短,间歇时间长且不规律,宫缩<2/10min。④宫缩强度弱,宫腔内压<15mmHg,宫缩高峰时宫体隆起不明显,手指按压宫底部肌壁仍可出现凹陷。⑤产程进展缓慢甚至停滞。

(2)不协调性子宫收缩乏力:①多发生在产程开始阶段。②宫缩失去对称性、节律性、极性。③宫缩持续及间隔时间均不长,但产妇自觉下腹部持续剧烈疼痛,烦躁不安,易出现电解质紊乱、酸中毒、胎儿窘迫。④查体发现产妇下腹部压痛,胎位触不清、胎心听不清。⑤宫口扩张早期缓慢或停滞,胎先露下降延缓或停滞,潜伏期延长。

(3)协调性子宫收缩过强:①子宫收缩的节律性、对称性和极性均正常。②宫口迅速开全,分娩在短时间内结束,总产程<3h为急产。③可出现胎儿宫内窘迫。

(4)不协调性子宫收缩过强:①强直性子宫收缩,子宫收缩极为强烈。②产妇烦躁不安,持续性腹痛,拒按。③宫缩间歇期短或无间歇,胎位触不清、胎心听不清。④子宫痉挛性狭窄环,不随宫缩上升,有时可出现病理性缩复环、血尿等先兆子宫破裂征象。⑤宫颈扩张缓慢,胎先露下降停滞,胎心可时快时慢。

2.体征

宫缩乏力导致的产程曲线异常有以下8种,可单独或合并存在。

(1)潜伏期延长:潜伏期≥16h。

(2)活跃期延长:活跃期≥8h。

(3)活跃期停滞:进入活跃期后,宫口不再扩张达2h以上。

(4)第二产程延长:初产妇超过2h,经产妇超过1h仍未分娩。

(5)第二产程停滞:第二产程达1h胎头下降无进展。

(6)胎头下降延缓:活跃期晚期及第二产程,初产妇胎头下降速度<1cm/h,经产妇<2cm/h。

(7)胎头下降停滞:活跃期晚期胎头停留在原处不下降达1h以上。

(8)滞产:总产程超过24h。

四、治疗

1.原发性宫缩乏力

在胎头通过骨盆入口平面过程中,进入产程或潜伏期发生原发性宫缩乏力,通过加强胎儿监护、四步触诊判断胎头入盆情况及胎头跨耻征、阴道检查判断头盆关系,在排除胎儿窘迫及明显头盆不称基础上,必要时给予:

(1)镇静治疗性休息:哌替啶100mg肌内注射。3～4h以后,可用地西泮10mg缓慢静脉注射(2～3min),软化宫颈、缓解宫颈水肿、促进宫口扩张。

(2)人工破膜,缩宫素催产:宫口扩张≥3cm,可于宫缩间隙期人工破膜,观察羊水性状,检查排除脐带脱垂,听胎心,平卧或侧卧待产;排除胎儿窘迫及明显头盆不称后,给予缩宫素催产。12～18h产程无进展,试产失败。胎膜早破、胎头高浮者,经4～6h规律宫缩产程无进展宜以剖宫产结束分娩。

2.继发性宫缩乏力

临产后出现继发性宫缩乏力,加强胎儿监护排除胎儿窘迫同时,积极阴道检查排除头盆不称及胎头下降梗阻。

(1)在胎头通过骨盆入口平面及宫口开全双顶径通过坐骨棘平面过程中,无头盆不称及胎头下降梗阻表现,若出现继发宫缩乏力,可静脉点滴缩宫素加强产力,尤其需要阴道助产时。

(2)胎头在通过中骨盆平面过程中出现继发性宫缩乏力,加强胎儿监护排除胎儿窘迫同时,积极阴道检查排除头盆不称及胎头下降梗阻。观察产程进展,出现活跃期停滞积极以剖宫产结束分娩;胎头下降延缓甚至停滞、第二产程延缓,双顶径阻于坐骨棘以上(骨先露 S<+3)不下降或下降不明显,出现头盆不称、胎头下降梗阻表现,积极以剖宫产结束分娩。

3.子宫收缩过强

(1)有急产史的孕妇,分娩前产前检查应注意胎头入盆情况,提前住院待产;临产后提前做好接产及新生儿复苏准备。若属未消毒的接产,应给予抗生素预防感染;若急产来不及消毒及新生儿坠地,应及时请新生儿专业医师给予相应处理,预防颅内出血,必要时尽早预防破伤风。

(2)临产后慎用宫缩药物及其他促进宫缩的产科处理,避免不必要的阴道操作,产后仔细检查宫颈、阴道、外阴,若有撕裂应及时缝合。

(3)一旦发生持续性子宫收缩过强,停止阴道操作及停用缩宫素等;吸氧;给予宫缩抑制剂,如 25%硫酸镁 20mL 加入 25%葡萄糖液 20mL 内缓慢静脉注射(不少于 5min);若无胎儿窘迫征象,给予镇静剂如哌替啶 100mg 肌内注射(4h 内胎儿不娩出者)。若持续性子宫收缩过强不缓解,宫口未开全、胎先露高浮,或梗阻性分娩,或伴有胎儿窘迫征象,均应立即行剖宫产术;若异常宫缩缓解,正常宫缩恢复,在加强胎儿监护基础上,可等待自然分娩或适时行阴道助产。若胎死宫内,可用乙醚吸入麻醉,待宫口已开全,行阴道分娩,必要时毁胎;若仍不能缓解强直性宫缩,为避免子宫破裂,可行剖宫产术。

第二节 产道异常

一、骨产道异常

(一)概述

骨产道即真骨盆,其大小、形态、轴线与分娩密切相关。骨盆腔上大下小,根据大小变化理论上划分为三个界面,即骨盆入口平面、中骨盆平面及骨盆出口平面。骨盆入口平面是骨盆腔最大平面,呈横椭圆形;中骨盆平面是骨盆腔最狭窄平面,呈纵椭圆形;不在同一平面有共同底边的前后两三角形组成的骨盆出口平面是骨盆腔的最低部分。

骨产道异常包括骨盆腔径线过短或形态异常。丧失正常形态及对称性的骨盆称为畸形骨盆。盆腔径线过短或形态异常,致使骨盆腔容积小于胎先露能够通过的限度,阻碍胎先露下降,影响产程正常进度,称为狭窄骨盆。可以为一条径线过短或多个径线同时过短,也可以为一个平面狭窄或多个平面同时狭窄,需结合整个骨盆腔大小与形态进行综合分析,做出正确判断。

(二)临床表现及诊断

1.骨盆入口平面狭窄

骨盆入口平面狭窄以扁平骨盆最常见,表现为入口平面前后径过短,内骨盆检查常表现为骶岬前突、也可表现为骶骨平直。临床分3级:Ⅰ级为临界性狭窄,骶耻外径18cm,入口前后径10cm,绝大多数可以经阴道分娩;Ⅱ级为相对性狭窄,骶耻外径16.5～17.5cm,入口前后径8.5～9.5cm,需经头位试产判断胎头能否衔接;Ⅲ级为绝对性狭窄,骶耻外径≤16.0cm,入口前后径≤8.0cm,胎头不能入盆,必须以剖宫产终止妊娠或结束分娩。

骨盆入口平面狭窄临床表现常为悬垂腹、胎先露异常、胎头浮动、胎膜早破,甚至脐带脱垂、胎头跨耻征阳性;头位试产可能出现头位胎位异常、宫缩乏力、潜伏期延长,最终表现为胎头衔接受阻;骨盆入口平面狭窄头位试产过程中应及时识别骨盆入口平面梗阻性难产表现如病理缩复环、血尿,入口平面严重头位胎位异常如不均倾位、高直位、面先露等。

2.中骨盆及骨盆出口平面狭窄

中骨盆平面临床测量比较困难,中骨盆平面狭窄常延续至骨盆出口平面,与骨盆出口平面狭窄相伴行,常表现为漏斗骨盆。骨盆入口各径线值可正常,坐骨棘间径及中骨盆后矢状径狭窄,坐骨结节间径及出口后矢状径狭窄。内骨盆检查发现坐骨棘突出、内聚,骶骨平直,骶棘韧带容受<2横指;骶结节韧带坚韧缩短,骶尾关节不活动甚至融合前突,耻骨弓角度<90°。临床分3级:Ⅰ级临界性狭窄,坐骨棘间径10cm,坐骨结节间径7.5cm,坐骨结节间径与出口后矢状径之和≥15cm;Ⅱ级相对性狭窄,坐骨棘间径8.5～9.5cm,坐骨结节间径6.0～7.0cm,坐骨结节间径与出口后矢状径之和12～14cm;Ⅲ级绝对性狭窄,坐骨棘间径≤8.0cm,坐骨结节间径≤5.5cm,坐骨结节间径与出口后矢状径之和≤11cm。

中骨盆及骨盆出口平面狭窄临床表现,胎头下降至中骨盆,胎头下降、内旋转受阻,形成持续性枕横位或枕后位,双顶径可能被阻于坐骨棘平面。常出现继发性宫缩乏力;产程表现为活跃期停滞及第二产程胎头下降延缓甚至停滞、第二产程延缓;胎监、人工破膜可能发现胎儿窘迫;阴道检查发现胎方位异常(非枕前位)、胎头受压、产瘤、颅缝重叠、胎头拉长变形、头盆间隙紧、宫缩时胎头无明显下降等头盆不称甚至胎头下降梗阻表现,甚至发生胎儿颅内出血。

3.骨盆三个平面狭窄

骨盆外形属女型骨盆,但骨盆入口、中骨盆及骨盆出口平面均狭窄,每个平面径线均小于正常值2cm或更多,称为均小骨盆。多见于身材矮小、体形匀称的妇女。孕妇身高<145cm应警惕均小骨盆。

4.畸形骨盆

骨盆失去正常形态及对称性称畸形骨盆,如骨软化症骨盆、偏斜骨盆、骨盆损伤等。可表现为孕妇体形、步态异常,脊柱及髋关节畸形等。

(三)狭窄骨盆分娩时处理

骨盆腔上大下小,中骨盆平面是骨盆最狭窄平面,骨盆出口平面是产道的最低部分。临产前应明确狭窄骨盆类别和程度,了解胎位、胎儿大小、破膜与否,结合年龄、产次、既往分娩史,对头盆适应性做出充分评价，决定能否进行头位试产。入口平面头盆适应性允许通过充分头位试产进行评价，中骨盆及出口平面头盆适应性可通过慎重试产进行评价。中骨盆及骨盆出口平面狭窄以剖宫产较为安全。

1.骨盆入口平面狭窄的处理

临产前胎头仍未入盆，除常规测量骨盆出口径线及骨盆内测量外，应做骨盆各平面外测量。若骨盆入口平面绝对狭窄，骨盆入口平面狭窄合并严重头位胎位异常如胎头过度仰伸（面先露）、非头位胎先露如臀先露及肩先露，宜以剖宫产终止妊娠；骨盆入口平面相对狭窄，若无明显骨盆入口平面头盆不称表现（如悬垂腹、胎头浮动、胎膜早破、胎头跨耻征阳性等），正常足月胎儿允许通过充分头位试产评价入口平面头盆适应性，在一定试产时限内，评价胎头能否下降入盆衔接、头盆关系是否良好。

入口平面头位充分试产过程中，应及时识别骨盆入口平面梗阻性难产表现如病理缩复环、血尿，入口平面严重头位胎位异常如不均倾位、高直位、面先露等，及时以剖宫产结束分娩。出现宫缩乏力、潜伏期延长，通过胎儿监护，四步触诊判断胎头入盆情况、胎头跨耻征及阴道检查判断头盆关系。在排除胎儿窘迫及明显头盆不称基础上，必要时给予：

①镇静治疗性休息：哌替啶 100mg 肌内注射。

②人工破膜，缩宫素催产：12～18h 产程无进展，试产失败。胎膜早破、胎头高浮者，经4～6h 规律宫缩产程无进展宜以剖宫产结束分娩。

2.中骨盆及骨盆出口平面狭窄的处理

中骨盆平面是骨盆最狭窄平面，骨盆出口平面是产道的最低部分，应于临产前对胎儿大小、头盆适应性做出充分评价，决定中骨盆及骨盆出口平面狭窄能否进行慎重头位试产来评价中骨盆及出口平面头盆适应性。中骨盆平面狭窄，出口横径过短，耻骨弓角度变锐，耻骨弓下三角空隙不能利用，胎头向后移，可利用出口后三角空隙娩出。临床上出口横径与出口后矢状径之和≥15cm，足月胎儿<3000g，多数可经阴道分娩。

若产程进展顺利，宫口开全，无胎头下降梗阻表现，胎头双顶径达坐骨棘水平或更低，可经阴道徒手旋转胎头为枕前位，等待自然分娩，或行产钳或胎头吸引术助产，可用缩宫素催产，应做较大的会阴切开，以免会阴严重撕裂。

若产程进展延缓，通过胎儿监护，必要时人工破膜及阴道检查，在排除胎儿窘迫及明显头盆不称基础上，可继续试产；若出现继发性宫缩乏力、活跃期停滞及第二产程胎头下降延缓甚至停滞、第二产程延缓，或阴道检查发现胎方位异常（非枕前位）、胎头受压、产瘤、颅缝重叠、胎头拉长变形、头盆间隙紧、宫缩时胎头无明显下降等头盆不称甚至胎头下降梗阻表现，若胎头双顶径未达坐骨棘水平，或出现胎儿窘迫征象，应及时行剖宫产结束分娩。

若骨盆出口横径与出口后矢状径之和<15cm，足月胎儿不易经阴道分娩，应行剖宫产终止妊娠。中骨盆及骨盆出口平面狭窄头位试产中应慎重，骨盆及骨盆出口平面狭窄以剖宫产较为安全。

3.骨盆三个平面狭窄的处理

主要是均小骨盆，参照骨盆入口平面狭窄、中骨盆及出口平面狭窄处理原则。若估计胎儿较大，有明显头盆不称表现，应及时以剖宫产术终止妊娠或结束分娩。若估计胎儿不大，胎位正常,头盆相称,可以头位试产。

4.畸形骨盆的处理

根据畸形骨盆种类、狭窄程度,胎儿大小等情况具体分析。畸形严重、明显头盆不称者,应及时以剖宫产终止妊娠。

二、软产道异常

(一)子宫宫颈异常

1.双子宫

双宫颈:一侧子宫妊娠而另侧子宫可稍增长,如胎位正常并已入盆,则根据骨盆大小有自然分娩可能。若另侧子宫阻塞产道则需剖宫产,产后未孕侧子宫可排出大块蜕膜组织。

2.双角子宫

子宫形态呈元宝状鞍形子宫,有时宫底部凹陷较深,易致胎位异常。

3.子宫下段或宫颈部肿瘤

经B超确定部位,凡影响儿头入盆者均需行剖宫产术。

4.宫颈坚韧

高龄初产,既往有慢性子宫颈炎,既往宫颈手术史(锥切、电烙、激光、冷冻等)产程中宫缩强、先露下降但宫颈组织缺乏弹性扩张延缓或宫颈扩张停滞,经处理后不改善,为宫颈难产宜行剖宫产术。

(二)外阴阴道异常

1.阴道纵隔

组织薄或不全纵隔可阴道分娩,产时切断并缝合止血。如坚韧则以剖宫产为宜。

2.阴道横膈

位置低、薄,可在产程中行"X"切开,产后缝扎。位置高、厚、坚韧,应计划性行剖宫产术。

3.外阴白色病变

严重者弹性消失,组织萎缩,宜行剖宫产术。

4.其他

陈旧性会阴Ⅲ度修补术后、生殖性瘘修补术后,应行剖宫产。

第三节　胎头位置异常

胎位异常包括胎头位置异常、臀先露及肩先露等,是造成难产常见的原因。分娩时枕前位约占90%,而胎位异常约占10%,其中胎头位置异常6%～7%,胎产式异常的臀先露3%～4%,肩先露已极少见。因胎头俯屈、侧屈、旋转等异常导致的胎头位置异常,在骨盆各个平面有不同的表现,包括因胎头俯屈不良呈不同程度仰伸的胎头高直位和面先露,胎头侧屈导致的胎头不均倾位,胎头在骨盆腔内旋转受阻导致的持续性枕横位、持续性枕后位。可通过四步触诊、阴道检查、超声检查等发现。胎头位置异常造成的难产称头位难产。

一、胎头高直位

（一）概述

胎头呈不屈不仰姿势，以枕额径下降进入骨盆入口平面，其矢状缝与骨盆入口前后径相一致，称为胎头高直位，约占分娩总数的 1.08%。胎头枕骨向前靠近耻骨联合者称为胎头高直前位，又称枕耻位；胎头枕骨向后靠近骶岬者称为胎头高直后位，又称枕骶位。

（二）临床表现及诊断

1.临床表现

胎头不俯屈，以枕额径坐落于骨盆入口平面前后径，下降进入骨盆入口平面。临产后胎头下降延缓或胎头浮动不能入盆，宫口扩张延缓，潜伏期延长甚至活跃期停滞，最终表现为胎头衔接困难，常感耻骨联合部位疼痛。

2.腹部检查

胎头高直前位胎背靠近腹前壁，不易触及胎儿肢体，胎心位于腹中线位置稍高。胎头高直后位时胎儿肢体靠近腹前壁，胎心遥远，有时可能在耻骨联合上方触及胎儿下颏。

3.阴道检查

阴道检查发现胎头矢状缝与骨盆入口前后径一致，后囟在耻骨联合后，前囟在骶骨前，为胎头高直前位，反之为胎头高直后位。因胎头嵌顿于骨盆入口，宫口常停滞于 3～5cm，很难开全。

4.超声检查

胎头双顶径与骨盆入口横径一致，胎头矢状缝与骨盆入口前后径一致；胎儿脊柱位于母亲腹腔中间。高直后位可在耻骨联合上方探及胎儿眼眶。

（三）分娩处理

临产后胎头浮动不能入盆、胎头衔接困难，应积极排除骨盆入口平面胎头位置异常及头盆不称。

胎头高直前位，若骨盆正常、胎儿不大，应给予骨盆入口平面充分试产机会。加强宫缩促使胎头俯屈，胎头可转为枕前位下降入盆衔接；或胎头极度俯屈，胎头枕骨下部以耻骨联合后方为支点，加强产力使前囟和额部先后滑过骶岬下降入盆衔接，胎头在中骨盆平面不需内旋转，以枕前位经阴道分娩。若试产失败积极行剖宫产结束分娩。

胎头高直后位临产后胎头浮动不能入盆，表现为潜伏期产程延长甚至活跃期停滞，即使宫口能开全，由于胎头高浮也易发生滞产、先兆子宫破裂或子宫破裂。高直后位很难经阴道分娩，一经确诊应行剖宫产术。

二、面先露

（一）概述

胎头呈极度仰伸，枕骨与背部接触，以面部为先露时，称为面先露，以颏骨为指示点。发生率为0.08%～0.27%，多见于经产妇。面先露于临产后发生，通常是胎头以额先露下降入盆受阻进一步仰伸而形成面先露。凡可能阻碍胎头俯屈的因素,均可能导致面先露。

(二)临床表现及诊断

1.临床表现及腹部检查

临产后胎头浮动不能入盆。胎儿颜面部先露不能紧贴子宫下段及宫颈内口,常引起宫缩乏力,加之颜面部径线增大、骨质不能变形,致使潜伏期延长,头盆不称、活跃期停滞,导致梗阻性难产、软产道裂伤,甚至子宫破裂。

胎头受压过久,可引起胎儿窘迫、颅内出血、新生儿窒息。胎儿面部受压变形,颜面皮肤淤血青紫、肿胀,尤以口唇为著,影响吸吮,严重时可发生喉水肿影响吞咽及呼吸。新生儿于生后保持仰伸姿势达数日之久。

2.阴道检查

胎先露不似圆而硬的胎头顶枕骨;宫口开大后可触及高低不平、软硬不均的胎儿颜面部特征,如口、鼻、颧骨及眼眶。依据胎儿口腔及颏部所在部位确定胎方位。

3.超声检查

能探及过度仰伸的胎头,明确胎头枕部及眼眶位置,鉴别臀先露,确诊面先露并确定胎方位。

(三)分娩处理

颏前位若无头盆不称,产力良好,有可能经阴道自然分娩。颏后位不能经阴道自然娩出。为避免面先露阴道分娩对母胎的危害,一经确诊应行剖宫产术。若胎儿畸形,无论颏前位或颏后位,均应在宫口开全后行穿颅术结束分娩。

面先露于临产后发生,临产后出现胎头浮动不能入盆,潜伏期延长,头盆不称、活跃期停滞等表现,应及时做阴道检查和超声检查,争取尽早做出诊断。忽略性面先露,颏前位若无头盆不称,产力良好,有可能经阴道自然分娩,但产程明显延长,胎儿颜面部受压变形损害较重。在骨盆入口平面很少发生面先露,通常是胎头以额先露下降入盆受阻进一步仰伸而形成面先露。其可能分娩机制包括仰伸、下降、内旋转、俯屈、复位及外旋转。

颏前位时,胎头以仰伸姿势衔接、下降,胎儿面部达骨盆底时,胎头极度仰伸,颏部为最低点,向前方转 45°,胎头继续下降并极度仰伸,颏部位于最低转向前方,当颏部自耻骨弓下娩出后,极度仰伸的胎颈前面处于产道小弯(耻骨联合),胎头俯屈时,胎头后部适应产道大弯(骶骨凹),使口、鼻、眼、额、前囟及枕部自会阴前缘相继娩出,胎头娩出后进行复位及外旋转,胎肩及胎体相继娩出。

面先露前囟颏径明显大于枕下前囟径,且颜面部骨质变形能力不如颅骨,因此,面先露内旋转阻力大,颏后位内旋转135°成颏前位的可能性小,多以持续性颏后位下降。颏后位胎儿面部达骨盆底后,极度伸展的胎颈不能适应产道大弯,极度仰伸的胎头大部分嵌顿于耻骨联合不能通过产道小弯,成为梗阻性难产。故足月活胎不能经阴道自然娩出。

三、前不均倾

(一)概述

胎头矢状缝坐落于骨盆入口横径,以枕横位进入骨盆入口,胎头侧屈使其两顶骨先后依次入盆,呈不均倾势嵌入骨盆入口,称为胎头不均倾。若前顶骨先嵌入,矢状缝偏后靠近骶骨,称前不均倾;若后顶骨先嵌入,矢状缝偏前,称后不均倾。当胎头不均倾双颅骨均能下降通过骨盆入口平面时,即能较顺利地经阴道分娩。以前不均倾导致头位难产居多,其发生率为 0.55%～0.81%。

(二)临床表现及诊断

1.临床表现

前不均倾常发生于头盆不称、扁平骨盆、骨盆倾斜度过大、腹壁松弛等,因胎体向前倾斜,常表现为悬垂腹。产程中由于前顶骨紧嵌于耻骨联合、后顶骨被阻于骶岬之上,胎头下降衔接困难,常发生胎膜早破、潜伏期延长或活跃期停滞,多在宫口扩张至 3～5cm 时即扩张延缓甚至停滞不前。前顶骨紧嵌于耻骨联合压迫尿道及宫颈前唇,导致尿潴留、血尿、宫颈前唇水肿。胎头受压过久,可出现胎头前顶水肿及胎儿窘迫。由于胎头下降受阻常导致继发性宫缩乏力。

2.腹部检查

前不均倾位因胎体向前倾斜,常表现为悬垂腹,临产后胎头入盆困难,耻骨联合上方可触及胎头顶部;胎头取枕横位并侧屈入盆,于耻骨联合上方可触及一侧胎肩。

3.阴道检查

胎头矢状缝与骨盆入口横径一致,向后移靠近骶岬;前顶骨紧嵌于耻骨联合后方,产瘤大部分位于前顶骨,宫颈前唇水肿,尿道受压不易插入导尿管;因后顶骨的大部分尚在骶岬之上而不能触及,致使盆腔后半部空虚。

4.超声检查

临产前 B 型超声提示枕横位,若合并扁平骨盆、骨盆倾斜度过大、腹壁松弛,表现为悬垂腹,应高度警惕前不均倾。

(三)分娩处理

后不均倾若胎儿大小及产力正常,后顶骨逐渐进入骶凹处,再使前顶骨入盆,则矢状缝位于骨盆入口横径成头盆均倾势下降衔接。但前不均倾由于耻骨联合后平面直而无凹陷,前顶骨紧紧嵌顿于耻骨联合后,使后顶骨被架于骶岬之上无法下降入盆。因此,一旦确诊为前不均倾,除极个别胎儿小、宫缩强、骨盆宽大可给予短时间试产外,均应尽快以剖宫产结束分娩。

四、持续性枕后位

分娩过程中,胎头枕部位于母体骨盆后方,经充分试产,当分娩以任何方式结束时不论胎头在骨盆哪个平面胎头枕部仍位于骨盆后方者称持续性枕后位。

(一)诊断标准

1.腹部检查

头位,在母体腹前壁扪及胎儿肢体,胎背偏向侧方。胎心音在脐下偏外侧较响亮。如胎头俯屈不良,胎背直伸,前胸贴近母体腹壁,则胎心音可在腹中线处闻及。

2.肛门检查或阴道检查

胎头矢状缝在骨盆右或左斜径上,大囟门在骨盆前方,小囟门在骨盆后方。若因胎头水肿、颅骨重叠,囟门扪不清,可从胎儿耳郭及耳屏位置、方向确定胎头方位。

3.辅助检查

B超检查时,根据胎头双顶径、颜面及枕部位置,可准确判断胎头方位。

(二)治疗原则

(1)体位纠正,向胎背方向侧卧,即左枕后向左侧,右枕后向右侧以利胎头枕部转向前方。

(2)活跃晚期,若胎头下降延缓(进度<1cm/h)或阻滞(停滞不下 1h 以上),或宫颈严重水肿,或出现胎儿窘迫现象,经处理后不进展应行剖宫产术。

(3)宫口开全,胎头下降,先露达$\geqslant S^{+3}$时,准备产钳助娩。注意胎头塑形严重造成先露低的假象,先试用手旋转胎头枕部向前,使矢状缝与骨盆出口前后一致,如转成枕前位困难,可转成枕后位,然后产钳助产。

(4)胎盘排出后,立即检查软产道损伤。

五、持续性枕横位

临产后,胎头矢状缝取骨盆入口横或斜径入盆,在下降过程中未能完成内旋转者,经充分试产,分娩结束时仍持续于枕横位者称持续性枕横位。

(一)诊断标准

1.腹部检查

胎背在母腹一侧,对侧为小肢体。胎头横阔。胎心音在胎背侧最清楚。

2.肛门或阴道检查

胎头矢状缝位于骨盆横径上。

(二)治疗原则

(1)密切观察胎头下降情况。

(2)胎头已入盆而出现第二产程停滞时,做阴道检查,徒手旋转胎头使其矢状缝与骨盆出口前后径一致,继续等待。若不成功,第二产程延长,胎头矢状缝仍位于骨盆出口横位上而先露已达 S^{+3},可用吸引器边旋转边牵引。也可用手旋转胎头为枕前位产钳助产。如手旋转胎头困难,亦可用 K 氏产钳回转助产。

第四节　臀先露

一、定义

臀先露是最常见的异常胎位,占妊娠足月分娩总数的 3%～4%,围生儿死亡率增高,是枕先露的 3～8 倍。由于阴道分娩产伤发生率高,现多数医院直接考虑剖宫产终止妊娠。臀先露分为单臀先露或腿直臀先露、完全臀先露或混合臀先露、不完全臀先露。

二、病因

(1)胎儿在宫腔内活动范围过大。

(2)胎儿在宫腔内活动范围受限。

(3)胎头衔接受阻。

(4)子宫畸形或胎儿畸形。

三、诊断

1.症状

孕妇常感觉肋下有圆而硬的胎头。

2.体征

(1)腹部检查:胎体纵轴与母体纵轴一致,在宫底部可触及胎头,在耻骨联合上方可触及胎臀,胎心在孕妇脐部左(或右)上方最为清楚。

(2)阴道检查:触及胎臀或胎足、胎膝,同时了解宫口扩张程度及有无脐带脱垂。

3.辅助检查

超声检查可了解臀先露类型及胎儿大小、姿势、有无畸形等宫内情况,对臀位确诊及指导手术方案有临床意义。

四、对母胎的影响

1.对产程的影响

因胎儿臀周径小于胎头,不能完全压迫宫颈引起反射性宫缩,影响宫颈扩张进展,容易发生活跃期延长和停滞。

2.对母体的影响

胎臀形状不规则,对前羊水囊压力不均,易发生胎膜早破,增加产褥感染机会,手术机会增加,易发生产后出血。

3.对胎儿的影响

胎儿阴道分娩,可发生脐带脱垂,导致胎儿窒息或胎死宫内;阴道分娩出头困难,可引起窒息。宫口未开全,胎心异常,强行娩出,可引起胎儿头颈部神经肌肉损伤、颅内出血、臂丛神经损伤、胸锁乳突肌血肿或死产等。

五、治疗

1.孕期的臀位矫正

妊娠 30 周以前因羊水相对较多,胎位不易固定,故对臀先露者不必急于纠正,可任其自然转成头位。妊娠 30 周以后仍为臀位者应及时矫正。

(1)膝胸卧位:是在孕 30 孕周以后的体位纠正,每天 2 次,每次 15min,7～10 天为一疗程,均应在早晚空腹时进行弧形面滑动以完成倒转。侧卧位也可帮助倒转,骶左前位时令产妇向右侧卧,骶右前位时左侧卧,使胎头顺着子宫腔侧面的弧形面滑动而转位。侧卧转位效果虽不如膝胸卧式,但可以维持较长时间。每晚在做膝胸卧式后即采取侧卧(卧于胎背所在的对侧面)直至次晨,这样两者结合可提高效果。

(2)甩臂运动:通过运动促使较重的胎头向下回转,动作简单,较膝胸卧位省力,孕妇易于接受和坚持,效果与膝胸卧位相似。方法是令孕妇双足分开直立,双手扶桌沿,双膝及臀部顺胎头屈曲方向做规律的连续旋转,每天早晚各一次,每次 15min,7 天为一疗程。

(3)艾灸或激光照射至阴穴转位:至阴穴位位于第五个脚趾尖,艾灸或激光照射至阴穴已被提议作为一种纠正臀位的方式,每天 1~2 次,每次 15min,5 次为一疗程。刺激至阴穴可使胎动增加,从而增加转位机会,国外 meta 分析艾灸与外倒转或体位对照,发现有限的证据支持艾灸用于纠正臀位。

(4)外倒转术:外倒转成功率为 50%~70%。在经过自然转胎位或体位转胎位失败后,或者直接选用。外倒转术虽有诱发早产、胎膜早破、脐带脱垂、胎儿宫内窘迫、胎盘早剥离甚至子宫破裂的危险,但文献报道外倒转术并发症的发生率在 4% 以下,大大低于臀位分娩的危险性。因而多数学者仍主张谨慎施术,此主张应该推广。

外倒转术以往多主张在妊娠 32~34 周进行。为预防术后自然回转,需要固定胎位,要用到腹带包裹腹部,这使孕妇感觉不适,甚至难以坚持。目前国外学者多主张在近足月或足月时进行,选择在 36~37 孕周以后,术后自然回转机会不多,另外由于外倒转引起的异常可以马上手术终止。

①适应证:单胎臀位,无不宜阴道分娩的情况。大多数学者认为适合于胎儿估计体重≤3500g,B 超检查胎儿无明显畸形及无胎头过度仰伸(望星式)者,也有认为前壁胎盘不适做外倒转,但也有报道胎盘位于前壁的外倒转成功为 54%,与位于后壁者并无明显差别。

②手术步骤:a.术前 1/2~1h 用宫缩抑制剂(利托君或特布他林),排空膀胱,孕妇仰卧,头部抬高、双腿屈曲。b.查清胎位,B 超检查了解臀位类型、脐带绕颈及胎盘位置,同时胎儿监护。c.术者应先将胎臀托起使之离开骨盆入口,另一手握住胎头迫使其俯屈下移。一般当胎臀、胎头到达脐平侧方时,可依靠胎儿躯干的伸直,胎头、胎臀分别向盆腔及宫底移动。骶左位时逆时针方向转位,骶右位时顺时针方向转位。如先露已入盆不能托起,由助手戴无菌手套,用一手的示、中指沿阴道壁滑进穹窿部,慢慢向上顶起胎先露,与术者配合托起臀部。操作时动作要轻柔、连续,随时注意胎动和胎心的变化,若出现胎动突然增加、胎心改变或孕妇有不适,应立即停止操作并恢复胎儿原在位置。d.术毕,胎头应在骨盆入口附近,不管外倒转术是否成功,手术后连续胎心监护 20min。

2.分娩方式选择

臀先露在分娩期应根据产妇年龄、孕周、胎产次、胎儿大小、臀位类、骨盆情况和孕妇是否有并发症等,选择分娩方式,但目前大多数医师选择剖宫产分娩。

(1)臀先露剖宫产指征

①胎儿较大(≥3500g),国外也有提出不适合阴道分娩的胎儿体重<2500g 或>4000g。

②骨盆狭窄和异常骨盆或有胎儿与骨盆不称者。头盆临界不称(头盆评分 7 分)又系单臀位可予短期试产,女型及猿型骨盆有利于臀位分娩,而扁平形及男型骨盆不利于臀位分娩可放松剖宫产指征。

③胎头极度仰伸(望星式),发生率≤5%,需以剖宫产结束分娩,若由阴道分娩胎儿脊椎损伤率高达 21%。

④子宫收缩欠佳,产程延长,缩宫素使用无效者。

⑤胎儿宫内窘迫或脐带脱垂而胎心音尚好者。

⑥先露下降缓慢,软产道较紧,估计阴道分娩困难者。

⑦脐带隐性脱垂或脐带先露,或胎膜早破有脐带脱垂,足先露或膝先露的脐带脱垂率高达16%~19%,一旦诊断即应考虑剖宫产。在准备剖宫产的同时接产者可试着将脱落的下肢回纳,使其保持屈曲状态,并用手将其堵截于阴道内,观察臀部是否下降。若臀部继续下降可按完全臀位处理,若不下降需行剖宫产术。两侧下肢情况不同的臀位,如一侧下肢伸直,另一侧下肢嵌顿于骨盆入口处,最易导致脐带脱垂,应立即行剖宫产术。

⑧早产儿胎头更大于胎体,容易发生颅内出血,以剖宫产为宜。特别是<1500g者以剖宫产为宜,但极早产的,胎儿体重小,成活率低,需与家属充分沟通后选择分娩方式。

⑨有臀位分娩围产儿死亡及损伤史者是剖宫产指征,但仍需分析其原因,若系接产者技术问题,是否做剖宫产还值得商讨。

⑩臀位未临产并发子痫前期、高血压、胎盘功能欠佳者、IUGR、妊娠期糖尿病,胎膜早破超过12h,子宫畸形及其他软产道异常应选择性剖宫产。

⑪臀位孕妇及其家属强烈要求绝育者,可考虑剖宫产。

(2)臀先露可以阴道试产的条件

①单臀或全臀位。

②胎龄在36~42周。

③估计胎儿体重在2500~3500g。

④胎头俯屈或自然;骨盆正常大小。

⑤母儿没有其他的剖宫产指征时,臀先露确定阴道分娩前应判断以上因素。

3.产程处理

第一产程:产妇临产后应卧床休息,不宜下床走动,不可灌肠,以防胎膜早破,脐带脱垂。产程中注意休息、营养及水分的摄入,以保持良好的宫缩。经常听胎心,最好能用胎心监护仪监护,因为臀位脐带随时有受压的可能。严密观察产程进展。臀位都不主张用催产素引产,因为容易引起胎膜早破和脐带脱垂,但在产程中由于宫缩乏力引起的产程停顿,可以使用催产素增强宫缩。产程停顿不能人工破膜促进宫缩,因为臀位是肢体不能很好压迫宫颈引起反射性的宫缩,需要前羊水囊的压迫引起宫缩,人工破膜反而会引起脐带脱垂。当宫缩时见到胎儿足部,不应误认为宫口已开全,为使宫颈充分扩张,应消毒外阴后用无菌手术巾,以手掌在宫缩时堵着阴道口,使胎儿屈膝屈髋促其臀部下降,起到充分扩张宫颈和阴道作用,有利于胎儿娩出,在"堵"的过程中应每隔10~15min听胎心一次,并注意宫颈是否开全,有条件最好做胎心持续监护。

第二产程:在宫颈和阴道充分扩张,可以接生时,准备好需要接生的器械,新生儿医师到场,准备好新生儿复苏,由两人接生。先外阴消毒铺巾,导尿,双侧阴部神经阻滞麻醉,左侧会阴切开,有3种分娩方式。①自然分娩,胎儿自然娩出,极少见,仅见于经产妇、胎儿小、宫缩强、产道宽畅者;②臀位助产术,完全或不完全臀位需用臀位第一助产法(压迫法)助产,单臀位第二助产法(扶持法)助产,一般胎儿自然娩出到脐部以后由新生儿医师协助胎儿娩出胎肩和胎头;③臀位牵引术,胎儿全部由接生者协助娩出,一般情况下因其对胎儿损伤大而禁用。

第三产程:应积极抢救新生儿窒息和预防产后出血。接生后应仔细检查宫颈和阴道有无损伤,并及时缝合。

4.干预指征

(1)臀位无阴道试产条件应在足月后或先兆临产时行剖宫产。

(2)臀位为不完全臀位、已＞34 孕周的胎膜早破、早产不可避免时,需要剖宫产。

(3)发现脐带脱垂、宫口未开全者,需立即就地剖宫产。

(4)产程异常或胎心监护异常,宫口未全时,应剖宫产。

(5)值班医师对臀位助产接生经验不足,应剖宫产。

(6)在臀位从阴道分娩过程中,若出现胎心变化或出现某些紧急情况,须立即结束分娩。宫口开全者,则立即行臀牵引术结束分娩。

(7)当臀位胎体娩出后,发生胎头娩出困难或手法娩出胎头失败,应立即采用后出头产钳术。

第五节　肩难产

一、概述

1.定义

胎头娩出后,胎儿前肩嵌顿于耻骨联合后上方,用常规手法不能娩出胎儿双肩的少见急性难产称为肩难产。国外文献广泛采用的定义为,胎头娩出后,除向下牵引和会阴切开之外,还需借助其他手法娩出胎肩者称为肩难产。胎肩娩出困难,可能为前肩,但胎儿后肩被母体骶骨岬嵌顿时也可能发生肩难产。

Spong 等进行系列研究后发现,在正常分娩时,胎头、躯体分别娩出的时间间隔为 24s,而肩难产孕妇需 79s。学者建议将肩难产定义为,胎头至胎体娩出时间间隔≥60s,和(或)需要辅助手法协助胎肩娩出者。

2.病因

肩难产发生的原因包括产前和产时因素。产前因素包括肩难产病史、巨大胎儿、糖尿病、产妇体重指数＞30 和诱导分娩等。产时因素包括第一产程延长、第二产程停滞、使用缩宫素和阴道助产等。

(1)巨大胎儿:为发生肩难产的主要因素,肩难产发生率随胎儿体重而明显增加。新生儿体重为 4000～4250g 时肩难产发生率为 5.2%,新生儿体重为 4250～4500g 时肩难产发生率为 9.1%,新生儿体重为 4500～4750g 时肩难产发生率为 21.1%。

(2)妊娠合并糖代谢异常:孕妇因高血糖与高胰岛素共同作用,其胎儿常过度生长,因胎肩部组织对胰岛素更敏感,胎肩异常发育使其成为胎儿全身最宽的部分,加之胎儿过重、胎体体型改变使妊娠糖代谢异常,孕妇有发生肩难产的双重危险。研究显示,糖代谢异常女性在无干预分娩中,新生儿体重为 4000～4250g 时肩难产发生率为 8.4％,新生儿体重为 4250～4500g 时肩难产发生率为 12.3％,新生儿体重为 4500～4750g 时肩难产发生率为 19.9％,新生儿体重＞4750g 时肩难产的发生率为 23.5％。因此,孕期糖代谢异常女性较一般健康女性肩难产发生率高。孕期重视对产前人群行血糖筛查,及时发现糖代谢异常,尽早对糖代谢异常孕妇实施饮食管理和适当运动,合理治疗,控制孕期体重异常增长,对减少巨大胎儿发生、预防肩难产意义重大。

(3)肩难产病史:孕妇有肩难产病史,再次发生肩难产概率为 11.9％～16.7％,这可能与再次分娩胎儿体重超过前次妊娠、母亲肥胖或合并糖代谢异常等因素有关。但这并不等于有肩难产病史的患者,再次分娩必须以剖宫产结束,此类患者再次分娩时仍应综合考虑患者产前、产时高危因素,与患者及家属充分沟通后,再决定分娩方式。

3.临床表现

肩难产为产科急症,往往突然发生,其临床表现为,胎头经阴道娩出后,不能顺利完成复位、外旋转,出现胎颈回缩、胎儿下颏紧贴产妇会阴部,即所谓胎头娩出后呈"乌龟征"。

孕妇分娩期异常,如产程延长、停滞、胎先露下降缓慢,尤其伴第二产程延长、胎头原地拨露等,提示可能发生肩难产。

二、诊断

经阴道分娩胎头娩出后,胎儿前肩嵌顿于耻骨联合上方,用常规手法不能娩出胎儿双肩即可诊断。

肩难产属产科急症,产前难以预测,部分正常体重胎儿也可能发生肩难产。胎头娩出后出现胎颈回缩,呈"乌龟征"即可诊断。

三、治疗

1.妊娠期

妊娠后期发现肩先露应及时矫正,可采用胸膝卧位、激光照射(或艾灸)至阴穴。若上述矫正方法无效,应试行外转胎位术转成头先露,并包扎腹部以固定胎头,若行外转胎位术失败,应提前住院决定分娩方式。

2.分娩期

根据胎产次、胎儿大小、胎儿是否存活、宫口扩张程度、胎膜是否破裂、有无并发症等,决定分娩方式。

(1)足月活胎,伴有产科指征(如狭窄骨盆、前置胎盘、有难产史等),应于临产前行择期剖宫产结束分娩。

(2)初产妇、足月活胎,临产后应行剖宫产术。

(3)经产妇、足月活胎,也可行剖宫产。若宫口开大 5 厘米以上,破膜不久,羊水未流尽,可在乙醚深麻醉下行内转胎位术,转成臀先露,待宫口开全助产娩出;若双胎妊娠,第二胎儿为肩先露,可行内转胎位术。

(4)出现先兆子宫破裂或子宫破裂征象,无论胎儿死活,均应立即行剖宫产术,术中若发现宫腔感染严重,应将子宫一并切除。

(5)胎儿已死,无先兆子宫破裂征象,若宫口近开全,在全麻下行断头术或碎胎术,术后应常规检查子宫下段、宫颈及阴道有无裂伤;若有裂伤应及时缝合;注意产后出血,给予抗生素预防感染。

第十一章 分娩期并发症

第一节 子宫破裂

子宫体部或子宫下段于妊娠晚期或分娩期发生破裂,称为子宫破裂。本病易发生于经产妇。子宫破裂如未能及时诊断、处理,常导致胎儿及产妇死亡。过去,子宫破裂发生率较高,近年来由于产前检查及新法接生从城市到农村的逐步推广,计划生育的大力推行,经产妇亦明显减少,子宫破裂发生率在我国及其他国家已显著降低。

一、诊断

(一)症状

临产后,当产程延长、胎先露部下降受阻时,强有力的阵缩使子宫下段逐渐变薄而宫体更加增厚变短,两者间形成明显环状凹陷,随产程进展,此凹陷会逐渐上升达脐平面甚至脐上,称病理性缩复环。产妇自述下腹剧痛难忍,烦躁不安、呼叫,呼吸脉搏加快。膀胱受胎先露部压迫充血,出现排尿困难、血尿。由于过频宫缩,胎儿供血受阻,胎心率改变或听不清。

(二)体征

1.全身检查

先兆子宫破裂时,呼吸脉搏加快,发生破裂内出血时,进入休克状态,面色苍白,出冷汗,呼吸表浅,脉搏细速,血压下降。

2.腹部检查

先兆子宫破裂时,子宫收缩强烈,子宫张力高,子宫下段膨隆,压痛明显,出现病理性缩复环;子宫破裂时,全腹压痛及反跳痛,在腹壁下清楚扪及胎体,缩小宫体位于胎儿侧方,胎心消失,检查时阴道可能有鲜血流出,量可多可少。

(三)辅助检查

1.血常规检查

发生子宫破裂内出血时,血红蛋白、血细胞比容下降。

2.胎心监护

先兆子宫破裂时,胎心增快或不规则,继而减慢;子宫破裂时,胎心变慢消失,胎心逐渐消失。

3.B超检查

完全破裂时,胎儿甚至胎盘游离于宫体外,腹腔内有大量液体(羊水和血),子宫缩小。

(四)诊断要点

应根据病史、临床表现及体征三方面进行综合分析,诊断一般不困难。对产妇临产后认真观察,在先兆子宫破裂时即可明确诊断。若发生破裂,往往有不恰当的使用缩宫素史,产程发生剧痛,患者有休克及明显的腹部体征,诊断可立刻确立。对子宫后壁的破裂诊断较困难,除做阴道检查外,必要时可以腹腔穿刺协助诊断。凡原有剖宫产史,本次拟经阴道试产者在产程中发现原切口部有压痛,即应提高警惕有无先兆破裂的可能。

(五)鉴别诊断

在诊断过程中,子宫破裂应与以下情况相鉴别。

1.难产并发感染

有产程延长和多次阴道检查史,可能感染出现腹膜炎而表现为类似子宫破裂征象。容易与子宫破裂相混淆。感染多出现体温升高,血白细胞和中性粒细胞升高。腹部触诊及B超检查提示胎儿仍在宫腔内。

2.严重的胎盘早剥

胎盘早剥可引起剧烈腹痛、胎心率改变及内出血休克征象,易与子宫破裂相混淆。但严重的胎盘早剥多有重度子痫前期-子痫病史或腹部外伤史,腹部检查子宫呈板样硬,宫底升高,胎位不清,无病理缩复环,超声检查提示胎盘后血肿。

3.其他

个别难产病例阴道检查时由于胎先露部仍高、子宫下段菲薄,双合诊时双手指相触犹如只隔腹壁,有时容易误诊为子宫破裂,这种情况胎体不会进入腹腔,而妊娠子宫也不会缩小而位于胎体旁侧。

二、治疗

1.一般治疗

吸氧,停滴缩宫素,开通静脉通道,补液输血,抗休克,立即手术治疗。

2.药物治疗

抑制子宫收缩:肌内注射哌替啶 100mg 或 25％硫酸镁 20mL 加入 5％葡萄糖注射液 20mL 静脉缓慢注射。

3.手术治疗

子宫破裂一旦确诊,无论胎儿是否存活,均应在抗休克治疗的同时行剖腹探查手术治疗。

(1)如果子宫破裂无法修补,则需行子宫切除术。没有明显感染征象且破裂没有累及宫颈和阴道旁组织,可行子宫次全切除术。有明显感染征象或破裂累及宫颈和阴道旁组织,有必要行全子宫切除术。

(2)如果子宫破口边缘整齐,无明显感染,破裂时间在 12h 内,有生育要求者,可修剪瘢痕的边缘并重新缝合周围有活力的组织修补破口。

（3）子宫破裂产妇已发生休克者，尽量就地抢救，如当地条件受限，应在大量输血、输液、抗休克治疗条件下及腹部包扎后再转运。

（4）手术前后使用大剂量的抗生素预防感染。

第二节　羊水栓塞

羊水栓塞是严重的分娩并发症，是指分娩过程中因羊水进入母体血循环而引起的急性肺栓塞、休克、DIC、肾衰竭或骤然死亡的疾病，病势凶险，病死率高达 70%～80%。据我国统计，占孕妇病死率第 5 位。幸存者可出现凝血症。发病原因常见于宫缩过强或为强直性收缩；子宫或宫颈损伤处有开放的静脉或血窦存在，血管开放，如宫颈裂伤、子宫破裂、剖宫产时前置胎盘、胎盘早期剥离、大月份钳刮、中期妊娠引产等。

一、诊断

（一）临床表现

典型的羊水栓塞临床表现是不难辨认的，由于病情发展迅速，所以对这一类患者应立即考虑到羊水栓塞的可能。

1.典型的羊水栓塞症状

（1）前驱症状：部分患者可有前驱症状，患者突然有烦躁不安、寒战、气急、发绀甚至呕吐等症状，因以上症状在较强的宫缩时可被误认为宫缩时心情紧张，疼痛发作所致，但羊水继续进入产妇血流时，将迅速出现其他症状。

（2）心、肺功能衰竭：患者突然呼吸困难，心率加快，发生发绀并进行性加重，继而血压下降，亦可出现昏迷和抽搐。少数表现为突然尖叫一声，然后呼吸、心脏骤停，迅速死亡。在产程中出现的羊水栓塞，多数发生于第一产程末，亦可发生于第二或第三产程中。

（3）凝血功能障碍：若经抢救已度过心、肺功能衰竭阶段，可出现凝血障碍，初期为抽血时血液迅速凝固，此为高凝期，但此期瞬即消逝，继而发生子宫出血，虽然子宫收缩，但出血依旧，继之会阴切口、腹壁切口、注射孔均可发生渗血，并可伴有鼻出血、皮肤及黏膜出血。

少数无心、肺功能衰竭症状，在产后或剖宫产后 1h 内发生产后出血并有血不凝表现，亦应警惕羊水栓塞的可能。

（4）急性肾衰竭：在患者出现心、肺功能衰竭时即出现少尿、无尿，若度过心、肺功能衰竭及DIC 阶段后，少尿、无尿仍然继续，提示已进入急性肾衰竭期；在此时间内，尚可发生脑、肝等其他脏器的衰竭。

2.中期妊娠人工引产的羊水栓塞临床表现

妊娠达 4～6 个月时，羊水已有一定数量，在引产过程中，胎膜早破，偶亦可能发生羊水栓塞；但因羊水成分比较简单，故羊水栓塞发生后，虽可出现烦躁、发绀、低血压、心动过速等症状，经积极处理后，一般恢复迅速，很少发生心、肺功能衰竭及 DIC。

（二）辅助检查

1.心电图

提示右心房、右心室扩大，可伴有 T-ST 变化。

2.胸片

提示肺水肿，表现为圆形或密度不均的片状阴影，沿肺门周围分布，伴有右心扩大。

3.动脉血气

代谢性酸中毒或呼吸性酸中毒或混合型酸中毒，PaO_2 下降，$PaCO_2$ 升高。

4.DIC 相关检查

血小板迅速减少、血浆凝血酶原时间（PT）及活化部分凝血活酶时间（APTT）延长、纤维蛋白原 $<1.5g/L$、纤维蛋白降解产物（FDP）$>20mg/L$、3P 试验（+）。

在基层医院可采用试管法粗测纤维蛋白原：如凝血时间 $<6min$，提示纤维蛋白原正常；$6\sim30$ 分钟或凝后溶解，提示纤维蛋白原 $1\sim1.5g/L$；如 $>30min$ 不凝，提示纤维蛋白原 $<1.0g$。

（三）诊断要点

切记羊水栓塞是可以根据临床表现做出快速诊断的疾病，及时识别羊水栓塞是抢救成功的关键。分娩（或者钳刮及破水）期间出现的上述临床表现，即可做出初步诊断，并立即进行抢救。情况允许时可完善如心电图、胸片、动脉血气等辅助检查，以帮助诊断及观察病情的进展情况。

（四）鉴别要点

1.心源性猝死

此类患者绝大多数有器质性心脏病，大多数为恶性心律失常引起，可有过度劳累或电解质失衡等诱因。

2.肺栓塞

长期卧床患者、手术创伤是肺栓塞的高危因素，深静脉血栓突然脱落是肺栓塞的常见原因。一般以呼吸困难为主要临床表现。

3.脑栓塞

细菌性心内膜炎时附壁血栓脱落，脑血栓形成。多见于高血压或血黏度高的患者。

4.过敏性休克

一般情况下见于抗生素过敏患者，可伴有全身过敏性表现。

5.失血性休克

出血量应该与休克程度相符，出血量多时才出现凝血功能异常。而羊水栓塞的特点是出血早期即出现凝血功能障碍。

6.急性左心衰及肺水肿

多有心脏病病史，可有输液过快、应激、高血压等诱因。有急性心衰的临床表现如咳粉红色泡沫痰、听诊肺底有湿啰音等。

二、治疗

羊水栓塞患者多数死于急性肺动脉高压、呼吸循环衰竭、心脏骤停及难以控制的凝血功能障碍。急救处理原则包括生命支持、稳定产妇的心肺状态、正压供气、抗休克、维持血管的灌注、纠正凝血功能障碍等措施。

(一)纠正呼吸循环衰竭

心肺复苏及高级生命支持羊水栓塞时由于急剧血流动力学的变化致心脏骤停、心肺衰竭，如不能及时复苏，大部分患者可在 10min 内死亡。产科急救医师必须熟练掌握心肺复苏(CPR)技术，包括基础生命支持(BLS)和高级生命支持(ACLS)，熟悉妊娠期间母体生理改变对复苏效果的影响。基础生命支持采用初级 CABD 方案：①进行胸外按压、心前区叩击复律(Circulation，C)，必要时心脏电击除颤；②开放气道(Airway，A)；③提供正压呼吸(Breathing，B)；④评估(Defibrillation，D)。目标是针对恢复道气通畅、建立呼吸循环。高级生命支持采用高级 ABCD 方案，包括①尽快气管插管(A)；②确定气管套管位置正确、确定供氧正常、高流量正压供氧(B)；③建立静脉通道，检查心率并监护，使用合适药物(C)；④评估，鉴别诊断处理可逆转的病因(D)。

复苏用药：①肾上腺素 0.5～1mg 静推，可重复用药，隔 3～5min 重复一次。②碳酸氢钠，复苏早期不主张用碳酸氢钠纠正酸中毒，主要通过 ABCD 方案以改善通气换气及血液循环。多主张经历一段时间 CPR 后临床无明显改善，才考虑用碳酸氢钠，并根据血气分析指导用量。③心率缓慢可用阿托品，每次 0.5～1mg 静推。④用药途径，近 10 多年来已放弃使用心腔注射，改用静脉注射或气管内给药，用 0.9％ NaCl 10mL 稀释，经导管注入气管内。但多次气管内给药可致动脉氧分压下降，一次注射中断 CPR 的时间不能超过 10s。

(二)正压供氧，改善肺内氧的交换

羊水栓塞的起始症状是由于肺动脉痉挛和栓塞，血管阻力升高，产生急性肺动脉高压；出现严重的呼吸困难、发绀和低氧，应立即行气管内插管呼气末正压供氧，以改善肺泡毛细血管缺氧，减少肺泡渗出液及肺水肿，从而改善肺呼吸功能，减轻心脏负担及脑缺氧，有利于昏迷的复醒。充分吸氧可最大限度地缓解脑和心肌缺血及酸中毒引起的肺动脉痉挛，改善缺氧，避免由于缺氧造成的心、脑、肾缺氧而致的多脏器功能衰竭。

(三)抗过敏

患者出现寒战、咳嗽、胸闷与出血量不成比例的血压下降时，可给地塞米松 20mg 静脉缓注。临床诊断为羊水栓塞者再给地塞米松 20mg 加入 10％葡萄糖液 250～500mL 静脉滴注；或氢化可的松 200mg 静脉推注，然后以 100～300mg 置于葡萄糖液中静脉点滴，每日可用 500～1000mg。在美国国家羊水栓塞登记册中已认可用高剂量的类固醇治疗羊水栓塞，但并无统一的用量标准。目前，临床上以用地塞米松较多，较少使用氢化可的松。

(四)抗休克

休克主要因过敏反应、心肺功能衰竭、肺动脉高压、迷走神经反射、DIC 高凝期及消耗性低凝期出血所致。补充血容量、恢复组织血流灌注量是抢救休克的关键。应立即开放两条输液通道，放置中心静脉导管，测定中心静脉压；必要时也可作输液用。休克早期以补充晶体液及胶体液为主，常选用乳酸钠林格溶液(含钠 130mmol/L、乳酸 28mmol/L)，各种平衡盐液。胶体液常用有右旋糖酐 70、羟乙基淀粉(706 代血浆)、全血、血浆等。最好选用新鲜冰冻血浆，因内含有纤维蛋白原及抗凝血酶Ⅲ(AT-Ⅲ)；在补充血容量的同时可有利于改善凝血功能障碍。

伴有出血时,如血红蛋白低于 $50\sim70g/L$、红细胞低于 $1.8\times10^{12}/L$、血细胞比容低于 24% 时,应补充全血。补液量和速度最好以血流动力学监测指标作指导,当 CVP 超过 $18cmH_2O$ 时,应注意肺水肿的发生。有条件的应采用 Swan-Gan2 导管行血流动力学监测。血液循环恢复灌注良好的指标为:尿量 $>30mL/h$,收缩压 $>100mmHg$,脉压 $>30mmHg$,中心静脉压为 $5.1\sim10.2cmH_2O$。

对于由于急性呼吸循环衰竭而致的休克,及经补充血容量仍不能纠正的休克可使用正性心肌药物,常用多巴胺。多巴胺是体内合成肾上腺素的前体,具有 β 受体激动作用,也有一定 α 受体激动作用,低浓度时有增强 α 受体兴奋作用,能增强心肌收缩力,增加心排出量,对外周血管有轻度收缩,高浓度时 β 受体兴奋作用,对内脏血管(肾,肠系膜,冠状动脉)有扩张作用,可增加心,肾的血流量。多巴胺用量一般 $40\sim100mg$ 加入 5% 葡萄糖溶液 250mL 静脉滴注,根据血压调节用量,起始剂量 $0.5\sim1.0\mu g/(kg\cdot min)$ 可逐渐增加至 $2\sim10\mu g/(kg\cdot min)$。多巴酚丁胺 20mg 加入 5% 葡萄糖液 100mL 中,按 $5\sim10\mu g/(kg\cdot min)$ 静脉滴注。每日总量可达 $240\sim480mg$,但滴速不宜过快。抗休克的另一个选择药物为去甲肾上腺素,它可以升压并同时增加心肌输出量和肾灌注量。

(五)解除肺血管及支气管痉挛,减轻肺动脉高压

解除肺血管及支气管痉挛降低肺动脉高压的药物:①盐酸罂粟碱,可阻断迷走神经反射引起的肺血管及支气管平滑肌的痉挛,促进气体的交换,解除迷走神经对心脏的抑制,对冠状动脉、肺及脑血管均有扩张作用。用盐酸罂粟碱 $30\sim60mg$ 加入 5% 葡萄糖 250mL 静脉滴注,可隔 12h 重复使用,每天总量不超过 300mg,是解除肺动脉高压的首选药物。②血管扩张剂,酚妥拉明为 α 肾上腺素受体阻滞剂,直接扩张小动脉和毛细血管解除肺动脉高压,起始剂量 $0.1mg/min$,维持剂量 $0.1\sim0.3mg/min$。可将酚妥拉明 $10\sim20mg$ 加入 5% 葡萄糖液 250mL 内缓慢滴注,用静脉泵控制滴速。不良反应有低血压,心动过速,停药后消失。血管扩张剂可抑制肺动脉收缩,可降低肺动脉压力,从而降低右心室后负荷,增加右心排出量,改善通气,改善肺气体弥散交换功能,减轻心脏前负荷。常用药物除酚妥拉明外还可选用肼屈嗪、前列环素静脉滴注。最近有应用一氧化氮吸入,气管内滴入硝普钠的;用 0.9% 生理盐水稀释的硝普钠液少量分次气管内滴入。血管扩张剂与非洋地黄类增强心肌收缩力的药物合用更合理更有效。在临床上对肺动脉高压、肺水肿或伴休克患者多采用多巴胺和酚妥拉明联合静脉滴注,有较好的效果。血管扩张剂常见的不良反应有体循环血压下降,用药过程中应特别注意初始用药剂量,密切观察患者血压的变化。③氨茶碱能解除血管痉挛,舒张支气管平滑肌,降低静脉压与右心负担,可兴奋心肌,增加心搏出量,适用于急性肺水肿。每次 250mg 加入 10% 葡萄糖溶液 20mL 静脉缓慢滴注。④阿托品能阻断迷走神经对心脏的抑制,使心率加快,改善微循环,增加回心血量,减轻肺血管及支气管痉挛,增加氧的交换。每次 $0.5\sim1mg$ 静脉注射。心率减慢者可使用。

(六)处理凝血功能障碍

羊水栓塞 DIC 的发生率约 50%,往往会造成严重的难以控制的出血,是羊水栓塞患者死亡的主要原因之一。凝血功能障碍表现为微血管病性溶血、低纤维蛋白原血症、凝血时间延长、出血时间延长及纤维蛋白降解产物增加。处理方面包括抗凝、肝素的应用,补充凝血因

子等。

1.抗凝治疗肝素的应用

由于羊水栓塞并发 DIC 的原发病灶容易去除,是否应用肝素治疗似有争议。大多数学者认为应在羊水栓塞的早期应用肝素。羊水进入母体循环后血高凝状态一般发生在起始症状 4min 至 1h 之间,在此段期间应该及时应用肝素,早期用肝素是抢救成功的关键。肝素具有强大的抗凝作用,它能作用于血液凝固的多个环节,抑制凝血活酶的生成,对抗已形成的凝血活酶,阻止纤维蛋白的形成,其作用是通过加速抗凝血酶Ⅲ(AT-Ⅲ)对凝血酶的中和作用,阻止凝血酶激活因子Ⅷ,影响纤维蛋白单体的聚合和加速 AT-Ⅲ 中和激活的因子Ⅸ、Ⅺ和Ⅹ,阻止血小板及各种凝血因子的大量耗损,并能阻止血小板凝集和破坏,防止微血栓形成,对已形成的血栓无溶解作用,故应用宜早。在羊水栓塞病因已祛除,DIC 凝血因子大量消耗期,以出血为主的消耗性低凝期不宜使用肝素,或在小剂量肝素使用下补充凝血因子。现使用肝素的方法一般是,肝素剂量用 0.5～1mg/kg(每 1mg 肝素相当于 125U),先用肝素 25mg 静脉推注,迅速抗凝,另 25mg 肝素稀释于 5% 葡萄糖 100～250mL,静脉点滴。亦可采用间歇静脉滴注法,肝素 50mg 溶于 5% 葡萄糖 100～150mL,30～60min 滴完,以后根据病情每 6～8h 用药一次,24h 总量不超过 200mg。在临床实践中,羊水栓塞患者,多在短期由高凝期进入消耗性低凝期,且病因(妊娠)多已祛除,羊水栓塞在病因祛除后 DIC 过程可自然缓解,一般不必反复使用肝素,更不必达肝素化,故很少用间歇静脉滴注法。一般以在羊水栓塞起始高凝期用肝素 50mg,检查有凝血因子消耗,即及时补充凝血因子和新鲜冰冻血浆。新鲜冰冻血浆除血小板外,含有全部凝血因子,还含有 AT-Ⅲ 成分,可加强肝素的作用,又有防止 DIC 再发的作用。在应用肝素过程中应密切监测,应做凝血时间(试管法),监测凝血时间在 25～30min 为肝素适量;<12min 为肝素用量不足;>30min 出血症状加重考虑为肝素过量。肝素过量时应立即停用肝素,需用鱼精蛋白对抗,1mg 鱼精蛋白可中和 100U(1mg)普通肝素。临床上用药剂量可等于或稍多于最后一次肝素的剂量。一般用量为 25～50mg,每次剂量不超过 50mg。经静脉缓慢滴注,约 10min 滴完。肝素有效的判断:①出血倾向改善;②纤维蛋白原比治疗前上升 400mg/L 以上;③血小板比治疗前上升 50×10⁹/L 以上;④FDP 比治疗前下降 1/4;⑤凝血酶原时间比治疗前缩短 5s 以上;⑥AT-Ⅲ 回升;⑦纤维蛋白肽 A 转为正常。停用肝素的指征:①临床上病情明显好转;②凝血酶原时间缩短至接近正常,纤维蛋白原升至 1.5g 以上,血小板逐渐回升;③凝血时间超过肝素治疗前 2 倍以上或超过 30min;④出现肝素过量症状,体征及实验室检查异常。

低分子肝素(LMWH)有显著的抗 Ⅹα 和抗 Ⅱα 作用。与普通肝素相比,因肽链较短,而保留部分凝血酶活性。抗 Ⅹα 因子与抗凝血酶活性之比为 3.8∶1,在拥有较强抗 Ⅹα 作用的同时对 Ⅱα 影响较小,较少引起出血的危险。主要用于血栓栓塞性疾病。近年有报道用于治疗早、中期 DIC,但羊水栓塞 DIC 发病急促,用广谱的抗凝药物普通肝素为宜。

2.凝血因子的补充

DIC 在高凝状态下,消耗了大量凝血因子和血小板,迅速转入消耗性低凝期,患者出现难以控制的出血,血液不凝,凝血因子减低,血小板减少,纤维蛋白原下降,在这种情况下必须补充凝血因子。新近的观点认为,对在活动性未控制的 DIC 患者,输入洗涤浓缩红细胞、浓缩血小板、AT-Ⅲ浓缩物等血液成分是安全的。临床上常用的凝血因子种类:①新鲜冰冻血浆(FFP),除血小板外,制品内含有全部凝血因子,其浓度与新鲜全血相似。一般 200mL 一袋的 FFP 内含有血浆蛋白 $60\sim80g/L$,纤维蛋白原 $2\sim4g/L$,其他凝血因子 $0.7\sim1.0U/mL$,及天然的抗凝血物质如 AT-Ⅲ、蛋白 C 及凝血酶。一般认为,若输注 FFP $10\sim20mL/kg$ 体重,则多数凝血因子水平将上升 $25\%\sim50\%$。由于大多数凝血因子在比较低的水平就能止血,故应用 FFP 的剂量不必太大,以免发生循环超负荷的危险,通常 FFP 的首次剂量为 $10mL/kg$,维持剂量为 $5mL/kg$。②浓缩血小板,当血小板计数 $<50\times10^9/L$,应输注血小板,剂量至少 $1U/10kg$ 体重。③冷沉淀,一般以 400mL 全血分离的血浆制备的冷沉淀为 1 袋,其容量为 $20\sim30mL$。每袋冷沉淀中含有凝血因子Ⅷ约 100U,含约等于 200mL 血浆中的 von Willebrand 因子(vWF),此外,还含有 $250\sim500mL/L$ 的纤维蛋白及其他共同沉淀物,包含各种免疫球蛋白等。④纤维蛋白原:当纤维蛋白原 $<1.5g/L$,可输注纤维蛋白原或冷沉淀,每天用 $2\sim4g$,使血中纤维蛋白原含量达到 $1g/L$ 为适度。⑤AT-Ⅲ浓缩剂的应用:肝素的抗凝作用主要在于它能增强 AT-Ⅲ的生物学活性。如血中 AT-Ⅲ含量过低,则肝素的抗凝作用明显减弱。只有 AT-Ⅲ浓度达到正常时,肝素的疗效才能发挥出来。因此,有人主张对 AT-Ⅲ水平较低的患者,应首先应用 AT-Ⅲ浓缩剂,然后再用肝素抗凝,往往会收到更好的疗效。在肝素治疗开始时,补充 AT-Ⅲ既可以提高疗效,又可以恢复正常的凝血与抗凝血的平衡。现国内已有 AT-Ⅲ浓缩剂制剂,但未普及,可用正常人血浆或全血代替。冻干制品每瓶含 AT-Ⅲ 1000U,初剂量为 $50U/kg$,静脉注射,维持剂量为每小时 $5\sim10U/kg$。⑥凝血酶原复合物(pec):每瓶 pec 内约含有 500U 的凝血因子Ⅸ和略低的凝血因子Ⅱ、Ⅶ和Ⅹ,由于该制品内含有不足量的活化的凝血因子,所以有些制品内加入肝素和(或)抗凝血Ⅲ(AT-Ⅲ)以防止应用后发生血栓栓塞。使用 pec 特有的危险是发生血栓栓塞并发症;但在制剂中添加少量肝素后血栓栓塞并发症大为减少。

羊水栓塞所致的 DIC 的处理原则是积极祛除病因,尽早使用肝素抗凝治疗。当病情需要时可输注血制品做替代治疗,但所有的血制品必须在抗凝的基础上应用。在采用血制品进行替代治疗之前,最好先测定 AT-Ⅲ的含量。若 AT-Ⅲ水平显著降低,表明 DIC 的病理过程仍在继续,此时只能输注浓缩红细胞、浓缩血小板、AT-Ⅲ浓缩剂,或输含 AT-Ⅲ成分的新鲜冰冻血浆,避免应用全血、纤维蛋白原浓缩剂及冷沉淀。AT-Ⅲ含量恢复正常是 DIC 病理过程得到控制的有力证据,此时补充任何所需要的血液制品都是安全的。在成功抗凝治疗及 DIC 过程停止后仍有持续出血(DIC 过程停止的指征是观察 AT-Ⅲ水平被纠正),则凝血因子缺乏具有高度可能性,此时补充凝血因子既必要又安全。凝血因子补充的量应视病情而定,一般认为成功抗凝治疗以后,输注血小板及凝血因子的剂量,应使血小板计数 $>80\times10^9/L$,凝血酶原时间 $<20s$,纤维蛋白原 $>1.5g/L$。若未达到上述标准,应继续补充凝血因子和输注血小板。

3.抗纤溶治疗

最近多数学者再次强调,抗纤溶药物如六氨基己酸、抗血纤溶芳酸、氨甲环酸等使用通常是危险的,其可以延长微血栓存在的时间,加重器官功能的损害。故抗纤溶治疗绝对不能应用于 DIC 过程高凝状态在继续的患者,因为此时仍需要纤溶活性以便尽快地消除微血栓,改善脏器的血流,恢复脏器功能。抗纤溶治疗只适用于在原发病及激发因素治疗、抗凝治疗、补充凝血因子3个治疗程序已经采用,DIC过程已基本停止,而存在纤维蛋白原溶解亢进的患者。

(七)预防感染

常规预防性使用抗生素。使用对肝肾功能损害较小的抗生素。

(八)纠正酸碱紊乱

羊水栓塞患者常有代谢性酸中毒或呼吸性酸中毒,常呈现混合性酸中毒。羊水栓塞时治疗代谢性酸中毒通过加强肺部通气,以排出 CO_2 和肾排出 H^+,使 $H^+ - Ha^+$ 交换增加,保留 Na^+ 和 HCO_3^-,以调节酸碱平衡。轻症酸中毒者,清除病因、纠正脱水后,能自行纠正,一般无需碱剂治疗,而重症者则需补充碱剂。

(九)产科处理原则

羊水栓塞发生后,原则上应先改善母体呼吸循环功能,纠正凝血功能障碍,病情稳定后即应立刻终止妊娠,祛除病因,否则病情仍会继续恶化。产科处理几个原则:①如在第一产程发病,经紧急处理,产妇血压、脉搏平稳后,胎儿未能立即娩出,应行剖宫产术结束分娩;②如在第二产程发病,则应及时行产钳助产结束分娩;③产后如大量出血,凝血功能障碍应及时输注新鲜血、新鲜冰冻血浆、补充凝血因子、浓缩纤维蛋白原抑肽酶等。若经积极处理仍未能控制出血时即行子宫切除术,可减少胎盘剥离面大血窦的出血,又可阻断残留子宫壁的羊水及有形物质进入母血循环。子宫切除后因凝血功能障碍而手术创面渗血,导致腹腔内出血,一般情况下使用凝血因子能奏效;若同时伴有腹膜后血肿、盆腔阔韧带血肿等可在使用凝血因子的同时行剖腹探查止血。亦有使用髂内动脉介入栓塞术,阻止子宫及阴道创面的出血,疗效未肯定;④关于子宫收缩剂的应用,可常规应用适量的缩宫素及前列腺素,但不可大量应用,加大宫缩剂的用量未能达到减少出血的效果,还可能将子宫血窦中的羊水及其有形物质再次挤入母体循环而加重病情。

第三节　前置胎盘

前置胎盘是妊娠晚期严重威胁母婴安全的并发症之一,也是导致妊娠晚期阴道出血的最常见原因。

一、定义和分类

胎盘的正常附着位置在子宫体的后壁、前壁或侧壁,远离宫颈内口。妊娠28周后,胎盘附着于子宫下段,甚至胎盘下缘达到或覆盖宫颈内口,其位置低于胎先露部,称为前置胎盘。根据胎盘下缘与宫颈内口的关系,将前置胎盘分为4类:

1.完全性前置胎盘胎盘

组织完全覆盖宫颈内口。

2.部分性前置胎盘胎盘

组织部分覆盖宫颈内口。

3.边缘性前置胎盘胎盘

边缘到达宫颈内口,但未覆盖宫颈内口。

4.低置胎盘

胎盘附着于子宫下段,其边缘非常接近但未达到宫颈内口。

另有学者根据足月分娩前 28 天以内阴道超声测量胎盘边缘距宫颈内口的距离进行分类,从而对于分娩方式给予指导。①距宫颈内口 20mm 以外:该类前置胎盘不一定是剖宫产的指征;②距宫颈内口 11～20mm:发生出血和需要剖宫产的可能性较小;③距宫颈内口 0～10mm:发生出血和需要剖宫产的可能性较大;④完全覆盖子宫内口:需要剖宫产。需要指出的是,胎盘下缘和子宫内口的关系可随着宫口扩张程度的改变而改变,如宫口扩张前的完全性前置胎盘在宫口扩张 4cm 时可能变成部分性前置胎盘,因为宫口扩张超过了胎盘边缘。

二、母婴影响

1.对母亲的影响

前置胎盘是导致产后出血的重要原因之一,这是由于前置胎盘患者子宫下段缺乏有效收缩,极易发生产后出血并难以控制,同时前置胎盘常合并胎盘植入,并发胎盘植入进一步增加出血的风险和出血量。尽管 20 世纪后半期前置胎盘引起的孕妇死亡率显著降低,但前置胎盘仍是引起孕产妇死亡的重要原因。Oyelese 和 Smulian 报道前置胎盘孕产妇的死亡率为 30/100 000。前置胎盘的胎盘剥离面位置低,细菌易经阴道上行侵入,加之多数产妇因失血导致机体抵抗力下降,易发生产褥感染。

2.对围产儿的影响

早产是前置胎盘引起围产儿死亡的主要原因。美国 1997 年出生和婴儿死亡登记显示,合并前置胎盘新生儿死亡率增加 3 倍,这主要是由于早产率的增加。另一项大规模试验报道即使足月分娩新生儿死亡率仍相对增加,这些风险部分与胎儿生长受限(FGR)和产前无产检有关。Crane 等发现先天性畸形的增加与前置胎盘有关,通过对孕妇年龄和不明因素控制,他们发现合并前置胎盘时发生胎儿先天性异常的风险增加了 2.5 倍。

三、高危因素

1.既往剖宫产史

剖宫产史是前置胎盘发生的独立风险因子,但具体原因不详。Miller 等对 150 000 例分娩病例进行研究发现,有剖宫产史的妇女发生前置胎盘的风险增加了 3 倍,且风险随着产次和剖宫产的次数增加。有学者报道一次剖宫产后的发生率为 2%,2 次剖宫产后的发生率为 4.1%,3 次剖宫产后的发生率则为 22%。同时,瘢痕子宫合并前置胎盘还增加了子宫切除的风险,Frederiksen 等报道多次剖宫产合并前置胎盘的子宫切除率高达 25%,而单次剖宫产史合并前置胎盘的子宫切除率仅为 6%。

2.人工流产史

有报道显示人工流产后即妊娠者前置胎盘发生率为 4.6%。人工流产、刮匙清宫、吸宫、宫颈扩张均可损伤子宫内膜,引起内膜瘢痕形成,再受孕时蜕膜发育不良,使孕卵种植下移;或因子宫内膜血供不足,为获得更多血供及营养,胎盘面积增大而导致前置胎盘。流产次数愈多,前置胎盘发生率愈高。

3.年龄与孕产次

孕妇年龄与前置胎盘的发生密切相关。小于 20 岁前置胎盘的发生率是 1/1500,年龄超过 35 岁前置胎盘的发生率是 1∶100。原因可能与子宫血管系统老化有关。经产妇、多产妇与前置胎盘的发生也有关。Babinszki 等发现妊娠次数≥5 次者前置胎盘的发生率为 2.2%。Ananth 等报道多胎妊娠前置胎盘的发生率较单胎妊娠高 40%。

4.两次妊娠相隔

妊娠的间隔时间也与前置胎盘的发生有关。研究发现分娩间隔超过 4 年与前置胎盘的发生有关,这可能是由于年龄的增加引起了子宫瘢痕形成或血管循环较差。

5.不良生育史

有前置胎盘病史的妇女下次妊娠复发的风险增加 10 倍,这可能与蜕膜血管化缺陷有关。胎盘早剥与前置胎盘也有一定关系,有胎盘早剥病史的妇女发生前置胎盘的风险增加 2 倍。

6.胎盘面积过大和胎盘异常

胎盘形态异常是前置胎盘发生的高危因素。在双胎或多胎妊娠时,胎盘面积较单胎大常侵入子宫下段。胎盘形态异常主要指副胎盘、膜状胎盘等,副胎盘的主胎盘虽在宫体部,而副胎盘则可位于子宫下段近宫颈内口处;膜状胎盘大而薄,直径可达 30cm,能扩展到子宫下段,其原因与胚囊在子宫内膜种植过深,使包蜕膜绒毛持续存在有关。

7.吸烟

Williams 等发现吸烟女性前置胎盘风险增加 2 倍,这可能是由于一氧化碳导致胎盘代偿性肥大,或者蜕膜的血管化作用缺陷导致子宫内膜炎症,或者萎缩性改变参与前置胎盘的形成。

8.辅助生育技术

与自然受孕相比,人工助孕前置胎盘发生风险增加 6 倍,而曾自然受孕再次人工辅助生育者,则前置胎盘风险增加 3 倍。

9.其他

前置胎盘还与男性胎儿有关,前置胎盘在男性胎儿的早产中较多见,原因可能与母体激素或者早熟有关。

四、发病机制

正常情况下,孕卵经过定位、黏着和穿透 3 个阶段后着床于子宫体部及子宫底部,偶有种植于子宫下段;子宫内膜迅速发生蜕膜变,包蜕膜覆盖于囊胚,随囊胚的发育而突向宫腔;妊娠 12 周左右包蜕膜与真蜕膜相贴而逐渐融合,子宫腔消失,而囊胚发育分化形成的羊膜、叶状绒毛膜和底蜕膜形成胎盘,胎盘定位于子宫底部、前后壁或侧壁上。如在子宫下段发育生长,也可通过移行而避免前置胎盘的发生。但在子宫内膜病变或胎盘过大时,受精卵种植于下段子宫,而胎盘在妊娠过程中的移行又受阻,则可发生前置胎盘。

五、临床表现

1.症状

典型表现是妊娠中晚期或临产时发生无诱因、无痛性反复阴道流血,阴道流血多发生于28周以后,也有将近33%的患者直到分娩才出现阴道流血。胎盘覆盖子宫内口,随着子宫下段形成和宫口的扩张,不可避免地会发生胎盘附着部分剥离,血窦开放出血。而子宫下段肌纤维收缩力差,不能有效收缩压闭开放的血窦致使阴道流血增多。第一次阴道流血多为少量且通常会自然停止,但可能反复发作,有60%的患者可出现再次出血。阴道流血发生时间的早晚、反复发生的次数、出血量的多少与前置胎盘的类型有很大关系。完全性前置胎盘往往出血时间早,在妊娠28周左右,反复出血的次数频繁,量较多,有时一次大量出血即可使患者陷入休克状态;边缘性前置胎盘初次发生较晚,多在妊娠37～40周或临产后,量也较少;部分性前置胎盘初次出血时间和出血量介于上述两者之间。

2.体征

反复多次或者大量阴道流血,胎儿可发生缺氧、窘迫甚至死亡。产妇如大量出血时可有面色苍白、脉搏微弱、血压下降等休克征象。腹部检查:子宫大小与停经周数相符,先露部高浮,约有15%并发胎位异常,以臀位多见,可在耻骨联合上方听到胎盘杂音。

六、诊断

依据患者高危因素和典型临床表现一般可以对前置胎盘及其类型做出初步判断。但是,准确诊断需要依据:

1.超声检查

目前诊断前置胎盘的主要手段。1966年Gottesfeld等首次通过超声对胎盘位置进行定位。最简单、安全和有效检查胎盘位置的方法是经腹超声,准确率可达98%。运用彩色多普勒超声可预测前置胎盘是否并发胎盘植入,彩超诊断胎盘植入的图像标准主要是胎盘后间隙消失或(和)胎盘实质内有丰富的血流和血窦,甚至胎盘内可以探及动脉血流。1969年Kratochwil首次应用阴道超声进行胎盘定位。经阴道超声可以从本质上改善前置胎盘诊断的准确率。尽管在可疑的病例中将超声探头放入阴道看似很危险,但其实是很安全的。Rani等对经腹超声已经诊断为前置胎盘的75例患者进行会阴超声检测,经分娩验证前置胎盘的70例患者中发现了69例,阳性预测值为98%,阴性预测值为100%。阴道超声诊断优势包括门诊患者的风险评估、阴道试产选择和胎盘植入的筛查。另外,与前置胎盘密切相关的前置血管最初定位于子宫下段,通过阴道超声也能排除。使用阴道超声对产前出血进行检测应当成为常规。

2.磁共振成像

很多研究报道使用磁共振可以辅助诊断前置胎盘,尤其在诊断后壁胎盘时较超声更具有意义,因为超声很难清晰显示并评价子宫后壁的情况。由于价格昂贵等原因,近期使用磁共振成像代替超声检查尚不大可能。

3.产后检查胎盘及胎膜

对于产前出血患者,产后应仔细检查娩出的胎盘,以便核实诊断。前置部位的胎盘有紫黑色陈旧血块附着,若胎膜破口距胎盘边缘距离<7cm,则为部分性前置胎盘。

七、鉴别诊断

前置胎盘在孕中期主要与前置血管、宫颈疾病引起的出血相鉴别,孕晚期主要与胎盘早剥相鉴别。这些通过病史、临床表现和 B 超检查一般不难鉴别。

八、治疗

治疗原则为止血、纠正贫血、预防感染、适时终止妊娠。强调根据临床表现进行个体化处理。通常需要考虑的三个关键因素是胎龄和胎儿成熟度、阴道出血的严重程度。

1.密切观察

如果胎儿未足月,出现持续性阴道出血,应住院观察并保守治疗。阴道停止出血 2 日建议孕妇出院,并告知孕妇及其家属再次或反复发生阴道出血的可能性以及做好随时紧急返院治疗的准备。

2.保守治疗

适当使用宫缩药抑制剂、抗炎、抗贫血治疗等。

(1)宫缩抑制剂:减少出血的主要措施。在母儿安全的前提下,延长孕周,提高胎儿存活率。

①适应证:适用于妊娠<36 周、一般情况良好、胎儿存活、阴道出血不多、无需紧急分娩的孕妇。需在有母儿抢救能力的医疗机构进行。

②常用药物:硫酸镁、β 受体激动剂、钙通道阻滞剂、非甾体类抗炎药、缩宫素受体抑制剂等。

③注意事项:使用宫缩抑制剂的过程中仍随时有阴道大出血的风险,应时刻做好剖宫产的准备;宫缩抑制剂与麻醉肌松剂有协同作用,可加重肌松剂的神经肌肉阻滞作用,增加产后出血的风险。

(2)纠正贫血:目标是维持血红蛋白 110g/L 以上,红细胞比容 30% 以上,增加母体储备,改善胎儿宫内缺氧情况。血红蛋白低于 70g/L 时,应输血。

(3)促胎肺成熟:若妊娠<35 周,应促胎肺成熟。

(4)抗生素:反复出血、有感染存在时酌情使用抗生素,以广谱抗生素首选。

3.保守治疗过程中阴道大出血的预测

(1)宫颈管长度:34 周前经阴道超声测量宫颈管长度。

①如宫颈管长度小于 3cm,大出血急诊剖宫产手术的风险增加。

②如覆盖宫颈内口的胎盘较厚(>1cm),产前出血、胎盘粘连、植入及手术风险明显增加。

(2)胎盘边缘出现无回声区:覆盖宫颈内口的胎盘边缘出现无回声区,出现突然大出血的风险是其他类型前置胎盘的 10 倍。

（3）前置的胎盘位于剖宫产切口瘢痕处：附着于前次剖宫产瘢痕部位的前置胎盘常伴发胎盘植入即"凶险性前置胎盘"，产后严重出血、子宫切除率明显增高。

4.终止妊娠时机

终止妊娠的时机的选择很重要，既要尽可能延长胎儿在宫内生长的时间，又应减少产前出血。

（1）紧急剖宫产：出现大出血甚至休克，为挽救孕妇生命，应果断终止妊娠。无需考虑胎儿情况。临产后诊断的部分性或边缘线前置胎盘，出血量较多，估计短时间内不能分娩者，也选择急诊剖宫产终止妊娠。

（2）择期终止妊娠：择期剖宫产，为目前处理前置胎盘的首选，对于无症状的前置胎盘合并胎盘植入者可于妊娠36周后终止妊娠。无症状的完全性前置胎盘妊娠达37周，可考虑终止妊娠；边缘性前置胎盘满38周可考虑终止妊娠；部分性前置胎盘应根据胎盘遮盖宫颈内口情况适时终止妊娠。

5.终止妊娠方式

选择性剖宫产为目前处理前置胎盘的首选。

（1）切口选择：腹部宜选择纵切口。子宫切口的选择原则上应尽量避开胎盘，以免增加孕妇和胎儿失血。术前超声定位胎盘及胎位，术中仔细视诊及触诊，设计好切口及胎儿娩出方式，对于前壁不对称附着的胎盘，可行子宫下段J形、斜形及体部等切口剖宫产。

（2）胎儿娩出后，立即静脉及子宫肌壁注射宫缩剂，如缩宫素、前列腺素制剂等，待子宫收缩后徒手剥离胎盘。可用止血带将子宫下段血管扎紧数分钟，以利胎盘剥离时的止血，但需警惕结扎以下部位的胎盘出血。剥离胎盘时尽量避免粗暴伤及子宫肌层。若剥离面出血多，可以采用0号铬线反复缝合、围绕子宫下段出血部位环形缝合、Foley球囊填塞、纱布填塞、双侧子宫动脉或髂内动脉结扎、盆腔动脉栓塞等措施。

（3）子宫切除：在采取各项措施止血均无效时，或当胎盘植入面积大、子宫壁薄、胎盘穿透、子宫收缩差、短时间内大量出血（数分钟内出血＞2000mL）时，应果断切除子宫。

第四节　胎盘早剥

胎盘早剥是指妊娠20周后或分娩期，正常位置的胎盘于胎儿娩出前，部分或全部从子宫壁剥离。是妊娠晚期的一种严重并发症，起病急、进展快，若处理不及时可危及母儿生命，围产儿死亡率为20％～35％，是无胎盘早剥的15倍。

胎盘早剥国外发病率为1％～2％，国内为0.46％～2.1％。妊娠晚期发生阴道流血者有30％存在胎盘早剥，胎盘早剥占所有出生的1％。发生率高低与分娩后是否仔细检查胎盘有关。

一、危险因素及发病机制

胎盘早剥的发病机制尚未完全阐明，其发病可能与以下因素有关。

1.年龄增加和产次

国内外有文献报道,年龄增加及产次增加均可增加胎盘早剥发病的风险,35岁以上者发生胎盘早剥的风险增加。

2.孕妇血管病变

子痫前期、子痫、慢性高血压合并妊娠等妊娠高血压疾病均可以导致胎盘早剥;妊娠高血压疾病者胎盘微血管发生广泛的痉挛,当底蜕膜螺旋小动脉痉挛或硬化,引起远端毛细血管缺血坏死以致破裂出血,血液流至底蜕膜层形成血肿,导致胎盘自子宫壁剥离。

3.胎膜早破

有资料记载,胎膜早破并发胎盘早剥者占全部胎盘早剥的28.6%,胎膜早破并发胎盘早剥的发生率为2.77%,间断腰痛、血性羊水、胎心异常为常见的临床表现。胎膜早破并发胎盘早剥时围产儿的死亡率为12.5%。

4.吸烟

国外有学者报道,吸烟是胎盘早剥的独立危险因素,妊娠妇女如果戒烟,则可将胎盘早剥的风险降低7%。

5.孕前低体重

国外文献表明,孕前体重指数(BMI)与胎盘早剥的发生有关,BMI<18.5的低体重者,妊娠中并发胎盘早剥的风险增加20%～30%。相反,也有文献报道,孕前肥胖者,只要在妊娠期间体重均匀增加,其发生胎盘早剥的风险降低。

6.血栓形成倾向

妊娠发生静脉血栓形成的危险度比正常状态高出2～4倍,如果妊娠的妇女携带有与易栓症相关的血栓形成因子,发生静脉血栓形成的危险度更会加剧。血栓形成倾向这一高凝状态可能损害胎盘的血液循环,更容易有血栓形成,严重的会有胎盘梗死,从而导致各种病理情况发生,如胎盘早剥、流产、先兆子痫与胎儿宫内发育迟缓等。

7.先前妊娠发生的早剥

前次妊娠有发生胎盘早剥病史者,该次妊娠再次发生胎盘早剥的风险增加,但是临床上对于胎盘早剥者再发风险的发生率不清。

8.子宫肌瘤

子宫肌瘤合并妊娠者,在妊娠期间肌瘤可增大,并导致胎盘早剥等不良结局。

9.创伤(如车祸)

外伤后,胎盘局部底蜕膜血管破裂,出血后形成血肿,如果血肿持续扩大,导致胎盘自附着的母体面剥离。

10.男胎儿者发生胎盘早剥的时间较早

芬兰有学者报道,男胎儿者较女胎儿者发生胎盘早剥的时间更早,但是具体机制未明。

11.子宫静脉压突然升高

妊娠晚期或临产后,孕产妇长时间取仰卧位时,可发生仰卧位低血压综合征。此时由于巨大的妊娠子宫压迫下腔静脉,回心血量减少,血压下降,而子宫静脉淤血,静脉压升高,导致蜕膜静脉床淤血或破裂,部分或全部胎盘自子宫壁剥离。

12.宫腔内压力骤减

双胎分娩时第一胎儿娩出过速,羊水过多时人工破膜后羊水流出过快,均可使宫腔内压力骤然降低而发生胎盘早剥。

二、病理

胎盘早剥分为显性剥离、隐性剥离及混合性 3 种类型。胎盘早剥的主要病理变化是底蜕膜出血,形成血肿,使胎盘自附着处剥离。

1.显性剥离

若剥离面小,血液很快凝固,临床多无症状;若剥离面大,继续出血,形成胎盘后血肿,使胎盘的剥离部分不断扩大,出血逐渐增多,当血液冲开胎盘边缘,沿胎膜与子宫壁之间经宫颈管向外流出,即为显性剥离或外出血。

2.隐性剥离

若胎盘边缘仍附着于子宫壁上,或胎膜与子宫壁未分离,或胎头已固定于骨盆入口,均能使胎盘后血液不能外流,而积聚于胎盘与子宫壁之间,即为隐性剥离或内出血。由于血液不能外流,胎盘后积血越积越多,宫底随之升高。

3.混合性出血

当内出血过多时,血液仍可冲开胎盘边缘与胎膜,经宫颈管外流,形成混合性出血。偶有出血穿破羊膜而溢入羊水中,使羊水成为血性羊水。

4.子宫胎盘卒中

胎盘早剥发生内出血时,血液积聚于胎盘与子宫壁之间,由于局部压力逐渐增大,血液侵入子宫肌层,引起肌纤维分离,甚至断裂、变性。当血液浸及子宫浆膜层时,子宫表面呈蓝紫色淤斑,尤其在胎盘附着处更明显,称为子宫胎盘卒中。此时,由于肌纤维受血液浸润,收缩力减弱。有时血液渗入阔韧带以及输卵管系膜,甚至可能经输卵管流入腹腔。

三、临床表现

以阴道流血、腹痛或腰痛,胎心音变化,胎位不清,子宫板硬,血性羊水等为主要临床表现。

1.轻型

(1)以外出血为主的症状:胎盘剥离面通常不超过胎盘的 1/3,多见于分娩期。主要症状为阴道流血,出血量一般较多,色暗红,可伴有轻度腹痛或腹痛不明显,贫血体征不显著。若发生于分娩期则产程进展较快。

(2)腹部检查:子宫软,宫缩有间歇,子宫大小与妊娠周数相符,胎位清楚,胎心率多正常,若出血量多则胎心率可有改变,压痛不明显或仅有轻度局部(胎盘早剥处)压痛。

(3)产后检查胎盘:可见胎盘母体面上有凝血块及压迹。有时症状与体征均不明显,只在产后检查胎盘时,见胎盘母体面有凝血块及压迹,才发现胎盘早剥。

2.重型

(1)以内出血为主要症状:胎盘剥离面超过胎盘的 1/3,同时有较大的胎盘后血肿,多见于重度妊娠高血压综合征。主要症状为突然发生的持续性腹痛和(或)腰酸、腰痛,其程度因剥离面大小及胎盘后积血多少而不同,积血越多疼痛越剧烈。严重时可出现恶心、呕吐,甚至面色苍白、出汗、脉弱及血压下降等休克征象。可无阴道流血或仅有少量阴道流血,贫血程度与外出血量不相符。

(2)腹部检查:触诊子宫硬如板状,有压痛,尤以胎盘附着处最明显。若胎盘附着于子宫后壁,则子宫压痛多不明显。子宫比妊娠周数大,且随胎盘后血肿的不断增大,宫底随之升高,压痛也更明显。胎盘后血肿穿破胎膜溢入羊水中成为血性羊水,是胎盘早剥的一个重要体征,因此一旦出现血性羊水应高度怀疑胎盘早剥。偶见宫缩,子宫处于高张状态,间歇期不能很好放松,因此胎位触不清楚。若胎盘剥离面超过胎盘的 1/2 或以上,胎儿多因严重缺氧而死亡,故重型患者的胎心多已消失。

发生子宫胎盘卒中者,多有血管病变或外伤史,且早产、新生儿窒息、产后出血的发生率显著增高,严重威胁母儿生命。

四、诊断

主要根据病史、临床症状及体征进行诊断。有腹部外伤史、妊娠高血压疾病病史者,出现子宫变硬,无间歇期,典型者呈板状腹,胎心音听不清,胎位扪不清,结合以下的辅助检查,即可以诊断。

1.B 超检查

B 超是诊断胎盘早剥的最敏感的方法。轻型胎盘早剥由于症状与体征不够典型,诊断往往有一定困难,应仔细观察与分析,并借 B 型超声检查来确定。文献报道 B 超的诊断符合率为 46.7%～95%,敏感性为 24%,特异性为 96%,阳性预测值为 88%,阴性预测值为 53%。妊娠 20 周左右胎盘厚 2～2.5cm,一般不超过 3cm,晚期妊娠可为 3～4cm,一般不超过 5cm。

对剥离面积小尤其显性剥离或胎盘边缘部分剥离而无腹痛表现、诊断有难度者应每隔 20min 超声动态观察,若发现:①胎盘厚度增厚,回声增强不均匀;②胎盘与宫壁之间的低回声或强回声区扩大;③羊水内出现强回声光点或低回声团块;④胎心减慢至 70～100 次/分,可确诊。若有胎盘后血肿,超声声像图显示胎盘与子宫壁之间出现液性暗区,界限不太清楚。对可疑及轻型有较大帮助。重型患者的 B 超声像图则更加明显,除胎盘与宫壁间的液性暗区外,还可见到暗区内有时出现光点反射(积血机化)、胎盘绒毛板向羊膜腔凸出以及胎儿的状态(有无胎动及胎心搏动)。

2.胎心监测

胎心监测仪发现胎心率出现基线无变异等缺氧表现,且探及无间歇期的宫缩波,强直收缩等,均提示有胎盘早剥的可能。

3.胎儿脐血流 S/D 值升高

对提示轻型胎盘早剥的存在有较好的敏感性。

4.化验检查

主要了解患者贫血程度及凝血功能。

（1）血尿常规检查：了解患者贫血程度；尿常规了解肾功能情况，必要时尚应做血尿素氮、尿酸及二氧化碳结合力等检查。

（2）血浆清蛋白水平：有报道称血浆清蛋白水平降低可导致血管内胶体渗透压降低，血管内液渗出至组织间隙，导致组织水肿，可能诱发胎盘早剥。

（3）DIC的筛选试验及纤溶确诊试验：严重的胎盘早剥可能发生凝血功能障碍，主要是由于从剥离处的胎盘绒毛和蜕膜中释放大量的组织凝血活酶（凝血因子Ⅲ）进入母体循环内，激活凝血系统，导致DIC。应进行有关实验室检查，包括DIC的筛选试验（如血小板计数、凝血酶原时间、纤维蛋白原测定和3P试验）以及纤溶确诊试验（如Fi试验即FDP免疫试验、凝血酶时间及优球蛋白溶解时间等）。

试管法：取2～5mL血液放入小试管内，将试管倾斜，若血液在6min内不凝固，或凝固不稳定于1h内又溶化，提示血凝异常。若血液在6min凝固，其体内的血纤维蛋白原含量通常在1.5g/L以上；血液凝固时间超过6min，且血凝块不稳定，其体内的血纤维蛋白原含量通常在1～1.5g/L；血液超过30min仍不凝，其体内的血纤维蛋白原含量通常少于1g/L，仅适用于基层医院。

五、鉴别诊断

妊娠晚期出血，除胎盘早剥外，尚有前置胎盘、子宫破裂及宫颈病变出血等，应加以鉴别，尤其应与前置胎盘及子宫破裂进行鉴别。

1.前置胎盘

轻型胎盘早剥，也可为无痛性阴道出血，体征不明显，行B型超声检查确定胎盘下缘，即可确诊。子宫后壁的胎盘早剥，腹部体征不明显，不易与前置胎盘区别，B超检查亦可鉴别。重型胎盘早剥的临床表现极典型，不难与前置胎盘相鉴别。

2.先兆子宫破裂

往往发生在分娩过程中，出现强烈宫缩、下腹疼痛拒按、烦躁不安、少量阴道流血、有胎儿窘迫征象等。以上临床表现与重型胎盘早剥较难区别。但先兆子宫破裂多有头盆不称、分娩梗阻或剖宫产史，检查可发现子宫病理缩复环，导尿有肉眼血尿等，而胎盘早剥常是重度妊娠高血压综合征患者，检查子宫呈板样硬。

六、并发症

1.DIC与凝血功能障碍

重型胎盘早剥，特别是胎死宫内的患者可能发生DIC与凝血功能障碍。临床表现为皮下、黏膜或注射部位出血，子宫出血不凝或仅有较软的凝血块，有时尚可发生尿血、咯血及呕血等现象。对胎盘早剥患者从入院到产后均应密切观察，结合化验结果，注意DIC的发生及凝血功能障碍的出现，并给予积极防治。

2.产后出血

胎盘早剥对子宫肌层的影响及发生DIC而致的凝血功能障碍，发生产后出血的可能性大且严重,必须提高警惕。

3.急性肾衰竭

重型胎盘早剥大多伴有妊娠高血压综合征,在此基础上加上失血过多、休克时间长及 DIC 等因素,均严重影响肾的血流量,造成双侧肾皮质或肾小管缺血坏死,出现急性肾衰竭。

4.羊水栓塞

胎盘早剥时,羊水可以经过剥离面开放的子宫血管,进入母血循环,羊水中促凝物质和有形成分会造成凝血功能障碍和肺血管栓塞,导致羊水栓塞。

七、治疗

胎盘早剥若处理不及时,严重危及母儿生命,故应及时诊断,积极治疗。

1.纠正休克

对处于休克状态的危重患者,积极开放静脉通道,迅速补充血容量,改善血液循环。休克抢救成功与否,取决于补液量和速度。最好输新鲜血,既可补充血容量又能补充凝血因子,应使血细胞比容提高到 0.30 以上,尿量>30mL/h。

2.及时终止妊娠

一旦确诊重型胎盘早剥应及时终止妊娠。根据孕妇病情轻重、胎儿宫内状况、产程进展、胎产式等,决定终止妊娠方式。

(1)阴道分娩:以外出血为主,Ⅰ度胎盘早剥患者一般情况良好,宫口已扩张,估计短时间内能结束分娩可经阴道分娩。人工破膜使羊水缓慢流出。缩小子宫容积,用腹带裹紧腹部压迫胎盘使其不再继续剥离,必要时静脉滴注缩宫素缩短第二产程。产程中应密切观察心率、血压、宫底高度、阴道出血量及胎儿宫内状况,一旦发现病情加重或出现胎儿窘迫征象,应行剖宫产结束分娩。

(2)剖宫产:指征为Ⅰ度胎盘早剥,出现胎儿窘迫征象,需抢救胎儿者;Ⅱ度胎盘早剥,特别是初产妇,不能在短时间内结束分娩者;Ⅲ度胎盘早剥,产妇病情恶化,胎儿已死,不能立即分娩者;破膜后产程无进展者。剖宫产取出胎儿胎盘后,立即注射宫缩药并按摩子宫。发现有子宫胎盘卒中,配以按摩子宫和热盐水纱垫湿热敷子宫,多数子宫收缩转佳。若发生难以控制的大量出血,可在输鲜血、新鲜冷冻血浆及血小板的同时行子宫次全切除术。

3.并发症的处理

(1)凝血功能障碍:必须在迅速终止妊娠、阻断促凝物质继续进入母血循环基础上纠正凝血机制障碍。①补充凝血因子。及时、足量输入新鲜血及血小板是补充血容量和凝血因子的有效措施,输纤维蛋白原更佳。每升新鲜冷冻血浆含纤维蛋白 3g,补充 4g 可使患者血浆纤维蛋白原浓度提高 1g/L。②肝素的应用是个有争议的问题,目前多数学者主张在 DIC 高凝阶段及早应用肝素,禁止在有显著出血倾向时应用。还应注意使用剂量,因子宫剥离面的存在,使用小剂量肝素更为安全,如在使用肝素前补充凝血因子,可加重 DIC,故应慎重选择用药时机。③应在肝素化和补充凝血因子的基础上应用抗纤溶药物。常用的药物有氨甲环酸、氨甲苯酸等,亦可用氨基己酸,但不良反应稍大。

（2）肾衰竭：若尿量＜30mL/h，提示血容量不足，应及时补充血容量；若血容量已补足而尿量＜17mL/h，可给予20％甘露醇500mL快速静脉滴注，或呋塞米20～40mg静脉推注，必要时可重复用药，通常1～2h尿量可以恢复。若短期内尿量不增且血清尿素氮、肌酐、血钾进行性升高，并且二氧化碳结合力下降，提示肾衰竭。出现尿毒症时，应及时行透析治疗以挽救孕妇生命。

（3）产后出血：胎儿娩出后立即给予子宫收缩药物，如缩宫素、麦角新碱、米索前列醇等；胎儿娩出后人工剥离胎盘，持续子宫按摩等。若仍有不能控制的子宫出血，或血不凝、凝血块较软，应快速输入新鲜血补充凝血因子，同时行子宫次全切除术。

第五节　产后出血

产后出血为分娩严重并发症，发生率为10％，是产妇死亡原因之一，必须高度重视，积极预防。胎儿娩出后24h内阴道出血量超过500mL称为产后出血，多发生在产后2h内。其中以胎儿娩出后至胎盘娩出前出血量较多，占产后出血量的69.27％，产后2h占80.46％。

一、诊断

（一）临床表现

产后出血的主要临床表现为产后阴道大量出血，在24h内流血量超过500mL。产妇发生出血性休克，易发生感染。

1.宫缩乏力性出血

因宫缩乏力，产程延长，胎盘剥离延缓。流出的血液能凝固，出血多为间断性，血色暗红。子宫软，轮廓不清。

2.软产道损伤性出血

胎儿娩出后即发生出血，多为持续性出血，与宫缩无关。流出的血液有自凝，血液颜色鲜红。检查产道可发现损伤部位。

3.胎盘因素性出血

胎盘剥离不全或剥离后胎盘留置于宫腔、胎盘嵌顿于子宫下段、胎盘植入宫壁，都能影响子宫收缩造成不同程度的出血。

4.凝血功能障碍性出血

孕妇产前即有出血倾向。产后出血呈持续性，开始出血时血可凝固，后出血不凝，血如酱油状。

（二）辅助检查

1.血常规检查

了解现时的血红蛋白、血细胞比容水平，以判断产后出血量，同时测定血小板数量，排除因血小板减少引起的出血。

2.凝血功能检测

检查凝血酶原时间、部分凝血活酶时间、纤维蛋白原、纤维蛋白降解产物(FDP)、D-二聚体,了解是否存在凝血功能障碍。

3.超声检查

通过超声检查,可以了解宫腔内是否有胎盘和(或)胎膜残留,以及是否有积血、积血的量。

(三)诊断要点

(1)产后阴道大量出血,可用弯盘测量,如达到 500mL 即可诊断。

(2)产妇可有休克表现。

(3)应仔细检查子宫收缩情况,软产道有无损伤,胎盘剥离是否完整,有无凝血功能障碍发生。

(4)要认清是哪一类的产后出血。

(四)鉴别诊断

主要是对于导致产后出血原因的鉴别,有时为单一因素所致,有时为几个因素共存。各单一因素所致的产后出血有其各自的特点:子宫收缩乏力检查宫底较高,子宫松软甚至子宫轮廓不清,按摩推压宫底有大量血液或血块自阴道涌出;软产道撕裂伤出血则多见为子宫大量出血或少量持续不断出血,色较鲜艳且量多,血液能自凝。也有宫缩乏力、产道裂伤或胎盘因素共同存在,所以应准确判断,以做出及时合理的处理。

二、治疗

1.一般治疗

(1)呼救:向有经验的助产士、上级产科医师、麻醉医师等求助。

(2)建立双静脉通道,积极补充血容量。

(3)合血并通知血库和检验科做好准备。

(4)监测出血量和生命体征,留置尿管,记录尿量。

(5)保持气道通畅,必要时给氧。

(6)实验室检查(血常规、凝血功能、肝肾功能等)并动态监测。

2.病因治疗

(1)子宫收缩乏力的处理

①子宫按摩或压迫法:可采用经腹按摩或经腹经阴道联合按压,按摩时间以子宫恢复正常收缩并能保持收缩状态为止,要配合应用子宫收缩药。

②应用子宫收缩药:a.缩宫素,10U 肌内注射或子宫肌层或宫颈注射,再以 10~20U 加入 500mL 晶体液中静脉滴注,给药速度根据患者的反应调整,常规速度 250mL/h,约 80mU/min。大剂量应用时可引起高血压、水中毒和心血管系统不良反应;快速静脉注射未稀释的缩宫素,可导致低血压、心动过速和(或)心律失常,禁忌使用。24h 总量应控制在 60U 内。b.卡贝缩宫素,使用方法同预防产后出血,对于已经控制的产后出血,仍可考虑使用 100µg 卡贝缩宫素来维持较长时间的子宫收缩。c.卡前列素氨丁三醇,250µg 深部肌内注射或子宫肌层注射,3min

起作用,30min 作用达高峰,可维持 2h;必要时重复使用,总量不超过 2000μg。哮喘、心脏病和青光眼患者禁用,高血压患者慎用;不良反应轻微,偶尔有暂时性的恶心、呕吐等。d.麦角新碱、米索前列醇及其他前列腺素制剂,在没有明显禁忌证的时候均可使用。

③止血药物:氨甲环酸,一次 0.25~0.5g 静脉滴注或静脉注射,一日 0.75~2g。如合并凝血功能异常,需补充凝血因子等。

④手术治疗:在上述处理效果不佳时,可根据患者情况和医师的熟练程度选用宫腔填塞、子宫压迫缝合术、盆腔血管结扎、经导管动脉栓塞术、子宫切除术。

(2)产道损伤的处理

①缝合时注意恢复原解剖结构,注意有无多处损伤。

②损伤严重者,尽早呼救有经验的上级医师,必要时麻醉下进行缝合,充分暴露手术视野。

③如发生子宫内翻,产妇无严重休克或出血,子宫颈环尚未缩紧,可立即将内翻子宫体还纳,还纳困难者可在麻醉后还纳。还纳后静脉滴注缩宫素,直至宫缩良好后将手撤出。如经阴道还纳失败,可改为经腹子宫还纳术,如果患者血压不稳定,在抗休克同时行还纳术。

④如发生子宫破裂,立即开腹行手术修补或行子宫切除术。

(3)胎盘因素的处理:胎儿娩出后,在规定时限内尽量等待胎盘自然娩出。

①胎盘滞留伴出血:对胎盘未娩出伴活动性出血可立即行人工剥离胎盘术,并加用强效子宫收缩药。

②胎盘残留:对胎盘、胎膜残留者应用手或器械清理,动作要轻柔,避免子宫穿孔。有条件者可在 B 型超声监测下清宫,清宫时如果出血凶猛,应当迅速停止手术并压迫止血,尽快输液,必要时输血。

③胎盘植入。

④凶险性前置胎盘。

(4)凝血功能障碍的处理

①凝血因子:一旦确诊,应迅速补充相应的凝血因子,目标是维持凝血酶原时间及活化凝血酶原时间均<1.5 倍平均值,并维持纤维蛋白原水平在 1g/L 以上。常用冷沉淀、新鲜冰冻血浆、血小板、凝血酶原复合物、纤维蛋白原等。

②血小板:产后出血尚未控制时,若血小板低于(50~75)×10⁹/L 或血小板降低出现不可控制的渗血时,则需考虑输注血小板,治疗目标是维持血小板水平在 50×10^9/L 以上。

③新鲜冰冻血浆:使用剂量 10~15mL/kg。严重大出血者或休克患者,迅速补充 600~1000mL 新鲜冰冻血浆。

④冷沉淀:纠正纤维蛋白原缺乏(<1.5g/L),常用剂量为 1~1.5U/10kg。

⑤纤维蛋白原:输入纤维蛋白原 1g 可提升血液中纤维蛋白原 0.25g/L,一次可输入纤维蛋白原 4~6g。

3.输血治疗

提倡成分输血,结合临床实际情况掌握好输血的指征,既要及时、合理地输血,又要尽量减少不必要的输血及其带来的相关不良结局。

(1)红细胞悬液:血红蛋白>100g/L 可不考虑输红细胞,而血红蛋白<60g/L 几乎都需输

血,血红蛋白<70g/L 应考虑输血。如果出血较为凶险且出血尚未完全控制或继续出血的风险较大可适当放宽输血指征,应尽量维持血红蛋白>80g/L。每输注 2 个单位红细胞可使血红蛋白水平提高约 10g/L。

(2)凝血因子:补充方法同凝血功能障碍的处理。

参考文献

1.马丁.妇产科疾病诊疗指南[M].3版.北京:科学出版社,2013.

2.李红.妇产科诊疗思维与实践[M].上海:同济大学出版社,2020.

3.姜梅.妇产科疾病护理常规[M].北京:科学出版社,2019.

4.石一复.实用妇产科诊断和治疗技术[M].2版.北京:人民卫生出版社,2020.

5.刘丽丽,李伟红.生殖系统[M].北京:人民卫生出版社,2020.

6.谭红莲,罗煜.妇产科护理查房[M].北京:化学工业出版社,2020.

7.世界卫生组织.WHO产时保健指南[M].丁焱,姜梅,译.北京:人民卫生出版社,2020.

8.杨欣,鲁永鲜.女性盆底疾病掌中宝[M].北京:北京大学医学出版社,2020.

9.廖爱华.免疫性不孕不育的诊断与治疗[M].武汉:湖北科学技术出版社,2020.

10.徐光霞,秦山红,赵群.临床妇产科诊疗技术[M].广州:世界图书出版广东有限公司,2019.

11.张军,黄美凌.妇科护理健康教育[M].北京:科学出版社,2018.

12.夏海鸥.妇产科护理学[M].4版.北京:人民卫生出版社,2019.

13.徐大宝,冯力民.宫腔镜手术技巧及并发症防治[M].北京:人民卫生出版社,2019.

14.卢淮武,陈勍.妇科肿瘤诊治流程[M].北京:人民卫生出版社,2019.

15.李继俊.妇产科内分泌治疗学[M].北京:科学出版社,2018.

16.甘地,马宏达,宝拉,等.产科重症治疗学:第2卷[M].朱建华,阮列敏,译.杭州:浙江大学出版社,2019.

17.张靖霄,张志敏.妇产科疾病观察与护理技能[M].北京:中国医药科技出版社,2019.

18.陈少红,王燕,宁雁.实用妇产科护理手册[M].北京:化学工业出版社,2019.

19.黄勋彬,彭祥炽.微创术与不孕不育的诊疗[M].武汉:湖北科学技术出版社,2019.

20.谢幸,孔北华,段涛.妇产科学[M].9版.北京:人民卫生出版社,2018.

21.徐丛剑,华克勤.实用妇产科学[M].4版.北京:人民卫生出版社,2018.

22.徐丽.妇产科疾病诊断与临床治疗[M].西安:西安交通大学出版社,2017.

23.冯晓玲,韩凤娟.妇科疾病辨治思路与方法[M].北京:科学出版社,2018.

24.姜梅.妇产科护理指南[M].北京:人民卫生出版社,2018.

25.田秦杰,葛秦生.实用女性生殖内分泌学[M].2版.北京:人民卫生出版社,2018.

26.郁琦,罗颂平.异常子宫出血的诊治[M].北京:人民卫生出版社,2017.

27.Walters M,Karram M.妇科泌尿学与盆底重建外科[M].王建六,译.北京:人民卫生出版社,2017.

28.郎景和.妇产科学新进展[M].北京:中华医学电子音像出版社,2017.

29.关铮.微创妇科学[M].北京:科学出版社,2017.

30.安力彬,陆虹.妇产科护理学[M].6版.北京:人民卫生出版社,2017.

31.秦瑛,吴欣娟.北京协和医院妇产科护理工作指南[M].北京:人民卫生出版社,2016.

32.魏瑞瑞,安力彬,李晶,等.女性不孕症患者生活质量现状调查及影响因素分析[J].中国妇幼保健,2017,32(06):1262-1265.

33.周飞京,董悦芝.心理韧性和积极情感对不孕症女性生育生活质量的影响研究[J].护理管理杂志,2019,19(05):326-330.

34.涂铵素,钟影,毛熙光.多囊卵巢综合征合并不孕症患者血清TOS,TAS水平变化及其与血浆载脂蛋白(a)的关系[J].南方医科大学学报,2016,36(03):405-409.